臨床栄養学
基礎から学べる

多賀昌樹 編著

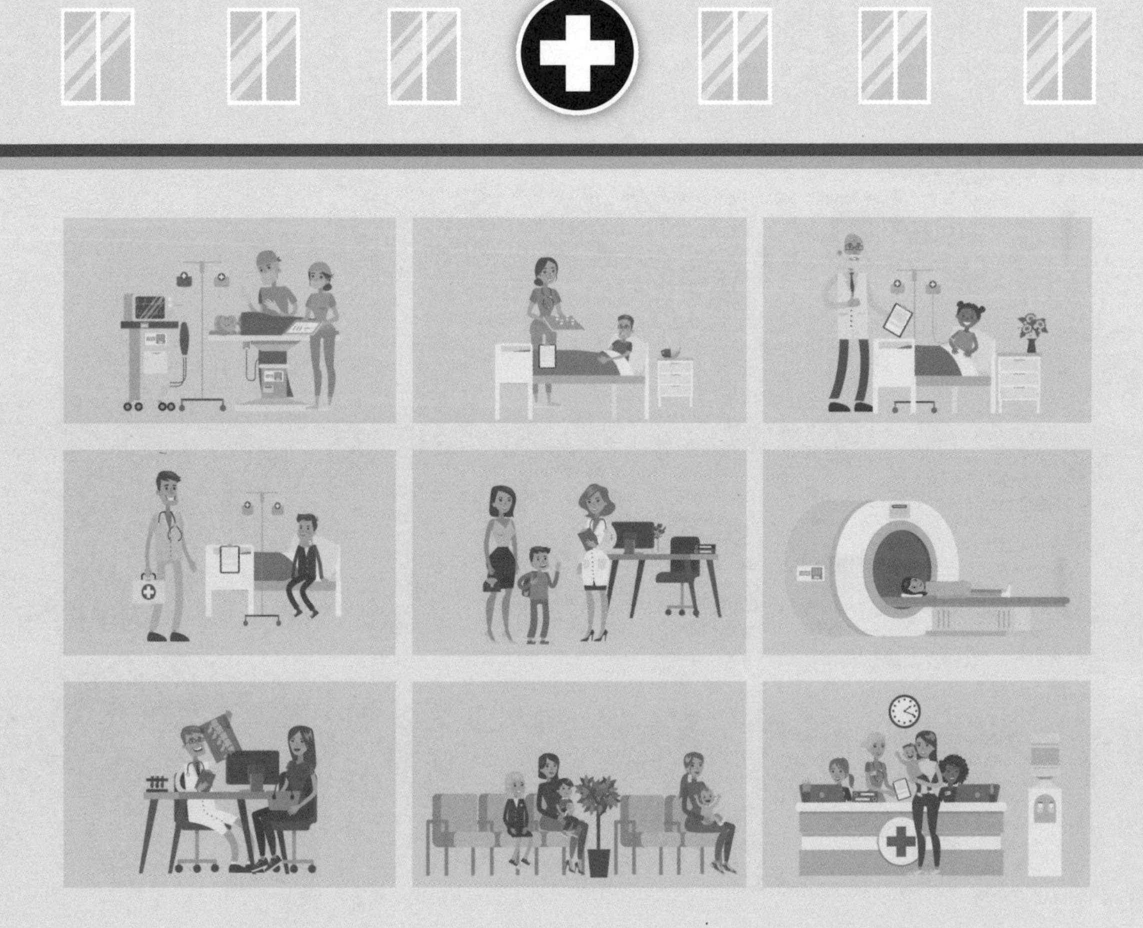

アイ・ケイ コーポレーション

はしがき

栄養士法によれば，管理栄養士は「管理栄養士とは，厚生労働大臣の免許を受けて，管理栄養士の名称を用いて，傷病者に対する療養のため必要な栄養の指導，個人の身体の状況，栄養状態等に応じた高度の専門的知識及び技術を要する健康の保持増進のための栄養の指導並びに特定多数人に対して継続的に食事を供給する施設における利用者の身体の状況，栄養状態，利用の状況等に応じた特別の配慮を必要とする給食管理及びこれらの施設に対する栄養改善上必要な指導等を行うことを業とする者」とされている。

臨床栄養学は，医学的な見地から栄養学的視点でさまざまな疾患，病態の成因，進展，治癒に，栄養学がどのように関わっているかを追究する学問とされ，各種疾患，病態に対して適切な栄養管理（栄養マネジメント）を行うことができるようになることを教育目的としている。

管理栄養士は，栄養管理を行ううえで，医学的治療の状況を理解し，傷病者の生理機能の変化，生体反応の変化，体内での栄養代謝状態の評価，それらの関わりについて，総合的な理解と判断ができるようになることが必要となる。さらに，栄養管理実施後の栄養評価をエビデンスとして構築し，よりよい栄養管理を目指していく必要がある。

そこで本書は，人体の基礎から理解を深めるために「臨床栄養学 基礎から学べる」と題した。

第Ⅰ編　臨床栄養学を学ぶうえで，医療制度や，栄養評価法，栄養補給法，さらには薬と栄養素の関わりについて学ぶよう編集した。

第Ⅱ編　栄養素と人体の構造と機能の関連について，病態栄養と生化学・解剖生理学との関わりを冒頭で図解により解説し，疾患の概要・基礎となる解剖生理学・生化学を解説し，疾患のガイドライン，栄養管理，栄養ケアを述べ，栄養管理の方法，栄養ケアプランのポイントについて理解できるようにまとめた。

医学・医療の急速な進歩に伴い，生活習慣病をはじめとする，各種疾患は，各学会において予防・診療・治療ガイドラインが示され，管理栄養士も各種ガイドラインを読み解く力が必要となっている。執筆者は，病院栄養士として現場の第一線で活躍されている管理栄養士をはじめ，臨床栄養経験をお持ちの先生方に依頼し，臨床栄養現場に役立つ内容を取り入れ，本書を読んだ学生が病院の臨床現場をイメージしつつ学べるようにした。

また近年の国際的な基準として，これからの管理栄養士，栄養士には必須のスキルであるケアプロセス（Nutrition Care Process：NCP）について症例を用いて記載し傷病者の栄養管理を体系的に学習できる内容とした。さらに管理栄養士国家試験出題基準（ガイドライン）を意識して構成し，国家試験の受験生にとっても役立つ教科書としている。

本書により学んだ学生には，将来臨床現場で医学的立場から栄養学的視点で，チーム医療において傷病者の把握，栄養診断，栄養ケアを行い，総合的な臨床栄養管理を医療施設や福祉施設，さらには地域包括ケアシステムと連動した，より適切な栄養管理を推進していただけることを願っている。

本書の刊行にあたり叱咤激励していただきましたアイ・ケイコーポレーション森田富子社長，編集部信太ユカリ氏に厚く御礼申し上げます。また，ご多忙中，ご執筆を賜りました各分野の先生方に深謝いたします。

2019年9月

編著者　多賀　昌樹

目　次

Ⅰ編

Ⅱ編

第5章　栄養障害

第6章　肥満と代謝疾患

第7章　消化器疾患

第８章　消化器の悪性腫瘍

近藤茂忠

第９章　肝・胆膵系疾患

吉原　喬／多賀昌樹

第１０章　循環器疾患

岩本直樹

第１１章　腎臓の疾患

伊藤美紀子／山田康輔

第12章　内分泌の疾患　吉原　喬

第13章　摂食障害，神経疾患　河野公子／岡田有司

第14章　呼吸器系疾患　田中更沙

第15章　血液疾患　橋本　賢

第16章　筋・骨格疾患

竹井悠一郎

第17章　免疫とアレルギー疾患，感染症

竹井悠一郎

第18章　外科分野（クリティカルケア）

遠藤隆之

第19章　摂食機能障害，身体・知的障がい者

岡田有司

第20章　乳幼児・小児疾患　杉浦令子／深津章子

第21章　妊産婦疾患　深津章子

第22章　高齢者・要介護者と疾患　芳野憲司

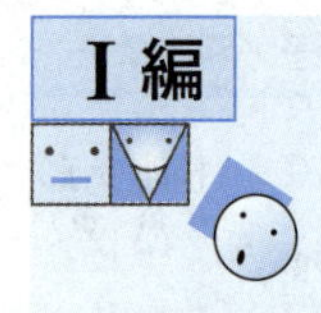

第1章　臨床栄養の概念

1　臨床栄養の意義と役割

■キーワード　＊　＊　＊　＊　＊　＊　＊

セカンドオピニオン，守秘義務，アドヒアランス，インフォームドコンセント，クリニカルパス，バリアンス，ターミナルケア，リスクマネジメント，ノーマライゼーション，診療報酬，介護報酬

1．意義と目的

われわれ人間は，外界から栄養素を獲得し利用する，すなわち栄養を実践することで生命を維持している。そして，誕生から成長発達の過程を経て成人となり，緩やかに老化しながら，やがて死に至るというライフステージを辿っている。われわれのライフステージは，ステージごとに解剖生理学的・栄養学的な特徴を有しており，その特徴に合致した栄養を実践することにより健康な状態（ホメオスタシス）を維持することができるとされている。しかしながら，一旦恒常性が失われると病気を発症し，健康な状態が失われてしまうため，医学的介入によって失われた恒常性を取り戻すことが求められる。その医学的介入の一つとして，臨床栄養学を踏まえた栄養療法が必要とされる。

臨床栄養では，病気を発症したり生体機能が低下したりしているときの栄養状態を診断し，適正な栄養処方を立案・実施すること，および状態変化をモニタリングして，栄養処方を見直しながら介入を進めることによって，目標とする栄養状態に導く栄養療法が求められる。

表1-1　栄養療法によって期待される効果の例

種　類	例
疾病の予防	•メタボリックシンドローム予備軍に対する摂取エネルギー量や熱要素摂取比率の適正化によって生活習慣病を予防する •カルシウムやビタミンDの積極的摂取によって更年期や高齢期に発症しやすい骨粗鬆症を予防する
自然治癒力の向上	•低栄養患者に対してたんぱく質，特定のビタミン，アミノ酸やn-3系脂肪酸などを付加して免疫機能を向上させる
病状の悪化や再発の防止	•たんぱく質，ナトリウムおよびカリウムの摂取コントロールを行うことにより腎機能の悪化防止を図る •ダンピング症候群の再発抑制のための食事管理
病状の改善	•炎症性腸疾患における成分栄養剤による栄養管理
内部環境恒常性への支援	•肝不全や慢性閉塞性肺疾患（COPD）で，分岐アミノ酸を付加することによるアミノ酸インバランスを補正する
リハビリテーション栄養	•摂食嚥下障がい者に対する食事管理 •術後の積極的栄養介入による自立支援
緩和医療	•抗がん剤やオピオイド投与によって変調した食品嗜好性を含む容態の変化に合わせた栄養管理 •余命のQOLの維持のための栄養管理

栄養療法によって期待される効果は，疾患の予防，自然治癒力の向上，病状の悪化や再発の防止，症状の改善，内部環境恒常性への支援，リハビリテーション栄養，および緩和医療に至り，その範囲は幅広い(表1-1)。

積極的な栄養療法は，単に治療効果や生活の質(quality of life；QOL)の向上にとどまらない。治療効果が上がることで，医療費の削減に貢献することができる。また，**チーム医療**(nutritional support team；NST)が主流となりつつある中，栄養管理を管理栄養士に集約させることにも繋がり，業務の効率化や他の医療従事者の業務負担の軽減も期待されている。疾病の重症化予防に対しては，寿命と健康寿命との乖離を縮める重要な役割を担っている。それゆえに，このような積極的な栄養療法(表1-2)を実現するために，管理栄養士には，さまざまなスキルが求められる。

表1-2　積極的な栄養療法を実施するために必要な管理栄養士スキルの一例

1. 栄養診断スキル
①健常者の栄養代謝を理解したうえで，傷病時における変化を評価する能力
②臨床診査により，異常を見いだす能力
③血液生化学検査値から，異常を見いだす能力
④食事調査を行い，摂取栄養素量を推定する能力
2. 栄養処方スキル
①容態に合わせた必要エネルギー量，栄養素量を処方する能力
②食品および医療用食品，特定保健用食品，サプリメントに含まれる栄養素と含量などの理解
③輸液，薬剤の特性，食品との相互作用についての理解
⑤栄養投与ルートと容態に合わせた利用についての理解
⑥医療他職種による治療介入内容との関係性
3. コミュニケーションスキル
①栄養指導能力
②医療他職種の実施可能な医療介入の理解(多職種連携)
③栄養士・調理従事者との連携(経口栄養の個別対応)
4. 経営管理スキル
①栄養介入における費用対効果の評価(経済評価)
②在宅栄養管理を含む，退院・退所時における地域連携

2　医療・介護の基本

1. 医療とは

健康な状態が失われたとき，われわれは何らかの医学的行為によって健康な状態を取り戻そうとする。医療法第一条の二によると，医療は生命の尊重と個人の尊厳の保持を旨とし，医師，歯科医師，薬剤師，看護師その他の医療の担い手と医療を受ける者との信頼関係に基づき，および医療を受ける者の心身の状況に応じて行われるものとされている。それゆえに医療従事者には，クライアント(患者およびその家族)との信頼関係を築いた医療が求められている。

医学的行為は，単に治療のみならず，疾病の予防のための措置，およびリハビリテーションを含む良質かつ適切なものでなければならない。

このような医療は医療機関で提供される。医療機関は，クライアントが適正かつ科学的根拠に基づいた医療を受けることができるように配慮する必要があり，クライアントは医療従事者から診断や治療について説明を受け，自己決定した内容の医療を受ける権利を有している。クライアントが説明を受けた治療について納得がいかない場合や，他の医療機関で助言を求めるという**セカンドオピニオン**についての権利も有している。このように，医療従事者はおのおのの機関が提唱する倫理綱領に基づいて治療に貢献することが求められている。

2. 医療従事者の職業倫理

傷病者を治療するためにさまざまな医療技術が駆使される。そのなかで栄養学的な介入は治療効果を高めたり，治癒に必要な治療を行うための容態にまで回復させたりする，など重要な役割を担っている。

管理栄養士は栄養ケアプロセスにおいて，その経過を患者に寄り添いながら評価する役割を担っている。その業務は患者と密接に関わるものであり，患者の利益を第一に考え，不正をはたらいたりしないことや，患者の秘密を守ること(**守秘義務**)などの職業倫理的な配慮が必要とされる。医療従事者は，それぞれの専門職団体が設けた倫理規定を遵守して日常の業務に従事している。治療の責任的立場にある医師は日本医師会において定めた医の倫理綱領に倫理規定を定め，管理栄養士・栄養士については，日本栄養士会において定めた「管理栄養士・栄養士の倫理綱領」(表1-3)を遵守するものとしている。

表1－3　管理栄養士・栄養士の倫理綱領

①管理栄養士・栄養士は，保健，医療，福祉及び教育等の分野において，専門職として，この職業の尊厳と責任を自覚し，科学的根拠に裏付けられかつ高度な技術をもって行う「栄養の指導」を実践し，公衆衛生の向上に尽くす。
②管理栄養士・栄養士は，人びとの人権・人格を尊重し，良心と愛情を持って接するとともに，「栄養の指導」についてよく説明し，信頼を得るように努める。また，互いに尊敬し，同僚及び他の関係者とともに協働してすべての人びとのニーズに応える。
③管理栄養士・栄養士は，その免許によって「栄養の指導」を実践する権限を与えられた者であり，法規範の遵守および法秩序の形成に努め，常に自らを律し，職能の発揮に努める。また，生涯にわたり高い知識と技術の水準を維持・向上するよう積極的に研鑽し，人格を高める。

(平成14年4月27日制定，同26年6月23日改定)

3. 守秘義務

管理栄養士・栄養士は，患者の栄養管理，食事指導，食事提供に従事するために，居住地，連絡先，家族構成や保険情報などの患者のプライバシーが記載されているカルテを閲覧することになり，常に患者の個人情報に接している。また，患者とのコミュニケーションを重ねるにつれて，カルテに記載されていない情報も知り得ることになる。このような情報すべては，個人情報保護法により秘匿する義務があり，すべての医療従事者は，常に患者情報の守秘義務を負っている。

4. 傷病者の権利

今日の医療は，医療従事者が決定した治療方針に従って，患者がその指示通りに治療を受けるという**コンプライアンス**の考え方から，複数の治療法の中から患者が積極的に選択し，治療方針の決定に参加し，その決定に従って治療を受けていくという**アドヒアランス**の考え方に基づいた患者中心の医療となってきた。このように傷病者には医療における権利を有しており，患者の権利に関する世界医師会の**リスボン宣言**(表1-4)に基づいている。

リスボン宣言には，医療従事者が患者の権利を認めて擁護する責任が謳われている。患者に最善の利益がもたらされるように医療に従事すること，宗教や人種，性的指向や身体障碍で差別されることなく適切な医療を受ける権利，治療内容の自己決定，治療情報の開示，守秘義務などについて記されている。

表1-4 患者の権利に関する世界医師会リスボン宣言

①良質の医療を受ける権利
②選択の自由の権利
③自己決定の権利
④意識のない患者への対処
⑤法的無能力の患者への対処
⑥患者の意思に反する処置
⑦情報に対する患者の権利
⑧守秘義務に対する権利
⑨健康教育を受ける権利
⑩尊厳に対する権利
⑪宗教的支援に対する権利

5. インフォームドコンセント

インフォームドコンセントとは，患者が医師をはじめとする医療従事者から診療内容などについて十分な説明を受け理解したうえで，患者自身もしくは保証人が同意し，最終的な治療方法を選択することをいい，「**説明と合意**」から成り立っている。すべての医療行為のうちで対象となるものは，医療行為の内容とそれによってもたらされる危険性・副作用，予測される結果やこれらを実施しなかった場合に予測される結果等が該当する。これらについて説明し，患者の同意を得て医療行為が実施されることになる。患者自身が病状と治療法を十分に理解することは，相互の信頼関係を構築した医療の遂行と治療効果の向上に有効であると考えられている。

十分な説明を実施した後，患者からの合意を得るとき，口頭ではなく，患者と説明を行った医療従事者の両方の同意自著(サインや捺印)を含んだ文書を取り交わすことが一般的である。多くの疾患は，専門の学会が提唱する診療，治療ガイドラインに従って介入しており，治療が標準化されている。それぞれの治療は**クリニカルパス**が作成され，クリニカルパスを用いて入院期間や実施される治療を患者に説明し，同意を得る方法が一般的である。クリニカルパスを用いることで，平等な医療が実施されていることの理解を得ることになる。

6. バリアンス

クリニカルパスのように標準化された医療や入院時に作成された診療計画は，想定通りの経過をたどらないこともある。想定よりも早く治癒するケースや，栄養状態の悪化や後遺症によって治療方針を変更せざるを得ない状況が該当する。このように，診療計画と診療の経過で生じた差異のことをバリアンスという。標準化された医療は，多くの症例や医療研究によって得られたエビデンスを元に構築されており，個々の症例においては変動と逸脱が生じてしまう。そのため，バリアンスとなる影響因子を予測すること，診療実施後の経過観察で見いだされたバリアンスについて診療計画を適宜見直すことが求められている。

7. ターミナルケア

何らかの疾患により医学的な治療が不可能な状態に陥り，遠からず死をむかえるケースにおいて，患者とその家族に対して痛みをはじめとする身体的問題，心理社会的問題，宗教的問題を把握し，的確な評価に基づく対処を行うことによってさまざまな苦しみを緩和し，QOLを改善する援助のことをターミナルケア(**終末期医療**)という。ターミナルケアは，症状と余命に基づいてケアが実施されるが，不可逆的に進行する疾患に罹患した場合は，心理社会的問題で苦痛を伴うことが多く，比較的早期から介入する緩和ケアやエンド・オブ・ライフケアが実施されるようになり，栄養管理の重要性が注目されている。

8. リスクマネジメント

医療はスタッフが多くの医療機器を用いて診断・治療を行い，経過を評価することによって成り立っている。当然ながら医療機器の故障や，機器の操作ミスや評価判定ミスなど，物的・人的の間違いというリスクが発生しないように努めなければならない。このようなリスクが発生しないような体制を構築すること，および万が一リスクが生じたときに適切に対応するためのシステムを構築することをリスクマネジメントという。

9. 医療保険制度

われわれは健常なときは医療を受けないが，病気になると医療機関で医療を受けて，窓口で医療の代金を支払っている。医療を受けると，診察，検査，投薬などにかかる高額なコストが医療費として発生する。健常なときは医療費を支払うことはないが，病気になると高額な医療費を支払うというリスクが生まれる。医療保険制度とは，このような医療費の支払いリスクに対する保険という関係で成り立つ制度であり，日本では，国民皆保険として，何らかの形で公的医療保険に加入することが定められている。そのため，医療を受けることで発生した医療費は，その一部もしくは全部が診療報酬明細書(**レセプト**)に従って医療機関に支払われる。つまり，医療保険制度は，誰もが等しく最低限の質が担保された医療を受けられるためのものである。

診療報酬制度は，高齢者人口の増加と少子高齢化などの人口比率の変化，医療技術の進歩に合わせて2年ごとに制度の見直しが実施されている。以前は医療行為の出来高に応じた報酬制度(出来高払い)が中心であったが，現在では医療を効率的に行うために，**診断群分類包括評価**(Diagnosis Procedure Combination；DPC)に基づく支払い方式への移行が進められてきており，その中で栄養管理の重要性が注目されている。

10. 介護とは

介護とは，加齢に伴って生じる心身の変化に起因する疾病等により要介護状態となり，入浴，排せつ，食事等の介護，機能訓練，ならびに看護および療養上の管理，その他の医療を要する者等について，これらの者が尊厳を保持し，その有する能力に応じ自立した日常生活を営むことができるようにするための支援をいう。介護を必要とするケースは，一次レベルとして機能・形態障害(麻痺や運動障害)，二次レベルとして能力障害(日常生活活動(ADL)の低下)，三次レベルとして社会的不利(社会生活上の不利益)の3つのレベルに分類される。近年の急速な少子高齢化と核家族化が進む中，家族で高齢者を介護することが困難となり，社会全体で要介護者を支援するための制度として1997年に介護保険法が成立し，2000年に施行された。高齢者や障がい者，社会的弱者が特別視されず，自立し，尊厳をもって生きることができるように一般社会で参加する機会を与え，一人の人間として平等に権利と義務を分かち合おうとする**ノーマライゼーション**の理念に基づいており，提供される介護サービスは，介護保険制度に基づいて実施される。

バリアフリーとなるような，生活環境の整備に関するハード面の対応や，制度面，心理面，社会認識面におけるソフト面での対応が必要であり，これらに対応した，ユニバーサルデザインが知られている。

11．介護保険制度

わが国で実施される老人保健や老人福祉は，介護保険制度に基づいて行われている。40歳以上になると介護保険に加入して所定の保険料を納めることが義務づけられおり，被保険者は要介護であることを市町村から認定されることによって，介護保険サービスを利用することができる。またサービスを受けるために，介護サービスは納入された保険料の他，国，都道府県および市町村の税金によってまかなわれている。

介護サービスを希望する場合は，市町村にて介護保険認定審査を受け，自立，要支援1～2，要介護1～5の8段階のいずれかに分類され，分類に応じた介護サービスを諸費用の1割の負担で受けることができる。介護サービスの内容は主に介護支援専門員(ケアマネジャー)によって適切な内容でコーディネートされ，作成されたケアプランに基づいて実施される。

介護が提供される場面は，特別養護老人ホーム，介護老人保健施設，介護療養病床，介護医療院，通所リハビリテーションなどの施設サービスだけでなく，在宅介護や訪問介護のような居宅サービスに至るまで幅広い。これらのサービスは，それぞれの施設の人員配置基準に従って配置された医師，歯科医師，薬剤師，看護職員(看護師，准看護師)，介護職員(介護福祉士，ヘルパー)，支援相談員，リハビリ専門職(理学療法士，作業療法士，言語聴覚士)，栄養士，管理栄養士，歯科衛生士，および介護支援専門員などが連携して提供される。

3　医療と臨床栄養

1．医療における管理栄養士・栄養士の役割

医療において，管理栄養士と栄養士の多くは栄養部門に所属し，患者の治療に必要なさまざまな栄養管理に従事している。管理栄養士は，患者の入院が決定すると栄養ケアプロセスに従って栄養診断を行った結果から栄養評価を行い，栄養管理計画を立案・実施し，経過をモニタリングする。栄養士は，管理栄養士によって立案された栄養管理計画に基づく栄養投与量から食事給食管理を実施する。

栄養管理における技術(スキル)はどれをとっても重要であるが，特に管理栄養士に求められる技術の一つは，入院前や外来の患者における**栄養素摂取量の評価**であり，他の医療従事者が必要とする評価項目である。治療の大部分を占める服薬治療は，栄養素もしくは栄養成分の摂取によって左右される。正確な摂取量を把握し，栄養食事指導で摂取量を安定させることにより，投薬量や，運動療法やリハビリテーションの内容が決定されるからである。

栄養士は，治療食の給食管理を主な業務としている。管理栄養士によって立案された栄養管理計画に基づいて献立作成や食事提供を行うが，提供された食事の摂取状況を評価し，全量摂取していただくための給食管理上の工夫や対応を管理栄養士とともに計画することも重要である。

今日の医療は，それぞれの医療職種が専門性を集約するチーム医療が推進され，栄養サポートチーム加算をはじめとする診療報酬にも反映されている。栄養状態の向上がチーム医療の下支えになっていることを考えると，管理栄養士・栄養士の活躍が重要な位置づけとなっている。

2. 管理栄養士・栄養士が関わる診療報酬

医療保険制度における管理栄養士・栄養士に対する**診療報酬**には，入院時食事療養制度，入退院に関する加算，栄養管理体制，栄養食事指導が算定されている。診療報酬はさまざまな療養に対する給付として支払われる。療養は内容により点数化され，1点10円として取り扱われる。一方，食事療養，生活療養などは，療養の給付には含まれず，これらに対する給付は別途定められており，「円」で計上される。

入院時食事療養費に係る食事療養及び入院時生活療養費に係る生活療養の費用の額の算定に関する基準

URL：https://www.mhlw.go.jp/web/t_doc?dataId=84aa7831&dataType=0&pageNo=1

4 福祉・介護と臨床栄養

1. 介護における管理栄養士・栄養士の役割

加齢に伴う認知症や過栄養状態によって引き起こされる脳血管疾患の発症者が増加し，介護を必要とする人々も増加している。この中には，医療の介入によって生存が維持されている人々も多く，現在はQOLを重視した健康寿命の延伸が栄養管理における重要なテーマとされている。介護を必要とする人々は，加齢によって進行するサルコペニアだけでなく，脳血管疾患後遺症である麻痺を有することが多く，摂食嚥下障害を併発して経口摂取が低下することが低栄養状態を招き，QOLが低下する原因となっている。

管理栄養士は，栄養診断によって経口摂取可能な食事形態や量を評価し，その評価に基づいて栄養士が食事管理するという栄養介入を実施することにより，経口摂取量の維持もしくは増加につながり，その結果としてQOLの向上や健康寿命の延伸に貢献するという重要な役割を担っている。

高齢者人口の増加によって，病院や介護施設の利用者も増えるため，利用者は重症度や要介護度が高いケースを優先せざるを得ない。そのため、令和3年度における介護報酬改定においては、施設系サービスに管理栄養士の配置を位置付けるとともに、基本サービスとして、状態に応じた栄養管理の計画的な実施が求められた。自立支援・重度化防止の取組の推進の観点から、リハビリテーション・機能訓練、口腔、栄養の取組の連携・強化がなされ、加算等の算定要件とされている計画作成や会議について、リハビリテーション専門職、管理栄養士、歯科衛生士が必要に応じて参加することが明確化され、介護保険施設や通所介護等における口腔衛生の管理や栄養マネジメントが強化された。栄養マネジメントの充実のために、病院等の他施設の管理栄養士や栄養ケアステーションに登録された管理栄養士との連携による栄養管理について盛り込まれた。

2. 管理栄養士・栄養士が関わる介護報酬

介護保険制度は，居宅サービス，施設サービス，地域密着型サービス，介護予防サービス，および地域密着型介護予防サービスに対して，**介護報酬**が設定されている。管理栄養士・栄養士に対する介護報酬には，食事サービス，栄養管理体制，栄養食事指導が算定されており，平成30年度からは，栄養スクリーニング加算，低栄養リスク改善加算，再入所時栄養連携加算が加わり，栄養管理体制に関わる業務の拡充が図られた。介護報酬は診療報酬と同様にさまざまな療養に対する給付として支払われる。療養は内容により単位化され，1単位10円として取り扱われる。

令和3年度介護報酬改定における改定事項について

https://www.mhlw.go.jp/content/12404000/000768899.pdf

章末問題

以下の記述について，正しいものに○，誤っているものに × を(　　)内に記入しなさい。

1. (　　) 医療行為は，疾病の治癒を目的に実施する行為をいう。
2. (　　) コンプライアンスとは，患者が治療方針を決定して積極的に治療に関わることをいう。
3. (　　) ノーマライゼーションとは，障碍によって差別されないことをいう。
4. (　　) アドヒアランスとは，医療従事者が患者に寄り添って医療を行う姿勢をいう。
5. (　　) 入院時栄養食事指導料の算定は，概ね15分の指導時間を要する。
6. (　　) 高血圧のための減塩食は，入院時食事療養費Ⅰの特別食を算定できる。
7. (　　) 介護報酬は医療報酬と同様に，点数で報酬額が計上される。

〈参考文献〉 ＊　＊　＊　＊

医療法(厚生労働省)https://www. mhlw. go. jp/web/t_doc?dataId = 80090000&dataType = 0&pageNo = 1

管理栄養士・栄養士の倫理綱領(日本栄養士会)https://www. dietitian. or. jp/career/guidelines/

リスボン宣言(日本医師会日本語訳)http://dl. med. or. jp/dl-med/wma/lisbon2005 j. pdf

医療保険制度 https://www. mhlw. go. jp/stf/seisakunitsuite/bunya/kenkou_iryou/iryouhoken/iryouhoken01/index. html

介護保険制度 https://www. mhlw. go. jp/content/0000213177. pdf

平成29年介護保険法改正 https://www. mhlw. go. jp/file/06-Seisakujouhou-12300000-Roukenkyoku/k2017. pdf

日本栄養士会　診療報酬 https://www. dietitian. or. jp/data/medical-fee/

日本栄養士会　介護報酬 https://www. dietitian. or. jp/data/nursing-reward/

第2章　栄養ケア・マネジメント

1　栄養ケアの意義と方法

■キーワード＊　＊　＊　＊　＊　＊　＊

栄養ケア，栄養状態の評価，栄養ケア･マネジメント，栄養ケア計画，栄養管理プロセス，PES 報告

1．意義と目的

栄養ケアとは医学的治療の一部として栄養の側面から疾患の治療・予防に必要なケアを実施することである。傷病者，要支援者，要介護者に対する適切な栄養ケア（栄養管理）を計画・実施するためには，対象者の栄養状態や病態を的確に把握する必要がある。そのために情報収集や多角的・包括的に栄養状態を正しく評価（栄養アセスメント）し，対象者個々に応じた適切な栄養ケアが求められる。

医科診療報酬では，入院料の所定点数を算定するための基準の一つに栄養管理体制が含まれている（医科診療報酬についての詳細は第1章を参照のこと）。この栄養管理体制の基準では，管理栄養士が中心

（別紙様式4）

栄養管理計画書

計画作成日　　.　　.

フリガナ
氏名　　　　　　殿　（男・女）　　　　病　棟
明･大･昭･平　　年　月　日生（　歳）　　担当医師名
入院日；　　　　　　　　　　　　　　　担当管理栄養士名

入院時栄養状態に関するリスク

栄養状態の評価と課題

栄養管理計画

目標

栄養補給に関する事項

栄養補給量 ・エネルギー　　kcal　・たんぱく質　　g ・水分　　　　・ ・　　　　　　・	栄養補給方法　□経口　□経腸栄養　□静脈栄養 食事内容 留意事項

栄養食事相談に関する事項

入院時栄養食事指導の必要性　□なし□あり（内容　　　実施予定日：　月　日
栄養食事相談の必要性　□なし□あり（内容　　　実施予定日：　月　日
退院時の指導の必要性　□なし□あり（内容　　　実施予定日：　月　日
備考

その他栄養管理上解決すべき課題に関する事項

栄養状態の再評価の時期　　実施予定日：　月　日

退院時及び終了時の総合的評価

図2-1　栄養管理計画書

となり，医療従事者と共同して栄養管理を行う体制を整備し，あらかじめ栄養管理手順(栄養スクリーニングを含む栄養状態の評価，栄養管理計画，定期的な評価など)を作成することになる。さらに，特別な栄養管理が必要と医学的に判断される患者については，栄養状態の評価を行い，管理栄養士を含む医療従事者が共同して，患者それぞれの栄養状態，摂食機能と食形態を考慮した栄養管理計画書(図2-1)を作成しなければならない。この栄養管理計画書には，栄養補給に関する事項(栄養補給量，補給方法，特別食の有無等)，栄養食事相談に関する事項(入院時栄養食事指導，退院時の指導の計画等)，その他栄養管理上の課題に関する事項，栄養状態の評価の間隔等が記載される。

2. 栄養ケア・マネジメント

栄養ケア・マネジメント(nutrition care management；NCM)とは，ヘルスケアサービスの一環として，個々人に最適な栄養ケアを行い，その実務遂行上の機能や方法手順を効率的に行うための体制をいう。この栄養ケア・マネジメントが栄養ケアの計画・実施に導入されることにより，一定水準の医療サービスを提供することができる。栄養ケア・マネジメントの手順は「栄養スクリーニング，栄養アセスメント，**栄養ケア計画**，実施・チェック，モニタリング，評価等)」(図2-2左)であるが，各施設においては，この手順をあらかじめ定めておく必要がある。

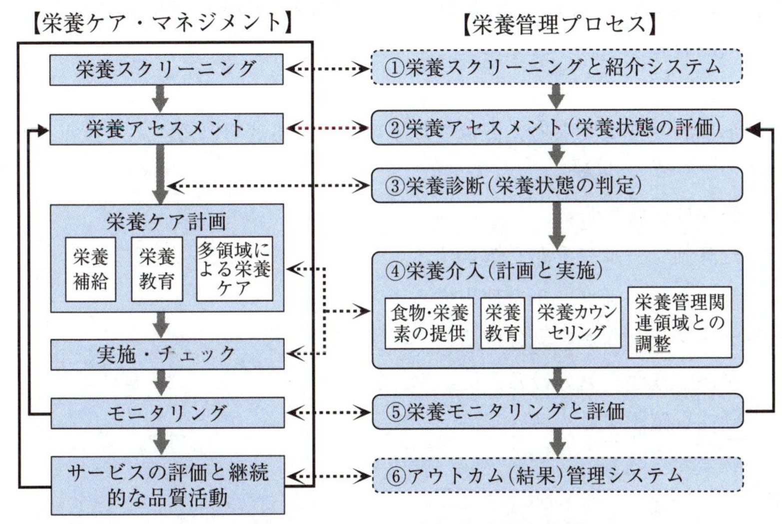

図2-2　栄養ケア・マネジメントと栄養管理プロセス

出典：栄養管理の国際基準を学ぶ(日本栄養士会)https://www.dietitian.or.jp/career/ncp/

3. 栄養管理プロセス

公益社団法人日本栄養士会では，栄養管理の新しいシステムとして栄養管理プロセス(nutrition care process；NCP)を導入した。この栄養管理プロセスは，患者個々の栄養ケアを提供するための過程を標準化することを目的にアメリカ栄養士会(当時)が2002年から検討をはじめ，栄養管理プロセスを国際的標準化として発展・普及してきたシステムである。

栄養管理プロセスは，個々の対象者の栄養管理の標準化だけでなく，栄養管理を提供するための過程を標準化することを目的としている。栄養管理プロセスは，栄養アセスメント，**栄養診断**，栄養介入，栄養モニタリングと評価の4つの段階で構成されている(図2-2右)。

これまでわが国で栄養ケアを実務遂行するシステムとして導入されてきた栄養ケア・マネジメントとの比較は，図2-2に示す通りである。

(1) 栄養アセスメント

栄養アセスメント(nutrition assessment)の目的は，“栄養に関連する問題，その原因と重大性を識別するために必要なデータを取得・検証し，解釈すること”である。栄養アセスメントは以下の5つの項目に分けられている。

① 食物／栄養関連の履歴(food history；FH)：食物・栄養素摂取，食物・栄養素管理，薬剤・栄養補助食品の使用，知識・信念，食物・補助食品の入手のしやすさ，身体活動，栄養に関連した生活の質

② 身体計測(anthropometric data；AD)：身長，体重，体格指数(BMI)，成長パターン指標・パーセンタイル値，体重の履歴

③ 生化学データ，臨床検査と手順(biochemical data；BD)：検査値(例：電解質，グルコース)，検査(例：胃内容排泄時間，安静代謝率)

④ 栄養に焦点をあてた身体所見(physical data；PD)：身体的外見，筋肉や脂肪の消耗，消化器症状，嚥下機能，食欲，感情

⑤ 個人履歴(clinical history；CH)：個人的履歴，医学的・健康・家族履歴，治療，補完・代替薬剤の使用，社会的履歴

栄養アセスメントにおける重要な考え方は，以下の7つがあげられる。

① 集める適切なデータを決める。

② 追加情報の必要性を決める。

③ 症状に合った評価ツールや手順を選択する。

④ 有効で信頼性のある評価ツールを使用する。

⑤ 関連があるデータかどうかを見分ける。

⑥ 重要なデータかどうかを見分ける。

⑦ データの有効性を確認する。

(2) 栄養診断

栄養診断(nutrition diagnosis)の目的は，“食物・栄養の専門職が栄養処方あるいは栄養介入によって解決と改善を図ることができる具体的な栄養問題を認識し，記録すること”である。

栄養診断は，栄養アセスメントに基づき栄養状態を診断し，その診断を踏まえ栄養介入の計画を立てるための重要な段階である。特徴は，栄養診断の用語が標準化されていることで，70の栄養診断が認められている。

栄養診断は以下の領域から構成されている。

① 摂取量(nutrition intake；NI)：食物あるいは栄養素の摂取量が真の必要量や推定必要量と比較し，過剰かあるいは不足かについて。NIは，「経口摂取や栄養補給法を通して摂取する，エネルギー・栄養素・液体・生物活性物質に関わることがら」と定義される。

② 臨床栄養(nutrition clinical；NC)：疾病や身体状況に関わる栄養の問題点について。NCは，「医学的または身体的状況に関連する栄養問題」と定義される。

③　行動と生活環境(nutrition behavioral/environmental；NB)：知識，態度，信念，物理的環境，食物の入手，食の安全などについて。NBは，「知識，態度，信念(主義)，物理的環境，食物の入手や食の安全に関連して認識される栄養所見・問題」と定義される。

④その他の栄養(nutrition other):「摂取量，臨床または行動と生活環境の問題として分類されない栄養学的所見」と定義される。

栄養診断の記録は，栄養アセスメントの記録からPES報告書を作成する。PESの書式は，「～に関して，～という根拠に基づいた栄養診断」と簡潔な一文とする。

PES報告：「S(sign/symptoms)の根拠に基づき，E(etiology)が原因となった(関連した)，P(problem or nutrition diagnosis label)の栄養状態と栄養診断できる。」

①　P(問題点または栄養診断の分類)：患者・クライエントの栄養状態の変化の記述

②　E(病因)：原因／危険因子(「～に関して」という説明によって問題点／栄養診断に関連する)

③　S(徴候／症状)：患者・クライエントの栄養診断のために用いたデータ(「～という根拠に基づいた」という説明によって，病因に関連させる)

栄養診断における重要な考え方は，PES報告書を見直すことである。

①　P……あなた(栄養の専門職)は，個人・グループ・集団の栄養診断を行い，さらによい方向に発展させられるか。

②　E……病因を評価しなさい。その病因は“根本原因”なのか，それとも管理栄養士の介入により得られる最も詳細な根本原因なのかを評価すること。

③　S……徴候／症状を確認することで，問題点が解決し，改善されるか。その徴候／症状はモニター(測定・変化の評価)し，栄養診断を決定することで，改善していくのに十分なものであるか。

④　PES全体として……その栄養アセスメントデータで，それぞれ典型的な病因，徴候／症状を具備する個々の栄養診断を支えられるか。

(3)　栄養介入

栄養介入(nutrition intervention)の目的は，“患者・クライエントのニーズに合わせた適切な栄養介入の計画・実施により，同定された栄養問題を解決・改善すること”である。栄養介入は以下の4つの項目から構成されている。

①　食物・栄養素の提供：食物・栄養(食事，間食，経腸・静脈栄養，補助食品を含む)を提供するための個々人へのアプローチ

②　栄養教育：健康の維持・増進のため，患者・クライエントが自発的に食物選択や食行動を管理・修正することができるように，技術を教えたり，訓練したりするプロセス

③　栄養カウンセリング：カウンセラーと患者・クライエントが共同して，優先順位を決め，目標を定め，個々の実行計画を作成するための支援的プロセス。実行計画は，現在の状態を見直し，健康を増進させるためにセルフケアの責務を認識し，次の段階へ進めるもの

④　栄養関連領域との調整：栄養に関連した問題を対処・管理する他の医療従事者，医療施設・機関などと栄養管理の相談・照会・調整

栄養介入における重要な考え方は，以下の7つがあげられる。

①　目標と優先順位を決める。

②　栄養処方や基本計画を決定する。

③　学術的根拠に基づく。

④　行動介入，栄養介入を開始する。

⑤　栄養介入方策を患者・クライエントのニーズ・栄養診断・価値と適合させる。

⑥　実行行程を決定する際には多くの選択肢の中から選ぶ。

⑦　栄養管理に要する時間と頻度を明確にする。

(4)　栄養モニタリングと評価

栄養モニタリングと評価(nutrition monitoring and evaluation)の目的は，“なされた栄養管理の進展の量を決定することであり，目標・期待される結果が達成されたかどうかを評価すること”である。実施した栄養管理を評価するためには，あらかじめモニタリング項目(栄養管理指標)を決める必要がある。

栄養モニタリングと評価のアウトカムは，以下の4つのカテゴリーがある。

①　食物・栄養に関連した履歴についてのアウトカム：食物・栄養素摂取，食物・栄養素管理，薬剤・栄養補助食品の使用，知識・信念，食物・補助食品の入手のしやすさ，身体活動，栄養に関連した生活の質

②　身体計測のアウトカム：身長，体重，体格指数(BMI)，成長パターン指標・パーセンタイル値，体重の履歴

③　生化学データ，臨床検査のアウトカム：検査値，検査

④　栄養に焦点をあてた身体所見のアウトカム：身体的外見，筋肉や脂肪の消耗，消化器症状，嚥下機能，食欲，感情

栄養モニタリングと評価における重要な考え方は，以下の6つがあげられる。

①　適切な指標・測定方法を選択する。

②　比較のために適切な基準値を使用する。

③　患者・クライエントが期待されるアウトカムに到達する過程のどの段階にいるかを決定する。

④　期待されるアウトカムとの相違を説明する。

⑤　進展を助長，あるいは妨害する要因を同定する。

⑥　栄養管理の終了または継続を決める。

2 栄養スクリーニング

■キーワード　＊　＊　＊　＊　＊　＊　＊

抽出，侵襲性，体格指数，血清アルブミン値，主観的包括的指標，簡易栄養調査評価法

1. 栄養スクリーニングの意義

栄養アセスメント・栄養評価を実施するには，まず対象者がどのような身体状態，栄養状態，健康状態にあり，どのようなリスクがあるかどうかを判定するために栄養スクリーニング(nutritional screening)を行う。スクリーニングとは，ある集団から栄養スクリーニングによって，栄養状態のリスクをもつ対象者や目標疾患に罹患している対象者をみつけ出し抽出する。栄養素の摂取状況に過不足状態が続くと，身体内の状況は欠乏状態あるいは過剰状態へと移行する。欠乏状態または過剰状態が継続すると，貯蔵組織量や体液中の栄養素量に変化が起こり，さらには身体的・生理学的変化および臨床症状が異常を示し，生体の恒常性を保てなくなる。

栄養スクリーニングは，栄養の過不足を潜在状態にある対象者を横断的に抽出し，優先順位をつけるために重要である。

2. 栄養スクリーニングの方法

栄養スクリーニングは，侵襲性の少ない，簡便な方法でかつ，正確に対象者の栄養状態のリスクを感度よく判定する必要がある。栄養スクリーニングには，体格指数・体重減少率，血清アルブミン値，主観的包括的指標，簡易栄養調査評価法などが用いられる。

(1) 体格指数，体重減少率

① **BMI** (body mass index)

身長と体重から算出されるBMIは肥満の判定にも用いられるが，やせている対象者は低栄状態であるリスクが高いとして判断できる。基本的にはBMIが18.5未満を低栄養(やせ)に分類する。

② **BWL** (body weight loss)

BMIが低い対象者は低栄養のリスクが高いと判断できるが，低栄養になるまでの期間，今後の経過を判断する必要がある。一定期間と比較して，体重の変化がどの程度変化したのかを判断するために，体重減少率で判断する。体重減少率(% LBW；loss of body weight)は以下の式で算出する。

$$\% \mathrm{LBW} = \frac{(\text{測定時体重} - \text{平常時体重})}{\text{平常時体重}} \times 100$$

過去6か月で10%，過去1か月で5%，過去2週間で2%の体重減少があれば，栄養障害ありと判断する。

(2) 血清アルブミン値

血清アルブミン(serum albumin；ALB)は血清タンパク質の約60%を占めるタンパク質であり，長期的な低栄養の状態が継続すると，血清中の濃度が低下することから低栄養リスク者の対象者を抽出する指標として用いられることが多い。血清アルブミン値を低栄養の基準として3.5g/dL以下を低栄養とする場合が多いが，3.0g/dLや2.5g/dLを用いている施設もある。

(3) 主観的包括的評価

主観的包括的評価(subjective global assessment；SGA)は，特殊な装置や臨床検査値を必要とせずに栄養評価を行う多角的指標であり，臨床的問診と身体検査の2本柱で構成されている。具体的には，体重の変化，食物摂取パターンにおける変化，消化器症状，身体機能，疾患の程度と影響，身体所見から構成される(図2-3)。

1. 体重の変化
   身長 ＿＿＿cm 現体重 ＿＿＿kg 通常体重 ＿＿＿kg 減少 ＿＿＿kg
   □なし □あり いつ頃から？ ＿＿＿週間・月・年 前から
   過去2週間の体重変化（ 減少 変化なし 増加 ）
2. 食物摂取量の変化
   □なし □あり いつ頃から？ ＿＿＿週間・月・年 前から
   現在の摂取状況（常食～全粥 粥食 濃厚流動食～流動食 絶食）
3. 消化器症状
   □なし □あり □悪心 □嘔吐 □下痢 □食欲不振 □その他
   いつ頃から？ ＿＿＿週間・月・年 前から
4. 機能状態（ADL の変化）
   □なし □あり いつ頃から？ ＿＿＿週間・月・年 前から
   現在の状態はどうですか？（日常生活可能 歩行可能 寝たきり）
5. 疾患・診断名
   ＿＿＿＿＿＿＿発熱（なし あり ＿＿＿℃ ）
6. 浮腫・腹水
   □なし □あり：□下肢の浮腫 □腹水
7. 褥 瘡
   □なし □あり：□部位
8. 嚥 下
   □問題なし □ときどきむせる □頻回にむせる □必ずむせる

図2-3 主観的包括的評価(SGA)の例

これらの評価から，A；栄養状態良好，B；軽度の栄養不良，C；中等度の栄養不良，D；高度の栄養不良を判断する。

(4) 簡易栄養評価法

要介護高齢者の低栄養状態を早期に発見するための栄養スクリーニングツールとしてMNA® (mini nutritional assessment)がある。過去3か月の栄養状態を6個の予診項目(14ポイント)と12個の問診項目(16ポイント)から評価する。要介護高齢者用であるが，多くの病院，施設でも利用されている。

簡易栄養状態評価表

URL：https://www.mna-elderly.com/forms/MNA_japanese.pdf

3 栄養評価

■キーワード ＊ ＊ ＊ ＊ ＊ ＊ ＊

静的アセスメント，動的アセスメント，膝高，上腕周囲，尿中尿素窒素，尿中3-メチルヒスチジン，クレアチニン身長係数，血清アルブミン，血清トランスサイレチン，レチノール結合タンパク質，リンパ球数，反応性タンパク質値

1. 栄養評価の概要

栄養評価(nutritional assessment)の手順は，まず主観的包括的栄養評価(SGA)などのような簡易的なアセスメントを用いて，栄養障害のリスク患者をスクリーニングする。栄養評価は，対象者の栄養状態を評価判定することである。栄養療法や栄養指導により栄養治療・栄養介入を行ううえで，第一に必要なことは対象者の栄養状態を把握することである。適切な栄養処方設計を立案するために，栄養歴や身体計測，身体所見ならびに臨床検査などをもとに，患者の栄養状態や病態を的確かつ総合的に評価し，栄養障害因子の同定を行う。

その結果に基づいて1日に必要な栄養素量を推定し，現在の総栄養摂取量に対して過不足のある栄養素の調整を図る。また，適切な栄養補給方法を選択すると同時に食材，栄養剤，輸液製剤の形態と種類も選択する。

2. 栄養アセスメントの種類

栄養アセスメントを機能的に分類すると，静的アセスメント，動的アセスメント，予後判定アセスメントの3つに分けられる。

(1) 静的アセスメント

静的アセスメント(static nutritional assessment)とは，栄養介入を行う前の一時点での普遍的な栄養指標を示し，身体計測や血清総タンパク値のように比較的代謝回転の遅い指標で長期的な効果判定に用いられる。指標としては，身体計測や，血清総タンパク質，血清アルブミン，免疫能などが用いられる。

(2) 動的アセスメント

動的アセスメント(dynamic nutritional assessment)とは，栄養状態の変化を経時的に判定するために用いられるもので，窒素バランス(窒素バランスと窒素平衡)によるタンパク代謝回転率や間接熱量測定によるエネルギー代謝動態など，経時的な変動を評価し，栄養療法による栄養状態の改善ならびに原疾患に対する治療効果の短期的な判定に用いられる。比較的半減期の短いタンパク質(rapid turnover protein；RTP)を用いて評価する。評価項目として，**トランスフェリン**(半減期7～10日)，**トランスサイレチン**(半減期3～4日)，**レチノール結合タンパク質**(半減期12～16時間)などが用いられることが多い。

(3) 予後判定アセスメント

外科領域では，術前栄養状態から術後合併症の発生率，術後の回復過程の予後を推定する栄養判定指数がある。複数の栄養指標を組み合わせて栄養障害の危険度を判定し，治療効果や予後を推定し，

予後判定アセスメント(prognostic nutritional assessment)とよばれる。手術前の栄養状態から手術後の予後を判定する。指標としては，上腕三頭筋部皮脂厚，血清アルブミン，血清トランスフェリン，遅延型皮膚過敏反応などが用いられている。

3. 栄養評価の指標

栄養評価は，適切な栄養管理を実施するうえで最も重要な過程となる。栄養評価では，対象者の栄養状態を主観的および客観的に評価判定するために，各種パラメータ((1)臨床診査 (2)身体計測 (3)臨床検査 (4)食生活調査)から必要な項目を選択し，それらを総合的に判断し栄養状態を把握する。また，これらのほかに，生活動作(activies of daily living；ADL)の調査，認知症調査，食行動，食態度，食知識，食スキル，食環境の調査などが実施される。栄養評価の結果に基づいて，栄養治療や栄養介入を行うための栄養ケアプランを作成する。

(1) 臨床診査

臨床診査では，対象者に主に問診と身体所見を行うことにより，健康状態・栄養状態を把握しカルテ(診療録)に記載する。臨床診査には対象者の正確な情報を多く引き出す方法として問診と自覚的かつ主観的な情報を評価する主観的包括的評価を用いる。

① 問　診

対象者の健康状態，栄養状態を，本人または付き添いから聞き取る。問診では対象者の訴えの中心となる主訴をはじめ，現病歴，既往歴，家族歴，生活状況，生活習慣を聞き取り，対象者の健康状態・栄養状態について把握する。主訴は対象者が訴える自覚症状のうち主要なものであり，対象者の状態と密接に関連しており最も重要な情報となる。現病歴は，その症状がいつから始まったのか，現在に至るまでの経過についての情報となる。既往歴は，その症状に関わらず，対象者が生まれてから現在までの疾患への罹患経験，健康状態・栄養状態が経過したかを把握する。家族歴は対象者の両親や兄弟などの近親者の病歴，死因，健康状態・栄養状態を把握して，遺伝的な疾患や家庭での食習慣について関連がないかを把握する。栄養歴では，食生活歴として食欲や嗜好の変化に関する情報，体重歴として，これまでの体重の変化などについての情報を把握する。

② 身体徴候

身体診査では，視聴覚的観察により対象者の栄養状態を主観的に把握する。身体診察には，視診，触診，聴診，打診などの方法により病的兆候の有無を見つけだす。視診では，皮膚の状態や，震えなど，触診では，浮腫の程度や腫瘤の状態など，打診では，腹水や胸水の有無など，聴診では，心音，呼吸音，腸管の動きを判断する。身体所見では，栄養不良により表皮細胞に比較的早く栄養素の欠乏症状が現れやすい。体格，頭髪，皮膚，目，口腔粘膜などの状況を観察し，身体状況や栄養状態を主観的に判断する。

③ 臨床症候

疾患と栄養状態からみられる臨床症候の把握は重要である。栄養素の過不足があるレベルに達すると身体にさまざまな症状として現れ，どの栄養素が不足しているのか，または過剰なのかが推測できる。また，その症状からこの先の栄養状態の変化が推測できる。

(2) 身体計測

身体計測(anthropometric methods)では，貯蔵エネルギーを示す体脂肪量や体タンパク質量，筋肉量を推測することができ，対象者の栄養状態を把握することができる。日本人の身体計測の基準値には「日本栄養アセスメント研究会」の作成したJARD2001(Japanese anthrophometric reference data 2001)が用いられる。

① 身長と体重

身長(height；HT)と体重(body weight；BW)の測定は最も簡便に測定できる指標である。身長と体重から得られる情報は体格指数の算出や栄養状態の判定，栄養必要量の算出などに用いられる。

車いすや寝たきりで起きあがれないなど身長の測定が困難な対象者については，**膝高**測定値(knee-high；KH)から算定式を用いて身長を推測する方法がある。

膝高からの推定身長の計算式

男性(cm) = 64.19 − (0.04 × A) + (2.02 × KHcm)

女性(cm) = 84.88 − (0.24 × A) + (1.83 × KHcm)　　A：年齢

体重は食事や排泄の影響を受けやすいことからその影響をできるだけ少なくするために，空腹時や排泄後に測定することが望ましい。欧米では身体障害などで体重が測定できない場合，次の計算式により体重の推定値を算出する。

男性(kg) = (0.98 × 下腿周囲長) + (1.16 × 膝高) + (1.73 × 上腕囲)
+ (0.37 × 肩甲骨下部皮下脂肪厚) − 81.69

女性(kg) = (1.27 × 下腿周囲長) + (0.87 × 膝高) + (0.98 × 上腕囲)
+ (0.4 × 肩甲骨下部皮下脂肪厚) − 62.35

② 体格指数

身長と体重を組み合わせて体格指数を算出し，栄養状態の判定を行う。

BMI(= 体重(kg) / 身長(m)^2)の適正範囲は18.5(kg/m^2)以上25.0(kg/m^2)未満であり，「日本人の食事摂取基準」では，エネルギー摂取量の評価にBMIを用いて行うことが推奨されている。BMIが25(kg/m^2)以上で肥満の判定を行い，18.5(kg/m^2)未満で低栄養の指標として用いる。

③ 体脂肪率

体脂肪(body fat ratio)は，皮下脂肪と内臓脂肪に分けられる。体脂肪量の測定は体内エネルギー貯蔵量の推定に用いられる。体脂肪量の測定には，簡便であり，対象者の負担も少ない皮脂厚計(キャリパー)を用いて算出する方法や，**生体インピーダンス法**による測定法が用いられるのが一般的である。

(3) 内臓脂肪

内臓脂肪(visceral fat)の計測は，腹部を中心に腹囲，ヒップ周囲，ウエスト・ヒップ比について行う。腹囲は，第12肋骨下端と腸骨稜の中間の高さで，呼吸を吐いた状態で胴周りを計測する。ベッド上で仰臥位で測る方が測定しやすい。ヒップ周囲は腰の最も幅の広い部位で腰周りを計測する。これも仰臥位で測るほうがやりやすい。同時に計測したウエストとヒップの比を計算することで，腹部の脂肪が多いか(内臓脂肪型)，下腿部に脂肪が多いか(皮下脂肪型)の判定が可能となる。画像検査としてエコーやCTスキャンなどの方法を用いることもある。

(4) 皮下脂肪

皮下脂肪(body fat)の測定には，キャリパーを用いる方法や，近年では生体インピーダンス法による測定法が用いられる。

① 皮下脂肪厚の測定

皮下脂肪厚は皮脂厚計を用いて，利き腕の反対側の上腕の中点の上腕三頭筋部皮脂厚(triceps skinfold thichness；TSF)と肩甲骨下部皮脂厚(subscapular skinfold thickness；SSF)を測定する。

3回の測定の平均値を下記計算式に当てはめ体脂肪量を算出する。

$$体脂肪率 = [\left(\frac{4.570}{体密度}\right) - 4.142] \times 100 \cdots\cdots \text{Brozek の式}$$

$$体密度；男性 = 1.091 - 0.00116X \quad 女性 = 1.089 - 0.00133X$$

$$X = TSF(mm) + SSF(mm)$$

② 生体インピーダンス法

生体インピーダンス法(bioelectoric impedance analysis；BIA)とは，除脂肪組織と脂肪組織の電気抵抗の差を利用した測定法であり，市販されている体脂肪計のほとんどがこの方法を用いている。手と足の間に微弱な電流を流し，その抵抗量より脂肪量を算出する。身体状態による変化が大きく，同じ日でも測定した時間でばらつきがある。

③ 水中体重秤量法

他の測定方法の基準とされる方法であり，比較的正確な測定方法である。水中に全身を沈めて水中にある体重計で体重を測り，大気中での体重との差から身体密度を計算して測定する。

④ その他の方法

そのほか体脂肪量を求める方法には，二重エネルギーX線吸収測定法(DEXA)や腹部CTスキャン，MRI測定，空気置換法などがある。

(5) 除脂肪組織

除脂肪組織(lean body mass；LBM)とは，筋タンパク質量は栄養状態を把握する指標として重要なパラメータとなる。筋タンパク質量は上腕周囲(arm circumference；AC)と上腕三頭筋部皮脂厚より上腕筋囲(arm muscle circumfrence；AMC)と上腕筋面積(arm muscle area；AMA)を算出する。AMCおよびAMAは体タンパク質貯蔵量をよく反映する。

$$AMC(cm) = AC(cm) - \frac{\pi(3.14) \times TSF(mm)}{10}$$

$$AMA(cm^2) = \frac{[AMC(cm)]^2}{4\pi(3.14)}$$

4. 臨床生化学検査

臨床生化学検査(clinical biochemical methods)では，検体検査として対象者の尿や糞便，血液成分を分析したり，生理機能検査として心電図や呼吸機能を検査したり，画像検査としてエコーやCTスキャンなどの方法を用いる。検体検査や生理機能検査では，結果が数量化されるので，対象者の健康状態・栄養状態や病態を客観的かつ科学的に診断することが可能となる。対象者の健康状態・栄養状態，病態を客観的に診断し適正な栄養療法や栄養指導により栄養介入を行うための指標となる。

(1) 尿検査

尿検査は尿の成分を分析して評価する。尿には，体内で不要となった老廃物をはじめ，さまざまな物質が含まれている。疾病により本来尿中には含まれないものが現れてくるため，それらを検査することにより，体内の情報を得ることができる。24時間蓄尿を用いるか，早朝の尿や排尿途中の中間尿を用いる。

① 尿量，尿 pH，尿比重

脱水を起こしている場合や急性腎不全では乏尿(400 mL/日以下)となる。尿 pH は体内の酸-塩基平衡を示す指標となる。尿比重は，糖尿病，脱水症などで高値を示し，腎不全，尿崩症など尿を濃縮する機能の低下により低値を示す。

② 尿　糖

尿糖とは尿中に排泄されるグルコース(ブドウ糖)のことをいう。尿糖が高値の場合は糖尿病，甲状腺機能亢進症，肝障害などが疑われる。

③ 尿タンパク質

健康人の場合，尿に排泄されるタンパク質の約60％以上がアルブミンで，その量は1日に20～30 mg 以下である。尿中アルブミンが200 mg/L 以上になると尿タンパク質は陽性となり，持続的に異常がみられる場合は，腎機能障害や尿路(尿管・膀胱・尿道)の異常が疑われる。ただし健康な場合でも激しい運動やストレスなどにより一時的に陽性を示す場合がある。

④ 尿中尿素窒素

尿素は経口摂取したたんぱく質や組織タンパク質の最終産物であるアンモニアから生成される。アンモニアは中枢神経に毒性を示す物質であり，肝でアンモニアを尿素に合成して無毒化し，尿中に排出される。尿中尿素窒素は，肝，腎の大まかな状態を反映する。摂取した窒素量と尿中窒素排泄量の差を窒素出納(nitrogen balance；N-balance)といい，生体内で利用されたたんぱく質の異化と同化の状態を評価することができる。アミノ酸の最終産物である尿素を24時間尿蓄尿し，体内で利用されたたんぱく質からの窒素量を測定する。異化が亢進していれば窒素出納は負になり，同化が亢進していれば窒素出納は正となる。

⑤ 尿中ケトン体

ケトン体はアセト酢酸，β-ヒドロキシ酪酸，アセトンの総称である。飢餓状態や糖質の摂取不足の場合，脂質が代わりにエネルギー源となり，その代謝産物としてケトン体が産生される。ケトン体は不完全燃焼成分であるために，尿中ケトン体が多い場合は，生体はエネルギーの損失(グルコースの不足)を起こしている場合がある。

⑥ 尿中3-メチルヒスチジン

筋肉のアクチンとミオシンが合成された後のヒスチジン残基がメチル化されることで生成される。24時間蓄尿中の3-メチルヒスチジンは**体内の筋肉量**を反映する。

⑦ 尿中クレアチニン

クレアチニンは，筋肉細胞内で筋肉収縮のエネルギー源であるクレアチンから産生される最終代謝産物であり，筋肉内でのクレアチニンの産生量は筋肉量に比例し，体重(kg)当たりほぼ一定である。血中クレアチニンは腎糸球体で濾過され，尿細管での再吸収・分泌も行われないため，尿中へのクレアチニン排泄量は**糸球体濾過率**(GFR)のよい指標となる。また，尿中クレアチニン産生量は筋肉量に比例しており，以下の計算式によりクレアチニン身長係数(creatinine-hight index；CHI)を求めることにより，筋肉量の指標となる。

$$\mathrm{CHI} = \frac{1日尿中クレアチニン排泄量(\mathrm{mg})}{標準1日尿中クレアチニン排泄量(\mathrm{mg})} \times 100$$

標準1日尿中クレアチニン排泄量は性別・身長別に定められているが，簡便法として，男性23 mg/kg，女性18 mg/kgとし標準体重を用いて計算する。

⑧　尿中ナトリウム量

ナトリウム排泄量から推定塩分摂取量を計算することができる。

$$推定塩分摂取量(\mathrm{g}) = \frac{尿中ナトリウム(\mathrm{U-Na})\ (\mathrm{mEq}/日)}{17(\mathrm{g/mEq})}$$

または

$$24時間\ \mathrm{Na}\ 排泄量(\mathrm{mEq}/日) = 21.98 \times \left\{\frac{随時尿\ ナトリウム\ 濃度(\mathrm{mEq/L})}{随時尿\ クレアチニン\ 濃度(\mathrm{mg/L})} \times \mathrm{Pr.UCr24}\right\}^{0.392}$$

Pr. UCr24；24時間尿クレアチニン排泄量推定値(mg/日)
$= -2.04 \times 年齢 + 14.89 \times 体重(\mathrm{kg}) + 16.14 \times 身長(\mathrm{cm}) - 2244.45$

(2)　血液生理・生化学検査

生理・生化学検査は医療の現場では体調不良を訴えて受診した患者の身体状況を客観的に早期に把握できることから，多く用いられている。体内の臓器で合成され，血液中に分泌されたタンパク質は内臓タンパク質とよばれる。その血中濃度は，体内臓器への栄養成分の供給の過不足あるいは機能の良否を反映し，体内の栄養状態あるいは疾病の有無とその重症度の判定に役立つ。臨床検査の検査項目は多岐にわたるが，臨床栄養関連では，①血液の状態を判定する一般検査項目，②栄養状態に関連した指標としての検査項目，③栄養に関係した病態の診断のための検査項目がある。

①　血液学検査

末梢血液検査

● 赤血球(red blood cell；RBC)

赤血球は酸素や二酸化炭素の運搬に関与し，赤血球の寿命は約120日で，毎日4～5万個が骨髄で作られ，肝臓や脾臓で壊される。異常に減少した場合を貧血と診断する。栄養素の欠乏により，鉄ならば，小球性低色素性貧血，葉酸，ビタミンB_{12}の欠乏により，巨赤芽球性貧血と判断する。

● 白血球(white blood cell；WBC)

白血球には好中球，好酸球，好塩基球，リンパ球，単球が存在する。好中球，好酸球，好塩基球は殺菌作用をもつタンパク質や酵素を含む顆粒をもち，顆粒球ともよばれる。好中球は細菌の貪食，殺菌にはたらき，好酸球は寄生虫や腫瘍細胞と反応するタンパク質を含み，アレルギー反応にも関係する。リンパ球は，免疫グロブリン産生にかかわるBリンパ球，細胞性免疫に関わるTリンパ球，細胞障害作用をもつNK細胞などを含む。単球は貪食作用をもち，抗原提示やサイトカインの産生などにはたらく。

● ヘモグロビン(hemoglobin；Hb)，ヘマトクリット(hematocrit；Ht)

ヘモグロビンは赤血球に含まれる血色素で，鉄色素であるヘム鉄とタンパク質であるグロビンが結合し，酸素を全身に運搬する。ヘマトクリットは，血液の中に占める赤血球など有形成分の割合を示す。

② 栄養状態に関連した臨床検査項目

(a) 低栄養に関係の深い指標

● 血清総タンパク質(total protein；TP)

血清中の総タンパク質は，血清中におよそ100種類以上が存在しているが，主に約50～70%を占めるアルブミンと約20%を占めるγ-グロブリンの総量による。栄養状態の低下によりその数値は低下する。

● 血清アルブミン(serum albumin；Alb)

アルブミンは血清中に最も多く存在するタンパク質であり，血清タンパク質のおよそ60%を占め，内臓タンパク質量をよく反映していることから，重要なパラメータとして利用される。アルブミンは肝臓で合成され，体内では各種物質を運搬するはたらきをもつタンパク質である。アルブミンの血中半減期は14～21日と長いため，比較的長期間のたんぱく質栄養状態を評価するのに適しており，静的アセスメントの指標とされる。血清アルブミンの基準値は4.1～5.1 g/dL であり，3.5 g/dL 以下を低栄養と診断する。肝機能障害や腎疾患でも血清アルブミン量は低下する。

● 血清トランスフェリン(transferrin；Tf)

トランスフェリンは体内では血清鉄を運搬するタンパク質である。トランスフェリンの血中半減期はおよそ10日である。比較的短期間のたんぱく質の栄養状態を反映している。

● 血清トランスサイレチン(transthyretin；TTR)

肝臓で合成され，甲状腺ホルモンの運搬をする。半減期は2日，アルブミンやトランスフェリンよりも栄養の変化に敏感に反応し数日間のたんぱく質栄養状態を反映している。

● レチノール結合タンパク質(retinol - binding protein；RBP)

肝臓で合成され，ビタミンAを結合し輸送するタンパク質として血中に存在する。
半減期が12～16時間と短く，個体の栄養状態の早期変化を知るのに役立つ。

(b) 過剰栄養に関係深い指標

過剰の栄養状態と指標としては，肥満に関連するタンパク質の指標が主体となる。

● コリンエステラーゼ(choline esterase；ChE)

コリンエステラーゼはコリンエステルをコリンと有機酸に分解する酵素である。高値は肝細胞での産生亢進により，高栄養状態，タンパク合成や脂質代謝の亢進を反映すると考えられ，過栄養性脂肪肝，糖尿病，ネフローゼ症候群，甲状腺機能亢進症の指標とされる。

● レプチン(leptin；Lpt)

レプチンは脂肪細胞や胎盤絨毛細胞などに由来する抗肥満因子として発見され，強力な摂食抑制作用およびエネルギー消費促進作用を有するペプチドホルモンである。レプチンの血中濃度は体脂肪率や BMI と正相関する。

● アディポネクチン(adiponectin；Ado)

アディポネクチンは抗動脈硬化作用，抗糖尿病作用を有するメタボリックシンドロームの因子の一つである。正常な脂肪組織では，インスリン感受性などの作用をもつアディポネクチンが豊富に分泌され，拮抗した作用のアディポサイトカインとのバランスを保っているが，肥満や内臓脂肪が過剰に蓄積されると，アディポネクチンの血中濃度が低下する。動脈硬化，糖尿病などのメタボリックシンドロームの予防，診断，治療において血中アディポネクチン濃度の評価が有用である。

③ 栄養に関係した病態の診断のための検査項目

(a) 糖質代謝異常の指標

糖質代謝を反映する指標には，血糖値，血中インスリン値，ヘモグロビンA1c(HbA1c)がある。血糖値の測定には，空腹時血糖値，食後血糖値，糖負荷試験(75 gOGTT)があり，糖尿病診断に用いられる。HbA1cは糖化ヘモグロビンともよばれ，ヘモグロビンにグルコースが結合したものであり，その半減期は約1～2か月であり，糖尿病の血糖コントロールの指標として用いられている。

●血糖(blood glucose)

血液中のグルコース濃度をいい，空腹時の血糖値は60～110 mg/dLである。血糖値は食後に上昇し，約30分～1時間後にピークに達する。随時血糖値200 mg/dL以上，空腹時血糖値が126 mg/dL以上，あるいは75 gグルコース負荷試験(OGTT)の2時間値が200 mg/dLなら「糖尿病型」と診断される。血糖値が50㎎/dL以下の場合を低血糖と判定される。血糖値は，糖尿病，慢性膵炎，肝硬変，甲状腺機能亢進症などで高値となる。

●ヘモグロビンA1c(glycohemoglobin A1c；HbA1c)

血中でグルコースは種々のタンパク質に非酵素的に結合している。グリコヘモグロビンとはグルコースと赤血球中のヘモグロビン分子の結合物である。赤血球の平均寿命が約120日であることからHbA1cは過去1～2か月間の平均血糖値を反映するため，糖尿病の長期の血糖コントロールの指標として最も有用な検査である。

(b) 脂質代謝異常の指標

脂質はリポタンパク質として血中を運搬され，リポタンパク質はその比重により，軽いほうから，カイロミクロン，VLDL(very low density lipoprotein)，LDL(low density lipoprotein)，HDL(high density lipoprotein)に分類される。リポタンパク質はたんぱく質，トリグリセリド(TG)，リン脂質，コレステロールからなる。

●トリグリセリド(triglyceride；TG)

トリグリセリド(中性脂肪)はグリセリンに3分子の脂肪酸がエステル結合したもので，脂質代謝異常の検査項目として用いられ，遊離脂肪酸(FFA)の末梢処理機能や消化管の吸収機能の異常の指標となる。血清中性脂肪は食事由来のキロミクロンに含まれるものと体内で合成されて主としてVLDLに組み込まれたものがある。

●低密度リポタンパク質コレステロール(low-density lipoprotein cholesterol；LDL-C)

肝臓から末梢へのコレステロール供給はLDL-コレステロールの形で運ばれ，末梢から肝への転送はHDL-コレステロールの形で行われる。従ってLDL-コレステロールの増加は末梢組織への供給過剰とも考えられるため，冠動脈疾患の危険因子とされる。

●高密度リポタンパク質コレステロール(high-density lipoprotein cholesterol；HDL-C)

肝臓から末梢へのコレステロール供給はLDL-コレステロールの形で運ばれ，末梢から肝への転送はHDL-コレステロールの形で行われる。HDL-コレステロールは，抗動脈硬化作用を有し，その量と冠動脈硬化性心疾患の発症率とは負の相関がある。一方，低HDL-C血症や高LDL-C血症は冠動脈硬化性心疾患の危険因子とされている。

(c) 肝疾患の指標

AST(アスパラギン酸トランスフェラーゼ)，ALT(アラニントランスフェラーゼ)，γ-GTP，AST・ALTは，肝臓，心臓，骨格筋の順に多く存在する。これらは，タンパク質代謝にかかわるアミノ基転移酵素であるが，肝臓の細胞が何らかの障害を受けると血液中に流出（逸脱酵素）するため，血中濃度を測定することで肝障害などの程度を知ることができる。γ-GTP はアルコールに対して感受性の高い酵素であり，アルコールによる肝障害の指標として用いられる。

④ 栄養素の平衡の指標

(a) 窒素平衡

窒素平衡（nitrogen - balance）は，タンパク代謝回転率から異化状態か同化状態かを判定し，適正なタンパク投与量かを評価するために用いる。通常，窒素バランスは ±0で投与した総窒素量と排泄された総窒素量の窒素平衡は保たれている。重症患者の回復期や成長期の小児，妊婦などは，同化状態となるため正の窒素バランスを示す。病態や損傷によるタンパクの消耗，たんぱく質やエネルギーの摂取不足などは，異化状態となるため負の窒素バランスを示す。窒素バランスとは摂取したたんぱく質（アミノ酸）の含有窒素量と，体外に排泄された総窒素量の差である。タンパク質代謝が同化の方向にあるのか，異化の方向にあるのかを判定することは栄養補給の指標となる。

窒素平衡を概算する計算式

$$\text{窒素平衡 (g/day)} = \left(\frac{\text{投与アミノ酸(g)}}{6.25}\right) - \left(\text{尿中尿素窒素(g/day)} \times \frac{5}{4}\right)$$

生体は，食事からのエネルギー源が不足すると，体内に蓄積されている糖質や体脂肪からのエネルギー産生に加えて，筋肉などの体タンパク質を分解したアミノ酸からエネルギーを産生する。アミノ酸の最終代謝産物である尿素は尿中に排泄されるので，24時間の尿中尿素窒素量を測定し，あわせて食事として摂取したたんぱく質から窒素量を測定し，その差を調べることによってエネルギーの利用状況が推定できる。

成人の体タンパク質は通常，合成・分解のバランスが保たれてほぼ一定である。よって，摂取した窒素量と排泄される窒素量はほぼ等しい。一方，窒素バランスで負のときは，体タンパク質の崩壊，正のときは，筋肉形成などでの蓄積を意味する。

正の状態　摂取（N）＞排泄（N）；成長期，妊娠

平衡状態　摂取（N）＝排泄（N）；健常成人

負の状態　摂取（N）＜排泄（N）；栄養不良状態，術後，感染症，重度の外傷，糖尿病

⑤ 免疫機能検査

栄養障害がもたらす免疫機能障（生体防御機能の異常）は，低栄養，がん，感染症，アレルギー，自己免疫疾患などと関連する。ヒトの免疫能は，液性免疫と細胞性免疫に大別される。低栄養を起こした場合，リンパ球数の減少を招き，細胞性および液性免疫の関点からも易感染性の背景を生じやすくなる。低栄養状態の持続により，免疫機能の低下による感染症の合併や治療の長期化をまねくことから，免疫機能の検査は重要である。

栄養障害のと関連する免疫機能検査には，①リンパ球数②遅延型過敏反応③リンパ球機能④サイトカイン産生能⑤免疫グロブリン量⑥補体などがある。

⑥ 炎症反応の指標

(a) 反応性たんぱく質（C - reactive protein；CRP）

感染や何らかの組織損傷・傷害に対する免疫反応が起こると，肝臓での合成が促進し血しょう濃度が上昇する。非特異的な急性期反応としての CRP 上昇であるため，CRP の上昇だけを用いて特定の

病気の判断はできない。

5 食事摂取量調査

食事摂取量調査(dietary methods)は，体内に摂取された栄養素の内容を知るために食物摂取状況調査を行う。食事摂取量の評価は，対象者の栄養評価の中でも最も重要な項目となる。食事調査では，対象者の栄養素の過不足や咀嚼嚥下の状態から食事容量など，栄養必要量と食事形態の設定のために重要な情報となる。食事調査の方法には，記録法(秤量法)，24時間思い出し法，摂取頻度法，残食調査法などがある(表2-1)。

表2-1 食事摂取調査の特徴

	食事記録法		24時間思い出し法	食物摂取頻度調査法
	目安量記録法	秤量記録法		
長所	秤量記録法に比べると対象者の負担が少ない	正確な結果が得られやすい 栄養計算がしやすい	対象者の負担が少ない	対象者・管理栄策士の負担が少ない 集計がしやすい
短所	摂取量が正確に把握しづらい栄養計算に手間がかかる	対象者の負担が大きい	対象者の記憶力や意欲，栄養士の習熟度に依存する	対象者の記憶力に依存する 質問項目の偏りによる誤差が生じやすい
対象	個別相談に対応できる管理栄養士がいる場合	記録の継続が可能であり，管理栄養士がいるか栄養価計算ソフトがある場合	リアルタイムで管理栄養士と連絡をとるのが難しい場合	集団での食事調査を行う場合
方法	対象者が特定期間に食べた料理，食品，目安量などをリアルタイムで記録する	対象者が特定期間に食べた食品の重量を量り，リアルタイムで記録する	対象者が前日24時間の食事内容を思い出し，管理栄養士が料理，食品，目安量などを聞き取る	対象者が質問項目にある食品を特定期間に食べた頻度あるいは目安量を回答する

4 栄養介入

■キーワード ＊ ＊ ＊ ＊ ＊ ＊ ＊

栄養介入，栄養管理プロセス(NCP)，ハリス・ベネディクトの式，活動係数，ストレス係数，NPC/N比

栄養介入は，栄養管理プロセス(nutrition care process；NCP)の第3の段階である。患者のニーズに合わせた適切な栄養介入の計画・実施により，栄養に関連した行動，環境の状態あるいは栄養に関連した健康問題を解決・改善することが目的である。栄養介入には，①食物・栄養の提供，②栄養教育，③栄養カウンセリング，④栄養ケアの調整の4つの項目で構成されており，表2-2のような栄養介入の用語が定められている。

表2-2　栄養介入の用語

ND	食物・栄養提供
ND-1	食事・間食
ND-2	経腸・静脈栄養 ND-2.1　経腸栄養 ND-2.2　静脈栄養・輸液
ND-3	補助食品(サプリメント) ND-3.1　医療用補助食品 ND-3.2　ビタミン・ミネラル補助食品 ND-3.3　生理活性物質管理
ND-4	食事摂食支援
ND-5	食事摂食環境
ND-6	栄養に関連した薬物療法管理
E	栄養教育
E-1	栄養教育—内容—
E-2	栄養教育—応用—
C	栄養カウンセリング
C-1	理論的基礎・アプローチ
C-2	具体的手法
RC	栄養ケアの調整
RC-1	栄養ケア施行中の他のケアとの連携
RC-2	退院あるいは新しい環境や支援機関に栄養ケアを移すこと

栄養介入の計画段階において，①目標・優先順位を決めること，②栄養処方や基本計画を決定すること，③患者・家族・介護者などのニーズに合わせた栄養介入計画を立てること，④ケアに要する時間と頻度を明確にすること，を念頭に置く必要がある。また栄養介入の実行段階においては，栄養ケア計画を患者に伝え，実行することが必要である。

1. 栄養必要量の決定

(1) エネルギー

エネルギー必要量は，成人の場合はエネルギー消費量に相当する。成長期や妊娠・授乳期では，付加量を考慮する。また，肥満ややせがある場合など，患者の状態に応じた適切なエネルギー必要量を算出する必要がある。

エネルギー必要量の算出方法には以下のような方法がある。

① 直接間接熱量計を用いて測定し，算出する方法

② 「日本人の食事摂取基準」の基礎代謝量を用いて算出する方法

③ ハリス・ベネディクト(Harris - Benedict)の式(表2-3)から基礎代謝量を算出し，活動係数(表2-4)とストレス係数(表2-5)を乗じて算出する方法

④ 体重あたりのエネルギー消費量を乗じて算出する方法

臨床現場においては，③や④の方法がよく用いられる。

表2-3　ハリス・ベネディクトの式　(単位：kcal/日)

男　性	基礎代謝量 = 66.47 + (13.75 × 体重) + (5.0 × 身長) − (6.75 × 年齢)
女　性	基礎代謝量 = 655.1 + (9.56 × 体重) + (1.85 × 身長) − (4.68 × 年齢)

表2-4　活動係数

活動係数	寝たきり	1.0～1.1
	ベッド上安静	1.2
	ベッド以外での活動	1.3
	低い(身体活動レベルⅠ)	1.4～1.6
	ふつう(身体活動レベルⅡ)	1.6～1.9
	高い(身体活動レベルⅢ)	1.9～2.2

表2-5　ストレス係数

ストレス係数	手　術	
	軽度	1.1
	中等度	1.2
	高度	1.8
	外　傷	
	骨折	1.35
	外発外傷	1.4
	ステロイド薬使用	1.6
	褥瘡	1.2～1.6
	感染症	
	軽度	1.2
	中等度	1.5
	熱　傷	1.2～2.0
	発　熱	36℃から1℃上昇ごとに0.2増加
	37℃～39℃	1.2～1.6

エネルギー必要量は，患者の病態や身体活動量の変化などによって変化する。浮腫がある場合の評価は困難であるが，体重変化をモニタリングすることで，エネルギー必要量の調整を随時行う必要がある。

(2) たんぱく質

たんぱく質必要量は，窒素出納の算出により求められる。窒素出納が正の場合は体タンパク質の合成を，負の場合は体タンパク質の崩壊を意味している。臨床的には，体タンパク質の維持には，標準体重当たり1.0～1.2gを乗じて求められる。腎疾患がある場合や肝性脳症を起こす病態時では，たんぱく質の摂取制限を行う必要がある。一方，手術や外傷などの侵襲時や褥瘡，発熱などにより，たんぱく質の必要量は増加する。

十分なエネルギー投与がなければ，アミノ酸はエネルギー源として使用され，タンパク質が合成されない。非たんぱく質エネルギー/窒素(non protein calorie/nitrogen；NPC/N)比は，投与されたアミノ酸以外の栄養素(糖質，脂質)から計算されるエネルギーを投与アミノ酸に含まれる窒素量で割った比のことであり，アミノ酸の投与量の目安として用いられる。健常成人ではNPC/N比は150～200，術後などの侵襲下ではNPC/N比が120～150，腎疾患などたんぱく質制限下ではNPC/N比は300～500を目安に設定する。

(3) 脂　質

脂質摂取量を調節する必要がない場合は，「日本人の食事摂取基準」における脂質エネルギー比率20～30%を用いる。動脈硬化性疾患予防のためにも，脂質の量だけではなく質を考慮する必要がある。低栄養や食欲不振がある場合は，脂質エネルギー比率を上げることで，少量でもエネルギーを補給することができる。また，呼吸器疾患では，呼吸商の低い脂質の摂取量を増やすとよい。一方，潰瘍性大腸炎やクローン病，膵疾患，消化吸収障害があるなど脂質制限が必要な疾患の場合には，脂質エネルギー比率を下げる必要がある。静脈栄養時には，禁忌の場合を除き，必須脂肪酸やエネルギー供給のために脂肪乳剤が用いられる。長期にわたる静脈栄養時には，脂肪乳剤の投与の有無の確認が必要である。

(4) 炭水化物

「日本人の食事摂取基準」における炭水化物エネルギー比率50～65%を一般的に用いる。グルコースのみをエネルギー源として利用している臓器には，脳や神経組織，赤血球，腎尿細管，精巣などがあるため，最低100g/日の糖質が必要であるといわれている。絶食や過度な糖質制限により，ケトーシスや体タンパク質の分解が生じる。「糖尿病食事療法のための食品交換表　第7版」において，3段階の炭水化物の配分例が示されているが，炭水化物の割合が50%や55%の場合には相対的なたんぱく質や脂質の摂取過多につながることへの注意喚起がなされている。

また，糖質代謝の過程にはビタミンB_1が必須であり，特に静脈栄養時には必要量が投与されているか確認する必要がある。

(5) ビタミン

ビタミンは，生体内での化学反応の調整を行い，補酵素の一部を構成している。「日本人の食事摂取基準」における設定量を参考にする。食欲不振による経口摂取量の低下や，静脈栄養時のビタミンの供給不足により，ビタミンの欠乏を生じる。病態により不足するビタミンの種類や量は異なるが，ビタミンが欠乏すると，免疫力の低下や皮膚炎，吸収障害などが引き起こされる。詳細は，第5章を参照する。

(6) ミネラル

「日本人の食事摂取基準」における設定量を参考にする。ナトリウム，カリウム，クロール，カルシウム，マグネシウム，リンなどが体液中に存在する電解質である。高血圧や腎疾患などの疾病や，下痢や嘔吐などの消化器症状がある場合などにより，摂取量の増減を行う必要がある。微量元素には，鉄，銅，ヨウ素，マンガン，セレン，亜鉛，クロム，コバルト，モリブデンなどがある。長期の静脈栄養時には，微量元素剤を用いて補給する必要がある。ミネラルの欠乏症や過剰症についての詳細は，第5章を参照する。

(7) 水 分

摂取量(食物＋飲水＋代謝水)と排泄量(尿＋糞便＋不感蒸泄)を求めることにより，水分出納を把握することが重要である。代謝水は簡易式5 mL × 体重(kg)で求められる。不感蒸泄は15 mL × 体重(kg)で求められ，体温が36.5℃以上の場合は0.5℃上昇するごとに100 mL を不感蒸泄として加える。下痢がある場合など一概にはいえないが，糞便は100 mL/日として計算する。水分出納を確認することで，浮腫や脱水を防ぐ。特に高齢者では，水分摂取量の減少がみられる場合や脱水による自覚症状が乏しい場合があり，注意が必要である。

2. 栄養補給法の決定

栄養補給法には，経口摂取，経腸栄養法，静脈栄養法がある。詳細は第3章を参照する。対象者の状態に応じて適切な栄養補給法を選択し，必要に応じて併用する。

3. 栄養介入計画の立案，栄養教育の実施

(1) 優先順位を決定

栄養介入計画を立案するにあたり，栄養ケアにおいて優先すべき事項の順位付けを行う。患者・家族の希望やライフスタイルに沿った栄養ケア計画を立てるためにも重要である。また，問題点の明確化にもつながり，患者・家族も理解して実行に移しやすい。

(2) 目標の設定

患者とともに目標を設定することが大切である。短期目標，中期目標，最終目標というように段階的に区切り，一段階ずつ目標に到達するように設定する。患者自身で行動し目標を達成できた体験が，自己効力感を高めることにつながる。目標を達成するために，実践項目には実施可能かつ具体的な行動内容を盛り込む必要がある。

(3) 栄養ケアに要する時間と頻度の明確化

達成時期を患者とともに具体的に設定する。設定した目標の達成時期に評価を行い，実施内容の見直しや次の目標に向けた栄養ケア計画の立案を行う。

4. 他職種との連携

栄養介入は，管理栄養士のみで完結するものではない。チームでの連携を通じて，よりよい栄養ケアを行うことが必要である。2010年から，栄養サポートチーム(nutrition support team；NST)加算が

診療報酬として認められており，多職種での連携の重要性が認識されている。それぞれの職種が専門性を発揮することが，患者の QOL の向上につながる。チーム医療を行う中で，管理栄養士としての専門性を発揮するために，栄養管理に関する高度な知識や技術を身につける必要がある。

5. モニタリング

モニタリングとは，経過観察し，栄養ケア計画の目標が達成されたかどうかを評価することである。設定した栄養必要量が適正であったかどうか，栄養介入による効果はどうか，定期的に評価を行う必要がある。患者の知識や態度などからの主観的な評価だけではなく，検査値や体重などから客観的な評価を行う。客観的な評価項目の推移を確認することで，患者自身も目標が達成できたという成功体験を得やすい。モニタリングを通して，目標が達成できた場合は次の栄養ケア計画の立案を，達成できなかった場合には患者とともに目標が達成できるように計画を見直す。

5　栄養ケアの記録

■キーワード＊　＊　＊　＊　＊　＊　＊

問題志向型システム(POS)，問題志向型診療記録(PMOR)，問題リスト，退院時要約

1. 栄養ケア記録の必要性

患者に応じた適切な医療を提供するために，個々の医療従事者がそれぞれの専門性を活かして協同することが重要である。栄養サポートチーム(nutrition support team；NST)や緩和ケアチーム，褥瘡対策チームなど，病院でチーム医療の重要性が認識され，実践されている。チーム医療を行ううえで患者情報の共有を行うことは重要であり，多くの病院で紙カルテから電子カルテが導入されていることは，他職種間での円滑な情報共有を可能にした。管理栄養士が行う栄養管理についての記述や栄養食事指導の内容は診療録に記載する必要があり，診療録に記載された栄養管理や栄養指導内容は他職種間で共有される。患者の栄養状態や栄養管理上の問題点について円滑な情報の共有を行うためにも，栄養ケア記録の記載様式を標準化することは重要である。栄養ケア記録の記載様式の標準化は，施設内でのチーム医療を円滑に行うとともに，患者が転院，退院した後の途切れのない栄養管理の実現にもつながる。

2. 問題志向型システムによる栄養ケア記録

(1)　問題志向型システムとは

問題志向型システム(problem‐oriented system；POS)は，患者が抱えている問題点に着目し，どのように解決するかを考えていくシステムである。POS は，図2‐4に示すような3段階により構成されている。

第1段階
問題志向型診療記録(POMR)の作成
第2段階
記録の監査
第3段階
記録の修正

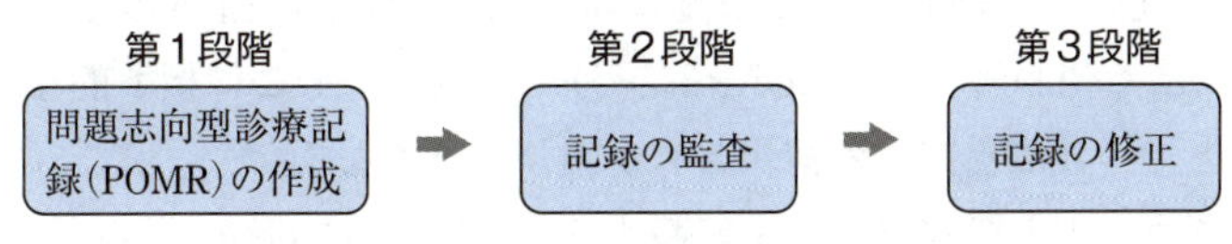

図2‐4　問題志向型システム(POS)の3段階

① 問題志向型診療記録(problem - oriented medical record；POMR)の作成；POSに基づく診療記録記載をPOMRという。POMRは，基礎データ，問題リスト，初期計画，経過記録，退院時要約からなる。

② 記録の監査：実際に行ったケアの質や結果を評価する。

③ 記録の修正：監査により見いだされた問題点を修正し，よりよいケア計画を立てる。

(2) POMRの作成

① 基礎データ

治療を行うにあたり必要な患者の情報である。病歴，主訴，家族歴，既往歴，身体計測，検査データなどがある。医師や看護師，薬剤師など多職種がデータの集積に関わり，診療録を通して多職種でデータを共有する。

管理栄養士の視点から得る情報としては，食歴や食物アレルギーの有無，家族構成，咀嚼・嚥下機能，身体活動状況などがある。現在の栄養投与ルートや，現在までの食事形態，食事パターン，食事時刻などの食事摂取状況を詳しく聴取することが，最適な栄養ケア計画を立案することにつながる。

② 問題リスト

基礎データから抽出した患者の抱える問題を整理し，重要な順にリストアップしたものである。栄養診断では，国際標準化された栄養診断の用語を用いて，栄養介入により改善すべき患者の抱える問題を明確化し，優先順位をつける。

③ 初期計画

問題リストに対して栄養ケア介入時に計画する内容である。それぞれの問題リストに対して，モニタリング計画，栄養治療計画，栄養教育計画をたてる。

(a) モニタリング計画(monitoring plan；Mx)

栄養介入の効果を評価・判断するために必要な調査を行うための計画である。指標としては，栄養摂取量や身体計測，血液生化学検査があげられる。

(b) 栄養治療計画(therapeutic plan；Rx)

目標栄養量，食品構成，栄養補給法，食事形態など，具体的な栄養ケアのための計画をあげる。

(c) 栄養教育計画(educational plan；Ex)

患者に対する栄養教育の具体的な内容を記載する。基礎データから得られた家庭環境や食事摂取状況などの現状を踏まえたうえで，患者・家族に寄り添いながら，実践可能で必要な内容の計画をあげる。

④ 経過記録

栄養介入の経過記録であり，叙述的経過記録とフローシート(経過一覧)がある。

(a) 叙述的記録

栄養ケア計画に従い，実施している栄養管理記録を，栄養診断名とともにSOAPに分けて記入する(表2-6)。広く使われているSOAPに分けて記載し，そこに標準的な用語を用いて栄養診断を記載することで，他職種間での情報共有が図りやすくなる。

まず，栄養診断コードと栄養診断名を記載する。次に，Subjective data (S)として，患者の訴えなどの主観的な情報を，Objective data (O)として，身体計測，検査データ，生活背景，栄養摂取

表2-6 栄養管理記録例

〔栄養診断〕NI-1.4エネルギー摂取量不足

S	食道がんの術後から，反回神経麻痺になった。麻痺のせいでうまく嚥下ができない。ゼリーも食べにくくなってきた。体重が半年で6kg減った。できるだけ口から食べたい。口からでは栄養が足りないからと，腸瘻をつくる手術を受けることになった。
O	＃1. 食道癌術後(亜全摘術)　＃2. 反回神経麻痺 60歳，男性 反回神経麻痺による嚥下障害，腸瘻の造設予定，術後化学療法の予定あり 身長170cm，通常時体重52kg，入院時体重46kg(半年で6kgの体重減少)，BMI15.9kg/m^2，IBW63.6kg エネルギー摂取量　約600kcal/日(目標エネルギー量1,600kcal/日) たんぱく質必要量　25g/日(目標たんぱく質量55g/日) ゼリー(160kcal/個)を少量摂取と週に2〜3度外来で点滴をしていた。
A	食事摂取量が目標量に対してエネルギー37.8%，たんぱく質45.5%と大きく下回っている。 体重が，BMI15.9kg/m^{2}と低体重であり，半年で6kgと著明な体重減少がみられる。 栄養診断の根拠 目標量に対して，エネルギー摂取量37.8%，たんぱく質摂取量45.5%，BMI15.9kg/m^2，半年で6kgの体重減少の根拠に基づき，反回神経麻痺による嚥下障害が原因となった，エネルギー摂取量不足である。
P	Mx)体重，BMI，摂取栄養量(腸瘻＋経口摂取)，食事形態 Rx)腸瘻からの栄養補給内容の検討，嚥下リハビリの状況に合わせた食形態の検討，目標栄養量(エネルギー量1,600kcal/日，たんぱく質量55g/日) Ex)誤嚥の危険性，嚥下リハビリに合わせた食形態，腸瘻からの栄養投与への理解

状況などの客観的な情報を記載する。Sについて，患者・家族が話した内容の中で栄養上の問題点や改善目標を表現できるよう，簡潔に記載することを心掛ける。Assessment(A)には，SやOからの情報をもとに栄養状態の評価を行い，栄養診断の根拠について「PES報告」を簡潔な一文で記載する。Aを記載する際には，栄養素摂取量や身体計測・検査データの推移など目標値と比較して現状はどうかを具体的な数値を用いて表現することが必要である。最後に，栄養ケア計画をMx，Rx，Exに分けて記載する。栄養ケア計画は，個々の患者・家族に合わせて実現可能な目標を具体的に示し，かつ栄養診断と関連させることが必要である。

(b) **フローシート**

臨床経過が理解しやすくするための一覧表をフローシートという。電子カルテ(診療録)には，日々の体温や血圧，水分の出納，服薬内容や身体計測，食事摂取量などが経時的に記載されている。これらの経過を追うことで，栄養介入の評価・改善を行うことができる。また，個々の患者に合わせて経過観察の必要な項目を追加することで，より評価を行いやすくなる。

さらに，フローシートのよい点は，経過をグラフ化など可視化することで栄養介入の効果を患者・家族に理解してもらいやすいことである。栄養介入の効果を実感することが，その後の栄養ケア計画の実行意欲につながる。

(3) 退院時要約

退院や転院などで栄養ケアが終了した際に記載する，実施した栄養ケアについての要約である。**退院時要約**により現在の状況と今後の予定の情報をまとめることで，転院後の継続した栄養管理を行うことができる。そのため，患者の身体計測や検査データ，栄養必要量や現在の摂取量，栄養補給方法や食事形態，栄養上の問題点，これまでの経過などを簡潔にまとめて記入する必要がある。

NSTでは，診療報酬において栄養治療実施計画書および栄養治療実施報告書の交付と診療録への添付が必要であると記載されている。

また，医療機関ごとに食事形態の名称が異なっているという現状がある。国内の病院や施設，福祉関係者が共通して使用できることを目的として示された日本摂食・嚥下リハビリテーション学会嚥下調整食分類2013の学会コードなどを共通言語として，食事形態について記載することで，退院・転院後の継続した栄養管理の実現につながる。

(4) 記録の監査

実際に行った栄養ケアの質の評価を行うことは，今後の栄養ケア計画を実行するうえで重要である。基礎データから得られた問題点は整理されているか，問題点は重要な順に取り上げられているか，主観的・客観的情報から適切に栄養アセスメントされているか，アセスメントに沿った栄養ケア計画がなされているか，などの点について確認する必要がある。また，栄養ケア記録は，他職種への管理栄養士の視点からの栄養管理上の問題点の情報共有でなければならない。他職種が理解できるような記載内容になっているか確認する必要がある。

(5) 記録の修正

記録の監査により見いだされた点を，修正をする，監査することで，より明確な栄養ケア計画が立案できる。また，他職種との情報共有も円滑となる。

章末問題

以下の記述について正しいものに○，誤っているものに × を(　　)内に記入しなさい。

1．(　　　) 栄養スクリーニングでは，リスクによるふるい分けを行う。
2．(　　　) 栄養スクリーニングは，侵襲性が高い。
3．(　　　) 栄養スクリーニングでは，敏感度が高いことが求められる。
4．(　　　) 血清レチノール結合タンパク質は，静的アセスメントの指標である。
5．(　　　) 上腕三頭筋部皮下脂肪厚は，骨格筋量のアセスメント指標である。
6．(　　　) タンパク質異化の亢進により尿中ケトン体は増加する。
7．(　　　) 下腿周囲長より身長を推定することができる。
8．(　　　) ウエスト周囲長より内臓脂肪面積を推定することができる。
9．(　　　) 尿中クレアチニン排泄量は，筋肉量の指標になる。
10．(　　　) 血清 CRP（C 反応性たんぱく質）値は，栄養不良により高値を示す。
11．(　　　) 血清トランスフェリンは，RTP（Rapid turnover protein）の一つである。
12．(　　　) 血清アルブミンの半減期は，2～4日である。
13．(　　　) 尿中3-メチルヒスチジンは，タンパク質異化の指標である。
14．(　　　) エネルギー必要量は，年齢や性別，身体活動量により異なる。
15．(　　　) 栄養介入を行ううえで，栄養介入が必要な事柄に優先順位をつける必要がある。
16．(　　　) 栄養介入は，管理栄養士のみで行うものである。
17．(　　　) モニタリングには，検査値や身体計測値など客観的な評価を行う必要がある。
18．(　　　) 昨日から下痢が続いているは，O（客観的情報）である。
19．(　　　) 栄養診断の根拠は，A（アセスメント）に記載する。
20．(　　　) HbA1c 7.5%は，S（主観的評価）である。
21．(　　　) 栄養ケアの記録は，診療録に記載する。
22．(　　　) 栄養ケアの記録は，他職種が理解しやすいよう記載様式は標準化されたほうがよい。

〈参考文献〉 ＊　＊　＊　＊

栄養管理の国際基準を学ぶ（日本栄養士会）https://www.dietitian.or.jp/career/ncp/
厚生労働省：平成30年度診療報酬改定について https://www.mhlw.go.jp/stf/seisakunitsuite/bunya/0000188411.html
日本栄養士会監訳：「国際標準化のための栄養ケアプロセス用語マニュアル」第一出版（2012）
日本栄養士会監修：「栄養管理プロセス」第一出版（2018）
多賀昌樹ら編：「サクセス応用栄養学第6版」第一出版（2020）
伊藤貞嘉，佐々木敏監修：「日本人の食事摂取基準2020年版」第一出版（2020）
日本糖尿病学会（編・著）：「糖尿病食事療法のための食品交換表第7版」文光堂（2013）
日野原重明監，渡辺直著：「電子カルテ時代の POS ―患者指向の連携医療を推進するために」医学書院（2012）

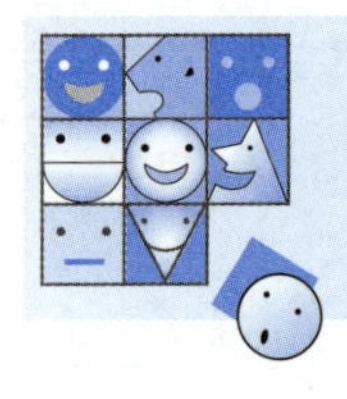

第3章　栄養･食事療法と栄養補給法

■キーワード ＊　＊　＊　＊　＊　＊　＊

経口栄養法，経腸栄養法，成分栄養剤，半消化態栄養剤，末梢静脈栄養法，中心静脈栄養法，静脈栄養法

1　栄養補給法の歴史

1．経口栄養法

現在，世界中で実施されている病院食は，18世紀後半，ヨーロッパで誕生した栄養学を基盤にした食事法である。わが国で栄養学が紹介されたのは，明治維新の際に行われたドイツ医学の導入からであり，1877(明治10)年にドイツ人医師のカール・フォン・フォイト(Karl von Voit)は，「食事と言うのは好みに従って食べるのはわるく，含有される成分によって食べること」と，栄養学の考え方と食事療法の概念を解説している。

わが国で病院食が治療の一環として位置づけられ制度的に整理されたのは，1947(昭和22)年にGHQが当時の病院を調査し，病院の改善の必要性を政府に指摘したことにはじまる。そのことを踏まえ1948(昭和23)年に医療法が制定され，その中で病院食と病院栄養士が法的に位置づけられた。1950(昭和25)年には，食糧不足で多くの国民が低栄養状態に悩まされる状況下にありながらも，入院患者が補食なしで病院の食事だけで適正な栄養量が確保できることを趣旨とした「完全給食制度」が策定され，1日に2,400 kcalの食事が提供されるようになった。

その後，食糧不足の時代から飽食の時代へと変遷していくとともに，病院食の課題は量の確保から質の改善へと変化していき，現在では当たり前ともいえる適時適温給食や選択メニューなどが実施されるようになった。

2．経腸栄養法

紀元前に古代エジプトで直腸にミルクやワインなどを注入していたのが起源とされている。1965年にはミルトン・ウィニッツ(Milton Winitz)が成分栄養剤の開発に成功し，現在の経腸栄養法の基礎となった。わが国では1981年に初めて成分栄養剤が医薬品として発売され，同年に半消化態栄養剤，その後に消化態栄養剤の販売が開始された。

3．経静脈栄養法

1950年代にブドウ糖とタンパク質加水分解物による末梢静脈からの投与に成功し，さらに1965年にアルビド・ヴレッドリンド(Arvid Wretlind)らによって大豆油を用いた脂肪乳剤の開発と末梢静脈からの投与に成功したことで末梢静脈栄養法が確立したが，静脈炎や血管などにより十分なエネルギー補給が困難であるという問題が残されていた。そして1968年には，**スタンリー・ダドリック**(Stanley J. Dudrick)らによって高濃度ブドウ糖液をベースにした高カロリー輸液による中心静脈栄養法の開発に成功し，消化管からの栄養補給が困難な患者への十分なエネルギー補給が可能な栄養治療法として普及し，消化管手術後や重症疾患の患者の治療成績が著しく向上した。

2　経口栄養法

1．治療食とその種類

経口栄養法(oral feeding)は，健常者の普段の生活においても行われる最も生理的な栄養補給法で，医療保健施設においては治療食として患者に提供される。治療食はまず一般治療食と特別治療食に大別される。

(1)　一般治療食

疾病治療を目的としたエネルギーや栄養素のコントロールを必要としない食事であり，さらに食形態により常食，軟食，流動食に分類される。

①　常　食

一般的には使用する食材料や調理法に特に制限がない食事のことであるが，栄養素摂取に特別な制限のない食事の意で用いられることもあり統一された定義がない。

②　軟　食

やわらかく，脂肪や残渣が少ない食品を使用した，または煮る，蒸す，茹でるといった調理法主体でやわらかく調理をした食事で，咀嚼能力や栄養素の消化・吸収能力が低下している患者が適応となる。やわらかく消化によい食事の順で三分粥・五分粥・七分粥・全粥食がある。

③　流動食

低残渣で固形物を含まない液体状の食事で重湯，くず湯，果汁，牛乳，スープなどがある。これらはエネルギー密度が低いため水分補給が主な提供目的となる。消化管術後や絶食明けの最初の食事として腸を慣らすために提供され，その後に三分粥・五分粥・七分粥・全粥食の順に食形態を上げていくのが一般的である。

④　その他

刻み食，ミキサー食，ペースト食などの食形態があり，刻み食は咀嚼が困難な患者に，ミキサー食とペースト食は摂食・嚥下障害のある患者に提供される。

(2)　特別治療食

疾病治療を目的としてエネルギーや栄養素量のコントロールを行った食事である。治療上必要であれば，特別治療食をもとに作製した刻み食，ミキサー食，ペースト食が提供されることもある。特別治療食と特別食加算の対象となる特別食とは同義ではなく，特別食加算の対象外となる特別治療食も

表3-1　病態別分類と栄養成分別分類

食種分類法	メリット	デメリット
病態別分類	病名と食種名が対応しており適切な食種選択がしやすい	食種の数が多くなり，食数管理が煩雑になる
栄養成分別分類	食種の数が少なく集約できる	適切な食種選択のために各病態に応じた栄養管理の知識が必要である

ある(高血圧，摂食嚥下障害，脳血管疾患，慢性閉塞性肺疾患などの患者に提供する食事)。特別治療食の食種の分類法には，**病態別分類法**と**栄養成分別分類法**がある。病態別分類法は糖尿病食，腎臓病食というように食種名に病名を明示するものであり，栄養成分別分類はエネルギーコントロール食，たんぱく質コントロール食のように調整する栄養素の種類と量によって食種分類を行うものである。病態別分類法と栄養成分別分類法には，それぞれメリットとデメリットがあり(表3-1)，施設ごとで採用が異なる。

3 経腸栄養法

経腸栄養法(enteral nutrition；EN)は経口摂取が不可能だが，腸管が使用可能な場合に行われる栄養法であり，経腸栄養剤を栄養チューブを介して消化管内(食道，胃，空腸)に投与する。投与時には，投与部位，投与経路，栄養チューブ，栄養剤，投与プロトコールを決定する。

1. 投与部位

食道，胃，空腸があるが，最も標準的な投与部位は胃である。胃切除後や胃食道逆流症や胃の機能障害などがあり胃を使用できない場合，嘔吐や誤嚥の危険性が高い場合には空腸内に投与する。

2. 投与経路

経鼻，経頸部，経腹壁があるが，最も標準的な投与経路は経鼻であり，栄養チューブを鼻腔から挿入し，チューブの先端を胃，食道または空腸に置き，栄養チューブから栄養剤を投与する。投与部位と組み合わせると経鼻胃管投与が最も標準的な経腸栄養法である。経頸部では食道瘻，経腹部では胃瘻や空腸瘻を造設し，瘻孔に接続した栄養チューブから栄養剤を投与する。瘻孔を造設する場合，特に何も問題がなければ胃瘻を造設する。以前は開腹手術で行われていたが，近年は，より低侵襲の経皮経内視鏡的胃瘻造設術(percutaneous endoscopic gastrostomy；PEG)が主流である。

内視鏡を用いた瘻孔の造設術には，空腸瘻の場合では経皮内視鏡的空腸瘻造設術(percutaneous endoscopic jejunostomy；PEJ)，食道瘻の場合では経皮経食道胃管挿入術(percutaneous trans-esophageal gastro-tubing；PTEG)がある。

3. 栄養チューブ

内径5 Frから12 Frのものがよく用いられる(1 Fr = 0.33 mm)。できるだけ細いチューブを用いたほうが経鼻ルートで挿入した際の喉の違和感が少なくて済む一方で，細いと詰まりやすくなるためENに用いる栄養剤によって太さを変える必要がある。成分栄養剤であれば5 Frのものでも使用可能であるが，半消化態栄養剤であれば8 Fr以上のものを用いる。

4. 経腸栄養剤

経腸栄養剤は経口摂取することも可能である。経腸栄養剤の種類は**天然濃厚流動食**と**人工濃厚流動食**に大別される(図3-1)。

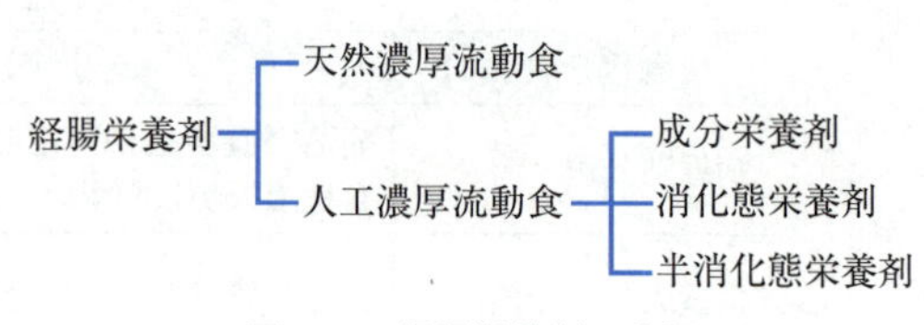

図3-1 経腸栄養剤の分類

(1) 天然濃厚流動食

自然の食品をそのまま使用して作製した流動食であるが市販品は非常に少ない。食物をミキサーにかけ流動状にしたものも該当する。

(2) 人工濃厚流動食

素材を人工的に処理し，合成，添加した流動食で，わが国の経腸栄養剤のほとんどが該当する。取り扱い区分には医薬品扱いの物と食品扱いの物がある。人工濃厚流動食には，含まれる窒素源の形態によって成分栄養剤，消化態栄養剤，半消化態栄養剤に分類される(図3-1)。また，それぞれの栄養剤の特徴を表3-2に示す。窒素源は，成分栄養剤がアミノ酸，消化態栄養剤が**ジペプチド**や**トリペプチド**，半消化態栄養剤がポリペプチドやたんぱく質となっている。ジペプチドやトリペプチドは，消化が不要でそのままの形態で小腸から吸収されるだけでなくアミノ酸よりも吸収が速いという特徴をもつ。半消化態栄養剤と消化態栄養剤の脂質源に**中鎖トリグリセリド**(medium chain triglyceride；MCT)が配合されている。MCTは長鎖トリグリセリド(long chain triglyceride；LCT)に比べ，より短時間で消化され，消化産物である中鎖脂肪酸は水に溶けやすく，消化・吸収の際に胆汁中の胆汁酸によるミセル化を必要とせず，アミノ酸やブドウ糖と同様に腸の毛細血管へと吸収され門脈を経由して肝臓に運ばれ，吸収速度も長鎖脂肪酸よりも速い。そのため，膵炎などの脂質の消化吸収障害を呈する病態においても使用可能な脂質である。成分栄養剤と一部の消化態栄養剤では脂質をほとんど含まないので，長期にわたり単独使用する場合は，必須脂肪酸欠乏を回避するために経静脈的に脂肪乳剤を適宜投

表3-2 経腸栄養剤の特徴

	天然濃厚流動食	人工濃厚流動食		
		半消化態栄養剤	消化態栄養剤	成分栄養剤
窒素源	たんぱく質	たんぱく質 ポリペプチド	ジペプチド・トリペプチド アミノ酸	アミノ酸
脂質源と含有量	比較的多い	LCTとMCT 比較的多い	LCTとMCT＊ 含まない～比較的多い	LCTとMCT ごく微量
糖質源	でんぷん デキストリン	デキストリン	デキストリン	デキストリン
食物繊維	含む	含む	さまざま	含まない
浸透圧	やや高い	比較的低い	やや高い	高い
性　状	液体	液体，粉末	液体，粉末	粉末
取り扱い区分	食品	食品・医薬品	食品・医薬品	医薬品

＊LCT：長鎖トリグリセリド　MCT：中鎖トリグリセリド

表3-3 病態別経腸栄養剤

栄養剤の種類	栄養剤の特徴
糖尿病	•低糖質，高脂質エネルギー比率 •消化，吸収の遅い糖質含有 •食物繊維強化
腎臓病	•高濃度タイプ •低たんぱく質含有 •低Na，低K，低P含有
肝不全	•分岐アミノ酸強化 (高フィッシャー比)
COPD，呼吸不全	•低糖質，高脂質エネルギー比率 •n-3系多価不飽和脂肪酸 抗酸化ビタミン，微量元素強化
免疫賦活 (immunonutrition)	•グルタミン，アルギニン，核酸 n-3系多価不飽和脂肪酸強化

与する必要がある。

人工濃厚流動食は，その用途によって**一般経腸栄養剤**と**病態別経腸栄養剤**に分類される。病態別経腸栄養剤は病態に応じて含有される栄養成分の種類や量が調整された栄養剤であり，糖尿病用，腎臓病用，呼吸不全用，肝不全用，免疫賦活用などがある（表3-3）。また栄養剤の性状には粉末状，液状，半固形栄養剤がある。粉末状の栄養剤は水に溶解，調整して使用する。液状の栄養剤には1 kcal/mLのエネルギー濃度の標準タイプ，高濃度タイプ，低濃度タイプのものがある。高濃度タイプはエネルギー密度が高いため少ない水分量で高エネルギーの補給が可能なため水分制限を必要とする患者に，低濃度タイプは浸透圧が低いため浸透圧性の下痢に対して利用される。標準タイプの栄養剤を水で薄めることで浸透圧を下げることは可能ではあるが，食品衛生上の観点から行うべきではない。半固形栄養剤の使用は，栄養剤の投与時間を短縮できるだけでなく，下痢の防止効果にも期待できる。

5. 投与プロトコール

（1） 持続投与

持続投与は時間をかけて低速（100 mL/時程度まで）で栄養剤を投与する方法である。低速でより多くのエネルギー，栄養素を投与するためには，栄養剤を長時間かけて投与せざるを得ない。重症患者や空腸内に栄養剤を投与する場合や間欠投与で下痢，悪心，嘔吐，腹部症状が出現する場合に用いられる。投与速度に関する絶対的なプロトコールはないが，慎重に投与をする場合は15～20 mL/時の速度から開始し，下痢，悪心，嘔吐，腹部症状を観察して異常がなければ15～20 mL/時ずつ段階的に速度を上げていき，間欠投与へと移行する。また，低速での栄養剤の投与は自然滴下ではむずかしいため，持続投与では経腸栄養ポンプを用いて速度調節を行う。

（2） 間欠投与

間欠投与は何回かに分けて（通常は1日3食のタイミングで3回）1回に1～4時間程度かけて100～300 mL/時程度の速度で栄養剤を投与する方法である。目標の投与栄養量と投与速度を設定し，1回の投与時間を決める。

（3） ボーラス投与

間欠投与よりもさらに栄養剤の投与速度を上げて30分以内で投与する方法で，胃瘻からの栄養剤の注入で用いられる。投与時間が短時間なため，在宅介護などにおいて介護者の負担が軽減されるメリットがあるが，投与速度が速いことによる悪心，嘔吐や下痢のリスクが高まる。そのリスクを低減させる目的で半固形化栄養剤が利用される。

6. 合併症

経腸栄養法の合併症には栄養チューブに関連した合併症，消化器系の合併症，代謝系の合併症がある（表3-4）。

（1） 栄養チューブに関連した合併症

経鼻ルートで栄養チューブを挿入する場合に，食道でなく気道へ誤挿入してしまう場合がある。特に高齢者や咳嗽反射が低下している（ムセがみられない）症例では，誤挿入に気がつかずにそのまま栄

表3-4　経腸栄養法の合併症

合併症		原　因
栄養チューブ関連	気道への誤挿入	咳嗽反射の低下
	チューブの閉塞	チューブ内への経腸栄養剤の付着と酸による凝固
	肺　炎	チューブの気道への誤挿入，嘔吐
消化器系	下　痢	栄養剤の投与速度が速い，浸透圧が高い， 栄養剤の温度が低い，栄養剤または器材の細菌汚染， 食物繊維の不足，乳糖不耐症
	悪心・嘔吐	胃食道逆流症，胃内容の排泄遅延， 栄養剤の投与速度が速い
	便秘	食物繊維の不足
	腰部膨満，腰痛	栄養剤の投与速度が速い
代謝系	必須脂肪酸欠乏	成分栄養剤のみの長期使用
	高血糖性高浸透圧性昏睡	耐糖能異常，糖質の過剰投与
	高窒素血症	たんぱく質の過剰投与
	脱　水	水分の投与不足
	ビタミン・ミネラル欠乏	エネルギー投与不足

養剤を投与してしまい肺炎を引き起こす。

(2)　消化器系合併症

下痢，悪心，嘔吐，腹部膨満，腹痛などがあるが，最も頻度の高いのが下痢である。下痢の原因の中でも投与速度が速すぎることが原因として最も多いとされている。速度トラブルによる下痢を防止するためには，投与プロトコールでも述べたように開始時には低速の持続投与から開始し，段階的に速度を上げていき間欠投与へと移行していく。また，実施中に下痢が発生した場合には下痢がなかった段階の投与速度に戻すようにする。胃瘻からの投与の場合，液状栄養剤を半固形栄養剤に変えることも下痢対策に有効である。投与速度は他の消化器系合併症の発症にも関与しており，防止のためにも非常に重要である。嘔吐は特に嚥下障害をもつ患者において逆流物の気道内侵入による誤嚥性肺炎の原因となるので注意が必要である。嘔吐予防には栄養剤の投与速度を落とす以外に，栄養剤を投与する場所を胃内から空腸内に変更することも有効である。

(3)　代謝系合併症

高血糖性高浸透圧性昏睡は，糖尿病，手術，外傷，熱傷，感染などの大きな侵襲やステロイドの使用で耐糖能異常を示す患者などで起こることがあり，著しい高血糖とそれに伴う脱水を認める。高窒素血症は，たんぱく質の過剰摂取や腎機能低下などによりたんぱく質，アミノ酸の代謝産物である尿素などの窒素化合物が血中蓄積に蓄積することで起こる。ビタミン，ミネラルは，製品ごとで指定されたエネルギー量を補給することで初めて充足できるよう栄養剤中の含有量が設定されているため，エネルギー投与不足はビタミン・ミネラル欠乏につながる。

4　経静脈栄養法

経口栄養法，経腸栄養法など消化管の使用が不可能な場合に行われる栄養法である。経静脈栄養法(perenteral nutrition；PN)は，**末梢静脈栄養法**(peripheral perenteral nutrition；PPN)と**中心静脈栄養法**(total perenteral nutrition；TPN)に分類される。

1. 末梢静脈栄養法

(1)　投与方法

前腕の橈側皮静脈や尺側皮静脈などの末梢の細い静脈からカテーテルを介して栄養剤を投与する栄養法である。末梢静脈から浸透圧の高い物質(高濃度，低分子量の栄養素)を投与すると静脈炎や血管痛を合併することから高エネルギーの投与は困難で1,200 kcal/日程度が最大とされている。もし，エネルギー必要量を充足させようとすると水分の過剰負荷となってしまう。経口栄養補給法や経腸栄養法での栄養補給が不十分な場合の補助栄養法として用いられる(図3-2)。

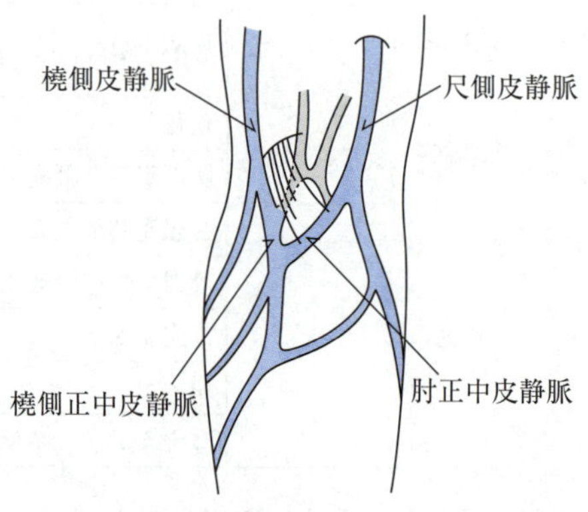

図3-2　末梢静脈栄養法で使用する静脈

(2)　栄養剤

栄養剤には，糖電解質輸液，アミノ酸加総合電解質液，脂肪乳剤があり，これらを組み合わせて使用する。糖電解質液は糖質，電解質および緩衝剤が含まれている。糖質源は基本7.5～12.5%ブドウ糖であるが，ブドウ糖の一部をフルクトースとキシリトールに置き換えることで血糖値の上昇を緩やかにする工夫をしているものもある。緩衝剤は代謝により発生する酸を中和する役割をする。アミノ酸加総合電解質液は約3%アミノ酸と7.5%ブドウ糖を含み，糖とアミノ酸を同時に投与することができる。糖電解質輸液とアミノ酸加総合電解質液の浸透圧比(生理食塩水の浸透圧286 mOsm/Lを1とした場合の輸液の浸透圧を倍数で表したもの)はいずれも3以内となっている。脂肪乳剤はエネルギーアップの目的以外に，必須脂肪酸欠乏の予防や静脈炎の抑制(脂質は浸透圧が1と低い上に血管内皮保護作用を有する)の目的で使用される。その投与速度は0.1 g/kg/時以下が適切とされている。

2. 中心静脈栄養法

(1)　投与方法

中心静脈とは組織学的には肝組織中の肝小葉中心の静脈であり，解剖学的には上大静脈や下大静脈のことであるが，ここでは後者を指す。中心静脈栄養法は，(上大静脈または下大静脈に距離の近い)鎖骨下静脈，内頸静脈，大腿静脈などの太い静脈からカテーテルを介して栄養剤を投与する栄養法である。大腿静脈はカテーテル感染や深部静脈血栓症のリスクがあるため緊急時の使用にとどめておく。末梢静脈より太い静脈を使用するため，より高い浸透圧の物質の投与が可能で，水分投与量を抑えながら高エネルギーの補給が可能である。末梢挿入中心静脈カテーテル(peripherally inserted central catheter；PICC)を橈側皮静脈や尺側皮静脈などの末梢静脈栄養法で利用する静脈から挿入し，上大静脈にその先端を留置し栄養剤を投与するという方法も近年行われている。

(2) 栄養剤

栄養剤には，高カロリー輸液用基本液，アミノ酸製剤，脂肪乳剤，総合ビタミン製剤，これらを1バッグに配合した高カロリー輸液用キット製剤，微量元素製剤がある。高カロリー輸液基本液は糖質，多量元素(ナトリウム，カリウム，クロール，マグネシウム，カルシウム，リン)と微量元素のうち亜鉛，緩衝剤が含まれている。糖質源はグルコースが多く濃度は15～36%であるが，糖電解質輸液と同様にブドウ糖の一部をフルクトースとキシリトールに置き換えているものもある。アミノ酸製剤のアミノ酸濃度は10～12%であり，標準のアミノ酸組成の製剤以外に腎不全や肝不全用の製剤がある。総合ビタミン剤は13種類のビタミンすべてが含まれている。微量元素製剤には鉄，マンガン，亜鉛，銅，ヨウ素が含まれており，コバルト，クロム，セレン，モリブデンは含有されていないため，長期にわたる中心静脈栄養管理においては，これらの欠乏症に注意が必要である。高カロリー輸液基本液，および一部のキット製剤ではビタミンB_1が添加されていないため，ビタミンB_1の不足により**乳酸アシドーシス**を起こす。使用時に添加を忘れないよう注意が必要である。

3. 静脈栄養法の合併症

(1) 機械的合併症

カテーテル内腔の閉塞，破損，静脈内血栓，カテーテルの位置異常，動脈穿刺，気胸などがある。静脈内血栓は，通常カテーテルを長期に留置したときに起こりやすい。気胸はカテーテルの鎖骨下静脈穿刺時の誤穿刺が原因となる。

(2) カテーテル関連血流感染

血管内は無菌状態であるため，栄養剤やカテーテルなどは，無菌的に取り扱う必要がある。カテーテル関連血流感染(catheter related blood stream infection；CRBSI)は，これらが汚染されていたり，取り扱い操作が不潔であることが引き金となり発生する。特に中心静脈栄養法では，局所感染から全身感染に進展し重篤な敗血症を起こしやすいため，予防すべき最も重要な合併症である。

(3) 代謝性合併症

静脈栄養法は消化管を使用しない非生理的な栄養補給法であり，特に中心静脈栄養法は，高濃度のブドウ糖を直接血管内に投与するため，高血糖をはじめとする糖代謝異常，高トリグリセリド血症，リフィーディング症候群などをきたしやすい。リフィーディング症候群では，長期にわたり栄養不良状態にある者に大量の糖質を投与することにより低P血症，低K血症，低Mg血症をきたし，痙攣，意識障害，心不全，呼吸不全などが出現する。これは，大量の糖質投与により分泌される大量のインスリンの作用で細胞内に血糖が取り込まれる際に，一緒に血中のP，K，Mgイオンが細胞内に多く取り込まれることで起こる。糖代謝異常を防止するために，成人でのブドウ糖投与速度の上限は5 mg/kg/分とされている。また，静脈栄養時の血糖コントロールはインスリンの適応である。

(4) 消化器合併症

消化器合併症は静脈栄養法の合併症というよりは，栄養補給に腸管を使用しないために起こる合併症で，腸管粘膜の萎縮とそれに伴う免疫能の低下によるバクテリアルトランスロケーション，栄養素の吸収能の低下による下痢，胆汁のうっ滞などがある。バクテリアルトランスロケーションは，腸管内の細菌が血流に侵入し細菌感染を起こす現象である。

4. 在宅静脈栄養管理

在宅療養中の患者に行われる中心静脈栄養法による管理である。在宅療養中の腸管が使用できずに長期的に中心静脈栄養管理を必要するが容態が安定している患者が適応となり，具体的には腸管大量切除後(短腸症候群)，炎症性腸疾患，難治性下痢症などの疾患がある。

5. 栄養補給法の選択

栄養補給法を選択する際の大原則は「腸管が使えるなら腸管を使う」であり，経口栄養補給法や経腸栄養法の経消化管栄養法は静脈栄養法よりも優先される。静脈栄養法と比較した腸管を使用することの利点を表3-5に示す。

表3-5　経腸栄養法の利点

- 消化器合併症が起きにくい
- カテーテル血流感染がない
- 静脈栄養の機械的合併症がない
- 代謝性合併症が少ない
- 栄養剤が安価
- 長期間の栄養管理がしやすい

栄養補給法選択の基準を図3-3に示す。まず腸管が安全に使用可能かどうかを評価し，可能な場合は経消化管栄養法を，不可能な場合は経静脈栄養法を選択する。経消化管栄養法を選択した場合は次に意識障害や摂食嚥下障害などがなく経口摂取が可能であれば経口栄養法を，不可能であれば経腸栄養法を選択する。さらに経腸栄養法を選択した場合，経腸栄養管理が必要となる(予想される)期間が概ね4週間以上となる場合には胃瘻や空腸瘻からの栄養補給を，4週間未満の場合は経鼻チューブを挿入しての栄養補給を選択する。しかしこれらの造設は，予後が短い，本人が希望しないなどの倫理的な理由か

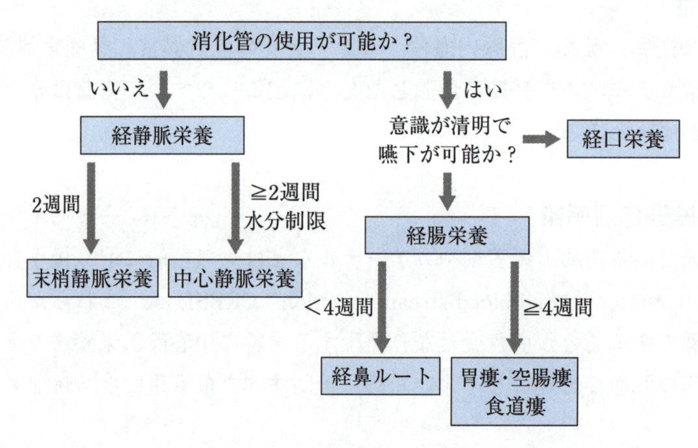

図3-3　栄養補給法の選択

表3-6　PEG の適応

1　摂食・嚥下機能障害
- 脳血管障害，認知症のため，自発的に摂食できない
- 神経・筋疾患などのため，摂食不能または困難
- 頭部・顔面外傷のため摂食困難
- 喉咽頭・食道・胃噴門部狭窄
- 食道裂孔

2　繰り返す誤嚥性肺炎
- 摂食できるが誤嚥を繰り返す
- 経鼻胃管留置に伴う誤嚥

3　炎症性腸疾患
- 長期経腸栄養を必要とする炎症性腸疾患，特にクローン病患者

4　減圧治療
- 幽門狭窄
- 上部小腸閉塞

5　その他の特殊治療

ら行わないこともあり，医学的側面と倫理的側面から検討される。

PEG(経皮的内視鏡的胃瘻造設術)の医学的な適応を表3-6に示すが，この中でも回復の見込みが薄い摂食嚥下障害を有する患者に施行されることが最も多い。また，胃瘻の造設によって栄養チューブの気道への誤挿入による誤嚥性肺炎のリスクはなくなるが，栄養剤の投与速度が速いと逆流による誤嚥性肺炎のリスクが高まる。胃瘻や空腸瘻を利用した経腸栄養管理は，経鼻ルートでの管理の場合に比べ，施行する者の負担が軽減される利点がある一方で，カテーテルの自己抜去，腹膜炎，皮膚潰瘍などの合併症がある。経静脈栄養法を選択した場合，静脈栄養管理が必要となる期間が2週間以上の場合は中心静脈栄養法を，2週間未満の場合は末梢静脈栄養法を選択するが，投与エネルギー量によっても使い分けることもあり，高エネルギー補給を必要とする場合は期間に関係なく中心静脈栄養法を選択する。

また，中心静脈栄養法は末梢静脈栄養法にくらべ重篤な合併症が多いため，合併症のリスクも判断材料となる。現状，経静脈栄養法で栄養管理を行っている場合でも，腸管を安全に使用できることが確認できるようになれば，経腸栄養法もしくは経口栄養法への切り替えを検討する。

章末問題

以下の記述について，正しいものに○，誤っているものに × を(　　)内に記入しなさい。

1. (　　) 糖尿病食は，一般治療食である。
2. (　　) 半消化態栄養剤は，天然濃厚流動食に含まれる。
3. (　　) 1kcal/mL の半消化態栄養剤の浸透圧は，同濃度の成分栄養剤のそれよりも低い。
4. (　　) 経腸栄養管理で下痢を起こした場合，経腸栄養剤の投与速度を遅くする。
5. (　　) 末梢静脈栄養法では，1日3,000kcal のエネルギー投与が可能である。
6. (　　) 中心静脈栄養法では，20%濃度のブドウ糖の投与が可能である。
7. (　　) 中心静脈栄養法の合併症に敗血症がある。
8. (　　) 静脈栄養管理が2週間以上となる場合，中心静脈栄養法を選択する。

〈参考文献〉 ＊　＊　＊　＊

日本静脈経腸栄養学会編：「静脈経腸栄養ハンドブック」南江堂(2011)
日本静脈経腸栄養学会編：「静脈経腸栄養ガイドライン第3版」照林社(2013)
丸山道生：「経腸栄養バイブル」日本医事新報社(2007)

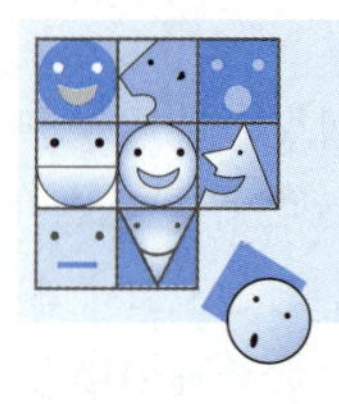

第4章　薬と医薬品の相互作用

■キーワード＊　＊　＊　＊　＊　＊　＊

吸収過程，肝初回通過効果，バイオアベイラビリティ，シトクロムP450，CYP3A4，味覚障害

1　薬の作用と代謝

経口摂取した栄養素は，消化酵素により分解を受け，消化管から吸収され門脈またはリンパ管を経由し，肝臓に運ばれ代謝を受けたのち，各組織に運ばれ利用される。また，生体に不要なものや毒性のあるものは，吸収されないか吸収されても肝臓や腎臓で解毒作用を受け，体外に排出される。生体に対して影響を与える化学物質は薬物(drug)とよび，経口，注射，坐薬，静脈内投与，皮膚貼布薬などさまざまな剤型として投与される。経口投与薬の場合には，吸収という過程が必要になる。栄養素と同様に，吸収，代謝，排泄される。薬物の生体内動態を吸収(absorption；A)，分布(distribution；D)，代謝(metabolism；M)，排泄(excretion；E)の4つに分け，この4つの頭文字をとりADME(アドメ)と呼称される(図4-1)。

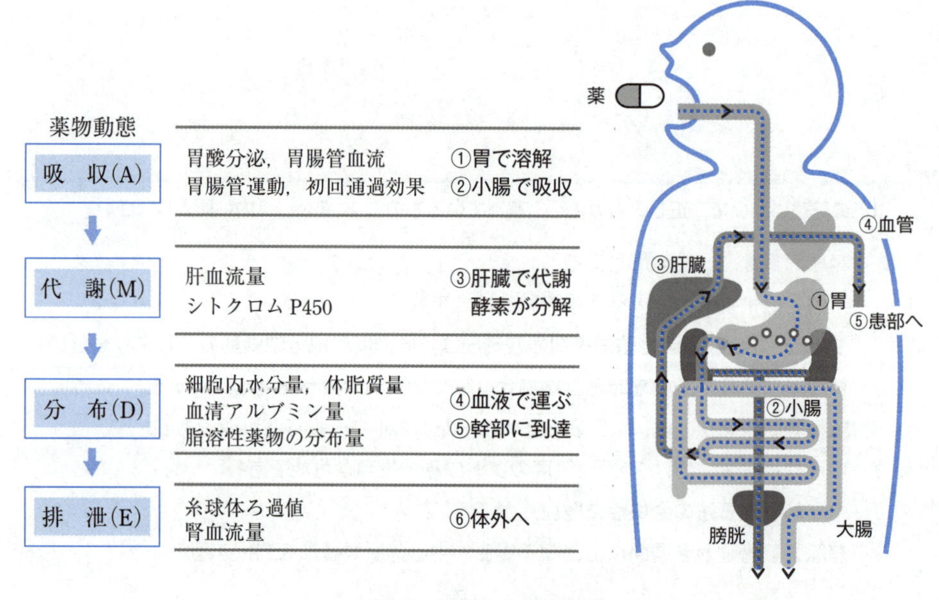

図4-1　薬物の生体内動態

1．吸　収

多くの医薬品は経口で投与される。栄養素と同様に，医薬品の主な吸収部位は小腸であり，小腸内から血流に入る。その際，小腸内から血流に入るには腸壁を通過しなくてはならない(**吸収過程**)。吸

収過程は，多くの因子による影響を受けるが，医薬品においては脂溶性物質による影響が大きい。小腸より血流に入った医薬品は，門脈を経て肝臓に運ばれる。医薬品は，最初に肝臓を通過する際に著しく代謝される(**肝初回通過効果**)。その後，心臓から全身に送り出される(体内循環)。したがって，全身に行きわたる薬の濃度は，小腸による吸収，小腸上皮での代謝，肝臓での代謝，排泄により全身を巡回する濃度が決定する

2. 分　布

体内循環する医薬品は，血清アルブミンと結合しているもの(結合型)と結合しないもの(遊離型)として存在する。結合型の医薬品は，血管内にとどまり，薬理作用を発揮しない。全身に拡散した医薬品は，標的臓器の受容体と結合して薬理作用を発揮する。薬物の血中濃度は，最高血中濃度(Cmax)，最高血中濃度到達時間(Tmax)，血中濃度-時間曲線下面積(AUC)で表すことができる。このような医薬品の吸収量と吸収速度を示す指標を**バイオアベイラビリティ**(生物学的利用率)という。

バイオアベイラビリティに影響する因子として，①吸収の抑制，②吸収の遅延，③吸収の促進があり，これらに及ぼす食品の因子が存在する(p.49参照)。

3. 代　謝

薬物代謝の主要な臓器は肝臓であり，体内に吸収され，循環する医薬品を酸化，水酸化，加水分解，グルクロン酸抱合を行うことで薬理効果を消失させる。薬物代謝酵素として，**シトクロム P450**(cytochrome P450；CYP)は代表的な酵素であり，なかでも **CYP3A4** は現在臨床で使用されている多くの医薬品の代謝に関与している。CYP3A4 は薬物代謝の中心臓器である肝臓に最も多く存在している。また小腸にも発現しており，特に経口投与した薬物の初回通過における代謝に重要な役割を果たしている。小腸には P-糖タンパク質(P-gp)とよばれる薬物排出トランスポーターも同時に発現しており，吸収途中の薬物を細胞外に汲み出すはたらきがある。P-gp は肝臓にも同様に発現しており，薬物は肝臓でも代謝や胆汁への排泄を受ける。

4. 排　泄

医薬品の多くは腎臓から排出される。体内で代謝され，水溶性となった医薬品は，糸球体でろ過され尿中に排泄される。しかし，脂溶性で存在している場合，受動拡散により血液内に再吸収される。また，一部の医薬品は，胆汁に混じり，十二指腸内に分泌され，便として排泄される。

2　味覚・食欲の変化

薬の服用により，味覚の変化，および消化管機能の変化をきたし，食欲不振を起こすことが多い。特に抗がん剤(抗悪性腫瘍薬)による化学療法薬は，粘膜などに炎症を起こし，口内炎や胃炎を発症し，食欲不振の原因となることや，全身の臓器に影響し，全身倦怠感，嘔気，便秘，下痢などの症状を引き起こす。また，特に高齢者において医薬品が亜鉛の血中濃度を低下させることにより**味覚障害**を生じる場合がある。味覚障害は，栄養摂取量を低下させて低栄養を起こすことがある。

一方，副腎皮質ステロイド薬は，味覚の低下，嗅覚の低下，胃酸分泌亢進を誘発し食欲促進作用を示す。

3　各種疾患と医薬品

人には病気やケガを自分で治そうとする力(＝自然治癒力)が備わっており，それをサポートするのが医薬品である。医薬品には，原因療法として，原因となる菌などを抑える薬，対症療法として，症状を緩和する薬，予防目的として，抵抗力を高める薬，検査・診断目的として病気の有無や身体の状況を知るための薬が存在する。表4-1に主な疾患と使用される医薬品の名称と作用を示す。

表4-1　主な疾患と使用される医薬品

適応疾患	薬　物	作　用
高度肥満症	マジンドール	食欲抑制
糖代謝異常 (血糖降下)	インスリン α-グルコシダーゼ阻害薬 スルホニル尿素(SU)薬 ビグアナイド薬 チアゾリジン薬 DPP-4阻害薬 SGLT2阻害薬	血糖降下作用 糖の吸収遅延による食後高血糖の改善 インスリン分泌促進 糖新生抑制，末梢組織でのインスリン感受性の改善 インスリン感受性の改善 血糖依存性インスリンの分泌促進，グルカゴン分泌抑制 糖の再吸収抑制，尿への糖排泄促進
脂質代謝異常	HMG-CoA還元酵素阻害薬(スタチン)	肝臓におけるコレステロール合成の抑制
骨粗鬆症	ビスホスホネート薬	破骨細胞抑制による骨吸収の抑制
便　秘	ラクツロース	腸内pHを低下させ，乳酸菌産生の促進
高血圧	アンジオテンシン変換酵素阻害薬 アンギオテンシンⅡ受容体拮抗薬 カルシウム拮抗薬 サイアザイド系利尿薬 β遮断薬 α遮断薬 ループ利尿薬 抗アルドステワン薬	アンギオテンシンⅠからアンギオテンシンⅡへの変換阻害 アンギオテンシンⅡと受容体との結合を阻害 血管拡張 腎遠位尿細管でのNa^+，水の再吸収抑制 β_1受容体阻害による血流量の減少 α_1受容体阻害による血管収縮の抑制 ヘンレ係蹄部でのNa^+，K^+，Cl^+の再吸収抑制 腎遠位尿細管でのNa^+，水の再吸収抑制
腎性貧血	エリスロポエチン製剤	赤血球造血機能促進
高尿酸血症	アロプリノール プロベネシド コルヒチン	尿酸産生抑制 尿酸排泄促進 痛風発作の緩解
胃潰瘍	ヒスタミンH_2受容体抑制薬	胃酸分泌抑制
	副腎皮質ステロイド薬	抗炎症作用，抗免疫作用
アレルギー	抗ヒスタミン薬	アレルギー症状改善
潰瘍性大腸炎， クローン病の炎症	5-抗TNF-α抗体製剤 アミノサリチル酸製剤	抗炎症作用，腹痛，下痢，下血の改善 抗炎症作用，腹痛，下痢，下血の改善

4　飲食物・栄養が医薬品に及ぼす影響

1．吸収過程における相互作用

医薬品と飲食物の相互作用は，薬物の体内動態の過程において起こるが，胃や小腸からの吸収過程が最も影響を受けやすい。吸収過程における相互作用には，吸収遅延，吸収減少，吸収増加に分類される(図4-2)。

(1)　吸収遅延

吸収速度が減少する場合で，最高血中濃度到達時間(Tmax)が延長して，最高血中濃度(Cmax)も減少するが，血中濃度時間曲線下面積(AUC)には影響しない。胃内に飲食物が存在していたり，服用時

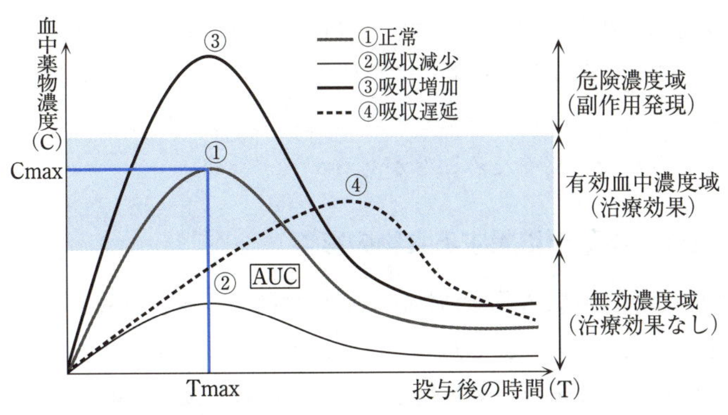

図4-2　吸収過程における相互作用

の水の量，胃酸分泌量などで変化する。薬物の中には，胃内の酸性環境では不安定になるため，食餌摂取により胃内滞留時間が長引くと分解してしまうものがある。また脂溶性が高い薬物では，胆汁液中の胆汁酸の界面活性効果によりミセルを形成して消化管液中に分散することが吸収に必要。そのため，食餌の脂肪含量により胆汁分泌が異なることが，吸収量の変動の要因になることがある。絶食時の投与において，水溶性が比較的高いために消化管上皮細胞の細胞膜透過性が低く，消化管吸収率がわるい薬物がある。これらは食餌とともに投与することにより，さらに吸収率が低下する。

(2)　吸収量減少

金属イオンと錯体を形成する構造を分子中に有する薬物では，飲食物と物理化学的相互作用を起こした結果，複合体を作ったり，吸着されたりして吸収される医薬品の絶対量が減少し，バイオアベイラビリティ*が低下した状態となる。食事中にカルシウム，鉄，マグネシウムなど2価または3価の金属イオンが高濃度に存在すると，吸収量が減少する。例えば，牛乳や乳製品などに含まれる，カルシウムとキレート化合物を作るものや，緑茶のタンニン酸が鉄とキレート化合物(鎖体)を作り，吸収を阻害する。

* bioavailability
人体に投与された薬物のうち，どれだけの量が全身に循環するのかを示す指標

(3)　吸収量増加

吸収される薬物が増加する場合で，医薬品の効果が強くなり，重篤な副作用を招くことがある。P-糖たんぱく質(P-gp)が，小腸粘膜，血液脳関門，腎尿細管など多くの臓器の細胞に発現していることが明らかにされた。ヒトの小腸でP-gpは，いったん受動拡散により腸管上皮細胞内へ吸収された薬物を再度消化管内へと排泄するという，異物侵入に対する能動的防御の役割を果たしている可能性が指摘されている。また小腸上皮絨毛には，肝臓の薬物代謝酵素として重要な役割を果たしているCYP3A4分子も高濃度に発現していることが明らかになった。したがってP-gp, CYP3A4活性が障害されることにより起こる排泄機構の障害が，薬物のアベイラビリティに影響を及ぼす場合がある。高脂肪食によって溶解性が高まり吸収が促進する場合，グレープフルーツの成分によるP-gpの阻害やCYP3A4の阻害がある(p.50参照)。

2.　食餌と徐放剤

近年，腸内での薬物の放出が長時間にわたって続く，徐放剤(sustahed release drugs)が多く開発さ

れている。これは，長時間にわたり薬物の有効血中濃度を維持するために使用される。徐放化の機序は，原則として，空腹時に正しくはたらくように設計されている．したがって薬物によっては，食餌，とくに脂肪に富んだ食餌とともに摂取されると，徐放化の機序が正常にはたらかなくなり，薬物の血中濃度が空腹時投与よりもかなり高くなることがある。

3. 肝初回通過効果を受ける薬剤に対する食物の影響

経口投与された薬物のなかで肝臓の代謝活性が高い薬物は，肝臓を通過する過程で経口投与された薬物量の大部分が代謝されてしまい，投与量の一部しか大循環に到達できない。食後には腸管血流量が一時的に2倍程度増加する。肝細胞の薬物代謝活性がきわめて高い薬物では，肝血流量が増加すると肝初回通過効果の効率は低下する傾向がある。したがって，このような薬物では食後に経口投与すると肝初回通過効果が低下するため，絶食時の投与よりも経口アベイラビリティが増加する。

4. 吸収の際に腸管粘膜における能動的輸送機構の影響を受ける薬物

合成化合物である薬物の一部の吸収にも体内の薬物動態の決定因子として，膜の薬物トランスポータータンパク質が同定されている。小腸上皮細胞に発現するトランスポーターは，薬物の吸収への影響から2つに分類される。一つは，促進拡散型あるいは2次性能動輸送型のSLC (solute carrier transporter) ファミリーである。消化管では多くのSLCファミリーが医薬品や栄養素の吸収にはたらいている。2つ目は，ATPの加水分解のエネルギーを利用して化合物を細胞外へ排出する1次性能動輸送型のABC (ATP binding cassette transporter) ファミリーである。これらは，異物の解毒作用，生体防御システムとしてはたらいている。

5. グレープフルーツジュースによる薬物代謝酵素阻害

グレープフルーツジュース(grapefruit juice；GFJ)には，フラノクマリンという成分が含まれており，小腸の上皮細胞に存在する代謝酵素であるCYP3A4を阻害して薬剤の血中濃度を上昇させ，作用や副作用を増強させる。100%グレープフルーツジュースは果実を濃縮させており，フラノクマリンが多く含まれているので注意が必要とされている。グレープフルーツジュースを1回摂取すると，その作用は数日継続するといわれている。相互作用を起こすのはグレープフルーツだけでなく，フラノクマリンを含む他の柑橘類や植物，生薬も同様に相互作用を起こす可能性があるため注意が必要である。表4-2にグレープフルーツジュースとの相互作用をもつ医薬品を示した。

表4-2　グレープフルーツジュースとの相互作用

相互作用	薬　効	一般名
効果の減弱	抗アレルギー薬	塩酸ファキソフェナジン
効果の増強	血圧降下薬	Ca拮抗薬
	免疫抑制薬	シクロスポリン
	抗てんかん薬	カルバマゼピン
	抗凝血薬	シロスタゾール
	脂質異常症治療薬	HMG-CoA還元酵素阻害薬
	HIV治療薬	サクイナビル
	抗炎症薬	プレドニゾロン
副作用の出現	ホルモン薬	エチニルエストラジオール
	抗不整脈薬	塩酸アミオダロン
	免疫抑制薬	タクロリムス水和物
	抗うつ薬	ピモジド
	催眠鎮静薬	ジアゼパム／トリアラゾム
	抗生剤	エリスロマイシン

6. ワルファリンカリウムとビタミンK

ワルファリンカリウムは，静脈血栓症，心筋梗塞症，肺塞栓症，脳塞栓症，脳血栓症などの治療や予防に用いられる抗凝固作用をもつ医薬品である。ワルファリンカリウムは，肝臓で産生する血液凝固因子のうち，第Ⅱ因子，第Ⅶ因子，第Ⅸ因子および第Ⅹ因子に関わる，ビタミンKの作用を競合阻害して血液凝固を抑制する。しがたって，ビタミンKを多く含む食品(納豆，クロレラ，アルファルファ，ほうれんそう，ブロッコリー，生わかめなど)の過剰摂取は，ワルファリンカリウムの薬理作用を阻害し，血液凝固阻害効果を減弱する。

7. セントジョーンズワート含有食品との併用に関する注意を記載した医薬品

セントジョーンズワートは，西洋オトギリソウともよばれ，抗うつ作用，抗ウイルス作用，抗炎症作用をもつ「ハーブ」として知られている。しかし，セントジョーンズワートには，薬物代謝酵素であるCYP3A4などのチトクロームP-450の誘導作用，およびP-gpの誘導作用があり，肝初回通過効果の影響を強く受ける医薬品において著しく作用が減弱することが報告されるようになった。

本国では2000年5月に，厚生労働省により医薬品・医療器具等安全情報No. 160により注意喚起されている。表4-3にセントジョーンズワート(セイヨウオトギリソウ)と医薬品の相互作用を示す。

表4-3　セント・ジョーンズ・ワート(セイヨウオトギリソウ)との相互作用

相互作用	薬　効	一般名
効果の減弱	免疫抑制薬	シクロスポリン／タクロリムス水和物
	抗てんかん薬	カルバマゼピン／フェニトイン
	催眠薬・抗てんかん薬	フェノバルビタール
	抗凝血薬	ワルファリンカリウム
	脂質異常症治療薬	シンバスタチン
	HIV治療薬	インジナビル／ネビラピン
	ホルモン薬	エチニルエストラジオール
	抗不整脈薬	ジソピラミド／硫酸キニジン／塩酸リドカイン
	抗うつ薬	塩酸アミトリプチリン
	強心薬	ジギトキシン／ジゴキシン
	強心薬・利尿薬・気管支拡張薬	アミノフィリン／テオフィリン

章末問題

以下の記述について，正しいものに○，誤っているものに×を(　　)内に記入しなさい。

1. (　　) アンギオテンシン変換酵素阻害薬はコレステロール合成の抑制作用をもつ。
2. (　　) α-グルコシダーゼ阻害薬は食後血糖値の上昇抑制作用をもつ。
3. (　　) アロプリノールは血圧の降下作用をもつ。
4. (　　) クロレラは，ワルファリンの効果を減弱する。
5. (　　) セントジョーンズワートは，スルホニル尿素(SU)薬の効果を増強する。
6. (　　) グレープフルーツは，カルシウム拮抗薬の効果を減弱する。
7. (　　) 納豆は，HMG-CoA還元酵素阻害薬(スタチン)の効果を増強する。

〈参考文献〉　*　*　*　*

山本勝彦，白井直洋，山中克己著：「食と薬の相互作用 改訂第2版」幸書房(2018)

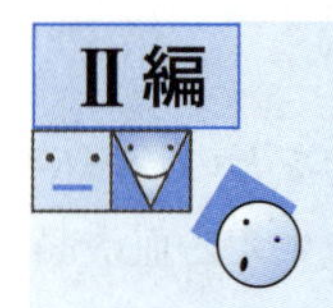

第5章　栄養障害

1　栄養失調，たんぱく質・エネルギー栄養障害

■キーワード　＊　＊　＊　＊　＊　＊　＊

クワシオルコル，マラスムス，窒素死，血清アルブミン値，膠質浸透圧，浮腫，リフィーディング症候群

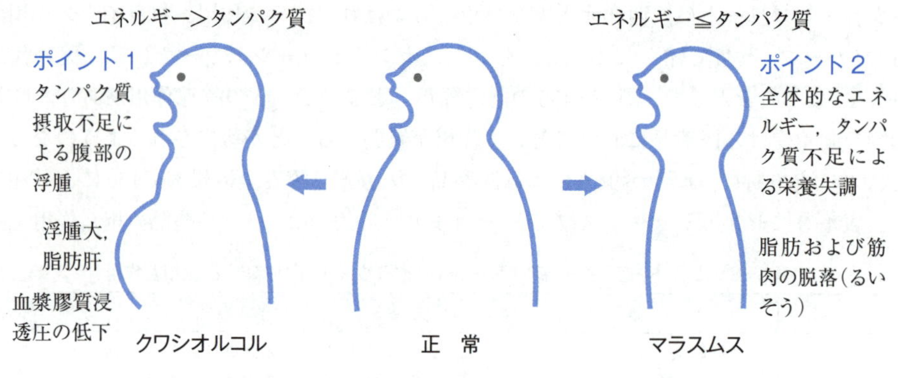

図5-1　クワシオルコル(左)とマラスムス(右)

1．概　説

からだの成長や健康を維持するうえで必要なエネルギーまたは栄養素の不足・不均衡によりもたらされる不健康な状態を**栄養失調**(malnutrition)という。また，生体が必要とする量の栄養素が摂取できていない状態を低栄養とよび，特にたんぱく質とエネルギーがともに欠乏している状態を**たんぱく質・エネルギー栄養障害**(protein energy malnutrition；PEM)とよぶ。

PEMには大きく2つに分けることができ，エネルギーは足りているもののたんぱく質が不足している**クワシオルコル**(kwashiorkor)と，たんぱく質・エネルギーがともに不足している**マラスムス**(marasmus)がある(図5-1，表5-1)。両者の境界は明確でなく，臨床においては混合型であるマラスムス・クワシオルコルタイプがよくみられる。

PEMは，発展途上国における乳幼児の重要な健康問題であるが，途上国だけでなくわが国のような先進国においても病院や福祉施設などでの患者や高齢者の間で増加しており，医療や介護の世界で注目されている。

表5-1　クワシオルコルとマラスムスの比較

比較項目	クワシオルコル	マラスムス
栄養状態	たんぱく質の不足	たんぱく質とエネルギーの不足
体重減少	比較的軽度	顕著
血清アルブミン値	低下	正常
浮　腫	みられる 血清アルブミンの低下による膠質浸透圧低下のため	みられない
肝腫大	みられる リポたんぱく質合成の障害のため脂肪肝となり，肝腫大となる	みられない

2. 栄養療法に必要な解剖生理学・生化学

低栄養時には，血糖を維持するために肝臓でのグリコーゲンの分解や糖新生によってグルコースを生成する。血糖の低下によって，肝臓に貯蔵されていたグリコーゲンがすべて使い尽くされてしまうと，筋肉などの体タンパク質(lean body mass)が分解されグルコースを生成する。長期にわたる低栄養が続くと，体タンパク質が分解され，筋肉や臓器タンパク質は次第に減少する。そのため創傷治癒の遅延や免疫能低下が生じ，生体は適応障害を起こす。体タンパク質の25～30%程度を失うと，ついには，生命を維持できなくなり死に至る。この状態を**窒素死**(nitrogen death)とよぶ。

3. 症状および病態

(1) クワシオルコル

炭水化物摂取により不十分ではあるがエネルギーが供給されているため，骨格筋や体脂肪の異化は抑制されている。そのため体重減少は比較的軽度である。

たんぱく質の摂取不足，および骨格筋からのアミノ酸放出の抑制により，血中アミノ酸が低下し原料が少なくなるので，肝臓でのアミノ酸からの血漿タンパク質合成も低下してしまう。そのため肝臓でのアルブミン合成は低下し，中性脂肪を肝外に運搬する超低比重リポタンパク質(VLDL)の合成も低下する。その結果，血清アルブミン値の低下，および肝臓での中性脂肪が蓄積し脂肪肝を伴う肝腫大が起こる。また，血清アルブミン値が低下することで膠質浸透圧が低下し浮腫がみられる。

(2) マラスムス

摂取たんぱく質とエネルギーが不足して起こるため，骨格筋の異化による糖新生や体脂肪分解による遊離脂肪酸，およびケトン体がエネルギー源となる。そのため骨格筋や体脂肪は代謝により減少し骨格筋などの成長不良も伴い身体はやせ細る。体重減少は顕著である。また，感染症の罹患率上昇と重症化を引き起こす。骨格筋などの体タンパク質の異化により血中にアミノ酸が放出されるため，肝臓で合成される血清アルブミンなどの血中タンパク質濃度は維持されている。したがって，膠質浸透圧が保たれるので浮腫もあまりみられない。

(3) マラスムス・クワシオルコルタイプ

マラスムスとクワシオルコル両者の特徴をもつ。体重減少と血清アルブミン値の低下がみられる。

4. 治療（食事・栄養療法，運動療法，薬物療法）

35kcal/kg標準体重を目安とした適切なエネルギー量を確保する。ただし，急速に高度なエネルギー補給は**リフィーディング症候群**(refeeding syndrome)を引き起こす可能性があるため，投与開始時のエネルギー設定は必要量の半分程度からはじめ，血液検査などをみながら徐々に増やしていく。クワシオルコルの場合，たんぱく質をしっかり補給するためにやや高めの1.5～2.0g/kg標準体重/日を目標とする。マラスムスの場合は，「日本人の食事摂取基準」の推奨量である1.0～1.2g/kg標準体重/日を目標とする。

5. 栄養ケア

常に患者の食欲，消化機能，栄養状態を把握し，栄養療法の効果を判定する必要がある。

経静脈栄養では水分が多くなりがちで，血糖値上昇によるインスリン分泌が起こると，リンなどの細胞内への移行が高まり，リフィーディング症候群を発症しやすい。そのため消化管が安全に使用できる場合は経口摂取，経腸栄養法の順で優先させる。

2 リフィーディング症候群

■キーワード ＊ ＊ ＊ ＊ ＊ ＊ ＊

低リン血症，低カリウム血症，低マグネシウム血症，ビタミンB_1欠乏

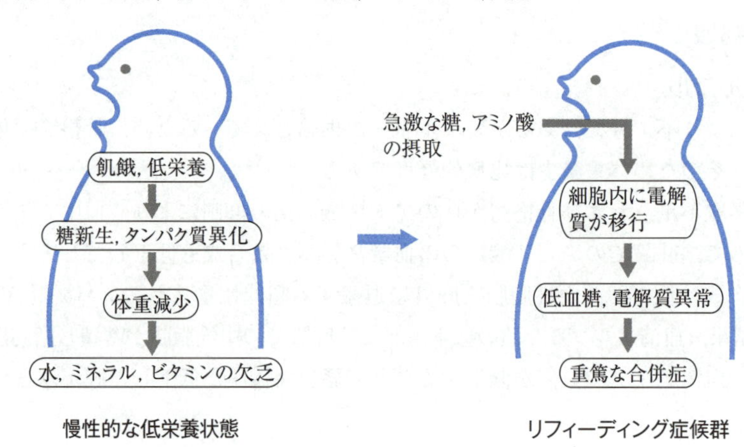

図5-2 リフィーディング症候群のメカニズム

1. 概 説

リフィーディング症候群(refeeding syndrome)とは，慢性的な低栄養状態にある患者に急速に高度な栄養補給を行うことで発生する一連の代謝性合併症の総称である。特に長時間，低栄養状態が続いた場合に，急激に高濃度グルコースを投与すると，電解質の細胞内移行が起こる。その結果，高度の低リン血症，低カリウム血症や低マグネシウム血症を生じ，痙攣，筋力低下，水分貯留による心機能低下を呈することがある(図5-2)。うっ血性心不全，不整脈，痙攣，昏睡，敗血症，心停止などの臨床像がみられる。重篤な場合には生命の危機となる。

2. 栄養療法に必要な解剖生理学・生化学

高度な低栄養状態や飢餓状態では，外部からのエネルギー摂取がないため，体タンパク質の異化や脂肪分解によりエネルギーを供給するよう適応している。そこに急速に高度な栄養補給を行うと，糖質は細胞内に取り込まれエネルギー源として利用され，さらに糖質負荷によるインスリン分泌も増加することで，グリコーゲン合成やタンパク質合成が促進される。その際にリンやカリウム，マグネシウムが大量に必要となる。そのため血中のリンやカリウム，マグネシウムが細胞内に移行し，低リン血症，低カリウム血症，低マグネシウム血症をきたす。さらに，糖質代謝が活性化することでビタミンB_1も消費されてビタミンB_1欠乏になる。

3. 栄養ケア

リフィーディング症候群の発症予測ができる場合は，初期投与エネルギーを現体重から算出される

エネルギー量の25～30%以下の少量から開始する。栄養療法開始前に低リン血症，**低マグネシウム血症**，**低カリウム血症**が認められない場合でも，体内での低下が予測されるため，適切なビタミン・ミネラルの投与が推奨される。

4. 症　例

性別　女性　**年齢**　21歳　**身長**　158 cm　**体重**　32 kg　**BMI**　12.8 kg/m^2　**職業**　大学生
既往歴　19歳のときに神経性食思不振症
主　訴　高校3年生から本格的にダイエットを開始し，19歳で食べるのが苦痛になり神経性食思不振症の診断で通院するようになった。しかし，半年前から体重が著しく減少し，さらに2週間ほど前からほとんど食事を摂っていないというので入院することになった。病院の給食は拒否。栄養状態を早期に改善させるため，糖質中心の中心静脈栄養を600 kcal/日から開始し，1日に200 kcalずつ増やした。栄養補給開始後4日目に痙攣，意識障害を起こした。

心電図検査や頭部CT検査に異常はなかった。血液検査で電解質を測定したらリン0.6 mg/dL，カリウム3.0 mEq/Lであった。

重度の低リン血症なのでリフィーディング症候群を発症した可能性がある。体重増加を目的にカロリーを多く設定しがちだが，少ないカロリーから漸増していくことが望ましい。また，栄養状態が極端にわるい症例では，リフィーディング症候群が発生するリスクが高いことを認識し，血清中のリン，カリウム，マグネシウムなどの電解質や血糖値を，連日モニタリングする必要がある。

3　ビタミン・ミネラル欠乏症・過剰症

■キーワード　＊　＊　＊　＊　＊　＊　＊
水溶性ビタミン，脂溶性ビタミン，多量ミネラル，微量ミネラル

1. 概　説

栄養素は多量栄養素と微量栄養素の2つに分類できる。一般的にエネルギー産生栄養素である炭水化物，脂肪，たんぱく質を多量栄養素といい，微量栄養素はビタミン，ミネラルを指す。微量栄養素であるビタミン，ミネラルは，微量でありながらも身体の発達や代謝機能を適切に維持するために必要な栄養素である。そのためどちらの栄養素も，長期にわたり欠乏または過剰の状態が続くことにより，欠乏症および過剰症の臨床症状が出現する。

2. 症状および病態

（1）　ビタミン欠乏症・過剰症

ビタミンには，水に溶けにくく油脂に溶けやすい**脂溶性ビタミン**と水に溶けやすい**水溶性ビタミン**がある。脂溶性ビタミンにはビタミンA，ビタミンD，ビタミンE，ビタミンKの4種類がある。また，水溶性ビタミンにはビタミンB_1，ビタミンB_2，ナイアシン，パントテン酸，ビタミンB_6，ビタミンB_{12}，葉酸，ビオチン，ビタミンCの9種類がある。

水溶性ビタミンの多くは，腸で吸収された後，尿などから体外に排泄されやすいため，過剰症の心

配はほとんどないが，欠乏症に注意が必要である。また脂溶性ビタミンの多くは，肝臓や脂肪細胞に貯蔵されるため，過剰症に注意が必要である(表5-2)。

表5-2　ビタミンの欠乏症と過剰症

	ビタミン名	欠乏症	過剰症
脂溶性ビタミン	ビタミンA	夜盲症，皮膚や粘膜の乾燥，催奇形性	肝臓障害，胎児の奇形，頭蓋内圧亢進，皮膚剥離
	ビタミンD	小児のくる病，成人では骨軟化症や骨粗鬆症，低カルシウム血症	骨の過度の石灰化，腎臓等へのカルシウム沈着，高カルシウム血症
	ビタミンE	未熟児の溶血性貧血	—
	ビタミンK	新生児メレナ，血液凝固障害，骨形成低下	—
水溶性ビタミン	ビタミンB_1	脚気，ウェルニッケ・コルサコフ症候群などの神経障害	—
	ビタミンB_2	口角炎，口唇炎，舌炎，脂漏性皮膚炎	—
	ナイアシン	ペラグラ	消化器系，肝臓系に障害
	パントテン酸	コレステロールなどの生成低下，成長停止，体重減少，脱毛，皮膚炎	—
	ビタミンB_6	脂漏性皮膚炎，口内炎，末梢神経の異常	神経障害
	ビタミンB_{12}	巨赤芽球性貧血，神経障害	—
	葉　酸	巨赤芽球性貧血，神経管閉鎖障害児出産率上昇，血中ホモシステイン濃度上昇	—
	ビオチン	皮膚炎，脱毛，卵白障害	—
	ビタミンC	壊血病	—

表5-3　ミネラルの欠乏症と過剰症

	ミネラル名	欠乏症	過剰症
多量ミネラル	カルシウム	骨粗鬆症，くる病，骨軟化症，テタニー	高カルシウム血症，腎障害，ミルク・アルカリ症候群
	リ　ン	骨軟化症	低カルシウム血症(長く続くと骨粗鬆症)
	カリウム	低カリウム血症	高カリウム血症
	ナトリウム	疲労感	浮腫，高血圧
	マグネシウム	循環器疾患	下　痢
微量ミネラル	鉄	鉄欠乏性貧血	ヘモクロマトーシス
	亜　鉛	味覚障害，傷が治りにくい，皮膚炎，成長障害，精子形成障害	銅欠乏，免疫能低下
	銅	メンケス病，鉄投与に反応しない貧血，白血球減少	ウィルソン病
	ヨウ素	甲状腺腫	甲状腺腫
	マンガン	成長障害	疲労感
	セレン	克山病	脱毛，爪の変形
	クロム	耐糖能低下	嘔吐，腹痛
	モリブデン	—	銅欠乏症

(2)　ミネラル欠乏症・過剰症

現在，ヒトで必須とされているミネラルは16種類である。そのミネラルのうち，1日の摂取量が100 mg以上になるものを**多量ミネラル**，それ未満のものを**微量ミネラル**という。多量ミネラルにはカルシウム，リン，カリウム，硫黄，塩素，ナトリウム，マグネシウムの7種類がある。また，微量ミネラルには鉄，亜鉛，銅，マンガン，ヨウ素，セレン，モリブデン，コバルト，クロムの9種類がある。

必須ミネラルは，体内で合成できないため食事から摂取する必要がある。「日本人の食事摂取基準」では，健康の維持・増進と欠乏症予防のために硫黄，塩素，コバルトを除いた13種類のミネラルについて，推定平均必要量と推奨量が設定されている。しかし，過剰に摂取量を増加させると過剰症や中毒症状を引き起こす(表5-3)。

3. 治療（食事・栄養療法，運動療法，薬物療法）

食事からの摂取量不足や消化管切除などによる吸収量の低下が原因であれば，原因となっているビタミンまたはミネラルの薬剤の投薬，食事療法を行う。また，運動によって汗からの鉄喪失や足底の衝撃による赤血球の溶血により，鉄欠乏症がみられることもあるので，その際は運動を控えさせる。

また，過剰症の原因としてはサプリメントや医療薬品などの過剰摂取が多いため，食事摂取調査の際にサプリメントや内服薬も確認するとよい。原因となるサプリメントや内服薬があれば中止させる。

4. 栄養ケア

ビタミン，ミネラル欠乏が日常的な食事にある場合，不足する栄養素を多く含む食材，栄養補助食品やサプリメントの摂取を勧める。食事の偏りや小食，欠食，アルコールの常習などはビタミン，ミネラルの欠乏を招くので是正を促す。一方，過剰摂取がみられる場合は，原因となる食材，補助食品の制限を行う。

章末問題

以下の記述について，正しいものに○，誤っているものに × を(　　)内に記入しなさい。

1. (　　) マラスムスにおける特徴として肝腫大がある。
2. (　　) クワシオルコルにおける特徴として体重減少がある。
3. (　　) リフィーディング症候群を発見するために，血清アルブミン値を確認する。
4. (　　) 葉酸が不足すると，血中ホモシステイン値は低下する。
5. (　　) 葉酸が欠乏すると，巨赤芽球性貧血がみられる。
6. (　　) ナイアシンは，脂肪酸からのエネルギー産生に必要である。
7. (　　) 銅が欠乏すると，貧血になる。
8. (　　) ヨウ素が欠乏すると，血中の副甲状腺ホルモンが増加する。
9. (　　) 味覚障害は，亜鉛欠乏によって起こる。
10. (　　) 鉄欠乏によりヘモクロマトーシスを引き起こす。
11. (　　) クロム欠乏患者には，耐糖能異常がみられる。

〈参考文献〉　＊　＊　＊　＊

奥恒行，柴田克己：「基礎栄養学改訂第5版」南江堂(2017)

川端輝江：「新版基礎栄養学」栄養素のはたらきを理解するために，アイ・ケイコーポレーション(2018)

本田佳子，土江節子，曽根博仁編：「臨床栄養学」羊土社 (2016)

東山幸恵編：「臨床栄養学：疾患別の栄養管理プロセスを正しく理解するために」化学同人 (2017)

近藤和雄，中村丁次編：「臨床栄養学Ⅱ『疾患と栄養編』」第一出版 (2009)

上原誉志夫，岡純，田中弥生編：「最新臨床栄養学『新ガイドライン対応』」光生館 (2018)

第6章　肥満と代謝疾患

1　肥満症，メタボリックシンドローム

■キーワード　＊　＊　＊　＊　＊　＊　＊

内臓脂肪，インスリン抵抗性，アディポサイトカイン，アディポネクチン，レプチン，皮下脂肪，特定健診・特定保健指導

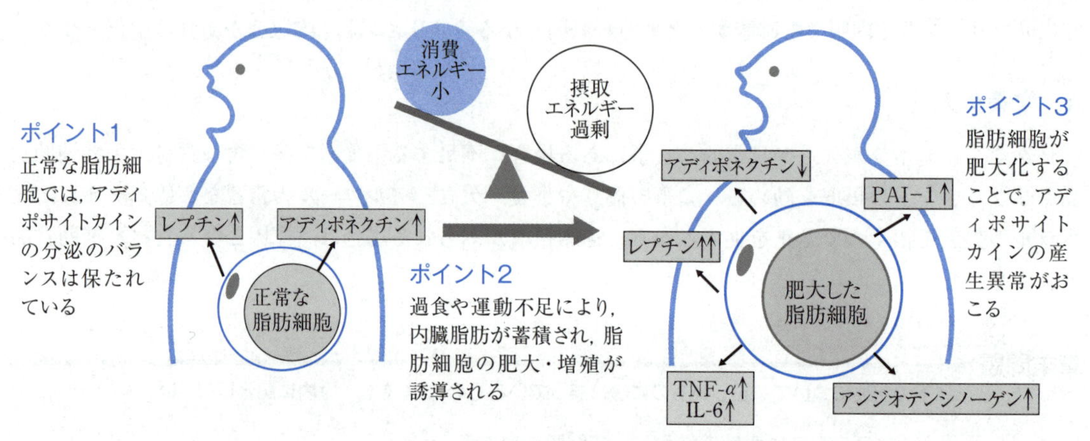

図6−1　肥満によるアディポサイトカインの変化

1．概　説

肥満とは，体に脂肪が過剰に蓄積した状態と定義されており，エネルギーバランスが崩れ，摂取エネルギーが消費エネルギーを上まわると余剰のエネルギーが蓄積される。肥満症(obesity)とは，肥満に起因する健康障害を合併するか，その合併が予測される場合で，医学的に減量を必要とする病態と定義され，疾患単位の一つとして取り扱われる。

表6−1　肥満度分類

BMI kg/m²	判　定	WHO 基準
＜18.5	低体重	Underweight
18.5≦～＜25	普通体重	Normal range
25≦～＜30	肥満(1度)	Pre-obese
30≦～＜35	肥満(2度)	Obese class I
35≦～＜40	肥満(3度)	Obese class II
40≦	肥満(4度)	Obese class III

肥満の判定基準として，BMI(体重(kg)/身長(m)^2)が用いられている。WHOではBMI≧30を，日本ではBMI≧25を，肥満としている(表6-1)。

メタボリックシンドローム(metabolic syndrome)は，内臓脂肪蓄積が必須条件で，それに加えて，脂質代謝異常，高血圧，高血糖の3項目のうち2つ以上が基準値を超えている場合に診断される(表6-2)。

〔肥満の最近の動向〕

令和元年度国民健康・栄養調査の結果によると，肥満者の割合は男性33.0%，女性22.3%である。ここ10年間では，男女とも有意な増減はみられていない。年代別にみると，男性では40歳代が39.7%と最も高く，女性では60歳代で28.1%と最も高い。

2. 栄養療法に必要な生化学・解剖生理学

過食や運動不足により，エネルギー摂取が消費を上回る，つまり生体内でのエネルギー出納のバランスが崩れることで，肥満(特に内臓脂肪蓄積)が起こり，インスリン抵抗性，およびそれに伴う代償性高インスリン血症が引き起こされる。内臓脂肪蓄積により，過剰な遊離脂肪酸(FFA)が血液中に放出される。FFA濃度が上昇することで，インスリン抵抗性が惹起される。さらに肝臓に流入したFFAにより脂肪合成が促進されることで，脂質異常症につながる。

また，内臓脂肪の蓄積により，脂肪細胞の肥大・増殖を誘導し，肥大化した脂肪細胞から分泌されるアディポサイトカインの産生異常を引き起こす(図6-1)。生理活性物質であるアディポサイトカインとして，アディポネクチン，レプチン，プラスミノーゲンアクチベーターインヒビター(PAI-1)，TNF-α，アンジオテンシノーゲン，レジスチンなどがある。アディポネクチンは，インスリン抵抗性改善作用や抗動脈硬化作用，血圧を低下させる作用を有しているが，内臓脂肪蓄積により分泌が減少する。レプチンは，食欲抑制やエネルギー消費亢進をもたらす。肥満に伴い血中レプチン濃度は上昇するが，レプチン抵抗性という作用不足状態となり，摂食抑制が効かず，さらに過食となると考えられている。内臓脂肪蓄積により分泌が高まるPAI-1は，プラスミノゲンアクチベーターを抑制し，プラスミン生成を妨げることで，血栓形成を促進する。TNF-αも内臓脂肪蓄積により分泌が高まり，インスリン抵抗性を介して糖・脂質代謝異常をもたらす。また，血圧を上昇させるアンジオテンシノーゲンの分泌も高まり，高血圧を招く一因となる。内臓脂肪蓄積により生じるこれらのアディポサイトカインの産生異常は，インスリン抵抗性や高血糖，脂質代謝異常，血圧高値などのリスクを惹起するだけでなく，直接的に心血管疾患の発症につながる。そのため，病態形成の中心的役割を果たしていると考えられる内臓脂肪蓄積を減少させることは，メタボリックシンドロームの発症および進展予防に重要である。

3. 症状および病態

肥満には過栄養や生活習慣の乱れ，運動不足などが原因となる単純性(原発性)肥満と肥満の原因が明らかな症候性(二次性)肥満があり，肥満の95%は単純性肥満である。症候性肥満には，内分泌性肥満や遺伝性肥満，視床下部性肥満，薬剤性肥満などがあり，まず基礎疾患の治療を行う必要がある。

また，脂肪分布の違いにより，内臓脂肪型肥満と皮下脂肪型肥満に大別される。内臓脂肪型肥満は，

表6-2 メタボリックシンドローム診断基準

必須項目		(内臓脂肪蓄積) ウエスト周囲径*	男性≧85 cm 女性≧90 cm
選択項目 3項目のうち 2項目以上	1.	高トリグリセリド血症 かつ／または 低HDL-コレステロール血症	≧150 mg/dL <40 mg/dL
	2.	収縮期(最大)血圧 かつ／または 拡張期(最小)血圧	≧130 mmHg ≧85 mmHg
	3.	空腹時高血糖	≧110 mg/dL

*内蔵脂肪面積 男女ともに≧100 cm^2に相当

厚生労働省：e-ヘルスネット，メタボリックシンドロームの診断基準より引用
https://www.e-healthnet.mhlw.go.jp/infomation/metabolic/m-01-003.html

注］1 CTスキャンなどで内臓脂肪量測定を行うことが望ましい。
2 ウエスト周囲径は立位，軽呼気時，臍レベルで測定する。
3 メタボリックシンドロームと診断された場合，糖負荷試験が薦められるが診断に必須ではない。
4 高TG血症，低HDL-C血症，高血圧，糖尿病に対する薬物療法を受けている場合は，それぞれの項目に含める。
5 糖尿病，高コレステロール血症の存在はメタボリックシンドロームの診断から除外されない。

皮下脂肪型肥満に比べ，メタボリックシンドロームを引き起こしやすく，生命への危険性が高い。内臓脂肪蓄積は，CT検査により臍部で内臓脂肪面積100 cm^2 以上であるか測定することが望ましいとされているが，通常はウエスト周囲長の測定を行い，男性85 cm，女性90 cm以上を内臓脂肪型肥満としている(表6-2)。

メタボリックシンドロームは，内臓脂肪蓄積やインスリン抵抗性により高血糖，脂質異常症，高血圧などのリスク因子が重積し，動脈硬化性疾患発症リスクが増加する病態である。

4. 肥満症のガイドライン

日本肥満学会より「肥満症診療ガイドライン2022」が示されている。肥満症治療の目的は，減量により肥満に起因する健康障害を改善させることである。「肥満症診療ガイドライン2022」では，診療指針は**肥満症**，**高度肥満症**で区別されている。減量目標は，肥満症(BMI ≦ 25〜35 kg/m^2)では現体重の3％以上，高度肥満症(BMI ≧ 35 kg/m^2)では現体重の5〜10％とされている。

肥満症診療ガイドライン2022

URL：http://www.jasso.or.jp/contents/magazine/journal.html#himan22

5. 治療（食事・栄養療法，運動療法，薬物療法）

食事・栄養療法：摂取エネルギーを消費エネルギーより少なくする必要がある。「肥満症診療ガイドライン2016」において，摂取エネルギー量は，肥満症(BMI ≦ 25〜35 kg/m^2)では25 kcal/kg× 標準体重(kg)/日以下，高度肥満症(BMI ≧ 35 kg/m^2)では20〜25 kcal/kg× 標準体重(kg)/日以下とされている。「肥満症診療ガイドライン2016」では，各栄養素のバランスは指示エネルギーの50〜60％を糖質，15〜20％をたんぱく質，20〜25％を脂質とすることが推奨されている。エネルギー摂取制限によるビタミン，ミネラルの摂取不足にならないよう十分に注意が必要である。迅速かつ大幅な減量が必要な場合には，1日600 kcal以下の**超低エネルギー食**(very low calorie diet；**VLCD**)を行う場合があるが，さまざまな副作用を伴う場合があるため，必ず医師の管理下で行わなければならない。

運動療法：過度な運動は継続しにくいため，有酸素運動を中心に各個人に合わせて継続できる運動を指導する必要がある。運動の継続は，インスリン抵抗性の改善や筋力低下予防，高血圧や脂質異常，耐糖能異常の改善に効果的であり，栄養療法と運動療法の併用は重要である。

薬物療法：肥満症治療の基本は，栄養療法と運動療法である。栄養療法や運動療法を行っても有効な減量が得られない，あるいは合併疾患の改善がみられない場合に薬物療法を考慮する。日本で使用可能な肥満症治療薬は，中枢性食欲抑制薬(マジンドール)，脂肪組織でのエネルギー代謝の亢進を介する防風通聖散である。

外科的治療：内科治療で有意な体重減少および肥満関連健康障害の改善が認められないBMI ≧ 35 kg/m^2 の高度肥満症患者に，胃切除術など外科的治療が行われる場合がある。外科的治療の成功には，術前後の内科医・外科医などの医師，看護師，管理栄養士など多職種によるケアが重要である。

＜特定健診，特定保健指導＞

平成20年度より開始された**特定健診・特定保健指導**は40〜74歳までのすべての被保険者・被扶養者を対象とし，腹囲とBMIにより内臓脂肪蓄積のリスク判定，血糖・脂質・血圧の測定と喫煙歴の質問項目について，特定保健指導対象者の選定と保健指導レベルの設定を行う（図6-2）。保健指導レベルは，情報提供，動機づけ支援，積極的支援の3段階に分かれている。動機づけ支援では原則1回の支援を行い，3か月以上経過後に評価を行う。積極的支援では初回の面談と3か月以上の継続的な支援を行う。

図6－2 特定保健指導における階層化

<table>
<tr><th rowspan="3">腹　囲</th><th colspan="3">追加リスク</th><th rowspan="3">④喫煙歴</th><th colspan="2" rowspan="2">対　象</th></tr>
<tr><th>①血糖</th><th>②脂質</th><th>③血圧</th></tr>
<tr><td>空腹時血糖
≧100mg/dL,
HbA1c（NGSP）
≧5.6％または
随時血糖
≧100mg/dL</td><td>中性脂肪
≧150mg/dL または HDL コレステロール
＜40mg/dL</td><td>収縮期血圧
≧130mmHg
または拡張期血圧
≧85mmHg</td><td>40-64歳</td><td>65-74歳</td></tr>
<tr><td rowspan="3">男性≧85cm
女性≧90cm</td><td colspan="3">2つ以上該当</td><td></td><td rowspan="2">積極的支援</td><td rowspan="3">動機付け支援</td></tr>
<tr><td colspan="3" rowspan="2">1つ該当</td><td>あり</td></tr>
<tr><td>なし</td><td>動機付け支援</td></tr>
<tr><td rowspan="4">上記以外で
BMI≧25kg/m²</td><td colspan="3">3つ該当</td><td></td><td rowspan="2">積極的支援</td><td rowspan="4">動機付け支援</td></tr>
<tr><td colspan="3" rowspan="2">2つ該当</td><td>あり</td></tr>
<tr><td>なし</td><td rowspan="2">動機付け支援</td></tr>
<tr><td colspan="3">1つ該当</td><td></td></tr>
</table>

図6－2　特定保健指導における階層化

出典：厚生労働省保健局：特定健康診査・特定保健指導の円滑な実施に向けた手引き（第3・2版）（2021）より引用改変

6. 栄養ケア

減量により肥満に起因する健康障害を改善させることを目指し栄養ケアを行う。しかし，肥満症，メタボリックシンドロームの患者は，合併症として起こる疾患に対して危機感があまりない場合が多い。そのため，食事療法や運動療法など治療に対する意識を高めることが重要であり，生活習慣や食習慣だけでなく，職業や家族関係など食生活に影響のある心理・社会的な部分にも目を向けることが必要である。また，体脂肪1kgを減少させるには約7,200kcalのエネルギーを消費する必要がある。3～6か月での現体重3％以上の減量目標を実現するために，現状からどの程度エネルギー摂取量を減らし，消費量を増やしたらよいか，患者本人に伝わりやすい具体的な数値を提示する。そのうえで，本人の達成可能な目標を本人の意思を尊重しながら設定していく。

体重や食事内容の自己記録による問題行動の抽出，問題行動の修復と適正行動の持続による体重減少や血液生化学データの改善など治療成果（報酬）を得ることにより，適正行動の強化・継続が可能となる。

7. 症例で確認

性別　男性　　**年齢**　45歳　　**身長**　170cm　　**体重**　81kg　　**BMI**　28kg/m²

職　業　会社員（デスクワーク）　　**家族歴**　父が高血圧

既往歴　健康診断で血圧が高めと指摘を受けたことがあるが，服薬はしていない。

主　訴　仕事が忙しくなり，食事時間が不規則になった。独身で，仕事が忙しくなってからは　夕食をコンビニ弁当かインスタントラーメンなどですませることや，ストレスを解消するためにお菓子を食べることが多くなった。去年の健康診断から体重が5kg増えている。

健康診断

腹　囲	86cm	血糖値	105mg/dL
収縮期血圧	138mmHg	HbA1c	5.5%
拡張期血圧	90mmHg	中性脂肪	238mg/dL
喫煙歴	なし	HDL-コレステロール	38mg/dL

図6-2を参考に特定保健指導における選定と階層化を行うと，「積極的支援」に階層化される。仕事が忙しくなってからの不規則な食生活が問題点であるという自覚があり，3か月で現体重の3%の減量（約2.5kgの減量）を目指したいと意欲的であった。3か月で約2.5kgの減量をするためには，1日200kcal程度エネルギーを減らす必要があること，現在の食事や運動量から，どの程度増減する必要があるかを具体的に伝えたうえで，本人が実践可能な目標を設定する。

2　糖尿病

2型糖尿病患者の栄養管理・栄養診断の事例（p.82～84参照）

■キーワード　＊　＊　＊　＊　＊　＊　＊

インスリン抵抗性，インスリン依存状態，消化管ホルモン，GIP，GLP-1，インスリン非依存状態，糖尿病ケトアシドーシス，高浸透圧高血糖状態，糖尿病網膜症，糖尿病腎症，糖尿病神経障害，食品交換表，カーボカウント，低血糖

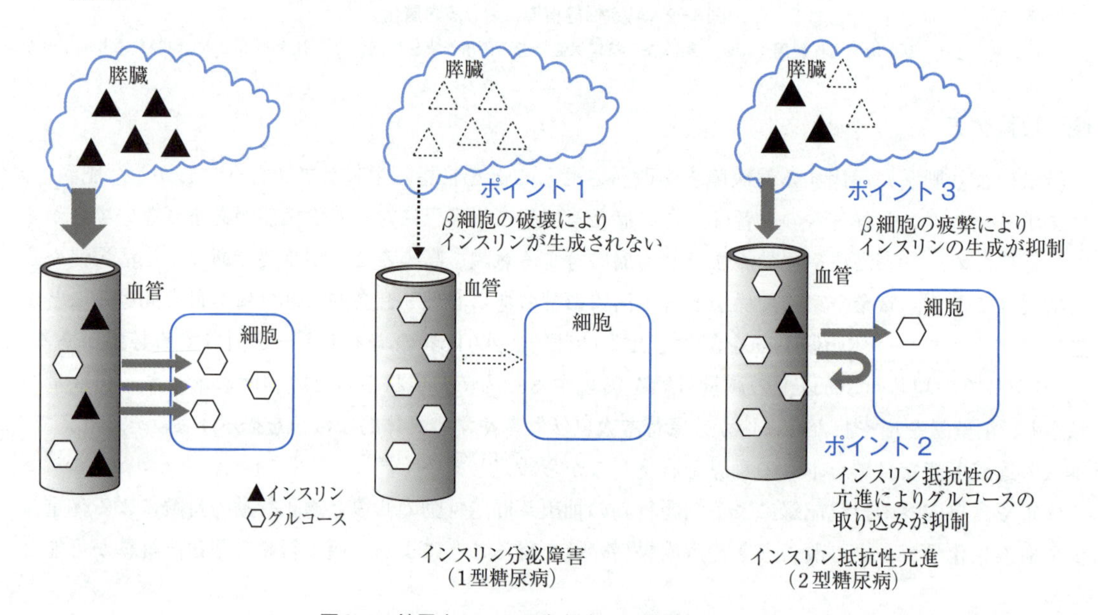

図6-3　糖尿病とは　正常（左），糖尿病（中央・右）

1．概　説

糖尿病（diabetes mellitus）は，インスリン分泌の絶対的または相対的欠乏や作用不足による高血糖状態を主徴とする代謝疾患である。糖尿病は**1型糖尿病**，**2型糖尿病**，その他の特定の機序・疾患による糖尿病，妊娠糖尿病に分類される。インスリンは，標的細胞（骨格筋，脂肪細胞，肝細胞など）に

おいて，細胞へのグルコースの取り込みを促進し，細胞内へ取り込まれたグルコースの分解作用，グリコーゲンや脂肪合成の促進作用を発揮する。何らかの原因によりインスリン分泌の不足や，作用不足が起こると，グルコースの細胞への取り込みが抑制され，血中のグルコース濃度が高まり，高血糖となる。1型糖尿病では，自己免疫性が関与し，膵臓のランゲルハンス島β細胞が破壊されインスリンの合成ができなくなり（インスリンの絶対的不足），高血糖をきたす。発症様式により急性，劇症，緩徐進行に分類され，緩徐進行1型糖尿病では徐々に**インスリン依存状態**に進行する（図6-3）。

糖尿病の診断手順のフローチャートを図6-4に示す。初回検査で糖尿病型が確認された場合，別の日に行った検査で糖尿病型が再確認されれば糖尿病と診断する。ただし，HbA1cのみの反復検査による診断は不可であり，必ず血糖値を確認する必要がある。血糖値とHbA1cを同時測定し，どちらも糖尿病型を満たせば，初回検査のみで糖尿病と診断する。また，血糖値が糖尿病型を示し，かつ次のいずれかが認められる場合，初回検査だけでも糖尿病と診断する。

① 口渇，多飲，多尿，体重減少などの糖尿病の典型的な症状

② 確実な糖尿病網膜症

血糖値やHbA1cの値が糖尿病型と診断されない場合でも，過去に糖尿病型を示していた場合や，上記①，②の症状の記録がある場合は，糖尿病の疑いをもって対応する。

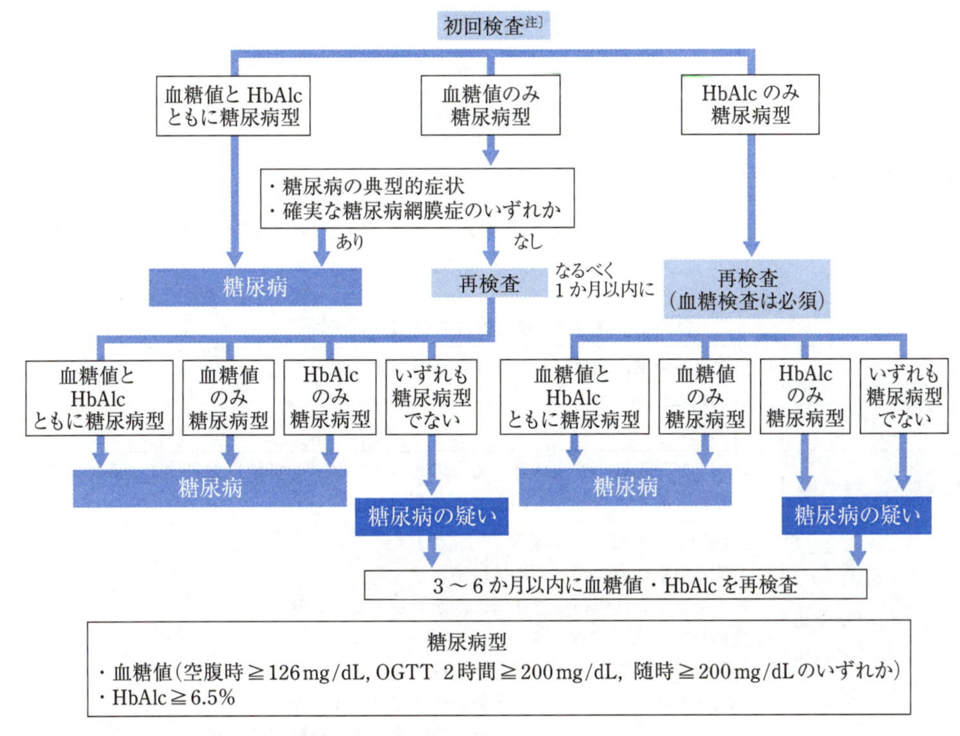

図6-4　糖尿病の臨床診断のフローチャート

出典：日本糖尿病学会（編・著）：「糖尿病治療ガイド2022-2023」p.26，文光堂（2022）

注〕 糖尿病が疑われる場合は，血糖値と同時にHbAlcを測定する。同日に血糖値とHbAlcが糖尿病型を示した場合には，初回検査だけで糖尿病と診断する。

糖尿病の合併症である細小血管障害（神経障害，網膜症，腎症）や動脈硬化症の発症・進展防止のためにも栄養管理は重要である。

2. 栄養療法に必要な生化学・解剖生理学

血糖値は食後に上昇するが，空腹時では70～110 mg/dLに保たれている。血糖値を下げるホルモンは，膵ランゲルハンス島のβ細胞から分泌されるインスリンである。血糖値を上げるホルモンとしては，グルカゴン，アドレナリン(カテコールアミン)，グルココルチコイド，成長ホルモンなどがある。

経口摂取した栄養素がグルコースとして吸収されると血糖値が上昇し，インスリン分泌がみられる。まず，食物による刺激により**消化管ホルモン**である**グルコース依存性インスリン分泌刺激ポリペプチド**(glucose-dependent insulinotropic polypeptide；GIP)と，**グルカゴン様ペプチド-1**(glucagon-like peptide-1；GLP-1)が腸管から分泌され，血糖値依存的にインスリン分泌が起こる(第1相分泌)。分泌されたインスリンは，肝臓，それから筋肉や脂肪組織などの末梢組織にインスリン受容体を介して作用する。肝臓に作用したインスリンは，解糖系・グリコーゲン合成系・脂質合成系の促進とともに，脂肪分解系・糖新生系の阻害を行う。肝臓に取り込まれなかったグルコースにより血糖値が上昇し，膵β細胞でのグルコース応答性のインスリン分泌が起こる(第2相分泌)。膵β細胞でのグルコース応答性のインスリン分泌は，①グルコースが膵β細胞の細胞膜に存在する糖輸送担体GLUT2を介して細胞内に取り込まれる，②代謝を経て産生されたATPにより，ATP感受性カリウムチャネルが閉鎖して，細胞膜が脱分極を起こす，③細胞内にカルシウムイオンが流入し，細胞内カルシウムイオン濃度が上昇，④インスリンが分泌される，という機構により分泌される。このインスリンの分泌により，筋肉や脂肪組織への糖取り込みが亢進することで，血糖値を空腹時の値に戻す。

3. 症状および病態

糖尿病の特徴的な症状として，口渇，多飲，多尿がある。また，重度になれば比較的短時間での体重減少がみられる。

表6-3 糖尿病と糖代謝異常[注1)]の成因分類[注2)]

Ⅰ．1型	膵β細胞の破壊，通常は絶対的インスリン欠乏に至る A. 自己免疫性 B. 特発性
Ⅱ．2型	インスリン分泌低下を主体とするものと，インスリン抵抗性が主体で，それにインスリンの相対的不足を伴うものなどがある
Ⅲ．その他の特定の機序，疾患によるもの	A. 遺伝因子として遺伝子異常が同定されたもの ①膵β細胞機能にかかわる遺伝子異常 ②インスリン作用の伝達機構にかかわる遺伝子異常 B. 他の疾患，条件に伴うもの ①膵外分泌疾患 ②内分泌疾患 ③肝疾患 ④薬剤や化学物質によるもの ⑤感染症 ⑥免疫機序によるまれな病態 ⑦その他の遺伝子症候群で糖尿病を伴うことの多いもの
Ⅳ．妊娠糖尿病	

出典：日本糖尿病学会糖尿病診断基準に関する調査検討委員会：「糖尿病の分類と診断基準に関する委員会報告(国際標準化対応版)」p.490，糖尿病55巻7号(2012)より引用
日本糖尿病学会(編・著)：「糖尿病治療ガイド2022-2023」p.18，文光堂(2022)

注〕1〕一部には，糖尿病特有の合併症をきたすかどうかが確認されていないものも含まれる。
2〕現時点ではいずれにも分類できないものは，分類不能とする。

＜分類と成因＞

糖尿病は，1型糖尿病，2型糖尿病，その他の特定の機序・疾患による糖尿病，妊娠糖尿病に成因別に分類される（表6-3）。病態としては，インスリン非依存状態とインスリン依存状態に分けられ，その状態により臨床症状や治療法が異なる。

（1） 1型糖尿病

膵β細胞の破壊により，インスリンの絶対的な不足に陥る。成因別に自己免疫性と特発性に分類され，大半は自己免疫性に分類される。自己免疫性は，自己免疫機序により膵β細胞が破壊されて発症する。若年発症が多く，インスリンが絶対的に不足するため，生命維持のためにインスリン注射が不可欠である場合が多い。治療法としては，強化インスリン療法，続いて食事療法，運動療法（代謝が安定している場合）となる。ケトーシス，ケトアシドーシスに陥りやすい。1型糖尿病の診断のために行われる検査では，膵島（ランゲルハンス島）細胞成分に対する抗体の検査として**抗グルタミン酸デカルボキシラーゼ抗体**（抗 GAD 抗体）の検査が用いられる。

（2） 2型糖尿病

遺伝因子や，過食・肥満・運動不足・加齢・ストレスなどの環境因子が加わり，インスリン分泌不全やインスリン抵抗性などのインスリン作用不足により発症する。糖尿病の家族歴を認めることや，肥満または肥満歴を有することが多い。治療法は，食事療法と運動療法が基本となる。必要に応じて，経口糖尿病薬やインスリン療法など薬物療法を行う。

（3） その他の特定の機序・疾患による糖尿病

遺伝因子として遺伝子異常が同定された糖尿病と，他の疾患や条件に伴うものに区別される。

（4） 妊娠糖尿病

妊娠糖尿病は，妊娠中にはじめて発見または発症した糖尿病に至っていない糖代謝異常と定義され，妊娠中の明らかな糖尿病や糖尿病合併妊娠は含めない。妊娠中の糖代謝異常には，①妊娠糖尿病，②妊娠中の明らかな糖尿病，③糖尿病合併妊娠があり，血糖コントロールが不良な場合，流産・早産や胎児の奇形，巨大児，新生児低血糖など母子ともに影響を及ぼす（第21章 p.284参照）。

〈糖尿病合併症〉

慢性的に高血糖が持続すると，特有の合併症が発生する。合併症は，高度なインスリン作用不足によって起こる急性合併症と，慢性的な高血糖によって起こる慢性合併症がある。

① 急性合併症

●糖尿病ケトアシドーシス

インスリンが絶対的に欠乏していることにより引き起こされる。意識障害が起こり，重度の場合に昏睡に陥る。インスリン依存状態の1型糖尿病患者で起こりやすい。また，SGLT2阻害薬の投与により，高血糖がなくても生じる場合がある。2型糖尿病患者で，清涼飲料水の多飲により起こることがある（清涼飲料水ケトーシス）。高血糖（≧250 mg/dL），高ケトン血症，アシドーシス（pH7.3未満）および脱水をきたす。

● 高浸透圧高血糖状態

著しい高血糖(≧600 mg/dL)と高度な脱水による高浸透圧血症により，意識障害が起こる。高齢の2型糖尿病患者に多く，感染症や脳血管障害，手術，高カロリー輸液などが誘因としてあげられる。糖尿病ケトアシドーシスに比して，インスリン欠乏の程度が軽度であり，著しいアシドーシスは認めない。

● 感染症

糖尿病患者は感染症にかかりやすい。特に，高齢者や血糖コントロール不良者，重篤な合併症がある場合は注意が必要である。糖尿病患者が手術を受ける場合には，十分な感染症対策が必要である。

② 慢性合併症

長期にわたる高血糖により起こる慢性合併症として，細小血管障害や動脈硬化と関連した大血管症，糖尿病性足病変や白内障などがある。なかでも三大合併症といわれる細小血管症は，糖尿病性網膜症，糖尿病性腎症，糖尿病性神経障害である。

● 糖尿病性網膜症

糖尿病網膜症の病期は①正常，②単純網膜症，③増殖前網膜症，④増殖網膜症の4期に分類される。早期からの管理が重要で，①，②では血糖コントロールや高血圧の治療など内科的治療を行う必要がある。原則的に眼科医による病期に合わせた定期的な診察が必要である。

● 糖尿病性腎症

糖尿病性腎症の病期は第1期(腎症前期)，第2期(早期腎症期)，第3期(顕性腎症期)，第4期(腎不全期)，第5期(透析療法期)の5期に分類される。糸球体濾過量(GFR)と尿中アルブミン排泄量，あるいは尿タンパク排泄量により評価される。

● 糖尿病性神経障害

多発神経障害と単神経障害に分類される。高頻度にみられるのは多発神経障害である。進行すると知覚の低下がみられ，足潰瘍や足壊疽の原因となる。日常から足の観察や爪の手入れなどを行うよう動機づける必要がある。

4. 糖尿病のガイドライン

日本糖尿病学会より，「糖尿病治療ガイド」が毎年示されており，2019年には「糖尿病診療ガイドライン2019」，2021年には「高齢者糖尿病治療ガイド2021」が発刊されている。また，一般社団法人日本糖尿病・生活習慣病ヒューマンデータ学会より「糖尿病標準診療マニュアル」が示されている。

糖尿病標準診療マニュアル

URL：http://human-data.or.jp/dm_manual

5. 治療（食事・栄養療法，運動療法，薬物療法）

糖尿病治療の目標は，血糖や体重，血圧や血清脂質の良好なコントロールを行うことで合併症を予防し，健康な人と同等なQOLを維持して過ごせるようにすることである。

血糖コントロールの治療目標は，患者の年齢や罹病期間，臓器障害，低血糖の危険性，サポート体制などを考慮して個別に設定する必要がある。血糖正常化を目指す目標としてはHbA1c 6.0%未満，合併症予防のための目標としてはHbA1c 7.0%未満，治療強化が困難な場合の目標としてはHbA1c 8.0%未満が血糖コントロール目標値とされている。高齢(65歳以上)糖尿病患者の治療目標は，年齢，罹病期間，低血糖の危険性，サポート体制に加え，認知機能や基本的ADL，手段的ADL，併存疾患なども考慮して個別に設定する。その際，加齢に伴って重症低血糖の危険性が高くなることに十分注意する必要がある。

食事・栄養療法：食事療法は糖尿病治療の基本であり，良好な血糖コントロールを保ち，さまざまな合併症を防ぐためにも必要である。

＜食事療法の進め方＞

① 適正なエネルギー量を設定

適正なエネルギー量の摂取は，良好な血糖コントロールのために重要である。性別，年齢，肥満度，身体活動量などを考慮して決定する。

摂取エネルギー量(kcal)＝目標体重(kg)× エネルギー係数(kcal/kg 目標体重)

＜目標体重の目安＞

65歳未満：［身長(m)］^{2} × 22

高齢者(65歳以上)：［身長(m)］^{2} × 22〜25

目標体重と現体重に乖離がある場合は，個々に併せて決定する。また，後期高齢者(75歳以上)では，現体重に基づき，フレイル，ADL低下や摂食状況などの評価も踏まえて，適宜決定する。

＜エネルギー係数の目安＞

・軽い労作(大部分が座位の静的活動)：25〜30 kcal/kg 目標体重
・普通の労作(座位中心だが通勤・家事，軽い運動を含む)：30〜35 kcal/kg 目標体重
・重い労作(力仕事，活発な運動習慣がある)：35〜 kcal/kg 目標体重

食事摂取状況や体重の増減，血糖コントロール状況等を確認しながら，患者本人や主治医とともに食事療法の内容を見直していく。

② 栄養素のバランス

指示エネルギー量の中で，栄養素を過不足なく摂取する必要がある。

(a) **炭水化物**

炭水化物のエネルギー比率は40〜60％とし，食後高血糖を抑制するためにも3回の食事で均等に摂取する必要がある。また，炭水化物は糖質と食物繊維に分けられる。食物繊維は，ほとんど消化吸収されず，食後高血糖を抑制する効果があるため，1日20g以上を目標に摂取する。

(b) **たんぱく質**

たんぱく質は20％までとする。炭水化物のエネルギー比率を低く設定した場合には，たんぱく質が過剰にならないよう注意する。

(c) **脂　質**

残りのエネルギー比率を脂質とするが，脂質が25％を超える場合は，脂肪酸組成(飽和脂肪酸を減らす，多価不飽和脂肪酸を増やすなど)に配慮する。

(d) **ビタミン，ミネラル**

ビタミン，ミネラルの必要量は健常者と同じく，「日本人の食事摂取基準」を基準とし，不足に注意する。

(e) **食　塩**

「日本人の食事摂取基準」を基準とするが，高血圧合併例では食塩摂取量は6.0g/日未満とする。

<糖尿病食事療法のための食品交換表>

「糖尿病食事療法のための食品交換表　第7版(日本糖尿病学会編著)」は，多く含まれている栄養素によって食品を4群6表に分類し，80 kcalを1単位と定めている。

図6-5に示すように，指示エネルギー量1,600 kcal/炭水化物55%を例に食品交換表の使い方を示す。

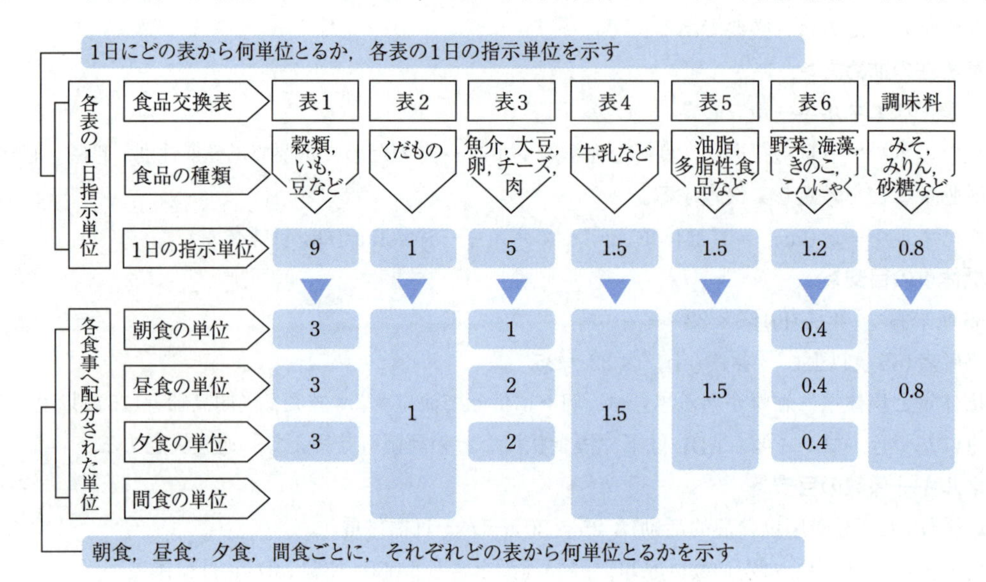

図6-5　食品交換表(第7版)による単位分類例

出典：日本糖尿病学会(編・著)：「糖尿病食事療法のための食品交換表第7版」p.18，日本糖尿病協会・文光堂(2013)より引用改変

① 1日の指示単位：指示エネルギー量を単位に変える(例：1,600 kcal ÷ 80 kcal ＝ 20単位)。

② 1日の指示単位を各表に配分する。

③ 朝食，昼食，夕食の3回の食事にほぼ均等に分ける。

「糖尿病食事療法のための食品交換表第7版」にはそれぞれの食品の1単位(80 kcal)に当たる重量(g)が示されている。同一の表内の食品を同一単位で交換することで，栄養素のバランスを保ちつつ食事内容を多彩にすることができる(図6-5)。

<カーボカウント>

食後の血糖変動は，栄養素に関しては主として食事中に含まれる炭水化物(糖質)量によって規定される。カーボカウントとは，炭水化物(カーボ)量を単位化して計算(カウント)することで，糖尿病の食事療法に利用する方法である。カーボカウントは，基礎カーボカウントと応用カーボカウントの2つに分けられる。基礎カーボカウントはすべての糖尿病患者が適応である。食品に含まれる栄養素と食後血糖値の関係を学び，糖質を規則正しく摂取することで食後の血糖コントロールを行うことができる。応用カーボカウントは，1型糖尿病患者や強化インスリン療法中の2型糖尿病患者が適応である。インスリン1単位で処理できる糖質量(カーボ/インスリン比)や，インスリン1単位で低下する血糖値(インスリン効果値)を把握することにより，摂取糖質量に応じてインスリン投与量を決定することができる。

運動療法：運動の急性効果として，ブドウ糖・脂肪酸の利用が促進されて血糖値が低下することがある。また，慢性効果として，インスリン抵抗性が改善する。運動は，有酸素運動とレジスタンス運動に分類され，ともに血糖コントロールに有効である。しかし，運動療法は血糖コントロール不良

表6-4　経口血糖降下薬の種類と主な作用や注意点

機　序		種　類	主な作用	臨床的特徴と注意点
インスリン分泌非促進系		ビグアナイド薬	肝臓での糖新生の抑制	重篤な副作用として，乳酸アシドーシスがある
		チアゾリジン薬	骨格筋・肝臓でのインスリン抵抗性の改善	主な副作用として浮腫があるため，心不全患者および既往者には使用しない
		α-グルコシダーゼ阻害薬（α-GI）	炭水化物の吸収遅延による食後高血糖の改善	必ず食直前に服用する 副作用として，腹部膨満感，放屁の増加，下痢などが認められる 他剤併用時に低血糖がみられた場合は，必ず単糖類のブドウ糖を服用させる（二糖類のショ糖では血糖値の回復が緩やかになってしまうため）
		SGLT2阻害薬	腎での再吸収阻害による尿中ブドウ糖排泄促進	体重低下が期待される 腎不全や透析患者には使用しない 尿路感染症・性器感染症（特に女性）に注意する 脱水に注意し，適度な水分補給を行う必要がある
インスリン分泌促進系	血糖依存性	DPP-4阻害薬	血糖依存性のインスリン分泌促進とグルカゴン分泌抑制	血糖依存的にインスリン分泌を促進しグルカゴン分泌を抑制するため，単独投与では低血糖の可能性は少ない
	血糖非依存性	スルホニル尿素（SU）薬	インスリン分泌の促進	最も多い副作用として低血糖がある 服用により体重増加をきたしやすい
		速効型インスリン分泌促進薬（グリニド薬）	より速やかなインスリン分泌の促進・食後高血糖の改善	効果的に食後の血糖上昇を抑制する 必ず食直前に投与する

な場合や増殖網膜症による新鮮な眼底出血がある場合，腎不全の状態にある場合など禁止や制限をした方がよい場合がある。

薬物療法：食事療法や運動療法が行われているがコントロールが不十分である場合には，薬物療法を開始する。表6-4に示すように，**経口血糖降下薬**はインスリン分泌非促進系系，インスリン分泌促進系の2種類に分けられる。

インスリン療法は，健常人のインスリン分泌パターンをインスリン注射により再現することが基本となる。インスリン療法の絶対的適応としては，インスリン依存状態，高血糖性の昏睡，重度の肝障害・腎障害の合併，重度感染症・外傷・中等度以上の外科手術，糖尿病合併妊婦，静脈栄養時の血糖コントロール時があげられる。インスリン療法の相対的適応としては，インスリン非依存状態でも著名な高血糖を認めるとき，経口血糖降下薬のみで良好な血糖コントロールが得られないとき，やせ型で栄養状態が低下しているとき，ステロイド治療時に高血糖を認めるとき，糖毒性を積極的に解除するときがあげられる。インスリン製剤は，作用の発現や持続時間の違いにより，超速効型，速効型，中間型，混合型，配合溶解，持続型溶解に分けられる。健常者のインスリン分泌は，基礎インスリン分泌（空腹時血糖値を制御）と追加インスリン分泌（食事摂取による食後血糖値を制御）からなる。インスリン製剤の特徴を理解して，患者の病態とともに生活スタイルも考慮しながらインスリン療法を行う必要がある。また，インスリン療法時には，**低血糖**や**シックデイ**（発熱，嘔吐，下痢の場合や食欲不振で食事が摂れない状態）時の対策を立てておく必要がある。

インスリン以外の注射薬としては，**GLP-1受容体作動薬**がある。膵β細胞膜上のGLP-1受容体に結合し，血糖依存的にインスリン分泌促進に作用する。グルカゴン分泌抑制作用も有している。1日1または2回，または週1回注射の製剤がある。インスリン非依存状態の患者が適応で，単独投与では低血糖をきたす可能性は低い。

<低血糖>

低血糖とは，糖尿病を薬で治療されている方に高い頻度でみられる。血糖値が70 mg/dL 以下になると，血糖値を上げようとする自律神経の反応(警告症状)が出現する。さらに血糖値が下がり，50 mg/dL 以下になると，中枢神経にまで影響し，意識障害等の症状が出現する。経口摂取が可能な場合は，ブドウ糖(10 g)またはブドウ糖を含む飲料(150～200 mL)を摂取させる。ショ糖では，少なくともブドウ糖の倍量(砂糖で20 g)を飲ませる。低血糖は，薬物の種類や量の誤り，食事が遅れたり，食事量や炭水化物の摂取が少ない場合に起こる。

<シックデイ>

糖尿病患者が治療中に発熱，下痢，嘔吐をきたし，または食欲不振にため，食事ができない時をシックデイとよぶ。インスリン非依存状態においても，著し高血糖やケトアシドーシスに陥る場合がある。インスリン治療中の患者は，食事がとれなくても自己判断でインスリン注射を中断してはならない。シックデイ時は十分な水分の摂取により脱水を防ぐように指導する。食欲のないときには，日ごろ食べ慣れていて口当たりの良く消化の良い食物(ジュース，スープ，おかゆなど)を選び，できるだけ絶食をしないように，特に炭水化物と水の摂取を優先する。

6. 栄養ケア

初回の栄養指導時には，これまでの食習慣だけではなく家庭環境や職業などライフスタイルについて聞き取る。糖尿病は自覚症状に乏しく，診断されたばかりの患者は不安や受け入れられないなどの感情をもっている場合があるため，まずは患者の話を傾聴することで，患者のおかれている状況や心理状況を理解することが必要である。これらにより患者との円滑なコミュニケーションをはかることで，患者のセルフケアの実行度を高めていくことにつながる。

まずは適正なエネルギー量を決定し，患者に合わせて適宜食品交換表を用いて栄養素をバランスよく，規則正しく食べることの重要性を伝える。また，聴取した患者のライフスタイルや患者の行動変容変化ステージ(①前熟考期，②熟考期，③準備期，④実行期，⑤維持期)に合わせて患者とともに目標を設定していく。これにより，自己効力感を高め，食事療法が継続できるように支援を行う。

また，食事療法だけでなく糖尿病の基礎知識や合併症の知識，運動療法や薬物療法(経口血糖降下薬やインスリン治療)などの治療法についての正しい知識を得ることで，患者の自己管理への動機づけにつながる。医師，看護師，管理栄養士，薬剤師，臨床検査技師，理学療法士などの医療スタッフが連携し，患者や患者家族の支援を行う必要がある。

3 脂質異常症

脂質異常症患者の栄養管理・栄養診断の事例(p.85～87参照)

■キーワード ＊ ＊ ＊ ＊ ＊ ＊ ＊

コレステロール，中性脂肪，動脈硬化，アポタンパク，カイロミクロン，LDL，HDL，リポタンパク質リパーゼ(LPL)

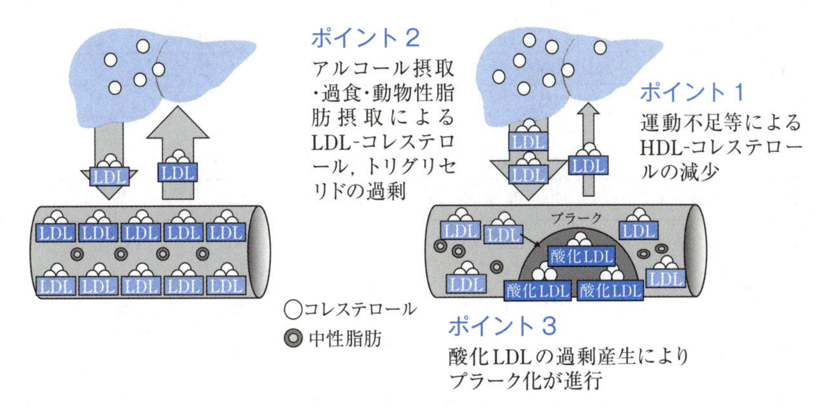

図6-6 脂質異常症 正常(左)と発症(右)

1. 概 説

脂質異常症(dyslipidemia)とは，血液中に含まれるLDL-コレステロールや中性脂肪(トリグリセリド)などの脂質が増加，または特定の脂質分画(HDL-コレステロール)が正常範囲より増加(低下)した状態をいう。血液中に余分な脂質(酸化LDL)が多くなると，動脈硬化を起こしやすくなり，心筋梗塞や脳卒中などのリスクが高くなる。高血圧の人が脂質異常症を伴うと，血管壁が傷つきやすいため動脈硬化がさらに進行する。また，インスリンが不足すると中性脂肪が体内で利用されにくくなり，血中に中性脂肪が増える(図6-6)。そのため糖尿病の人は**脂質異常症**を伴いやすく，**動脈硬化**を進行させる。

脂質異常症には自覚症状はほとんどなく，そのため気づくのが遅れ，突然の心筋梗塞などの発作におそわれる場合もある。そのため，普段からの肥満，運動不足，ストレス，アルコールの飲みすぎ，果物や甘いものの摂りすぎに注意した生活習慣を心がける必要がある。

動脈硬化発症リスクを判断するためのスクリーニング値として，日本動脈硬化学会は「動脈硬化性疾患予防ガイドライン2017年版」に基準値を定義している(表6-5)。

表6-5 脂質異常症診断基準値(空腹時採血)

LDL-コレステロール	140 mg/dL ＜	高LDL-コレステロール血症
	120～139 mg/dL	境界型高LDL-コレステロール血症
HDL-コレステロール	＜ 40 mg/dL	低HDL-コレステロール血症
中性脂肪(TG)	150 mg/dL ＜	高中性脂肪血症
Non-HDL-コレステロール	170 mg/dL ＜	高non-HDL-コレステロール血症
	150～169 mg/dL	境界型高non-HDL-コレステロール血症

脂質異常症(高脂血症：従来の名称)は原発性と続発性が存在し，原因として代謝に関わる遺伝子異常が明確なものから，まだ不明なものまで存在する。脂質は疎水性のため，**アポタンパク**と結合したリポタンパクとして血液中を流れる。リポタンパクは，脂質構成，大きさ，比重などで大きく4種類の脂質分画に分類することができる(表6-6)。したがって，脂質異常症はリポタンパク分画をもとに，表現型が分類されている(表6-7)。

表6-6　リポタンパク質の種類

脂質構成	カイロミクロン	VLDL	LDL	HDL
トリグリセリド	約85%	約55%	約8%	約5%
コレステロール	約6%	約20%	約50%	約20%
リン脂質	約7%	約15%	約22%	約30%
アポタンパク質	約2%	約10%	約20%	約45%
アポタンパク質種類	A1, B48, C2, E	B100, C2, E	B100	A1, A2, C1
直　径(nm)	80-1,000	30-75	20-25	8月10日
比　重	≦0.96	0.96-1.006	1.006-1.063	1.063-1.21

表6-7　脂質異常症(高脂血症)の表現型分類

表現型	I	Ⅱa	Ⅱb	Ⅲ	Ⅳ	V
増加するリポタンパク分画	カイロミクロン	LDL	LDL, VLDL	レムナント	VLDL	カイロミクロン, VLDL
コレステロール	→	↑～↑↑↑	↑～↑↑	↑↑	→または↑	↑
トリグリセリド	↑↑↑	→	↑↑	↑↑	↑↑	↑↑↑

カイロミクロンは，食事性トリグリセリドを転送することに寄与し，VLDLは内因性トリグリセリド(糖，脂肪酸を材料として肝臓などで合成された脂質)を転送する。LDLはコレステロールを末梢組織に転送し，HDLはコレステロールを末梢組織から肝臓に転送する役割を担っている。

2. 栄養療法に必要な生化学・解剖生理学

脂質，リポタンパク質は以下のように代謝される(図6-7)。

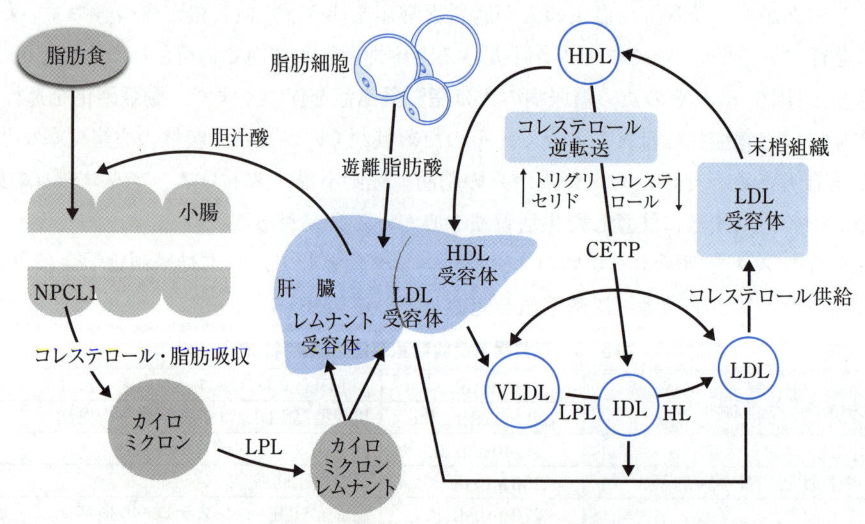

図6-7　脂質，リポタンパク質の代謝

出典：NPCL1：Niemann-Pick C1-like1, LPL：lipoprotein lipase, HL：hepatic lipase, CETP：cholesteryl ester transfer protein

① 吸収された食事性中性脂肪やコレステロールは，腸管上皮細胞でアポタンパクなどと結合し，カイロミクロンが合成され，リンパ管を経由し血管内に移行される。血中に存在するリポタンパク質リパーゼ(LPL)によって分解され，カイロミクロンレムナントとなり，肝臓に取り込まれる。

② カイロミクロンレムナントは，肝臓などで合成されたトリグリセリドやコレステロール，さらに

アポタンパクと結合し，VLDLが生成され，各組織に脂質を供給するために血液中に放出される。

③ VLDLは各組織にトリグリセリド，コレステロールを提供しながら，LPLによって分解され，中間型リポタンパク質(IDL)を経てLDLへ，一部はHDLに移行する。

④ また，VLDL，IDLおよびLDLとHDLと双方間で，コレステロールエステル転送タンパク(CETP)により，前者から後者にトリグリセリドが転送，後者から前者にコレステロールが転送される。

⑤ LDLは，肝臓および多くの細胞のLDL受容体を経て処理され，HDLは，末梢のコレステロールを肝臓へ運搬する。

⑥ インスリン抵抗性などによるLPL活性の低下や臓器の異常により，血液中にこれらの脂質分画が停滞することで，脂質異常症が起こる。

3. 症状および病態

脂質異常症は，ほとんど自覚症状はないが，家族性高コレステロール血症を有する患者では，皮膚，眼瞼，角膜輪，アキレス腱，肘および膝などの腱鞘部位に黄色腫がみられることがある。血中脂質濃度が高く，持続すると大小の血管にて動脈硬化病変へ移行し，血流障害や血管閉塞に繋がる。

(1) 高トリグリセリド(中性脂肪)血症の病態

トリグリセリドの原料となる油脂類や糖質の過剰摂取はトリグリセリドの合成を促進する。特に，フルクトースの過剰摂取は顕著にトリグリセリド合成を誘導する。糖質の過剰摂取に対して，インスリンがトリグリセリド合成を促進することから，高インスリン血症が高トリグリセリド血症(hypertriglyceridemia)の原因になると考えられている。血中トリグリセリド濃度は，肝臓におけるトリグリセリドの合成促進とVLDLトリグリセリドの異化遅延が考えられる。本来，インスリンはLPLを活性化し，VLDLやLDLの処理に有用にはたらくが，インスリンの欠乏状態やインスリン抵抗性の病態では，LPL活性の低下を引き起こし，レムナントの異化が停滞して高レムナント血症を引き起こし，HDL-コレステロールが低下する。また肥満は，脂肪細胞が増加しており，そこから動員される遊離脂肪酸も多く，その遊離脂肪酸を材料として肝臓で過剰なトリグリセリドが合成される。特に，内臓脂肪では門脈を介して肝臓に流入する脂肪酸も多いことから，高トリグリセリド血症を誘発する。

(2) 高コレステロール血症の病態

体内のコレステロールは，食事由来のコレステロール(食事性)と，アセチルCoAから生合成されたコレステロール(内因性)から構成される。食事性コレステロールは小腸から吸収された後，カイロミクロンとなりレムナント受容体経路にて肝臓に取り込まれる。一方，コレステロールの生合成は，3-ヒドロキシ-3-メチルグルタリルCoA(HMG-CoA)還元酵素を律速酵素とする反応で行われ，血清コレステロールの代謝は，ほとんど肝臓に依存している。肝臓のコレステロールは，胆汁酸の基質となるだけでなく，トリグリセリドとともにVLDLとなって血中へ分泌される。分泌されたVLDLのトリグリセリドはLPLで分解され，徐々にトリグリセリドの少ない中間型リポタンパク質(IDL)を経てLDLとなる。このLDLは，肝外組織へコレステロールを運搬するはたらきを有する。その後，LDLは肝臓または末梢組織にて，LDL受容体を介して取り込まれ，リサイクルまたは分解される。したがって，高コレステロール血症(hypercholesterolemia)をきたす病態は，主としてLDL-コレステロールが原因となり，コレステロールの生合成亢進やLDL受容体を介した取り込みの停滞，そして食事由来のコレステロールを過剰に摂取することで生じる。

4．動脈硬化性疾患予防ガイドライン

日本動脈硬化学会より「動脈硬化性疾患予防ガイドライン2022年版」が示されている。動脈硬化は，脂質異常症をはじめ，メタボリックシンドローム，高血圧，糖尿病，慢性腎臓病，高尿酸血症や喫煙などの関与が報告されているため，早期よりこれらを予防することが必要である(表6-8)。中でも血清脂質の上昇はアテローム性動脈硬化巣を生じやすいため，表6-5に示した各血清脂質濃度を超える，または低くなることで脂質異常症として診断される。

5．治療（食事・栄養療法，薬物療法，運動療法）

脂質異常症，すなわち動脈硬化性疾患は，遺伝的要因に加え，過食や身体活動の低下をはじめとした生活習慣などの要因が加わり発症するため，生活習慣の是正を目的とした非薬物療法も，極めて重要である。動脈硬化性疾患予防のための生活習慣の改善として，①禁煙する，②過食と身体活動不足に注意し，適正な体重を維持する，③肉の脂身，動物脂，鶏卵，果糖を含む加工食品の大量摂取を控える，④魚，緑黄色野菜を含めた野菜，海藻，大豆製品，未精製穀類の摂取量を増やす，⑤糖質含有量の少ない果物を適度に摂取する，⑥アルコールの過剰摂取を控える，⑦中等度以上の有酸素運動を，毎日30分以上を実施することがあげられる。

食事療法：動脈硬化性疾患予防のための食事指導内容を表6-8に示す。

表6-8　動脈硬化疾患予防のための食事療法

1. 過食に注意し，適正な体重を維持する
・総エネルギー摂取量(kcal/日)は，一般に目標とする体重(kg)*×身体活動量(軽い労作で25～30，普通の労作で30～35，重い労作で35～)を目指す
2. 肉の脂身，動物脂，加工肉，鶏卵の大量摂取を控える
3. 魚の摂取を増やし，低脂肪乳製品を摂取する
・脂肪エネルギー比率を20～25%，飽和脂肪酸エネルギー比率を7%未満，コレステロール摂取量を200mg/日未満に抑える
・n-3系多価不飽和脂肪酸の摂取を増やす
・トランス脂肪酸の摂取を控える
4. 未精製穀類，緑黄色野菜を含めた野菜，海藻，大豆および大豆製品，ナッツ類の摂取量を増やす
・炭水化物エネルギー比率を50～60%とし，食物繊維は25g/日以上の摂取を目標とする
5. 糖質含有量の少ない果物を適度に摂取し，果糖を含む加工食品の大量摂取を控える
6. アルコールの過剰摂取を控え，25g/日以下に抑える
7. 食塩の摂取は6g/日未満を目標にする

*18歳から49歳：[身長(m)]^2×18.5～24.9kg/m^2，50歳から64歳：[身長(m)]^2×20.0～24.9kg/m^2，65歳から74歳：[身長(m)]^2×21.5～24.9kg/m^2，75歳以上：[身長(m)]^2×21.5～24.9kg/m^{2}とする

出典：日本動脈硬化学会：「動脈硬化性疾患予防ガイドライン2022年版」(2022)

高トリグリセリド血症，および高LDLコレステロール血症に対する食事の基本は，適切な体重(標準体重)および適切なエネルギー摂取量を患者に理解してもらうことである。そのうえで，それぞれの症状に合わせ，栄養素の「質」を考慮したアプローチが必要になってくる。特に，炭水化物や脂質のエネルギー比率，脂肪酸の種類，アルコールの過剰摂取には十分な注意が必要である。

高トリグリセリド血症に対して，炭水化物の摂取エネルギー比率が上がることで，血中トリグリセリド濃度が上昇を示すことが明らかになっており，適切な指示量が必要になってくる。しかしな

がら，極度な炭水化物制限を行うことで，脂質の摂取エネルギー比率の上昇を招き，その結果，肝臓内に脂肪の蓄積などを誘導する可能性もあることから，極端な栄養素比率ではなく，適切な食事内容とすることが重要である。また，アルコールは速やかにトリグリセリド合成を誘導することから，多量摂取者に対しては，禁酒または休肝日設定を行い，過剰にならないように指導する。脂肪酸の質について，魚油に含まれる多価不飽和脂肪であるエイコサペンタエン酸(EPA)の摂取量を増やすことで，血中トリグリセリドを低下させることも報告されていることから，総脂質量を増やさずに，脂質の質を考慮することは有用である。高トリグリセリド血症に対する食事療法の効果は，比較的早期から改善効果がみられることから，積極的な介入を行うことが必要である。

高LDL-コレステロール血症に対して，食事由来のコレステロール摂取を制限する。コレステロールは，肝臓にて1日必要量の約70%を合成することから，過度な摂取をしている患者に対しては，摂取量を200mg/日程度にすることが望ましい。動物性食品に多く含まれる飽和脂肪酸を多価不飽和脂肪，または一価不飽和脂肪酸に置換した食事に変更することで，血清脂質の減少に有効であることが報告されている。LDLはその濃度が増加することおよび酸化変性が生じることが問題となる。したがって，このような酸化変性を防ぐために，ビタミンC，ビタミンEなどの抗酸化物質を豊富に含む食材を摂取することも必要である。また，食事性コレステロールの排泄促進に，食物繊維が有効である。食物繊維は，一般に不溶性と水溶性に区別され，ペクチンなどの水溶性が効果を示した報告がある。

薬物療法：生活習慣の改善で血清脂質の管理が不十分な場合に，リスクに応じた薬物療法を考慮し対応する。

高トリグリセリド血症に対する薬剤として，①フィブラード系薬，②ニコチン酸誘導体，③EPA製剤が使用されている。フィブラート製剤は，肝臓内でトリグリセリド合成，VLDL合成を抑制し，一方，LPL活性を増加させ，リポタンパク質合成の抑制と分解を亢進する。

高LDL-コレステロール血症に対する薬剤として，①HMG-CoA還元酵素阻害薬(スタチン)，②小腸コレステロールトランスポーター阻害薬(エゼチミブ)，③陰イオン交換樹脂製剤，④ニコチン酸誘導体，⑤プロブコール，⑥PCSK9阻害薬，⑦MTP阻害薬(家族性高コレステロール血症ホモ接合体のみに適用)が使用されている。HMG-CoA還元酵素阻害薬の作用機序は，肝臓でのコレステロール生合成の律速酵素であるHGM-CoA還元酵素に対して，拮抗阻害的に同酵素の活性を阻害することで，細胞内コレステロールが減少する。その結果，肝細胞でのLDL受容体合成が高まり，血中のコレステロールの取り込みが促進され，最終的に血中のコレステロールが低下することになる。また，コレステロール吸収阻害剤は，小腸コレステロールトランスポーター(Niemann Pick Cl like1)を阻害し，胆汁性および食事性コレステロールの吸収を選択的に阻害することにより，血中のコレステロールを効果的に減少させる。

種々の脂質異常症治療薬の副作用として，横紋筋融解症，消化器症状，肝機能障害などを引き起こす可能性もあることから，留意しながら使用する必要がある。

運動療法：適切な運動は，脂質代謝を改善し，血圧を低下させ，血管内皮機能の改善や易血栓傾向を軽減することが報告されている。運動療法指針として，種類はウォーキング，スロージョギング，水泳などの有酸素運動を中心とし，強度は中強度以上(通常速度のウォーキングに相当)を目標として実施する。頻度や時間は，毎日合計30分以上を目標とし，週に3日は実施する。運動療法以外の時間もこまめに歩くなど，可能な限り座ったままの生活を避けることが有効である。

6. 栄養ケア

生活習慣の改善は，動脈硬化性疾患予防の根幹であるため，血清脂質濃度の管理目標を設定し，薬物療法導入よりも，まず食事療法，運動療法を積極的に行う。ただし，リスクが高い場合は，薬物療法を開始するが，同時に生活習慣の指導も行う必要がある。脂質異常症における食事療法の基本は，「動脈硬化性疾患予防ガイドライン」に準拠し，患者さんに対して，適正体重や適切な総摂取エネルギー，および栄養素の質などをしっかり理解させることで，軽減できることを実感させることがきわめて重要である。しかしながら，効果が得られると不摂生となることがしばしばみられるため，根気よく継続して食事療法を行うことが必要となる。

4 高尿酸血症，痛風

■キーワード＊　＊　＊　＊　＊　＊　＊

痛風結節，痛風腎，左第一中足趾節関節，プリン体，尿酸，尿酸産生過剰，アロプリノール，キサンチンオキシダーゼ，ベンズブロマロン，コルヒチン

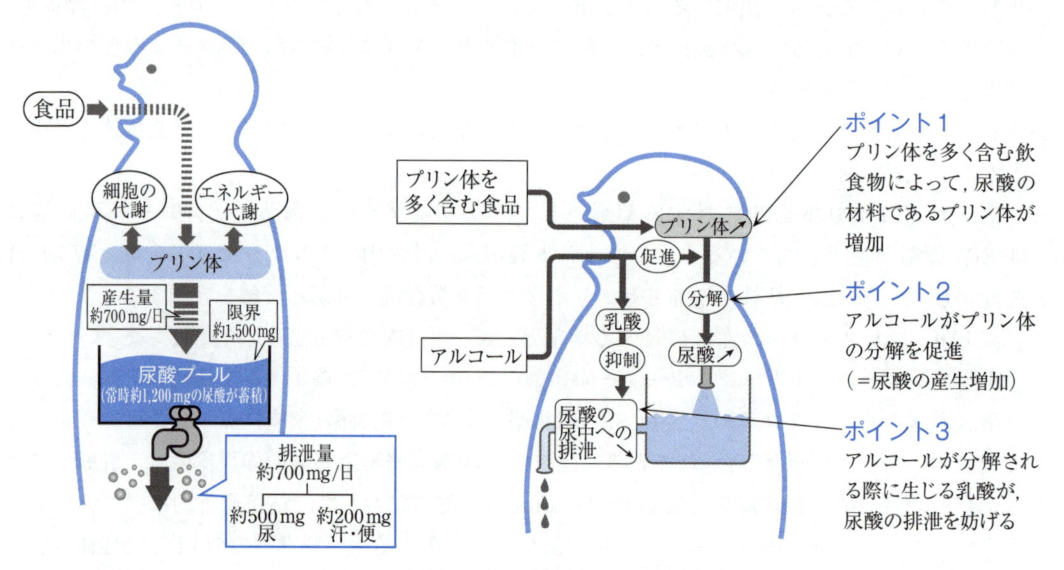

図6-8　高尿酸血症　正常(左)・発生(右)

1. 概　説

高尿酸血症(hyperuricemia)は，生活習慣病の一つとされており，肥満，高血圧，糖代謝異常，脂質異常症，虚血性心疾患など，他の疾患との関連も高い(図6-8)。また，高尿酸血症は，痛風関節炎や**痛風結節**を生じ，腎では腎障害(**痛風腎**)など尿酸塩沈着症の原因となる。

(1)　高尿酸血症は以下のように定義されている。

① 高尿酸血症は，尿酸塩沈着症(痛風関節炎・腎障害など)の病因であり，性別，年齢を問わず血清尿酸値が7.0 mg/dL を超えるものと定義する。

② 女性においては，血清尿酸値が7.0 mg/dL であっても，血清尿酸値の上昇とともに，生活習慣病のリスクが高くなる。潜在する疾患の検査と生活指導を行うが，尿酸降下薬の適応ではない(高尿酸血症・痛風の治療ガイドライン第3版(2019))。

(2)　痛風(gout)は，高尿酸血症が持続し，関節内に尿酸塩結晶が析出し，この結晶に対し，好中球による尿酸結晶捕食活動(貪食)が激化すると，関節に急激な炎症反応を引き起こす。この状態を急性痛風関節炎(痛風発作)という。

〔高尿酸血症・痛風の最近の動向〕

日本人の成人男性における高尿酸血症の頻度は，30歳以降では30%に達していると推定されており，現在も増加傾向である。

痛風の有病率は30歳以降では1%を超えていると推定され，現在も増加傾向である。

2. 栄養療法に必要な生化学・解剖生理学

尿酸は，プリン体代謝の最終産物であり，水への溶解度が低く，低体温箇所で結晶化しやすい特徴がある。核酸は，リボース，リン酸，塩基(プリン塩基・ピリミジン塩基)により構成されたヌクレオチドが連結したものである。

食事由来の核酸はヌクレオチドからリン酸が代謝されヌクレオシドとなり腸管細胞から吸収される。

体内の核酸は，従来は遺伝情報を司っているが，細胞が新陳代謝を繰り返したり，エネルギーを使ったりした際には分解され，ヌクレオチドとなる。ヌクレオチドはさらにリン酸が代謝され，ヌクレオシドから塩基が作られる。塩基にはピリミジン基とプリン基が存在するが，ピリミジン塩基はアミノ酸やアミノ酸誘導体の水溶性成分として尿中に排出される。一方，プリン塩基は，キサンチンを経由して**キサンチンオキシダーゼ**により最終的にはこれ以上分解されない老廃物の尿酸となる(図6-9)。

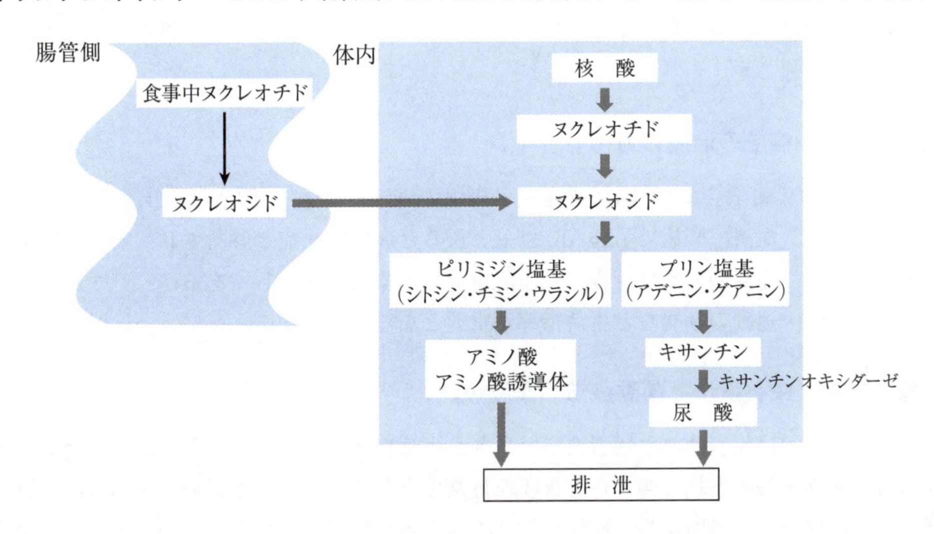

図6-9　プリン体の代謝

尿酸は，ヒトではURAT1とよばれる尿酸トランスポーターにより腎臓の近位尿細管で約80%が尿中から再回収される。血液中での尿酸濃度は3.6～8.3 mg/dLであり，血中飽和濃度は約7 mg/dLである。

3. 症状および病態

健常者の体内には，通常約1,200 mgの**尿酸プール**が存在する。体内での尿酸産生量はおよそ700 mg/日であり，このうち約500 mg/日が尿中に排泄され，約200 mg/日が汗，消化液などに排泄される(腎外性処理)。

高尿酸血症の病態分類には，尿酸クリアランス，およびクレアチニン・クリアランスの測定にて分類し，「尿酸産生過剰型」，「尿酸排泄低下型」，「混合型」に大別される。

わが国における，病型は尿酸排泄低下型が約60％で最も多く存在する。また，高尿酸血症の原因には原発性と二次性が存在する。原発性は90％を占め，直接的な尿酸値の上昇やプリン代謝系の遺伝的な酵素欠損によって引き起こされる。二次性高尿酸血症においても「尿酸産生過剰型」，「尿酸排泄低下型」，「混合型」に大別される(表6-9)。

表6-9　高尿酸血症の分類

病　態	尿酸産生過剰型	尿酸排泄低下型	混合型
尿酸産生 (肝での生合成，食事由来)	⇧	⇨	⇧
尿酸排泄(尿中)	⇨	⇩	⇩
尿中尿酸排泄量(EuA)(mg/kg/時) 尿酸クリアランス(CuA)(mL/分)	＞0.51 および ≧6.2	＜0.48 あるいは ＜6.2	＞0.51 および ＜3.2
頻　度	約10％	約60％	約30％

痛風：痛風は尿酸が体の中にたまり，それが結晶になって激しい関節炎を伴う症状になる疾患である。左第一中足趾節関節を中心とした激痛が特徴であり，40～50歳代の男性に多い。慢性の尿酸塩の沈着は，慢性関節炎や痛風結節を生じ，腎臓での尿酸塩の沈着は痛風腎などの腎障害や尿路の尿酸結石を引き起こす。

4. 高尿酸血症・痛風の治療のガイドライン

日本痛風・核酸代謝学会より「高尿酸血症・痛風のガイドライン第3版」が出版されている。ガイドラインによると，血清尿酸値7.0 mg/dL 以上となると高尿酸血症と診断され，痛風関節炎，または痛風結節があれば，痛風の治療を行う。高尿酸血症の治療指針が示してあるが，いずれにしても，食事療法，飲酒制限・運動の推奨など生活指導が重要となる。

5. 治療（食事・栄養療法，運動療法，薬物療法）

高尿酸血症・痛風は代表的な生活習慣病であり，生活習慣の是正を目的とした非薬物療法としての生活指導は，薬物療法の有無に関わらず重要な役割を有している。高尿酸血症・痛風の治療は，尿酸値を下げる，痛風発作を予防する，痛風発作による痛みを軽減することが大切である。痛風関節炎を繰り返す症例や痛風結石を認める場合は，薬物治療の適応となり，血清尿酸値を6.0 mg/dL 以下に維持する。

生活指導：高尿酸血症・痛風に対する生活指導は，食事療法，飲酒制限，運動の推奨が中心となり，肥満の解消は血清尿酸値を低下させる効果が期待される。

食事・栄養療法：高尿酸血症・痛風患者の食事療法の主眼は，プリン体の制限からむしろ総エネルギーの制限に移行している。そのため，肥満傾向にある高尿酸血症・痛風患者に対しては，糖尿病治療に準じた摂取エネルギーの適正化が食事療法の第一に挙げられる。食事療法としては適正なエネルギー摂取，プリン体・果糖の過剰摂取の回避，腎機能に応じた適切な飲水が勧められている。

(1)　体重の適正化

尿酸の産生は，内臓脂肪の蓄積により増加する。肥満の解消と防止，体重の適正化が重要である。

(2)　尿酸の過剰産生抑制

①　プリン体

外因性の食事由来の尿酸は，体内合成量からするとわずかであるが，プリン体を豊富に含む食品の過食は尿酸値を上昇する。100 g 当たりプリン体を 200 mg 以上含むものを高プリン食品とよび，細胞数の多い食品や細胞分裂の盛んな組織に多い。具体的には動物の内臓，魚の干物，野菜の芽などがあげられる。入院患者を除くと厳密な低プリン体食を毎日摂ることは不可能に近いため，高プリン体食を極力控えるという指導が望ましい。プリン体として1日の摂取量が 400 mg を超えないようにするのが実際的である。プリン体含有量の低い食品が多く，また尿の中性化に有効であるアルカリ性食品は，尿酸の尿中での溶解度を高める効果からも大いに勧められる。

②　果糖（フルクトース），ショ糖

果糖やショ糖の摂取量の増加と比例してメタボリックシンドロームの有病率が増加している。果糖・ショ糖の摂取量と比例して血清尿酸値は上昇し，痛風のリスクも増加する。さらに，果糖の過剰摂取は，尿路結石の形成を促進するとの疫学的研究もあり，過剰摂取は避けたほうがよい。

③　アルコール

アルコール摂取量の増加に伴い，血清尿酸値の上昇や痛風の頻度が増加する。特にビールの摂取が痛風のリスクと強く関連している。アルコール飲料は，プリン体の有無に関わらず，それ自体の代謝により，血清尿酸値を上昇させるため，過剰摂取は厳に慎む。血清尿酸値への影響を最低限に保つ目安量としては1日，日本酒1合，ビール 500 mL，ウィスキー 60 mL 程度とされる。

(3)　尿酸の排泄促進

尿酸の尿中飽和度を減少させるためには十分な水分摂取が推奨され，尿量を 2,000 mL/日以上確保することが目標とされる。また，乳製品は血清尿酸値を低下させ，痛風のリスクも増加させないため積極的に摂ることが望ましい。

薬物療法：尿酸降下薬の種類と選択

2012年現在，日本で使用できる尿酸降下薬は尿酸排泄促進薬3種類および尿酸生成抑制薬2種類がある。尿酸排出低下型に尿酸排出促進薬，尿酸産出過剰型に尿酸生成抑制薬を選択することが基本原則となる。尿酸生成抑制薬には，**アロプリノール**，**フェブキソスタット**がありキサンチンオキシダーゼを阻害しプリン塩基が分解されて尿酸に生合成されるのを抑制する。尿酸排泄促進薬には，**プロベネシド**，**ベンズブロマロン**などがあり，近位尿細管での尿酸の再吸収を抑制することにより，尿酸の尿中排泄量を促進し，血清尿酸値を低下させる。

痛風発作を予防する薬としては，**コルヒチン**があり，発作の前兆を感じたときに服用する。すでに痛風が発症した場合は，痛みを抑えるために，**非ステロイド性抗炎症薬**（non-steroidal anti-inflammatory drug；NSAIDs）を短期間に比較的大量に投与（パルス投与）する。

運動療法：肥満例では，食事療法に加えて運動療法の指導が必要となる。過度な運動，無酸素運動は血清尿酸値の上昇を招くため避け，適正な体重（BMI ＜ 25）を目標にして，週3回程度の軽い運動を継続して行う。有酸素運動は血清尿酸値に影響せず，体脂肪の減少に伴ってインスリン抵抗性が改善し，血圧値の低下，トリグリセリド値の低下，HDL-コレステロールの上昇，耐糖能の改善など生活習慣病の病態を改善させる。

6. 栄養ケア

まずは，尿酸値6.0mg/dL以下を目指し栄養ケアを行う。しかし，高尿酸血症，痛風患者に対して，厳格なエネルギー制限，プリン体制限，飲酒制限などを行うと，一定期間はそれに従うが，多くの例で反動を招きやすい。肥満，高プリン体食嗜好，飲酒習慣が高尿酸血症にとって，なぜ，わるいのかを理解できるまで繰り返し説明し，患者が自発的に食事療法を守り，飲酒量の制限が行えるようにする指導が好ましい。運動についても同様であり，最初は運動をする習慣をつけるための指導を優先させ，運動がストレスなく習慣づいた場合に，運動の内容を議論していく。

7. 症例で確認

性別 男性　**年齢** 42歳　**身長** 173cm　**体重** 90kg　**BMI** 30kg/m^2　**職業** 会社経営

既往歴 検診で30歳代より中性脂肪とγ-GTPの上昇を指摘されていた。

主　訴 ここ1か月特に仕事が忙しく夜の接待での飲食も多く，ストレスがたまり気味であった。筋肉トレーニングを積みサウナで汗を流した後，焼肉とビールの夕食を済ませた。

夜より第一足趾関節の激しい痛みが出現し，緊急入院となった。

血液生化学データ

項目	値	項目	値
血糖値	120mg/dL	HbA1c	6.2%
LDL-コレステロール	120mg/dL	HDL-コレステロール	42mg/dL
ALT	20U/L	AST	25U/L
γ-GTP	85U/L	尿酸値	10.5mg/dL
BUN	21.7mg/dL	クレアチニン	0.9mg/dL
アルブミン	4.9mg/dL	CRP	2.8mg/dL

生活習慣病と尿酸値(UA)の上昇およびCRP(炎症マーカー)の上昇，また特有の症状(痛風の痛み)により高尿酸血症からくる，痛風と推測できる。この原因は，筋肉トレーニングで汗をかいたうえ，焼き肉とビールによるプリン体の上昇と脱水による尿酸の上昇による痛風発作と推測される。

章末問題

以下の記述について，正しいものに○，誤っているものに×を(　　)内に記入しなさい。

1. (　　) 内臓脂肪型肥満は，内臓脂肪面積100cm^{2}以上をいう。
2. (　　) ウエスト周囲長が男性90cm，女性85cm以上を，内臓脂肪型肥満という。
3. (　　) BMI≧40kg/m^{2}が高度肥満である。
4. (　　) 超低エネルギー食は，必ず医師の管理下で行う。
5. (　　) 2型糖尿病は，インスリンの絶対的不足により発症する。
6. (　　) 糖尿病の診断には，必ず血糖値を確認する必要がある。
7. (　　) 口渇，多飲，多尿は，糖尿病の典型的な症状である。
8. (　　) 糖尿病ケトアシドーシスは，2型糖尿病で起こりやすい。
9. (　　) 糖尿病の三大合併症は，網膜症，腎症，神経障害である。
10. (　　) 「糖尿病食事療法のための食品交換表」では，100kcalを1単位としている。

11. (　　) 高血圧を合併している糖尿病患者の食塩の摂取量は，6g/日未満とする。

12. (　　) インスリン療法時には，低血糖に注意が必要である。

13. (　　) 高トリグリセリド血症では，n-3系多価不飽和脂肪酸を制限する。

14. (　　) 高LDL-コレステロール血症では，水溶性食物繊維を制限する。

15. (　　) 高カイロミクロン血症では，脂肪エネルギー比率を10%以下にする。

16. (　　) 高LDL-コレステロール血症では，コレステロール摂取を500mg/日以下にする。

17. (　　) LDLの酸化変性の予防に対して，ビタミンDが有効である。

18. (　　) 高トリグリセリド血症では，HMG-CoA還元酵素阻害薬が第一選択である。

19. (　　) 生体内のコレステロールは，肝臓にて1日必要量の約30%を合成する。

20. (　　) HDLは，コレステロールを肝臓から末梢組織に転送する役割を担っている。

21. (　　) 尿酸産生抑制のためには，十分に水分を摂取する。

22. (　　) 果糖の過剰摂取を控えると尿酸の排泄が促進する。

23. (　　) アロプリノールは，尿酸の産生を抑制する。

24. (　　) プロベネシドは，尿酸の産生を抑制する。

25. (　　) コルヒチンは，尿酸の排泄を促進する。

26. (　　) 高尿酸血症では，アルコール摂取を制限する。

〈参考文献〉 * * * *

厚生労働省：e-ヘルスネット，メタボリックシンドロームの診断基準 https://www.e-healthnet.mhlw.go.jp/information/metabolic/m-01-003.html

厚生労働省：「令和元年度国民健康・栄養調査結果の概要」

厚生労働省保健局：「特定健康診査・特定保健指導の円滑な実施に向けた手引き(第3.2版)」(2021)

日本肥満学会編集：「肥満症診療ガイドライン2022」ライフサイエンス出版(2022)

日本糖尿病学会(編・著)：「糖尿病治療ガイド2022-2023」文光堂(2022)

日本糖尿病学会糖尿病診断基準に関する調査検討委員会：糖尿病の分類と診断基準に関する委員会報告(国際標準化対応版)p.494，糖尿病55巻7号(2012)

日本糖尿病学会(編・著)：「糖尿病食事療法のための食品交換表第7版」文光堂(2013)

日本動脈硬化学会編：「動脈硬化性疾患予防ガイドライン2022年版」(2022)

日本動脈硬化学会編：「脂質異常症診療ガイド」(2018)

日本痛風・核酸代謝学会ガイドライン改訂委員会編：「高尿酸血症・痛風の治療ガイドライン第3版」診断と治療社(2019)

<栄養管理プロセスに基づいた栄養管理・栄養診断の事例>

事例報告1　2型糖尿病患者の栄養管理

作成日　平成○○年○○月○○日

栄養管理事例報告

所属栄養士会　○○○○　都・道・府・県　　会員番号　△△－△△△△

施設名　□○△□○△□○△　　提出者氏名　○○○○○○

<対象者(患者)情報>

66歳，男性

【診断名】#1　2型糖尿病(合併症：腎症2期)，#2　高血圧，#3　脂質異常症

【生活歴】アルコール(－)，たばこ(－)

【既往歴】特になし

【家族歴】姉：2型糖尿病(血液透析導入済)，父：2型糖尿病，脂質異常症あり，心筋梗塞で死亡

【生活環境】独身，一人暮らし　65歳まで仕事をしていたが，現在は退職している。退職後は，自宅近くのパチンコ店に行くか，終日家で過ごすことが多く，運動習慣はない。自炊はあまりせず，外食かスーパーにて惣菜を購入して食べている。近くに住んでいる姉の週3回の透析のために，病院への送迎をすることがある。ADLは，自立である。

<介入に至るまでの経過(栄養管理開始までの経過)>

50歳ごろから健康診断で空腹時血糖値が高めであると指摘されていたが，病院は受診していなかった。昨年，体重減少など体調不良があり近医受診すると糖尿病を指摘され，入院にてインスリン治療(ヒューマリンN 6U/日)が開始となった。これまでにも1度教育入院を行っているが，血糖コントロールの悪化がみられたため，今回が2度目の教育入院となった。

【介入時身体所見】身長170 cm，体重85 kg，BMI 29.4 kg/m^2，理想体重63.6 kg，血圧135/92 mmHg

【介入時検査所見】

糖尿病関連項目：HbA1c 14.7%，随時血糖値379 mg/dL

脂質関連項目：LDL-C 128 mg/dL，HDL-C 50 mg/dL，TG 166 mg/dL

肝・腎臓関連項目：AST 32 U/L，ALT 53 U/L，γ-GTP 56 U/L，BUN 17.8 mg/dL，CRE 1.1 mg/dL，eGFR 52.5 mL/min/1.73 m^2，尿アルブミン157 mg/gCr

【合併症】

細小血管合併症：神経障害なし，網膜症なし，腎症2期

【服　薬】

糖尿病：ヒューマリンN 6U/日(就寝前)

高血圧：アムロジピン錠2.5 mg 1錠×朝

脂質異常症：リピトール錠10 mg 1錠×朝

2週間の教育入院中，入院2日目と退院前に個人栄養食事指導が依頼された。また，入院4日目に開催される糖尿病教室に参加予定である。

<栄養スクリーニングの状況(多職種からの紹介状況も含める)>

糖尿病の治療歴は約1年，教育入院は今回が2回目である。病識不足であること，退職後の不規則な生活によりBMI 29.4 kg/m^2，HbA1c 14.7%とコントロール不良である。これらのことから，栄養スクリーニングでは「栄養不良(栄養素の過剰)」と判定する。

栄養管理事例報告

提出者氏名＿＿＿＿＿＿＿＿＿＿＿＿

＜アセスメントと栄養診断＞

栄養診断	NI-1.5 エネルギー摂取過剰
S	• 月に1度受診しているが，検査値の見方がわからない。 • 自炊はできない。外食(うどんかラーメン)かスーパーの惣菜，カップ麺などですませる。お菓子やジュースが好き • 以前の入院で栄養指導を受けたが，あまり覚えていない。最近姉が透析をはじめた姿を見て，自分は透析をしたくないと思うようになったが，今の生活のどこを変えたらいいのかわからない。
O	**【身体計測】** 身長170 cm，体重85 kg，BMI 29.4 kg/m^2，理想体重63.6 kg，血圧135/92 mmHg **【生化学データ】** HbA1c 14.7%，随時血糖値379 mg/dL, LDL-C 128 mg/dL, HDL-C 50 mg/dL, TG 166 mg/dL, AST 32 U/L, ALT 53 U/L, γ-GTP 56 U/L, BUN 17.8 mg/dL, CRE 1.1 mg/dL, eGFR 52.5 mL/min/1.73 m^2，尿アルブミン157 mg/gCr **【栄養指導歴】** 1回の糖尿病教育入院歴と教育入院中の2回の個人栄養食事指導歴あり。前回の教育入院時は，糖尿病教室に参加していない。外来個人栄養食事指導は行っていない。 **【食事摂取状況】** 入院時指示エネルギー量：1,800 kcal(10割摂取)，食塩相当量6 g，入院前は，食事時間が不規則であり，朝食を欠食し，2食で済ませることも多い。間食も多い。 朝食：8時～10時頃，食パン(5枚切1枚)，コーヒー(砂糖入り) 昼食：12時～14時頃，外食(うどんやラーメンが多い) 夕食：18時～21時頃，米飯200 g，スーパーで購入した惣菜(揚げ物が多い) 間食：アイスクリームを1日1～2個，炭酸飲料1日500 mL×2本
A	BMI 29.4 kg/m^{2}であり，肥満である。入院前は約2,500 kcal/日程度を摂取しており，入院時の指示エネルギー量の138%である。朝食の欠食もみられ，不規則な食生活である。以前の栄養指導内容は覚えていないが，姉の透析導入をきっかけに，食事療法に関心をもちはじめている。
	栄養診断の根拠(PES) 　食事摂取量が目標エネルギー量より多く肥満がみられることから，食品や栄養関連の知識不足による，エネルギー摂取過剰の状態であると栄養診断する。
P	Mx)：エネルギー摂取量，体重，血糖値，HbA1c Rx)：食事療法　1,800 kcal/日 Ex)：食事療法や合併症について，外食・中食時の適切な食品選択について理解する。

S：Subjective data(主観的データ)，O：Objective data(客観的データ)，A：Assessment(評価)，P：Plan(計画)
Mx：monitoring plan(モニタリング計画)，Rx：therapeutic plan(栄養治療計画)，Ex：educational plan(栄養教育計画)

事例報告3　2型糖尿病患者の栄養管理

作成日　平成　　年　　月　　日

栄養管理事例報告

提出者氏名＿＿＿＿＿＿＿＿＿＿＿＿＿＿

<栄養介入>

1. 目標栄養量

医師からの指示エネルギー量　1,800 kcal/日

標準体重およびBMI25の体重(72.3 kg)を用いて適正エネルギー量を算出すると，

63.6 kg × 25～30 kcal ≒ 1,600～1,900 kcal, 72.3 kg × 25 kcal ≒ 1,800 kcal

であり，徐々に減量を進めていく上で妥当である。

2. 栄養介入計画

優先順位

①食事療法や合併症などについての知識不足

②外食時，食品購入時の不適切な食品選択

③野菜摂取量の不足と麺類や間食からの炭水化物摂取量の過剰

目　標

①食事療法や合併症について正しい知識を習得し，エネルギー摂取過剰であることを認識する

②外食時，食品購入時の適切な食品選択

③野菜摂取量や炭水化物摂取量の適正化

④実施可能な具体的行動目標を自ら立案できるようになる

時間と頻度

①教育入院中の栄養食事指導や指示エネルギー量の食事の摂取および糖尿病教室，ビデオ学習などを通して習得するため，目標①は入院期間中とする。

②入院中の2回の栄養食事指導のなかで，糖尿病食品交換表の表1～6の本人の指示単位や配分，各食品の目安量を示して指導する。また外食を例示し，表1～6のどこに属するものが多いか把握できるように指導する。目標②，③は，外来での栄養食事指導時にも継続して指導をしていく。

③退院時の栄養食事指導時にこれまでの指導内容を踏まえ，本人に実施可能な行動目標を設定してもらう。目標④は，退院後の外来栄養食事指導時にも，目標達成状況や新たな目標設定について確認する。

3. 栄養介入の経過

- 初回栄養指導時：姉の透析導入をきっかけに，食事療法の実施に対して意欲的な姿勢で取り組むようになった。食べ過ぎであった，バランスの悪い食生活であったことを認識した。
- 糖尿病教室時：医師，看護師，検査技師からの合併症やインスリン治療，検査値についての説明を受け，理解を深めた。
- 退院時栄養指導時：教育入院中に食事療法についての知識を得て，自分の食生活の問題点を自身で把握できるようになった。退院後の食事の選択方法など，自身で積極的に目標設定を行えるようになった。

<栄養管理プロセスの総合的評価>

- 毎日の血糖測定を通して数値が安定していくのを確認し，規則的な食事時間など食事療法の重要性を認識した。
- 食事療法に意欲的になり，Rx) について入院中の食事を食べながら各食品の目安量を学ぶ姿勢がみられた。Ex) については自身の問題点を把握し，到達でき得る目標設定・実施に意欲的になった。

<栄養管理プロセスに基づいた栄養管理・栄養診断の事例>

事例報告1　脂質異常症患者の栄養管理

作成日　平成○○年○○月○○日

栄養管理事例報告

所属栄養士会　○○○○　都・道・府・㊑　　会員番号　△△－△△△△

施設名　□○△□○△□○△　　提出者氏名　○○○○○○

<対象者(患者)情報>
52歳，女性
【診断名】＃1　脂質異常症，＃2　高血圧
【生活歴】アルコール(＋)週に1回ビール350mLを1本，たばこ(－)
【既往歴】特になし
【家族歴】特になし
【生活環境】旦那および息子夫婦と同居
　ラーメン屋にてパート(週6回)の仕事をしており，土日は夜(22時)まで働くこともある。旦那さんは会社勤め。平日，息子夫婦は共働きであるため，パートの帰りに買い物を行い，帰宅後に夕食を作り，19時頃に家族全員で食事を行っているが，週に2回ほどは20時を超えることもある。ただし，時間がないときは，スーパーにて惣菜を購入し対応することもあり。職場までの距離は2km程度であるが，車を利用して通勤している。運動習慣はほとんどない。月に1～2回，友人とランチに出かける。

　20歳のころは43kgだったが，30歳にて出産。出産後太りはじめた。45歳まで事務職員として仕事に従事し，45歳時の定期健康診断にて，肥満および血清中性脂肪濃度の高値を指摘されていたが，夫の転勤に伴い，会社を退職し，指摘に対して放置していた。引越先の近場にてパートを開始。50歳になったこと，更年期障害の兆候もみられたことをきっかけに，健康診断を受けた。その際の血清脂質濃度は，血清中性脂肪値：170mg/dL，血清LDL-コレステロール濃度：155mg/dLと高中性脂肪血症，高LDL-コレステロール血症を指摘され，特定保健指導を開始することとなった。パート業務が忙しくなったこと，まかないでラーメンと餃子といったセットメニューで過食傾向，さらに昼の食事時間が不定期であったことなどで，保健指導内容が守れず，そのまま放置となった。一週間ほど前より，動悸や息切れをすることがあり，本院に受診。検査結果，脂質異常症と診断され，治療開始となった。
【外来時身体所見】
身長151.0cm，体重68.9kg，BMI30.2kg/m^2，IBW50.1kg，最大体重72kg(51歳時)血圧158/88mmHg
【外来時検査所見】
糖尿病関連項目：HbA1c 5.8%，空腹時血糖値119mg/dL
脂質関連項目：T-Cho 243mg/dL，HDL-C 47mg/dL，LDL-C 160mg/dL，TG 180mg/dL
肝・腎臓関連項目：BUN 12.5mg/dL，CRE 0.69mg/dL，UA 3.7mg/dL，eGFR 69.2mL/分/1.73m^2
　AST 30U/L，ALT 31U/L，γ-GTP 38U/L
【合併症】　肥満
【服　薬】　現時点，服薬はなし

<栄養スクリーニングの状況(多職種からの紹介状況も含める)>
　血清脂質が高値を指摘されてから，7年近く経過する。特定保健指導にて，生活指導を受けたにもかかわらず，BMI30.2kg/m^2，TG 180mg/dLと状態は悪化している。したがって，栄養スクリーニングでは『栄養量の過剰』を推定した。

事例報告2　脂質異常症患者の栄養管理

栄養管理事例報告

提出者氏名＿＿＿＿＿＿＿＿＿＿＿＿

＜アセスメントと栄養診断＞

栄養診断	NB-1.1 食物・栄養に関連した知識不足
S	初回時の聞き取り • 健康診断で血清中性脂肪濃度が高めと指摘されていたが，特に自覚症状がなかったので，気にしていなかった。 • パートで立ち仕事をしているため，運動は行っていない。よく働いているため，ラーメンは残さずすべてを食べ，足りないときは餃子も注文し食べている。野菜はラーメンにのっているものを摂っている。 • 昼食後，店員と話をしながら，クッキーと砂糖ミルク入りのコーヒーを摂っている。 • 朝食を欠食することはない。
O	**【身体計測】** 身長151.0 cm，体重68.9 kg，BMI30.2 kg/m^2 **【生化学データ】** HbA1c 5.8%，空腹時血糖値 119 mg/dL，T-Cho 243 mg/dL，HDL-C 47 mg/dL，LDL-C 160 mg/dL，TG 180 mg/dL，BUN 12.5 mg/dL，CRE 0.69 mg/dL，UA 3.7 mg/dL，eGFR 69.2 mL/分/1.73 m^2，AST 30 U/L，ALT 31 U/L，γ-GTP 38 U/L **【生活背景】** 旦那および息子夫婦と同居，6：00起床，10時から17時までラーメン屋にてパート，14時に昼食をパート先でまかないを摂取，夕食は自炊が中心だが，週に1～2回惣菜を購入することもあり **【栄養指導歴】** 以前の保健指導にて，お菓子などの甘い物の量を減らすように指示されたが，守れていない。 **【食物・栄養素摂取】** 朝食7：30 米飯180 g＋味噌汁＋漬物。週に1回程度パン食（食パン6枚切り2～3枚） 昼食14：00 ラーメン1杯＋たまに餃子8個 夕食19：00 米飯180 g＋主菜（肉料理2日，魚料理1日というサイクル）＋生野菜またはポテトサラダの副菜，ブルーベリージャムをかけたヨーグルト200 g 間食：昼食後にクッキーとコーヒーなどを週2回摂っている。 聞き取りによる推定の摂取エネルギー1,800 kcal
A	• 標準体重の137%，BMI30.2 kg/m^{2}と肥満度2に相当する。 • 健診での保健指導に対して，食事内容を改善することができておらず，指示内容も覚えていない。 • 摂取エネルギーは指示量よりも多め，炭水化物エネルギー比は約70%と過剰。
	栄養診断の根拠（PES） 体重増加，血清脂質（TG，T-Cho）の悪化がみられることから，適切な食べ物や飲み物に関わる情報を知らないことより，食物・栄養に関連した知識不足であると栄養診断する。
P	Mx）：血清脂質濃度（TG，T-Cho），体重，身体活動量 Rx）：1,600 kcalの食事療法 Ex）：どのような食材に炭水化物や脂質が多く含まれるのか理解させる。

S：Subjective data（主観的データ），O：Objective data（客観的データ），A：Assessment（評価），P：Plan（計画）
Mx：monitoring plan（モニタリング計画），Rx：therapeutic plan（栄養治療計画），Ex：educational plan（栄養教育計画）

事例報告3　**脂質異常症患者の栄養管理**

作成日　平成　　年　　月　　日

栄養管理事例報告

提出者氏名＿＿＿＿＿＿＿＿＿＿

<栄養介入>

1. 目標栄養量

医師の指示は1,600 kcal/日。身長151 cmから標準体重50.1 kg，パートにて立ち仕事をしているが，運動を行っていないため，「中程度の労作」として判断

50.1 × 30 kcal/kg ≒ 1,500 kcal ⇒現在，1,800 kcalの食事をしているため，急激に食事量を変化させないために，ダイエット目的のため1,600 kcalの指示で妥当と考えた。また，炭水化物エネルギー量が過剰であると推定できたため，60%のエネルギー比とした。

2. 栄養介入計画(教育入院中のため，クリニカルパスに沿った介入を基本とする)

優先順位

①食事療法や日常生活の改善に対する知識が不足

②一食のなかで，ご飯，パン，麺のみの食事が多く，炭水化物摂取の過剰

目　標

①自身が摂取過剰であることを認識する。

②実行可能な具体的行動目標をあげ，主体的に取り組む。

③炭水化物摂取量を把握する。

時間と頻度

①初回栄養指導時に主食の目安量を提示する。

②毎月，外来受診時に栄養指導を行い，目標に対する達成状況を確認する。まずは3か月間の生活習慣の改善を目標とする。

3. 栄養介入の経過

- 初回栄養指導時

本人は「どのような食材に，炭水化物が多いのか，また炭水化物以外にどのような食事を摂ったほうがよいのか分からない」という認識だった。少しずつ知識を付けていただいた。

- 1か月後(2回目)外来受診時の栄養指導

無意識に摂っていたご飯や食パンの量や，麺類のみが血清脂質濃度を上げる原因であったことを認識できるようになった。また，麺類のスープも飲み干さず，残すようになった。食事療法に対しても意欲が向上した。

- 2か月後(3回目)外来受診時の栄養指導

食事の意識が向上したことにより，血清中性脂肪濃度の減少(160 mg/dL)，体重も2kg減少となった。

<栄養管理プロセスの総合的評価>

- 初回の栄養指導に対して，食事，栄養の知識が大幅に不足し，食べていればよいと認識していた。肥満の解消により，血清の値も改善することを聞き，前向きに取り組む姿勢が窺えた。
- 積極的な取り組みができたことで，体重減少，血清脂質の改善がみられたことから，リバウンドを避けるために，「栄養指導の継続」が必要であることが考えられた。

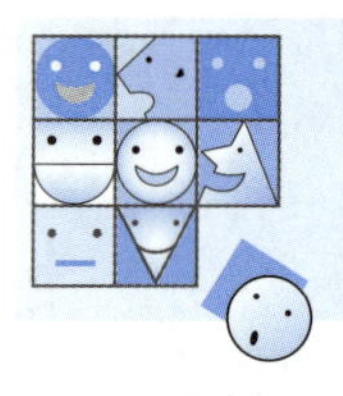

第7章　消化器疾患

♣消化器の構造と機能

消化器系は口から肛門まで続く器官で，食物を摂取する，摂取した食物を栄養素に分解する（消化），栄養素を血液中に吸収する，消化しにくい残りの部分をからだから排泄するというはたらきを行う。

消化器は**口**，**咽喉**と**食道**，**胃**，**小腸**，**大腸**，**直腸**と**肛門**から構成されている。また，消化器系には，消化管の外側に位置している肝臓，胆嚢と胆管，膵臓も含まれる。

消化器系の臓器には，消化とは無関係の血液凝固因子やホルモンを分泌したり，血液から有害物質を除去するのを助けたり，薬を代謝するはたらきもある。

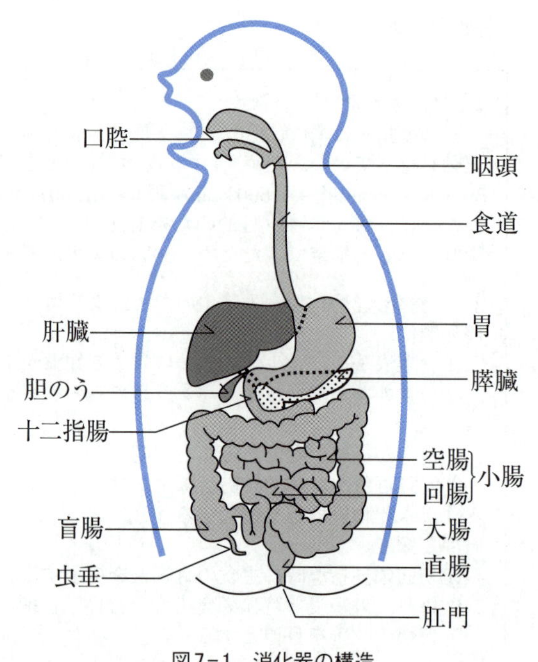

図7-1　消化器の構造

消化器が入っている空間を腹腔といい，腹腔の前面は，皮膚，脂肪，筋肉，結合組織の層で構成されている腹壁で，背面は脊柱に，上部は横隔膜に，下部は骨盤内臓器に接している。また，腹腔は消化器の外側と同じように膜で覆われていて，この腹腔の膜を腹膜という（図7-1）。

1　口内炎，舌炎

■キーワード　＊　＊　＊　＊　＊　＊　＊

ビタミン摂取不足，ハンター舌炎

1．概　説

口内炎（stomatitis）は，①細菌性・真菌性・ウィルス性感染，②物理的刺激による損傷，③全身疾患などの成因によって口腔内における粘膜にできた炎症性疾患の総称である。食事がしみる，痛み，出血，口腔内の乾燥・腫脹などの症状を認める。そのため，咀嚼がうまくできず，食事をおいしく感じることができなくなるため，食事の摂取量が減り，低栄養につながる。

2．症状および病態

口内炎，舌炎（glossitis）の原因としては，細菌性・真菌性・ウイルス性による感染，う蝕，歯石，補綴物の不適当などの物理的刺激による局所の原発性口内炎と，極度の過労，**ビタミン摂取不足**，膠原病やアレルギーなどによる全身疾患（クローン病，ベーチェット病，全身性エリテマトーデスなど），化学療法や放射線治療の合併症（粘膜障害，骨髄抑制による感染症）によるものがある。症状としては，口腔内の水泡，アフタ（粘膜の浅い潰瘍），びらん（粘膜上皮の欠損），潰瘍，出血がみられ，疼痛，熱感，腫脹感などに神経疼痛，摂食痛を持続的に伴う。特殊なものでは，ビタミンB_{12}の吸収障害に伴う**ハンター舌炎**（萎縮性舌炎）がある。

3．治療（食事・栄養療法，薬物療法）

口腔内および舌を詳細に観察し，口内炎，舌炎の発症した局所的または全身的な原因を明らかにして，その治療を行う。

食事・栄養療法：症状に応じて食事形態，味付けなどに考慮した口腔内への刺激が少ない食事の対応が必要である。低栄養，脱水，ビタミン欠乏が成因となる場合があるので，発症前の食事摂取調査，血液生化学検査を行い，不足している場合は補給を行う。ビタミンB_{12}欠乏症の場合はビタミンB_{12}製剤の非経口投与が必要である。

薬物療法：口腔内アフタには含嗽薬（うがい薬）・口腔用軟膏，口腔乾燥には唾液分泌促進剤・人工唾液を用いる。近年では漢方薬を用いる場合もある。

4．栄養ケア

口内炎や舌炎の炎症の程度により，食事内容，経腸栄養剤・末梢静脈栄養の併用を選択する。食事内容・経腸栄養剤は患者の嗜好のあったものにする。ビタミン・ミネラル不足が原因の場合は，微量栄養素の補給飲料にて補充する。

2　胃食道逆流症

■キーワード　＊　＊　＊　＊　＊　＊　＊

食道裂孔ヘルニア，下部食道括約筋

1．概　説

胃食道逆流症（gastro esophageal reflux disease；GERD）は，胃内容物が食道へ逆流することによって生じる食道の粘膜障害である。**食道裂孔ヘルニア**や**下部食道括約筋**（lower esophageal sphincter：**lES**）**圧の低下**，一過性の LES 弛緩などがあげられる（図7-2）。

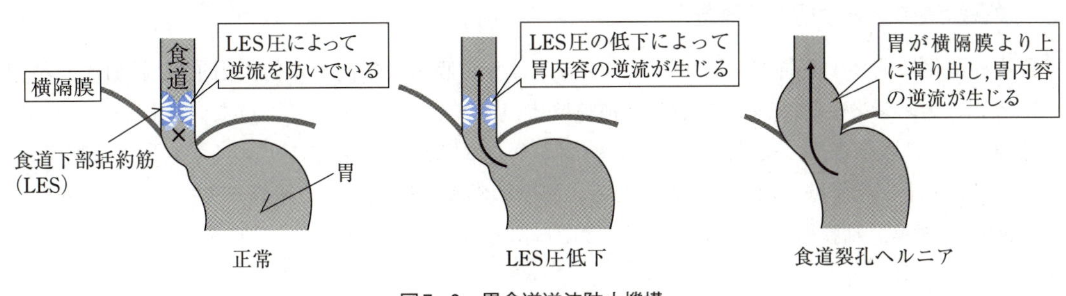

図7-2　胃食道逆流防止機構

2. 栄養療法に必要な解剖生理学

下部食道から横隔膜を通過して胃噴門部に存在している2～4 cm 程度の部分がLESであり，胃食道逆流防止機構を形成している。LES圧の低下，また食道裂孔ヘルニア(胃噴門が横隔膜より上に滑り出した状態)で逆流防止機能を発揮できないと胃液の逆流が起こる。

3. 症状および病態

症状としては，食後の胸焼け，心窩部痛，つかえ感，呑酸，悪心，嘔吐などの症状を認める。びらんや潰瘍などの粘膜障害を認める逆流性食道炎と，粘膜障害を認めない非びらん性胃食道逆流症があり，これらを総称して胃食道逆流症とよぶ。

4. 治療（食事・栄養療法，薬物療法）

食事・栄養療法：食生活のリズム，食事の食べ方・姿勢などを中心に見直す。早食い，暴飲暴食，食事時間のタイミングなど生活習慣の是正を中心とした以下の栄養指導を行う。

① 就寝前の食事は控える。
② 食後はすぐに仰臥位にならないよう座位・立位にする。就寝時は頭部を高くする。
③ ゆっくりよく噛んで食事を摂取し，食事量の調整をする(少量頻回食を考慮してもよい)。
④ LES圧を低下させる刺激物，柑橘類，香辛料，カフェイン飲料，炭酸飲料は避ける。
⑤ 胃酸分泌を促すアルコール，胃排出を遅延させる高脂肪食は避ける。

薬物療法：酸分泌抑制剤(プロトンポンプ阻害薬，ヒスタミン H_2 受容体拮抗薬)を用いる。

3 胃・十二指腸潰瘍

■キーワード ＊ ＊ ＊ ＊ ＊ ＊ ＊ ＊

H. pylori 感染，NSAIDs

1. 概 説

胃・十二指腸潰瘍(gastric and, duodenal ulcer)は粘膜の組織欠損が粘膜筋板を越えて粘膜下層より深くに達する状態であり，治癒と再発を繰り返すことが多い。要因として**ヘリコバクター・ピロリ**(*Helicobacter pylori*；*H. pylori*)感染，**非ステロイド性消炎鎮痛薬**(non - steroidal anti - inflammatory drugs；NSAIDs)服用，**心理的ストレス**などがある。

2. 栄養療法に必要な解剖生理学

食物の消化に関与する胃酸や消化酵素ペプシンは，粘膜保護に関わる防御因子(粘膜血流，粘液，プロスタグランジンなど)によって通常は粘膜自体の障害を生じさせることはない。しかし，ピロリ菌感染による粘膜障害や，攻撃因子(胃酸，ペプシン)と防御因子のバランスのくずれによる粘膜障害によって胃・十二指腸壁に組織欠損が生じる。胃壁の粘膜下層以上まで組織が欠損している病変(Ⅱ度～Ⅳ度)を潰瘍，粘膜層のみの欠損(Ⅰ度)はびらんという(図7-3)。

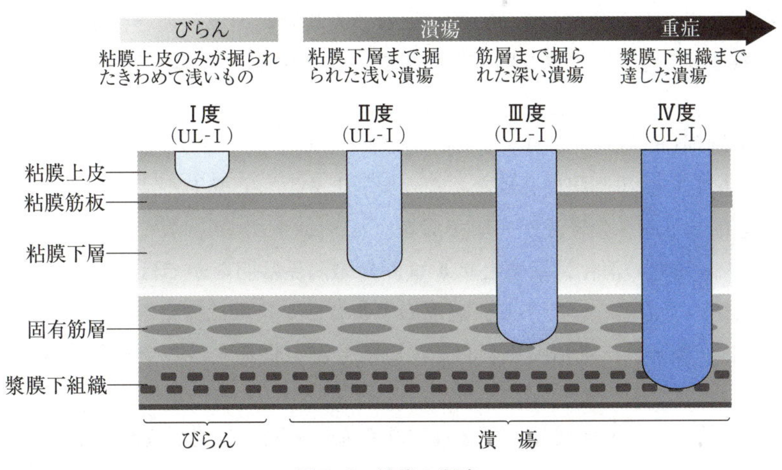

図7-3　潰瘍の程度

3. 症状および病態

近年，**ピロリ菌感染**が潰瘍発症や再発に大きく関与していることが明らかとなっている。胃内の強酸環境では細菌は生存することできないが，ピロリ菌はウレアーゼという酵素を分泌し，尿素をアンモニアにすることで胃酸を中和し胃粘液内に存在できる細菌である。ピロリ菌の感染した胃粘膜局所では，種々の病原因子を介して慢性的な炎症反応を伴い，潰瘍ができやすい状態となる。ピロリ菌以外の主な原因としてNSAIDsによる潰瘍がある。NSAIDsを服用しているとプロスタグランジン合成が低下し，粘液産生や粘膜血流を抑制することで，潰瘍ができやすい状態となる。また，心理的ストレスなどによる**攻撃因子**(胃酸，ペプシン)の増強，高齢による**防御因子**(プロスタグランジン)の低下も潰瘍の要因となる。

自覚症状としては，腹痛(心窩部痛)が最も多くみられ，胃潰瘍では食後，十二指腸潰瘍では空腹時や夜間に疼痛が起こるのが特徴である。そのほかの症状としては，腹部膨満感や悪心，嘔吐，胸やけ，ゲップなどがある。胃潰瘍，十二指腸潰瘍の合併症として潰瘍部からの出血(タール便)，消化管穿孔，消化管狭窄があげられる。

4. 消化性潰瘍のガイドライン

日本消化器学会より「消化性潰瘍診療ガイドライン2020(改訂第3版)」が提示されている。

5. 治療（食事・栄養療法，薬物療法）

初期治療(急性期)では，出血性消化性潰瘍に対しては，内視鏡的止血治療を行う。消化性潰瘍穿孔，また内視鏡的止血術が容易に成功しない場合は外科的手術に移行することを推奨している。また，止血が確認できた後にNSAIDsの服用，ピロリ菌感染を確認のうえ，原因に応じた胃潰瘍治療法を選択する。ピロリ菌感染でない胃潰瘍の場合は，初期治療を脱した後は再発防止目的で維持療法を行う。維持療法は胃潰瘍では1年，十二指腸潰瘍では2年行うことが有効とされている。

食事・栄養療法：

① **初期治療(急性期)**

出血時は消化管運動の抑制による患部の安静や，再出血した場合に内視鏡的治療を容易に再施行できるなどの観点から絶食となる。絶食となった場合，輸液管理を行う。経口摂取が可能となれば，再出血を起こさないよう食物残渣の少ない食事から開始，段階的に普通食に戻していく。

② **維持療法**

胃酸分泌抑制剤（ヒスタミンH_2受容体拮抗剤・プロトンポンプ阻害剤）による治療法が確立されてからは，厳しい食事制限は必要なくなった。しかし，再発しやすい疾患であるため，食生活の工夫，心理的ストレスの軽減が大切である。

(a) アルコール：慢性の消化性潰瘍とアルコールの関係は明らかではないが，アルコール大量飲酒は急性胃潰瘍の原因の一つであり，過度のアルコール摂取は控えるべきである。

(b) カフェイン，香辛料：胃粘膜を刺激し，胃酸分泌を促進するので，多量摂取は控えるべきである。

(c) 牛乳，乳製品：牛乳・乳製品に含まれる乳たんぱく質が胃粘膜を保護し，カルシウムが胃酸を中和する。

(d) 喫　煙：喫煙は，血管を収縮させる作用があり，胃の粘膜の血流を低下させ，胃潰瘍の危険因子の一つとされており，禁煙すべきである。

薬物療法：

① **初期治療（急性期）**

ピロリ菌が陽性の場合は除菌療法を実施する。NSAIDsの内服がある場合は中止する。しかし，中止が不可能な場合は，プロトンポンプ阻害剤，またはプロスタグランジン製剤を使用する。

② **維持療法**

胃酸分泌抑制剤（ヒスタミンH_2受容体拮抗剤，プロトンポンプ阻害剤），防御因子増強剤などを選択し，維持療法を行う。

6. 栄養ケア

潰瘍の状態に応じて栄養ルート（経口摂取，経腸栄養法，静脈栄養法）の選択，食事形態の調整を行う。寛解後の食事は過度の食事制限ではなく，規則正しい食事生活，バランスのとれた食事を摂れるよう指導を行う。

7. 症例で確認

性別　男性　**年齢**　40歳　**身長**　170 cm　**体重**　65 kg　**BMI**　22.5 kg/m^2　**職業**　会社員

既往歴　なし

主　訴　ここ3か月仕事が忙しく夜の接待での飲食も多く，ストレスもたまり，たばこの吸う本数も40本/日を超えていた。ここ数日，食後に心窩部痛を認めるようになったため，近医に受診し内視鏡検査をすると胃潰瘍を認めた。また，迅速ウレアーゼ試験にてピロリ菌陽性であった。

ピロリ菌感染による粘膜障害に加えて，アルコールの多飲，喫煙，ストレスなど攻撃因子が増強しやすい環境下により胃潰瘍が生じたと推測される。

4　タンパク漏出性胃腸症

■キーワード　＊　＊　＊　＊　＊　＊　＊

低タンパク血症，低アルブミン血症，浮腫

1. 概　説

タンパク漏出性胃腸症(protein - losing gastroenteropathy)とは，胃や腸の消化管粘膜から，**血漿タンパク質**，特に**アルブミン**が漏出することにより，低タンパク血症などを主徴とする症候群である。主な原因疾患として，メネトリエ病，胃ポリポーシス，胃癌，胃切除症候群，クローン病や潰瘍性大腸炎などの炎症性腸疾患，腸リンパ管拡張症，悪性リンパ腫などさまざまな疾患がある。

2. 栄養療法に必要な生化学・解剖生理学

漏出の機序はいまだ不明であるが，原因として①リンパ系の異常(腸粘膜のリンパ組織の障害によりリンパ管が拡張し，管内皮の透過性亢進が加わりリンパ管を介したタンパク漏出が起こる，腸リンパ管拡張症など)，②毛細血管の透過性亢進，膠原病，アレルギー性胃腸炎など)，③粘膜上皮の異常(潰瘍性大腸炎，クローン病などの炎症性腸疾患によるもの)などがあげられる。

3. 症状および病態

低タンパク血症，**低アルブミン血症**による膠質浸透圧の低下により**浮腫**を生じ，重症になると腹水や胸水を認める。腸リンパ管拡張症では，下痢や脂肪便を認める。血漿タンパク質の消化管腔内への過剰な漏出の診断としては，**タンパク漏出試験**(**α1-アンチトリプシンクリアランス試験**，**タンパク漏出シンチグラフィーなど**)がある。原因となる疾患の診断にはX線造影検査，リンパ管造影検査，内視鏡検査，生検による組織検査を行う。

4. 治療（食事・栄養療法，薬物療法）

食事・栄養療法：消化管が使える場合は経腸栄養とし，経腸栄養が行えない場合は中心静脈栄養を行う。高エネルギー，高たんぱく質とし，低脂肪または消化吸収のよい中鎖脂肪酸(medium chain triglyceride；MCT)を使用する。また，消化がよく食物残渣の少ない食事とし，食事摂取量が少ない場合は頻回食とする。

5. 栄養ケア

原因疾患に基づいた栄養療法を行っていく。状況に応じて成分栄養剤や脂質の量や質に考慮した栄養剤を用いた経腸栄養法，中心静脈栄養法などを考慮する。

6. 症例で確認

性別　女性　**年齢**　15歳　**身長**　161.3cm　**体重**　46.9kg　**BMI**　18.0kg/m^2　**職業**　学生

既往歴　なし

主　訴　13歳の頃より頻回の水様下痢便を認めた。約6か月前より水溶性下痢に加え，下肢浮腫を認めるようになり，精査目的で入院となった。注腸，大腸内視鏡検査にて全周性の隆起性病変を伴った大腸多発性ポリープを認め，低タンパク血症(総タンパク3.7g/dL, Alb2.2g/dL)，IgG低値(300mg/dL)，α1-アンチトリプシンクリアランスは326mL/日と増加，99mTc-HASシンチグラムにおいて直腸からS状結腸にかけてアイソトープの漏出を認めた。以上より，タンパク漏出性胃腸症を伴った大腸多発性ポリープと診断された。

約6か月前より下肢浮腫を認めるようになったのは，低タンパク血症による膠浸透圧の低下により血管外に水分が移動してしまったことによる症状であったと推測され，このころよりタンパク漏出性胃腸症となっていたと推測される。

5　クローン病

■キーワード　＊　＊　＊　＊　＊　＊　＊

クローン病，肉芽腫性炎症性疾患，非連続性，敷石像

1．概　説

大腸および小腸粘膜に炎症または潰瘍を形成し，再燃(活動期)と寛解を繰り返す難治性の疾患の総称を**炎症性腸疾患**(inflammatory bowel disease；IBD)といい，**クローン病**(crohn's disease；CD)と潰瘍性大腸炎(ulcerative colitis；UC)がある。

2．症状および病態

クローン病は，原因不明の**肉芽腫性炎症性疾患**であり，慢性に続く腹痛，下痢，発熱，体重減少などが主症状である。クローン病の病変は，口腔内から肛門までのあらゆる部位に起こり得るが，主に小腸と大腸に多く，クローン病患者の60〜80%では大腸と終末回腸に罹患する。病変は**非連続性**で区域性がある。生検組織に非乾酪性類上皮肉芽腫を認める。肛門病変を高頻度に合併し，特徴的な肛門病変には裂肛，cavitating ulcer(下掘れ潰瘍)，**難治性痔瘻**，**肛門周囲膿瘍**，浮腫性皮垂などがある。血液検査所見では炎症所見(CRP，赤沈，血小板)，貧血(ヘモグロビン，ヘマトクリット)，血清総タンパクや総コレステロールの低下を認める。症状が落ち着いている状態を「**寛解期**」，発熱や腹痛などの炎症症状がある時期を「**活動期**(再燃)」といい，活動期の内視鏡所見では**縦走潰瘍**(腸管の長軸方向に縦走する4〜5cm以上の長さの潰瘍。短い潰瘍が腸管の長軸方向に連なるものもある)を認め，その周囲には，しばしば**敷石像**(玉石状の表面平滑な隆起)ないし，炎症性ポリープを伴う。初期病変としては**アフタ**を認め，腸管の長軸方向に沿って配列することが多い(図7-4)。10〜20歳代の若年者に好発し，男女ともに40代からの発症は極端に低くなる。

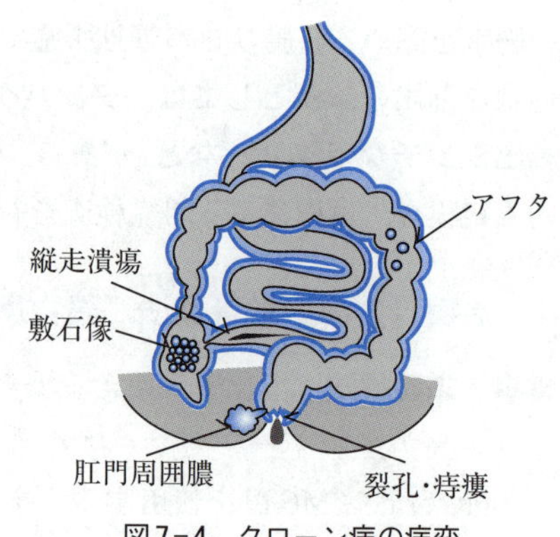

図7-4　クローン病の病変

3．クローン病の治療ガイドライン

日本消化器病学会より「炎症性腸疾患(IBD)診療ガイドライン改訂第2版2020」が出版されている。寛解期クローン病の再燃を予防するために，喫煙者には禁煙を指導する，非ステロイド性抗炎症薬

(NSAIDs)の過剰投与を避けること，経腸栄養療法を寛解期維持療法の選択肢として考慮することを推奨している。

クローン病の治療ガイドライン

URL：http://www.jsge.or.jp/guideline/guideline/pdf/IBD2016.pdf

4. 治療（食事・栄養療法，薬物療法）

病期(活動期または寛解期)，重症度に応じた薬物療法，食事・栄養療法を行っていく。

食事・栄養療法：クローン病患者は高率に栄養障害を発生する。また食事摂取によっては病態悪化を招く可能性があるため，栄養管理はクローン病治療において重要である。食事は易消化性で高エネルギー・高たんぱく・低脂肪・低残渣食を基本とする。また食事の際は，よく噛んで摂取することを勧める。

① **活動期(重症～劇症)**

活動度が高い状態では頻回の下痢や高度の腹痛を伴うため，絶食にて静脈栄養法を行うが，炎症により必要エネルギーは増加しているため，**中心静脈栄養法**が望ましい。

② **活動期(軽度～中等度)**

活動度が高くない場合は食事開始が可能であるが，それまでは**成分栄養剤**にて必要栄養量を確保する。食事開始となれば，栄養剤投与量を徐々に減らしながら食事量を少しずつ増やしていく。

(a) エネルギー：クローン病の診療ガイド第2版では，低栄養をきたさないためにも理想体重(kg)×35～40(kcal/kg 理想体重)が必要であるとしている。

(b) 脂肪制限：クローン病の診療ガイド第2版では，「脂肪は20g以下が望ましい」としており，脂肪の多い食品は避けるべきである。

(c) 食物繊維：活動期では炎症による浮腫のため通過障害が生じやすい。狭窄症例では腸閉塞を予防するため，不溶性食物繊維を多く含む食品は避ける。調理の工夫としては，皮，種，筋を取り除く，細かく切る，裏ごしする，加熱するなどがあげられる。

③ **寛解期**

活動期同様に低脂肪が望ましい。不溶性食物繊維の制限は狭窄がなければ必要ない。成分栄養剤のみの栄養療法を長期間行っている場合は，必須脂肪酸・脂溶性ビタミンの欠乏をきたすため，**脂肪乳剤**の投与が必要である。また，微量元素欠乏にも注意する必要がある。

④ **嗜好品**

アルコールは腸管粘膜に障害を与えるため過度の飲酒は控え，活動期には禁酒すべきである。喫煙については疫学的研究にてクローン病発症に関与していることが知られており，禁煙すべきである。

薬物療法：

① **活動期(重症～劇症)**

ステロイド静注を行う。ステロイド抵抗症例には抗TNF-α抗体製剤の投与を考慮する。

② **活動期(軽症～中等度)**

(a) 大腸の軽症～中等度活動期には5-アミノサリチル酸塩製剤(5-ASA)，またはステロイド薬の投与を行う。

(b) 小腸病変には，経腸栄養療法又は経口ステロイドを用いる。ステロイド依存症例・抵抗症例には抗TNF-α抗体製剤の投与を考慮する。

③ **寛解期**

経腸栄養および5-ASA，免疫調節剤(アザチオプリン；AZA, 6-メルカプトプリン；6-MP)を投与する。抗TNF-α抗体製剤による寛解導入症例は抗TNF-α抗体製剤を投与する。

その他内科的治療，外科的治療：

① **内科的治療**

(a) 血球成分除去療法：中等症以上，特にステロイド剤不応例や不耐例に顆粒球吸着療法の併用を考慮する。**顆粒球吸着療法**(granulocyteapheresis；**GCAP**)は血液をいったん体外に取り出し，特殊なビーズが詰まった顆粒球吸着器(アダカラム)に通すことで，炎症の原因となる血液中の顆粒球を選択的に吸着除去および機能を変化させ，血液を体内に戻す体外循環療法(血液浄化法)である。

(b) 内視鏡的バルーン拡張術：消化管狭窄に対して炎症が鎮静化し，潰瘍が消失・縮小した時点で行う。

② **外科的治療**

内的治療で改善しない腸閉塞，膿瘍，難治性狭窄，難治性肛門病変などに対して外科治療を行う。

6 潰瘍性大腸炎

潰瘍性大腸炎患者の栄養管理・栄養診断の事例(p.103～105参照)

■キーワード ＊ ＊ ＊ ＊ ＊ ＊ ＊

潰瘍性大腸炎，直腸病変，粘血膿性，ハウストラの消失

1．症状および病態

潰瘍性大腸炎は，大腸に限局し，直腸から連続的にびらんや潰瘍などの病変を認める。クローン病同様に慢性に続く腹痛，下痢，発熱，体重減少などが主な症状である。潰瘍性大腸炎のほとんどが**直腸病変**を認める。クローン病同様に「寛解期」，「活動期(再燃)」を繰り返す。活動期の内視鏡所見では，粘膜はびまん性に侵され，血管透見像の消失，粘血膿性の付着がみられ，粗糙(きめがあらくざらざらしていること)または細顆粒状を呈する。また，多発性のびらん，潰瘍，あるいは**偽ポリポーシス**を認める。注腸X線検査では，**ハウストラの消失**が特徴的である(図7-5)。ハウストラの消失は，反復する**炎症**と再生の繰り返しにより，大腸の長さと内径が短縮することで生じる。重症例では**中毒性巨大結腸症**を合併することがある。潰瘍性大腸炎患者の大腸がんの罹患率は有意に高く，潰瘍性大腸炎患者の死亡率の上位にあり，慢性的に下痢・下血などの症状が続いた患者には癌化のリスクが高い。発症年齢のピークは10～20歳代で，若年者から高齢者まで発症する。

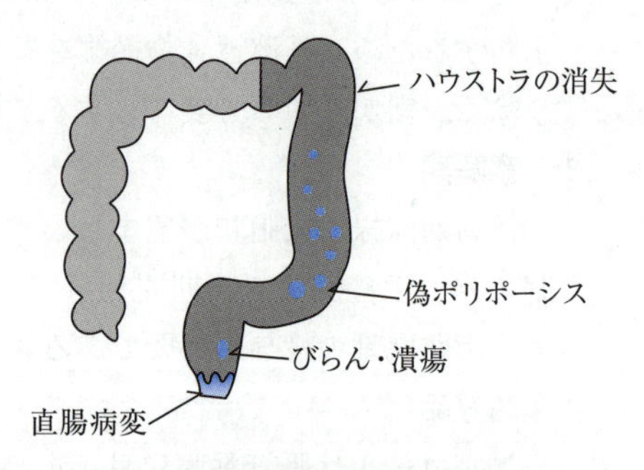

図7-5 潰瘍性大腸炎の病変

2．潰瘍性大腸炎のガイドライン

日本消化器病学会より「炎症性腸疾患(IBD)診療ガイドライン2020」が出版されている。潰瘍性大

腸炎に対する経腸栄養法，中心静脈栄養法などの栄養療法単独での寛解導入効果はあきらかではなく，薬物療法や血球成分除去療法を主体とすべきであり，安易に厳しい食事制限を強いるべきではないとしている。

炎症性腸疾患(IBD)診療ガイドライン2020

URL：https://www.jsge.or.jp/guideline/guideline/ibd.html

3. 治療（食事・栄養療法，薬物療法）

病期(活動期または寛解期)，重症度に応じて栄養療法，薬物療法を行う。

栄養療法：食事はクローン病と同様に易消化性で高エネルギー・高たんぱく質・低脂肪・低残渣食を基本とする。

① **活動期(重症～劇症)**

活動度が高い時は血便や腹痛などの症状を悪化させる危険性が高いため，絶食にて静脈栄養法を行うが，炎症により必要エネルギーは増加しているため，中心静脈栄養法が望ましい。

② **活動期(軽度～中等度)**

エネルギーは静脈経腸栄養ガイドライン第3版では35～40(kcal)×理想体重(kg)と示されている。その他，クローン病同様に食物繊維，食事，調理の工夫を行う。

③ **寛解期**

基本的に厳密な食事制限を行う必要はないが，偏食傾向のある患者では，各種の栄養素をバランスよく摂るように指導する。

④ **嗜好品**

アルコールは病状を考慮して控えるようにする。

⑤ **プロバイオティクス，プレバイオティクス**

潰瘍性大腸炎において腸内環境改善目的にプロバイオティクス(ビフィズス菌，乳酸菌)，プレバイオティクス(オリゴ糖，水溶性食物繊維)は有効である。

薬物療法

① **活動期(重症)**

ステロイド大量静注療法を行う。ステロイド剤抵抗例には免疫抑制剤，または抗TNF-α抗体製剤を投与する。

② **活動期(軽症～中等度)**

5-ASA, 経口および注腸ステロイド剤を用いる。5-ASA, ステロイド抵抗例は，免疫抑制剤，または抗TNF-α抗体製剤の投与を考慮する。

③ **寛解期**

5-ASA, ステロイド依存または離脱困難例は免疫調節剤(AZA, 6-MP)を投与する。抗TNF-α抗体製剤による寛解導入された中等度～重症症例は抗TNF-α抗体製剤を投与する。

その他内科的治療，外科的治療

① **内科的治療**

血球成分除去療法：薬物療法や栄養療法が無効あるいは適応できない場合に適応となる。

- **顆粒球吸着療法**(GCAP)：クローン病の項(p.94)参照
- **白血球除去療法**(Leukocytapheresis；LCAP)：血液をいったん体外に取り出し，特殊なフィルターに通すことで，炎症の原因となる血液中の白血球(顆粒球，単球，リンパ球)，血小板の成分を除去し，血液を体内に戻す体外循環療法(血液浄化法)である。

② **外科的治療** 大腸穿孔，大量出血，中毒性巨大結腸症など薬物療法が奏功しない重症例に対して外科的治療を行う。

4．栄養ケア

潰瘍性大腸炎，クローン病ともに活動期の改善ともに，静脈栄養から経口摂取に移行していく。食事は易消化性で高エネルギー・高たんぱく質・低脂肪・低残渣食を基本とする。クローン病は成分栄養剤と食事を組み合わせながら寛解期が維持できるようにサポートし，体調を悪化させる食品は個人差があるため，症状と食事の記録をつけるよう指導する。潰瘍性大腸炎の寛解期は，クローン病のように厳しい食事制限は必要ない。患者の性格やライフステージに応じて柔軟な指導を行う。

7 過敏性腸症候群

■キーワード ＊ ＊ ＊ ＊ ＊ ＊ ＊

脳腸相関，ストレス・心理的異常

1．概　説

過敏性腸症候群(irritable bowel syndrome；IBS)は，炎症や潰瘍など器質的異常がないにも関わらず，腹痛，腹部不快感，下痢，便秘など大腸・小腸由来の消化器症状の異常を伴う機能性消化管疾患である。

器質的な病変がない場合が多く，明確な原因はいまだ不明である。中枢神経と腸管神経系は自律神経を介して密接に結びついており(脳腸相関)，**ストレス**や**社会的環境**を中心とした心理的要因によって腸管に影響を与え，消化管運動異常(下痢，便秘)や腸管の知覚過敏(腹痛)によってもたらせると考えられている。

過敏性腸症候群の診断基準は次の通りである。

2．症状および病態

腹痛，便秘などの便通異常を認め，内視鏡や注腸X線造影，血液生化学検査にて，器質的異常が否定された場合は，下記のRome Ⅳ診断基準に準じて診断をすすめる(表7-1)。症状としては，便秘型，下痢型，混合型がある。

表7-1 過敏性腸症候群の診断 Rome Ⅳ診断規準(2016年)

■腹痛が
■最近3か月のなかの1週間につき少なくとも1日以上を占め
■下記の2項目以上の特徴を示す
(1) 排便に関連する
(2) 排便頻度の変化に関連する
(3) 便形状(外観)の変化に関連する

＊最近3か月間は基準を満たす 少なくとも診断の6か月以上に症状が出現

出典：機能性腸疾患 診療ガイドライン2020 過敏性腸症候群(IBS)より引用

3. 治療（食事・栄養療法，薬物療法）

食事・栄養療法：規則正しい食生活を促し，暴飲暴食をしないよう指導する。

炭水化物，あるいは脂質が多い食品，冷たい飲み物，香辛料，カフェインなどは症状を増悪させる可能性があるため控える。プロバイオティクス(ビフィズス菌，乳酸菌)は有効である。

① **下痢型**　乳糖不耐症などの食物不耐症の可能性を考慮し，観察する。不溶性食物繊維は控えるが，水溶性食物繊維の摂取は，便性状の改善，回数の軽減が期待される。

② **便秘型**　水溶性食物繊維を増やす。心不全などの水分制限指示のない場合は，十分な水分摂取を促す。

薬物療法：食事，生活習慣改善を行ったうえで薬物療法を行っていく。消化管機能調整薬，あるいは整腸剤，もしくは高分子重合体を第一選択として投与し，消化器症状に応じて対症療法を行っていく。ストレス・心理的異常の関与が大きい場合は抗うつ薬，抗不安薬を使用する場合もある。

① **下痢型**　男性の下痢型には5-HT3拮抗薬を投与。消化器症状に応じて止痢剤使用を検討する。

② **便秘型**　粘膜上皮機能変容薬を投与。消化器症状に応じて緩下薬使用を検討する。

③ **腹　痛**　抗コリン薬を中心に投与を考慮する。

運動療法：運動がストレスを減弱させること，便通を促すことより，運動療法が推奨されている。運動強度は副交感神経が優位になるような無理のない有酸素運動を勧める。

8 便　秘

■キーワード　＊　＊　＊　＊　＊　＊　＊

便秘症，蠕動運動，直腸肛門運動

1. 概　説

医学的に便秘(constipation)とは，「本来体外に排出すべき糞便を十分量かつ快適に排出できない状態」と定義される。また「**便秘症**」とは，便秘による症状が現れ，検査や治療を必要とする場合であり，蠕動運動障害や直腸肛門運動の障害によって生じる。

食物は消化吸収を受けると，蠕動運動によって小腸から上行結腸，横行結腸に送られ，水分が吸収

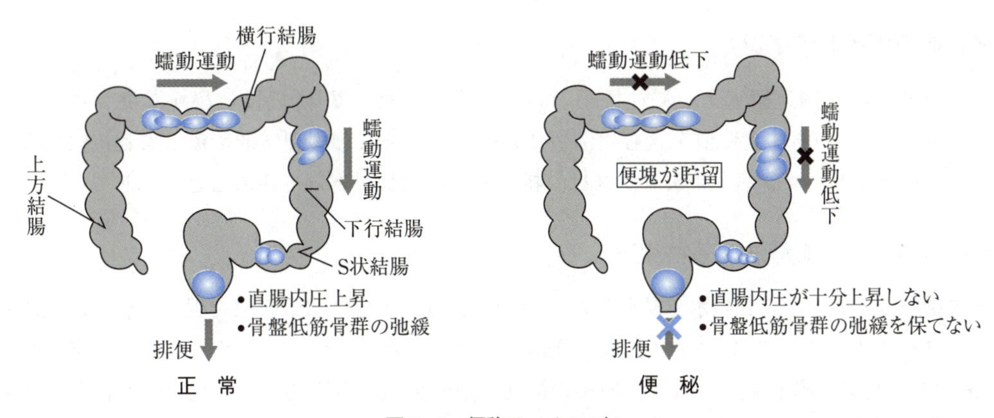

図7-6　便秘のメカニズム

されて粥状の便塊(べんかい)となり，下行結腸からＳ状結腸に送られる。

左半結腸に大蠕動が生じるとＳ状結腸に貯留していた糞便が一気に直腸に移動して直腸壁が伸展され，その進展刺激が大脳皮質に伝わって便意を感じる。そして「いきむ」ことによって横隔膜と腹筋が収縮し腹腔内圧ひいては直腸内圧を上昇させて糞便を押し出すと同時に，骨盤低骨筋群(恥骨直腸筋と外肛門括約筋)の弛緩状態を保つ，これら**直腸肛門運動**よって排便が行われる。

しかし，**蠕動運動**障害によって長時間便塊が結腸に貯留すると，水分が吸収されて硬便となる。また，直腸知覚低下(直腸に糞便があっても便意を感じない)，「いきみ」時における便排出力低下(横隔膜と腹筋が十分収縮せず腹腔内圧，直腸内圧を上昇させることができない)，骨盤筋協調障害(骨盤低骨筋群が十分に弛緩状態を保てない)などによって排便障害をきたす(図7-6)。また，薬剤性による便秘もある(抗コリン薬，オピオイド，抗精神病薬などの使用)。

2. 症状および病態

慢性便秘症診療イドライン2017年では，便秘は発生機序から器質性便秘と機能性便秘に分け，症状分類，病態分類に分けている。

① **器質性便秘**

大腸の形態的変化を伴う便秘。狭窄性と非狭窄性がある。非狭窄性には症状別に排便数減少型と排便困難型があり，排便困難型には**器質性便排出障害**を伴う。

② **機能性便秘**

大腸の形態的変化を伴わない便秘。症状別に排便回数減少型と排便困難型がある。排便回数減少型は，大腸通過時間検査などの専門的検査によって，大腸通過遅延型と大腸通過正常型に分類され，排便困難型は大腸通過時間検査，排便造影検査などによって**大腸通過正常型**と**機能性便排出障害**に分類される。

(a) 排便回数減少型

排便回数や排便量が減少して，結腸に便が過剰に貯留するために腹部膨満感や腹痛などが生じる便秘

(b) 排便困難型

排便時に直腸内の糞便を十分量かつ快適に排泄できず，排便困難や不完全排便による残便感が生じる便秘

3. 便秘症のガイドライン

日本消化器病学会関連研究会と慢性便秘の診断・治療研究会より「慢性便秘症診療ガイドライン2017」が出版されている。食習慣を含む生活習慣の改善，摘便などの理学的治療，薬物療法による保存的治療を行うこと，プロバイオティクスは，排便回数の増加に有効であることを示している。

4. 治療（食事・栄養療法，薬物療法）

食事・栄養療法：心不全などの水分制限指示のない場合は，十分な水分摂取を促す。腸内環境改善目的にプロバイオティクス(ビフィズス菌，乳酸菌)，プレバイオティクス(オリゴ糖，水様性食物繊維)を含んだ食品を摂取する。機能性便秘の排便回数減少型で大腸通過正常型は，原因として糞便のもととなる食事摂取量や内容(食物繊維)が少ないために糞便量が減って糞便回数が減少している

可能性があるため，十分な食物繊維(水溶性食物繊維，不溶性食物繊維)を摂取する。便秘型過敏性腸症候群の食事療法については，p.99を参照。

薬物療法：排便コントロール目的に，膨張下剤，浸透圧性下剤，刺激性下剤，上皮機能変容剤，消化管運動賦活剤，漢方薬などの内服薬や座薬，浣腸などを病態に応じて用いる。

運動療法：運動による便通の改善が期待されるため行うべきである。

5. 栄養ケア

運動がストレスを減弱させること，便通を促すことより，運動療法が推奨されている。運動強度は副交感神経が優位になるような無理のない有酸素運動を勧める。

6. 症例で確認

性別 女性 **年齢** 81歳 **身長** 145 cm **体重** 45 kg **BMI** 21.4 kg/m² **職業** 主婦

既往歴 高血圧，脂質異常症，幼少期に虫垂切除，冠攣縮性狭心症

主 訴 4か月前に夫が入院し，看病疲れもあり食欲が低下し，食事量も減っていた。次第に便回数が減少し，便秘傾向となったため来院。血液検査，尿検査，便潜血反応検査では内分泌・代謝疾患，悪性疾患を疑うような所見は認めず，腹部X線では狭窄などの器質性の異常所見は認めなかった。また，後日専門病院で行われた大腸通過時間検査では通過時間は正常であった。

食事不良であったエピソードと，機能性の排便回数減少型，大腸通過正常型であることから経口摂取不足(食物繊維不足を含む)による便秘だと推測される。

章末問題

以下の記述について，正しいものに○，誤っているものに × を(　　)内に記入しなさい。

1．(　　　) ビタミンB_2，B_6欠乏は，口唇炎，口角炎を生じる。
2．(　　　) がん化学療法では，口内炎(粘膜障害)を生じる。
3．(　　　) 胃食道逆流症予防のために，高脂肪食とする。
4．(　　　) 胃食道逆流症予防のために，少量・頻回食とする。
5．(　　　) 胃・十二指腸潰瘍の２大要因は H. pylori 感染，NSAIDs 服用である。
6．(　　　) タンパク漏出性胃腸炎では，浮腫，胸水，腹水を認める場合がある。
7．(　　　) タンパク漏出性胃腸症では，低残渣食とする。
8．(　　　) タンパク漏出性胃腸症では，脂肪の多い食品を摂取する。
9．(　　　) クローン病では，脂肪摂取量を制限する。
10．(　　　) クローン病は生検組織検査で非乾酪性肉腫を認める。
11．(　　　) クローン病は，内視鏡検査にて縦走潰瘍，敷石像を認める。
12．(　　　) 潰瘍性大腸炎では，水溶性食物繊維を制限する。
13．(　　　) 潰瘍性大腸炎は，注腸 X 線検査にてハウストラの消失を認める。
14．(　　　) 潰瘍性大腸炎は，糖質制限が必要である。
15．(　　　) 過敏性腸症候群の原因として精神的ストレスは要因ではない。
16．(　　　) 下痢型の過敏性腸症候群では，水溶性食物繊維の摂取を制限する。
17．(　　　) 過敏性腸症候群では，中心静脈栄養が必須である。
18．(　　　) 機能性便秘とは大腸の形態的変化に伴う便秘である。
19．(　　　) 機能性便秘では，食事(食物繊維)摂取不足によって起こる場合がある。
20．(　　　) 便秘では，乳酸菌飲料の摂取をひかえる。

〈参考文献〉　＊　＊　＊　＊

日本静脈経腸栄養学会編：「静脈経腸栄養ガイドライン」照林社(2013)
病気が見えるシリーズ(消化器)メディックメディア(2020)
中村丁次ほか編：「臨床栄養学(健康・栄養科学シリーズ)」南江堂(2014)
日本消化器学会：「炎症性腸疾患診療ガイドライン改訂第２版」(2020)
日本消化器学会：「慢性便秘症ガイドライン」(2017)
消化性潰瘍診療ガイドライン(2020)

<栄養管理プロセスに基づいた栄養管理・栄養診断の事例>

事例報告1　**潰瘍性大腸炎患者の栄養管理**

作成日　平成○○年○○月○○日

栄養管理事例報告

所属栄養士会　○○○○　　都・道・府・県　　会員番号　△△－△△△△

施設名　□○△□○△□○△　　提出者氏名　○○○○○○

<対象者(患者)情報>

21歳，男性，学生

【傷病名】潰瘍性大腸炎

【既往歴】特記なし

【生活歴】アルコール(機会飲酒)，たばこ(1箱/日)

【家族歴】特記なし

【生活環境】一人暮らし　両親は他県に在住

<介入に至るまでの経過(栄養管理開始までの経過)>

3か月前より粘血便を認め，次第に腹痛と1日10回以上の血性の水様便を認め増悪した。食事摂取量も低下し，自立歩行は可能であるが筋肉量低下を認めた。近医を受診したが，当院へ紹介となり精査目的で入院となる。入院時より絶食，輸液管理となる。大腸内視鏡検査(生検)，血液検査，便細菌学検査・寄生虫学的検査の結果，広範囲に及ぶ中等症の潰瘍性大腸炎の診断にて第2病日より5-ASA製剤の内服が開始された。第4病日になっても症状は治まらないためステロイドの点滴による静脈注射に開始し，その後便回数減少するも依然血便を認めた。第10病日より週2回の顆粒球吸着療法(GCAP)を開始した。第20病日には血便が改善し，流動食が開始となった。食事開始にあたり栄養指導の依頼を受けた。介入時，体重は3か月で5kgの減少を認めていた。

【介入時身体所見】身長170.0cm　体重60.0kg　BMI20.7kg/m^2 体温37.5℃

体重の変化：あり(－8%/3か月)，食物摂取の変化：あり(入院3か月前より食事摂取不良)，

消化器症状：あり(1日10回以上の水様便，腹痛あり)，嚥下障害：なし，

日常活動性：自立歩行，神経・精神的問題：なし，浮腫：なし，褥瘡：なし

【介入時検査所見】赤血球380×10^4/μL, Hb9.1g/dL, Ht30.0%, MCV86.9fL, MCH29.4pg, MCHC33.9%, 白血球9500/μL, リンパ球数1000/μL, TP5.8g/dL, Alb3.0g/dL, AST15IU/L, ALT10IU/L, T-Bil0.8mg/dL, BUN10.5mg/dL, Cre0.70mg/dL, Na137mEq/L, K4.3mEq/L, Cl103mEq/L, CRP1.84mg/dL

<栄養スクリーニングの状況(多職種からの紹介状況も含める)>

3か月前より下痢症状(水様便1日10回以上)を認め，食事摂取量が低下しており，体重は3か月で8%の減少を認めていた。疾患による発熱があり，異化亢進は中等度であると考えられる。生活動作は歩行可能であるが，筋肉量の低下を認めた。

なお，浮腫は認めなかった。以上より中等度の栄養不良と判定

事例報告2　**潰瘍性大腸炎患者の栄養管理**

栄養管理事例報告

提出者氏名＿＿＿＿＿＿＿＿＿＿＿＿＿＿＿＿

<アセスメントと栄養診断>

<table>
<tr><td rowspan="2">栄養診断</td><td>NC-1.4　消化機能異常</td></tr>
<tr><td>NC-3.2　意図しない体重減少</td></tr>
<tr><td>S</td><td>・揚げ物が好きで下痢がひどくなる前は，唐揚げやポテトなどをよく食べていた。
・お酒は普段は飲まないけど，飲み会があれば皆と同じくらい飲んでいたと思う。</td></tr>
<tr><td>O</td><td>【身体測定】身長170.0cm　体重60.0kg　BMI20.7kg/m²（8%/3か月の体重減少）
【血液生化学データ】赤血球380×10⁴/μL, Hb9.1 g/dL, Ht30.0%，MCV86.9 fL, MCH29.4 pg, MCHC33.9%，白血球9500/μL, リンパ球数1000/μL, TP5.8 g/dL, Alb 3.0 g/dL, AST15 IU/L, ALT10 IU/L, T-Bil0.8 mg/dL, BUN10.5 mg/dL, Cre0.70 mg/dL, Na137 mEq/L, K4.3 mEq/L, Cl103 mEq/L, CRP1.84 mg/dL
【生活背景】一人暮らし　両親は他県に在住
【生活歴】アルコール（機会飲酒），たばこ（1箱/日）
【栄養指導歴】なし
【発症前の食物・栄養素摂取】
朝食：惣菜パン2個，缶コーヒー
昼食：ハンバーガー1個，ポテトLサイズ，清涼飲料水
間食：ポテトチップス1袋
夕食：弁当（唐揚げ弁当）
摂取栄養量　エネルギー量2,500kcal　たんぱく質量75g　脂質量100g
糖質量325g
【介入時の食物・栄養素摂取】
経口摂取：食事内容　流動食
　　　　　食事摂取量 全量摂取
　栄養摂取量エネルギー量900kcal　たんぱく質量30g　脂質量25g　糖質量120g
静脈栄養：エルネオパNF2号1,000mL×2/日
　栄養投与量エネルギー量1,640kcal　たんぱく質量60g　脂質量0g　糖質量350g
総栄養量エネルギー量2,540kcal　たんぱく質量90g　脂質量25g　糖質量470g</td></tr>
<tr><td rowspan="2">A</td><td>・治療により改善したが，治療前は1日10回以上の水様便あり血便も認めていた。
・8%/3か月の体重減少あり，栄養障害を認める。</td></tr>
<tr><td>栄養診断の根拠（PES）
　10回以上の水様便/日を認め，3か月で8%の体重減少認めたことから，潰瘍性大腸炎による消化器症状の異常からの意図しない体重減少であると栄養診断する。</td></tr>
<tr><td>P</td><td>Mx）：下痢症状，体重
Rx）：潰瘍大腸炎に対する食事療法
Ex）：食事バランス（脂肪の過剰摂取を控える），節酒</td></tr>
</table>

S：Subjective data（主観的データ），O：Objective data（客観的データ），A：Assessment（評価），P：Plan（計画）
Mx：Monitoring plan（モニタリング計画），Rx：therapeutic plan（栄養治療計画），Ex：educational plan（栄養教育計画）

事例報告3　**潰瘍性大腸炎患者の栄養管理**

作成日　平成　　年　　月　　日

栄養管理事例報告

提出者氏名＿＿＿＿＿＿＿＿＿＿＿＿＿＿

<栄養介入>

1. 目標栄養量

必要エネルギー量＝標準体重(63.6 kg) × 35 kcal/kg ≒ 2,200 kcal

必要たんぱく質量：85 g (必要エネルギー量の約15%)

必要脂肪量：50 g (必要エネルギー量の約20%)

必要糖質量：350 g

2. 栄養介入計画(消化器症状に注意しながら消化のよい食事から開始する。

優先順位：①再燃時の症状増悪防止，②寛解期の維持

目　標：①低脂肪・低残渣食，②食事のバランス(脂肪の過剰摂取の回避)，③嗜好品

時間と頻度

①潰瘍性大腸炎の治療中にて食事も再開したばかりであり，目標①，②を同時の指導を行い，入院療養中の食事療法について理解してもらう。

②2回目栄養指導は退院前に行い，発症前は食事バランスがわるく，飲酒もあったことから目標②，③を中心に普段の食生活を是正してもらい下痢症状が増悪している日は目標①が実施できるよう指導する。

③外来通院時に，消化器症状を確認し，必要に応じて栄養指導を行う。

3. 栄養介入の経過

- 初回栄養指導：流動食が開始となったが，再度下痢症状が増悪するのではないかと不安を感じていた。消化管を安静にするために腸管の刺激となる脂肪・残渣物を控えた食事から徐々に普通食に移行する旨を説明した。
- 2回目の栄養指導(退院時)：食事は普通食まで形態をアップ後も下痢症状を認めず増悪なく経過し，ステロイドは内服15 mgまで減量していた。節酒とし，バランスのよい食事について指導を行った。また，本疾患は寛解・再燃を繰り返すため下痢症状が増悪している日は腸管に刺激を与えないよう低脂肪・低残渣食の食事にするよう指導した。
- 退院3か月後の栄養指導時：食生活を見直し，脂肪の多い食品は控え，食事バランスに気をつけていた。また，飲酒も飲み会があっても飲みすぎないようにしているとのことであった。寛解期を維持できているため，現在の食事療法を継続とした。

<栄養管理プロセスの総合的評価>

- 発症前，唐揚げ，ポテトなど脂肪の多い食品を好んで摂取していた。また，飲酒，喫煙もしていた。
- Rx)潰瘍大腸炎に対する食事療法についての知識は，初発であるため栄養指導は初めて受けることになったが，食事療法に対して意欲的であった。そのため，Ex)食事バランス(脂質の過剰摂取を控える)，節酒の受け入れもよく，退院後も食事療法を実践し，再燃することなく経過できている。

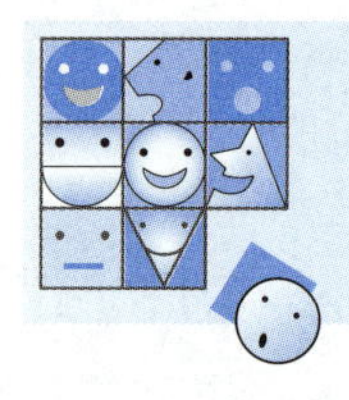

第8章　消化器の悪性腫瘍

1　消化器の腫瘍

■キーワード　＊　＊　＊　＊　＊　＊　＊

良性腫瘍，悪性腫瘍，早期癌，進行癌，がん悪液質，化学療法，放射線療法，ターミナルケア，緩和ケア

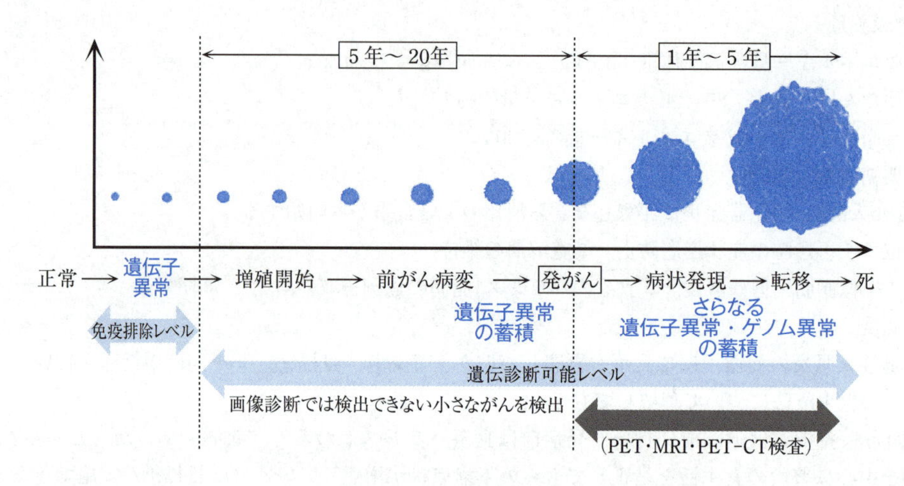

図8-1　がんの発生と進行

(1) 腫　瘍

腫瘍(tumor)とは，細胞が異常に増殖してできたものを指し，「**良性腫瘍**」と「**悪性腫瘍**」に分けられる。良性腫瘍は細胞の過剰な増殖によって起こるが，腫瘍周囲への浸潤や他臓器への転移などは起こらない。良性腫瘍の代表的なものに，胃や大腸のポリープ，皮膚のイボ，脂肪腫などがある。

一方，悪性腫瘍は複数のゲノム異常や遺伝子変異が蓄積した結果，増殖スピードがはやく，浸潤や転移を起こし，命の危険性がある。

内臓や粘膜などを形成する上皮細胞に発生する悪性腫瘍を「がん」，それ以外の非上皮細胞にできる悪性腫瘍を「肉腫」と区別する。また，「がん」は悪性腫瘍全体のことを指すときに用いられる。上皮細胞にできる悪性腫瘍には，食道がん，胃がん，大腸がん，肺がん，乳がん，肝臓がん，膵臓がん，腎臓がんなどがある。非上皮細胞(胃や腸の筋肉組織，骨，結合組織，造血器など)にできる悪性腫瘍には，横紋筋肉腫，平滑筋肉腫，骨肉腫，脂肪肉腫，白血病や悪性リンパ腫などがある。肉腫は，がんに比べて発生頻度が低く，日本の悪性腫瘍全体の約1%程度である。

消化管のがん(食道がん，胃がん，大腸がん)は，粘膜細胞から発生し，粘膜下組織(粘膜筋板，粘膜下層)，固有筋層，漿膜下層，漿膜へと浸潤していく。粘膜または粘膜下組織までのがんを**早期がん**といい，固有筋層以下に浸潤したものを**進行がん**という。

がんの特徴として，**遺伝子異常**の蓄積がある。図8-1に示すように正常な細胞に遺伝子変異が生じ，増殖能力が活発になり，前がん病変(例えばポリープ)を形成する。前がん病変にさらに種々の遺伝子異常が蓄積すると，細胞はより高い増殖能力をもったがん細胞に変化する（発がん）。発がんまでには通常5年から20年の長い年月を必要とする。がん化した細胞は急激に増殖しながら，さらに多くの**遺伝子異常**や**ゲノム異常**を蓄積していく。その結果，浸潤能力や他臓器へ転移する能力を獲得していく。通常1年から5年程度と短期間で，発がんから転移まで悪性進展する。診断については前がん病変を形成するよりも前の超初期段階から遺伝子診断は可能である。一方，画像診断は，がん組織が5mm程度以上まで大きくならないと診断ができない。

がん細胞は常に**ゲノム異常**や**遺伝子変異**によって進化しており，1つのがん組織内に遺伝的・機能的性質の異なる多様ながん細胞集団が形成されている。その結果，抗がん剤が効かないがん細胞集団や浸潤・転移能を獲得したがん細胞集団が出現するようになり，悪性化が進む。

日本のがん罹患者数は年々増加しており，最近では1年間に約100万人が新たにがんを発症し，約37万人ががんで亡くなっている。最近の統計では，日本人の2人に1人が生涯に一度はがんを発症し，男性の4人に1人，女性の6人に1人が，がんで亡くなると推計されている。

(2) がんの成因

がんの原因の60%以上が**生活習慣**（食事が30%，喫煙が30%，運動不足が5%）であることが疫学データで示されている。つまり，これら生活習慣を改善することで，がんの6割以上を予防できるといえる。国立がんセンターを中心とする研究グループにより，日本人のがん予防法として，5つの健康習慣（食生活，節酒，身体活動，適正体重の維持，喫煙）が示されている。

食生活については，食塩摂取量を控え，野菜と果物を積極的に摂り，熱い飲み物や食べ物は少し冷ましてから摂るという3つのポイントを守ることで，胃がんや食道がんのリスクは低下する。

飲酒は，肝臓がん，大腸がん，食道がんと強い関連がある。毎日お酒を飲む人は，純エタノール換算で1日当たり約23g程度（ビール大びんで1本，日本酒1合）にとどめることが推奨されている。

身体活動については，日頃から運動や仕事で活動量が多い人は，がんのリスクが低くなることがわかっている。運動不足の人は，今よりも毎日10分長く歩くなど，少しでも活動量を増やすことが予防につながる。

適正体重については，中高年の日本人を対象に行われたデータによると，太り過ぎでも痩せすぎでも，がんによる死亡リスクが高まることがわかっている。男性ではBMI値21～27 kg/m^2，女性ではBMI値21～25 kg/m^{2}の範囲になるよう体重を管理することが推奨されている。

喫煙は，肺がん，胃がん，食道がん，肝臓がんなど多くのがんと強い関連がある。喫煙者は非喫煙者に比べて，がんになるリスクが約1.5倍高くなることがわかっている。また，受動喫煙でも肺がんや乳がんのリスクが高くなることもわかっている。

2 食道がん

■キーワード ＊ ＊ ＊ ＊ ＊ ＊ ＊

がん悪液質，飲酒，喫煙，化学療法，放射線療法，逆流性食道炎，ダンピング症候群

1. 概 説

食道は，口から食べた食物を胃に送るはたらきをしていて，食道の粘膜は食物が通りやすいように

粘液を産生している。また，食物を飲み込んだときには，食物は重力で下に流れるとともに，筋肉でできた食道の壁が動くことにより胃にゆっくりと送り込まれる。食道は，胃内の食物の逆流を防止する構造になっている。食道がん(esophagel cancer)は食道粘膜から生じる上皮性の悪性腫瘍で，日本ではその90％以上が扁平上皮がんである。50歳以上の男性に多くみられる。消化管のがんのなかでは依然として予後不良のがんである。

2017年のがん統計では，食道がんの罹患数は男性で8位，女性で18位である。食道がんの死亡数は男性で8位，女性で16位である。

2. 栄養療法に必要な生化学・解剖生理学

がん患者では，がん細胞が産生する種々の炎症性サイトカインによる炎症増加によって，以下のような代謝変化が起こる。その結果，体タンパク質(特に骨格筋)の崩壊，体脂肪の減少，低栄養状態，食欲不振などを呈する複合的な代謝異常症候群である「**がん悪液質**」が起こる。がん悪液質は，がん患者の約2/3にみられ，悪性腫瘍の特徴の一つである。

① **たんぱく質**

筋(特に骨格筋)タンパク質の分解亢進，筋タンパク質の合成低下，肝臓および腫瘍におけるたんぱく質の合成亢進

② **炭水化物**

グリコーゲン分解の亢進，アミノ酸・脂肪酸からの糖新生亢進，耐糖能の低下，インスリン抵抗性

③ **脂　質**

脂質分解の亢進，脂質合成の低下，リポタンパクリパーゼの活性の低下，トリグリセリドの増加，HDLの低下

がん患者ではがんに起因する炎症増加に加え，がん治療(手術侵襲，化学療法，放射線療法)に伴う炎症反応の増加も起こる。その結果，低栄養，食思不振，消化管粘膜障害，倦怠感などがさらに惹起されるので，炎症のコントロールが重要となる。

3. 症状および病態

早期がんでは，無症状のことが多い。進行がんでは，嚥下障害，食欲不振，狭窄感，胸痛などの自覚症状が出現する。進行がはやく予後不良である。50～70歳代に多くみられ，男女比は4：1で男性に多い。好発部位は胸部食道である。近年，肥満や食道裂孔ヘルニアによる逆流性食道炎からバレット食道となり，食道がんへ進展する例が増加している。

4. 危険因子

食道がんの危険因子として，飲酒(特にアルコール度数の高い酒を多く飲む人)，喫煙，熱い飲食，野菜・果物の摂取不足，肥満や食道裂孔ヘルニアなどがあげられる。特に，飲酒と喫煙が重要な危険因子であり，両方を合わせると危険率は相乗的に増加する。

5. 検　査

食道X線造影検査，内視鏡検査，超音波内視鏡検査など。

6. 治療の基本

切除可能な早期がん，進行がんの場合は，内視鏡的治療または外科的手術で，原発巣および転移巣の切除とリンパ節郭清が基本となる。進行がん（遠隔転移や他臓器への直接浸潤）の場合は，薬物療法（**化学療法**），放射線療法を行う。

7. 食事療法と栄養ケア

食道がんで手術を行うと，手術後に残った食道と再建するためにつなげた胃や腸とのつなぎ目や，内視鏡治療や放射線治療を行った部位が狭くなり，食事がつかえることがある。その結果食事量が減り，体重減少が起こりやすくなる。また，胃酸や消化液の逆流による**逆流性食道炎**や，飲食物が小腸にはやく流れ込むことによって起こる**ダンピング症候群**も起こりやすくなる。加えて，飲み込みの力が落ちることによって誤嚥を起こしやすくなり，肺炎の危険性も出現する。

手術後の食事・栄養ケアとしては，消化管機能の変化に応じた食事摂取方法を考慮する。苦痛症状が少なく食物を摂取できるように，経口摂取可能な食品を選択し，摂取方法を考慮する。また，誤嚥による肺炎の危険性がある場合など，経口摂取が不可能なときは経腸栄養法や経管栄養法を用いる。

3 胃がん

■キーワード ＊ ＊ ＊ ＊ ＊ ＊ ＊

ヘリコバクター・ピロリ菌，化学療法，ダンピング症候群

1. 概　説

胃は食道と小腸の間に位置する袋状の臓器である。胃は胃袋ともよばれ，食物を一時的に貯蔵する役割がある。その間に固形状の食物を砕いて細かくし，胃液と混ぜ合わせ粥状になるまで消化し，適量ずつ十二指腸へ送り出す。胃がん（gastric cancer）は胃粘膜上皮から生じる悪性腫瘍で，その95％以上が腺がんである。がんの浸潤が粘膜下層にとどまる早期胃がんと，固有筋層以下に浸潤した進行胃がんに分類される。食道，十二指腸などの隣接臓器に浸潤するだけでなく，肝臓，肺にも転移する。

2017年の統計では，胃がんの罹患数は男性で1位，女性で3位である。胃がんの死亡数は男性で2位，女性で4位である。

2. 症状および病態

早期がんでは無症状のことが多い。進行がんでは，腹部不快感，膨満感，心窩部痛などが出現する。さらに進行すると，腫瘍の増大に伴い食道の通過障害や閉塞症状が現れる。ヘリコバクター・ピロリ菌の長期感染は萎縮性胃炎や腸上皮化生を引きおこし，胃がんの発生を増加させる。

3. 危険因子

胃がんの危険因子として，**ヘリコバクター・ピロリ菌**感染，食塩の過剰摂取，喫煙，β-カロテンの摂取不足，萎縮性胃炎などがあげられる。なかでも，ヘリコバクター・ピロリ菌の長期感染は重要な危険因子である。

4. 検　査

胃X線検査，胃内視鏡，超音波内視鏡，消化管造影検査などがある。

5. 治療の基本

切除可能な早期がん，進行がんの場合は，内視鏡的治療または外科的手術で，原発巣および転移巣の切除とリンパ節郭清が基本となる。外科的切除が不能な場合は，抗がん剤や分子標的薬を用いた**化学療法**を行う。緩和治療として，出血や狭窄などの改善のためにバイパス手術を行う。

6. 食事療法と栄養ケア

手術後の食事開始に伴う**ダンピング症候群**に注意することが重要である。そのため，食事は1回の食事量は少なめにして，食事回数を多くする。退院後2～3か月は，朝・昼・夕の3食を基本とし，午前10時と午後3時に間食を摂るとよい。個人差はあるが，3～4か月たてば3食の食事摂取量が増加して，間食の量は徐々に減らしていけるようになる。また，食べ物を少しずつ腸に送り出すはたらきを補うために，よくかんで，ゆっくり食べる。また，以下の点に注意する。

①　胃食道逆流症

胃の入り口(噴門部)を切除した場合，噴門の機能が損なわれ，胃液や腸液，胆汁などの苦い消化液が逆流することで胃食道逆流症(gastroesophageal reflux disease；GERD)が起こり，胸やけなどの症状が出現する。食べ物が消化される時間を考え，夕食は就寝の2時間から4時間以上前にとるようにする。また，脂肪分の多い食事を控え，食後すぐに横になるのは避ける。

②　貧　血

胃の切除により胃酸分泌が減少するため，鉄の吸収がわるくなって，鉄欠乏性貧血をおこすことがある。鉄分を多く含む食品を食べるようにする。また，胃を全部取った場合は，内因子の欠如が原因で，赤血球をつくるために必要なビタミン B_{12} の吸収障害がおこる。その結果，手術後6年ぐらいしてから貧血が起こってくる(胃が少しでも残っている場合には，ほとんど起こらない)。これは食事療法では治らないので，ビタミン B_{12} 注射による補給が必要となる。

③　骨粗鬆症

胃の手術後は，カルシウムの吸収がわるくなるため，骨が弱くなり，骨折しやすくなる。必要に応じてカルシウム剤やビタミンD製剤を処方されることがある。バランスのよい食事とともに，骨を支える筋力を強化するための運動も重要である。

4　大腸がん

■キーワード　＊　＊　＊　＊　＊　＊　＊

大腸ポリープ，血便，排便障害，化学療法

1. 概　説

大腸は，食べ物の最後の通り道である。大腸の役割は，食物残渣(小腸で消化吸収された食物の残り)の水分を吸収し，肛門に至るまでにだんだんと固形の便を形成することである。したがって，大腸での水分吸収が不十分だと，軟便になったり，下痢を起こしたりする。大腸がん（colorectal cancer）は，大腸（結腸，直腸）粘膜から生じる上皮性の悪性腫瘍で，S状結腸や直腸で好発する。がんの浸潤が粘膜下層までにとどまる早期がんと，固有筋層以下に浸潤した進行がんに分類される。50～70歳代に多い。

2017年の統計では，大腸がんの罹患数は男性で4位，女性で2位である。大腸がんの死亡数は男性で3位，女性で1位である。

大腸がんは主に前がん病変である大腸ポリープを経てがんに至る（腺腫-がん連関）。**大腸ポリープ**を経ずに直接がんを生じるデノボがんという経路もある。

2. 症状および病態

早期がんでは無症状のことが多い。進行がんでは，腹痛，便秘，**血便**，腹部膨満感などの自覚症状が出現する。直腸がんでは便柱の狭小化，**排便障害**，血便がみられる。どの部位でも進行すると腸閉塞状態が出現する。

3. 危険因子

大腸がんの危険因子として，食事，遺伝的素因，炎症性腸疾患などが重要である。食事としては，欧米型の食生活（動物性たんぱく質・脂肪の摂取量増加，繊維性食物の摂取量減少）ががんの発生に関与すると考えられている。動物性たんぱく質・脂肪の摂取量増加による発がん性物質の産生亢進や，繊維性食物の摂取量減少による便内容の濃密化・停滞ががん発生を助長する。遺伝的要因は約5%あり，疾患では遺伝性非ポリポーシス性大腸がん，家族性大腸腺腫症がある。慢性大腸炎，特に潰瘍性大腸炎に長期間罹患している患者では大腸がんのリスクが高い。

4. 検　査

直腸指診，注腸造影，大腸内視鏡，超音波内視鏡，便潜血検査，血液腫瘍マーカー（CEA, CA19-9）などがある。

5. 治療の基本

切除可能な早期がん，進行がんの場合は，内視鏡的治療または外科的手術で，原発巣および転移巣の切除とリンパ節郭清が基本となる。外科的切除が不能な場合は，抗がん剤や分子標的薬を用いた化学療法を行う。緩和治療として，バイパス手術や人工肛門造設などを行う。

6. 食事療法と栄養ケア

大腸・直腸の手術により以下のような症状が生じる。

① 大腸からの水分吸収が減少することによって，軟便や下痢になりやすくなる。
② 大腸の蠕動運動が障害されることで，便秘になりやすくなる。
③ 直腸の手術の場合は，便の貯留機能が減少または失われるため，頻便傾向となる。
④ 大腸の癒着により腸管内容物の通過不良が生じ，腹部膨満感の出現，またひどくなると腸閉塞となる場合がある。

これらの症状は，食事療法で生じにくくすることができるので，以下の点について食事・栄養ケアを行う。

① 一度にたくさん食べすぎないようにする。食べすぎると下痢や腸閉塞を起こす可能性があるので，退院後1～2か月は段階的に食事量を増やす。

② 食事はバランスよく，消化しやすいものを中心にする。食物繊維が多く含まれているものや消化しにくいものは，腸閉塞の原因となることがあるので，術後3か月は控えたほうがよい。また，規則正しい食事がのぞましい。食事が不規則になると，便通を不安定にし，下痢・便秘・頻便を起こしやすくするので注意が必要である。

5 がんの栄養管理

■キーワード ＊ ＊ ＊ ＊ ＊ ＊ ＊

がん悪液質，合併症予防，低栄養の改善，消化管毒性

がん患者の栄養管理は，がんの進行度，予定されている治療(手術，化学療法，放射線療法など)，推定される予後などを十分に把握して行う。特に，がん患者では上述したような代謝変化と慢性炎症が起こっており，**がん悪液質**による体重減少がみられる。そのため，代謝変化と炎症に対応した栄養管理を行うことが重要である。

表8-1 消化管腫瘍の手術後の合併症

合併症	切除部位	病 態	症 状
通過障害	食道全部	吻合部の狭窄，蠕動障害	食事摂取量の低下，つかえ感，嘔吐
嚥下障害	食道全部	反回神経の麻痺による喉頭蓋の閉鎖遅延，反・神経の不全麻痺による誤嚥，筋力低下による誤嚥	むせ，肺炎
逆流性食道炎	胃全部，胃噴門・幽門側	胃噴門部切除による逆流防止機能の低下，小胃による貯留能の低下	喉が焼ける，胸焼け，胸痛
消化管蠕動不全	食道全部，胃全部，胃噴門・幽門側，結腸	迷走神経切除による消化管運動の低下，消化管ホルモン分泌の変化	腹痛，悪心・嘔吐，腹部膨満感，便秘
ダンピング症候群(早期)	胃全部，胃幽門側	食物の急激な小腸移動による腸管拡張，血管作動性物質(ヒスタミン，セロトニン，ブラジキニンなど)や消化管ホルモン(ニューロテンシン，VIPなど)の分泌	食後10～30分後に発症，腹痛，悪心・嘔吐，腹部膨満感，腹部不快，下痢
ダンピング症候群(後期)	胃全部，胃幽門側	食物の急激な小腸移動による一過性の高血糖に引き続く反応性低血糖	食後2～3時間後に発症，低血糖状態(倦怠感，発汗，めまい)
吸収障害(脂肪)	胃全部，胃噴門・幽門側，結腸	相対的な消化不良	脂肪性下痢，脂溶性ビタミン欠乏，必須脂肪酸欠乏
吸収障害(鉄)	胃全部，胃噴門・幽門側	胃酸分泌低下・欠如による鉄のイオン化減少，鉄の吸収障害	貧血症状
吸収障害(ビタミン B_{12})	胃全部，胃噴門・幽門側	内因子の不足・欠如によるビタミン B_{12} 吸収障害，胃酸，ペプシン分泌低下・欠如によるビタミン B_{12} 分離不全	貧血症状

栄養補給ルートは消化管の機能と栄養補給の期間に基づいて，経口・経腸・経静脈栄養を選択する。必要に応じて経口・経腸・経静脈栄養を組み合わせるので，すべての栄養補給量を合算し判断する。特に経腸・経静脈栄養を選択した場合は，エネルギーの過剰投与，水分の過不足，ビタミン・ミネラル不足などに注意する。

1. 手術前の栄養管理

がん治療が安全に行われるために必要十分な栄養療法を行う。患者の栄養状態を正しく把握して，中等度以上の栄養不良と診断された患者には，手術の延期が可能であれば，栄養不良の程度に合わせて1～2週間程度の栄養管理を行う。この目的は，体タンパク質の合成を促進させ，飢餓状態にみられる代謝異常を改善することである。高度の栄養不良患者では，**リフィーディング症候群**(第5章 p.54参照)に注意する。また，高度の栄養不良ではビタミン B_1 の追加投与や電解質の補充が必要となる。

2. 手術後の栄養管理

消化管手術後の**合併症予防**と**低栄養の改善**が重要である。消化管手術後に起こりやすい合併症とその対策について表8-1に示す。

切除された臓器(食道，胃，大腸)と切除範囲を考慮して，栄養素の消化吸収も留意して，栄養素の欠乏が起こらないようにする。また，手術後徐々に進行する体重や骨格筋の減少は患者の生活の質(quality of life；QOL)を損ねるだけでなく，がんの薬物療法(化学療法)の毒性を増加させ，抗がん剤の有効量を患者に投与できなくなるので注意が必要である。

3. 化学療法時の栄養管理

化学療法によって消化管毒性*が現れた場合，経口摂取が十分にできなくなるので，栄養管理が必要である。頻回の嘔吐や腸炎症状を伴う下痢の場合は絶食にしなければならない。口内炎などの粘膜炎がある場合は，口腔から咽頭を安静にする。

＊消化管毒性
薬剤の副作用として食欲不振，吐き気，嘔吐，粘膜炎，下痢などの症状が出現すること。さまざまな抗がん剤の投与で高頻度にみられ，経口摂取を妨げる原因となる。

6 がんの緩和ケア，ターミナルケア

■キーワード ＊ ＊ ＊ ＊ ＊ ＊ ＊
緩和ケア，QOL，ターミナルケア

1. 緩和ケア

緩和ケアとは，「生命を脅かす疾患による問題に直面している患者とその家族に対して，痛みやその他の身体的問題，心理社会的問題，スピリチュアルな問題を早期に発見し，的確なアセスメントと対処(治療・処置)を行うことによって，苦しみを予防し，和らげることで，QOLを改善するアプローチである。(WHO 世界保健機関による緩和ケアの定義)」とされている。ターミナルケア(終末期医療)とは，終末期と診断された患者に対する医療，看護，介護などのことで，「緩和ケア」の一部である。

がん医療では，緩和ケアは，がんと診断された時点や治療の初期段階から積極的ながん治療と並行して行われる。これに対しターミナルケアは，がんの終末期(余命がおおむね1～2か月と考えられる期間)に行われる緩和ケアである。

2. ターミナルケア

がんの療養中は，痛みや吐き気，食欲低下，息苦しさ，だるさなどの身体的問題，気分の落ち込みや絶望感などの精神的問題が患者の日常生活を妨げる。以前のがん医療の考え方では，「がんを治す」ということが中心で，患者の「つらさ」に対して十分なケアができていなかった。最近では，緩和ケア(患者がどのように生活していくのかという「療養生活の質」)も「がんを治す」ことと同じように重要と考えられるようになってきた。患者を病気の側からとらえるのではなく，「その人らしさ」を大切にし，身体的・精神的・社会的・スピリチュアル(霊的)な苦痛(全人的苦痛；total pain)について，つらさを和らげる医療やケアを積極的に行うことで，患者と家族の療養生活の質をよりよいものにしていくことができる(図8-2)。

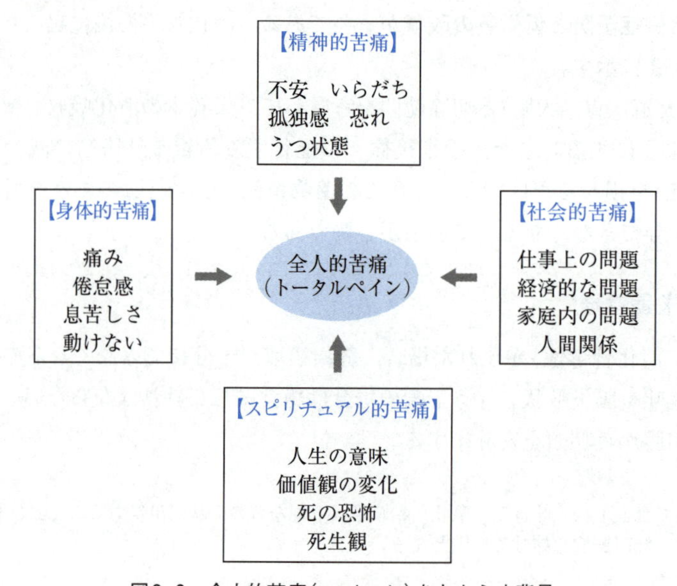

図8-2　全人的苦痛(total pain)をもたらす背景

がんの終末期には，治療の主体がターミナルケアとなる。終末期になると，上述したように，がん悪液質に伴う全身の筋力低下による摂食障害・嚥下障害や呼吸困難，食欲不振，腹部膨満感，便秘，下痢，腸閉塞，疼痛，浮腫，倦怠感，抑うつ，不眠，意識障害などの症状が複合的に現れる。このような症状のため，食事の経口摂取が困難となることが多い。経口摂取の低下に対するターミナルケアとして，疼痛治療や抑うつ治療などを行い，経口摂取できるようにしていく。

章末問題

以下の記述について，正しいものに○，誤っているものに × を(　　)内に記入しなさい。

1. (　　) 食道がんの早期では，無症状のことが多い。
2. (　　) 食道がんの危険因子には，飲酒と喫煙がある。
3. (　　) ヘリコバクター・ピロリ菌は，胃潰瘍や胃がんの原因の１つである。
4. (　　) 胃がんで胃全摘手術を受けた患者では，葉酸欠乏性貧血になる頻度が高い。
5. (　　) 大腸がんの好発部位は，盲腸である。
6. (　　) 大腸がんの手術後には，逆流性食道炎になる頻度が高い。
7. (　　) 緩和ケアとターミナルケアは，全く別物である。

〈参考文献〉 ＊　＊　＊　＊

国立がん研究センター・がん情報サービス　ホームページ：「科学的根拠に基づくがん予防」(2018)
https://ganjoho-jp/public/pre_scr/cause_prevention/evidence_based.html

第9章　肝・胆膵系疾患

肝臓の構造と機能

肝臓は横隔膜に接する臓器で成人では1,000～1,500g程度と人体最大である。肝小葉とよばれる六角形の構造物が多数集まって構成され，解剖学的には右葉，左葉に分けられる。肝小葉内では血液は外側から中心へ，胆汁は中心から外側へ流れている。肝臓には肝動脈と門脈が流入し肝静脈が流出している。全肝血流量の70%が門脈血，30%が肝動脈血である。門脈は消化管から吸収した栄養素を肝臓へ運び，肝動脈は酸素を含んだ血液を肝臓へ送る。肝臓の主な生理機能は代謝(合成・貯蔵・分解)，解毒，免疫，胆汁生成である(図9-1)。

肝臓は主に，①**物質の代謝**，②**解毒**，③**胆汁の生成**というはたらきを行っている。小腸から門脈を経由した食べ物は，肝細胞内の多数の酵素がはたらき，取り込んだ栄養素を代謝する。代謝された栄養素は血液中に放出されたり，肝臓に蓄えられる。ブドウ糖は**グリコーゲン**として肝臓に蓄えられており，必要時にブドウ糖として血液中に放出さる。からだの中で重要なはたらきをするタンパク質の**アルブミン**や**血液凝固因子**も肝臓で作られる。また，肝臓には門脈を通して栄養素だけでなく，食品添加物や薬物，細菌なども流れ込む。肝臓はこれらを分解して解毒化している。肝臓は脂肪の消化・吸収を助けるはたらきのある胆汁も生成している。肝臓で生成された胆汁は，胆管に分泌され，胆嚢にたまって濃縮され，十二指腸で膵液とともに脂肪の分解を助ける。

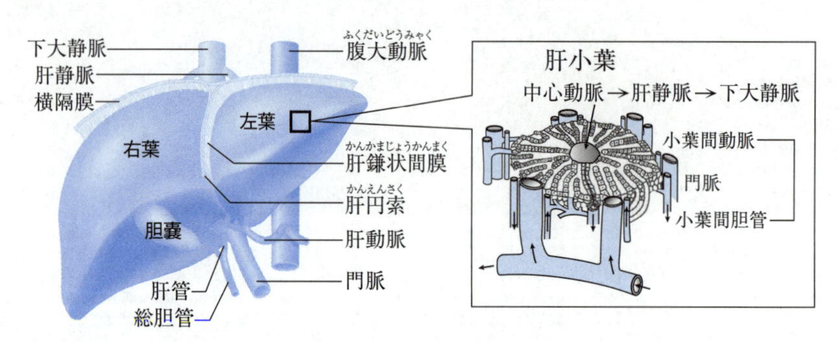

図9-1　肝臓の構造

1　肝　炎

■キーワード　＊　＊　＊　＊　＊　＊　＊

NAFLD，NASH，急性肝炎，ウイルス性肝炎，劇症肝炎，アルコール性肝障害

1. 概　説

肝炎(hepatitis)は炎症性細胞により肝細胞が障害され発症する(図9-2)。原因はウイルス性，自己免疫性，アルコール性，薬剤性などがあげられる。近年では過剰な飲酒歴のない**非アルコール性脂肪**

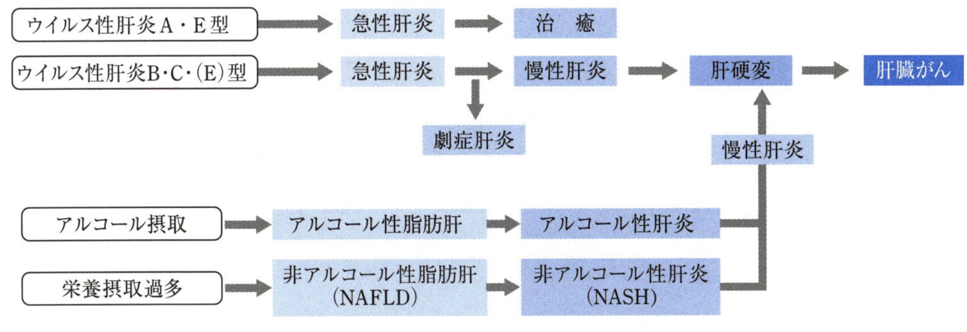

図9-2　肝障害の進行

性肝疾患(NAFLD)，**非アルコール性脂肪性肝炎**(NASH)が問題となっている。B型肝炎への感染は血液・体液感染による成人感染と垂直感染による乳児感染がある。成人感染は一過性で急性肝炎を発症する。ワクチン投与により予防できる発症者のうち1%程度が**劇症肝炎**になることがある。

C型肝炎は血液感染から2～12週で急性肝炎を発症する。**ウイルス性肝炎**で最も慢性化しやすく，肝細胞がんの70%は**C型肝炎**である。A型肝炎は急性肝炎で発症するが，慢性化はなく治癒する。感染後，終生免疫を獲得するため再感染はない。輸血や針刺し事故によるB型肝炎は近年ほぼみられなくなっている。C型肝炎は通常，ウイルス数が少量であるため針刺し事故による感染はB型肝炎と比べ低くなっている。

〔肝炎の最近の動向〕

肝炎ウイルスはA～E型の5種類であるが日本ではA，B，C型が大部分を占める。感染者数はB型110～140万人，C型190～230万人と推定されている。自覚症状がなく適切な時期に治療を受ける機会が少なく肝硬変，肝臓がんへ進行するケースがある。

2. 栄養療法に必要な生化学・解剖生理学

肝臓は肝小葉が多数集まって構成され解剖学的には肝鎌状間膜，機能的にはカントリー線(下大動脈と胆嚢窩を結ぶ仮想線)を中心に右葉，左葉に分けられる。右葉は前区域と後区域に，左葉は内側区域，外側区域と計4区域に分けられ，さらにこれらの区域を2区域ずつに分けて8区域に区分される。(クイノー(couinaud)分類)(図9-3)。

『原発性肝がん取扱い規約』では前区域，後区域，内側区域，外側区域，尾状葉に区分され静脈が区域間の指標となっている。肝細胞には多くの酵素が含まれているが，なかでもアミノ基転移反応に関わる(トランスアミナーゼ；ALT, AST)は肝細胞が炎症などの障害を受けると，血中に逸脱し，酵素活性が上昇する。このため肝機能検査の指標として，広く使用されている。

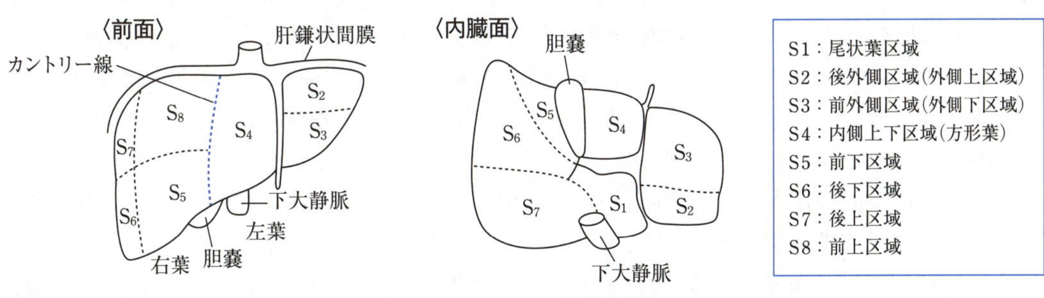

図9-3　Couinaudの8区域分類

3. 症状および病態

(1) 急性肝炎

肝細胞の急性炎症(acute hepatitis)により全身倦怠感，黄疸，発熱などを起こし肝逸脱酵素(トランスアミナーゼ：ALT･AST)，直接**ビリルビン**の上昇，**プロトロンビン時間**(PT)延長をきたす。診断はウイルスマーカー測定により行う。ウイルス性が大部分を占めるが自己免疫性，薬物性，アルコール性などもある。

(2) 劇症肝炎

劇症肝炎(Fulminant hepatitis)は，初発症状出現後，8週間以内に重度の肝性脳症をきたす。強い全身倦怠感，食欲不振・嘔吐・悪心が持続する。急性肝炎同様に肝逸脱酵素の上昇をみとめる。**フィッシャー比の低下**，**アンモニア上昇**により意識障害が起こる。腹部CTや超音波検査で肝萎縮，腹水を認める。

(3) 慢性肝炎

慢性肝炎(Chronic hepatitis)は，肝臓の炎症が6か月以上持続している状態。70％以上が**C型肝炎ウイルス**による。慢性状態が持続すると肝臓の線維化が進み肝硬変，肝がんの発症リスクが上昇する。**無症状**であることが多いが，数か月前から持続する全身倦怠感・食欲不振などがみられる。6か月以上持続する肝逸脱酵素の上昇(ALT優位)がある。各ウイルス検査，肝生検を行い診断する。

4. 肝炎のガイドライン

日本肝臓学会ガイドラインにB型肝炎，C型肝炎，NASH･NAFLD診療ガイドラインなどがそれぞれ発行されている。各ガイドラインに沿った診断，治療が重要である。

5. 治療（栄養療法・運動療法・薬物療法）

急性肝炎の治療は**保存的治療**が一般的である。安静臥床，**食事療法が主体**である。ウイルス性肝炎(B型，C型)の重症化・慢性化予防に薬物治療・抗ウイルス薬治療が行われる。慢性肝炎の治療は抗ウイルス療法が最優先である。劇症肝炎は肝臓治療と並行して全身管理が重要となってくる。同時に肝移植の適応も考慮する必要がある。

生活指導：規則正しい日常生活を送ることが最も重要。バランスのとれた食事で適切なエネルギー補給と十分な食物繊維の摂取，アルコール障害がある場合には**断酒**が必要となってくる。

食事・栄養療法：急性肝炎の食事療法は炭水化物主体のバランスよい食事が基本である。低たんぱく質・低脂肪食で食欲不振時には補液(静脈栄養)を併用する。栄養量は1,200～1,800 kcal/日，たんぱく質0.5～1.5 g/kg体重，脂質は20 g/日以下とし不足分を静脈栄養10％ブドウ糖液やビタミンB_1，ビタミンB_2，ビタミンCで補う。食欲不振改善後は静脈栄養を離脱し食事のみで管理する。特に制限はないがバランスよく，暴飲・暴食を控えるように心がける。栄養量は1,800～2,200 kcal/日，たんぱく質1.5 g/kg体重，脂質は制限がないが過剰とならないよう注意が必要である。肥満や高血圧，脂肪肝などの**生活習慣病**を合併している場合は基礎疾患の治療が重要である。BMI 25.0 kg/m^2以上で発がん率の上昇を認めるため，肥満の是正は重要である。腹部超音波やCT検査で脂肪肝，内臓脂肪蓄積が確認された場合はエネルギー制限などを行い積極的に**減量**を行う。

薬物療法：急性肝炎の薬物治療は重症化・慢性化予防を目的として実施される。肝炎ウイルス型別に治療を実施する。B型急性肝炎では重症化予測例の薬物療法としてプロトンビン時間(PT) 40%以下を目標として核酸アナログ製剤(ラミブジンなど)を投与しHBs抗原陰性化めざす。核酸アナログ製剤には抗HIV作用があるため投与前の感染症の確認が重要である。C型急性肝炎では慢性化予測例に対し発症後12週時点でHCV-RNA(+)であることを目安にインターフェロン(IFN)治療を開始する。遺伝子型の違いにより投与期間は1～2週間である。治療中のインフルエンザ様症状には対症療法(鎮痛解熱剤)を行う。慢性肝炎治療は**肝細胞がんの発症予防**と**長期予後改善**を目的とした薬物治療(抗ウイルス薬)が優先である。B型，C型ともにガイドラインにて治療目標が設定されている。第一選択薬はB型急性肝炎ではPeg-IFN単独療法が基本であるがIFN不適応例，肝硬変患者では核酸アナログ製剤の長期投与による治療を実施する。C型急性肝炎の治療には2017年9月にすべての遺伝子型(ゲノタイプ1型～6型)に使用可能な**パンジェノ型**の**新規経口抗ウイルス薬**(グレカプレビル/ピブレンタスビル配合錠)が承認され，C型肝炎に対する抗ウイルス治療においてIFN **フリー治療**を行うことを原則とした。

運動療法：アルコール性肝障害の場合は，肥満を是正するために食事療法と運動療法を併用する事が有効であるが，全身倦怠感などがあるときは過剰な運動は禁忌となっている。

6. 栄養ケア

身体計測(身長，体重など)を実施し浮腫・腹水の確認と食生活，食事摂取量，飲酒量を評価する。飲酒量は過小評価されることが多いため，血液検査結果と併せて評価する。飲酒量が多い場合はγ-GTが特異的に上昇する。急性肝炎の場合は貧血や低タンパク質血症の有無を確認する。Albや総コレステロールは肝臓で合成されるため栄養素摂取量の低下によるものとの判別に注意が必要である。慢性肝炎では糖尿病や脂肪肝の確認が必要である。BMI ≧ 25.0 kg/m^{2}の肥満患者の場合，発がん率が上昇することから肥満の是正が最優先である。

① 急性肝炎の栄養管理急性期(食欲不振時)

- 炭水化物主体の消化のよい食事の提供，摂取量が少ない時は末梢静脈栄養を併用する。
- 黄疸が強い時は脂質摂取制限とする(脂肪エネルギー比15%)。
- 積極的な中心静脈栄養は不要である。

② 慢性肝炎の栄養管理

- 禁酒とバランスのよい食事を心がける。
- 肥満がある場合は標準体重に見合った栄養摂取の指導が必要となる。

2 肝硬変

肝硬変患者の栄養管理・栄養診断の事例(p.135～137)

■キーワード ＊ ＊ ＊ ＊ ＊ ＊ ＊

代償期，非代償期，門脈圧亢進，LES，ラクツロース，フィッシャー比，食道・静脈瘤

1. 概 要

肝硬変(liver cirrhosis)は慢性進行性肝疾患の終末像であり，一般的には非可逆的な経過を呈する。

線維化などにより肝臓が硬く小さくなり，最終的に肝不全に至る疾患である。肝機能がある程度保たれている**代償期**と肝機能障害が進行した**非代償期**に分類される。代償期では比較的無症状の時が多いが，全身倦怠感や持続する食欲不振，腹部膨満感，微熱，腹痛などの症状がみられる。非代償期になると高度の肝機能障害，門脈圧亢進をきたし，さまざまな合併症を呈する。肝細胞がんの発症にも注意が必要である。合併症には，消化管出血(吐血，下血：食道・胃静脈瘤)や黄疸，腹水，腹壁静脈怒張，羽ばたき振戦(肝性脳症)，くも状血管腫，女性化乳房，手掌紅斑，ばち指などがある(図9-4)。

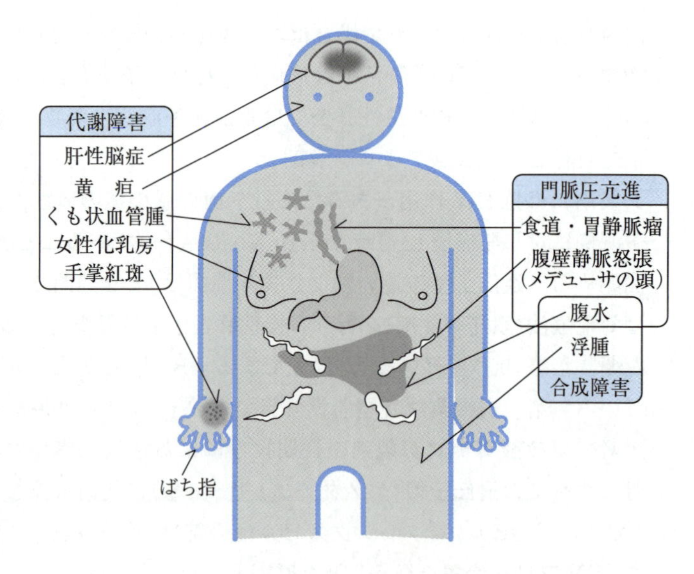

図9-4　肝硬変の症状

〔肝硬変の最近の動向〕

日本の肝硬変患者は約40～50万人と推計されている。肝炎ウイルスによるものが70～80%と最も多く，そのうちC型肝炎が約80%を占める。近年では肥満人口の増加とともに非アルコール性脂肪性肝炎(NASH)による肝硬変が増加している。肝炎ウイルス性の肝硬変が65%以上(B型肝炎；10～20%・C型肝炎60～70%)であるが近年ではアルコール性が10%前後，その他(自己免疫性肝炎・薬物性・非アルコール性脂肪性肝炎；NASH)などが含まれる。

2. 栄養療法に必要な解剖生理学・生化学

肝硬変は代償期と非代償期に分類される。非代償期では黄疸や腹水，肝性脳症などの合併症を発生させる。重症度の評価には**チャイルドピュー**(Child - Pugh)**分類***(表9-1)が用いられ，治療予後を推測するのに有効とされている。診断には身体所見・生化学検査・画像検査を組み合わせて行う。肝細

表9-1　Child－Pugh 分類

身体所見・生化学検査	1点	2点	3点
脳　症	ない	軽度	ときどき昏睡
腹　水	ない	少量	中等量
血清ビリルビン値(mg/dL)	2.0未満	2.0～3.0	3.0超
血清アルブミン値(g/dL)	3.5超	2.8～3.5	2.8未満
プロトロンビン活性値(%)	70超	40～70	40未満

各項目のポイントを合算しその合計点をA, B, Cで分類する。

Child-Pugh 分類	
	A　5～6点
	B　7～9点
	C　10～15点

＊Child-Pugh 分類
アメリカの外科医childとイギリスの外科医Pughの名をとってChild-Pugh(チャイルド・ピュー)分析とよばれている。

胞の壊死・再生を繰り返すため小葉構造の破壊により線維化が進む。超音波，CTなどの画像検査では肝表面の凹凸，鈍化や腹水，脾腫，肝肥大などの所見がみられる。

3. 症状および病態

代償期の肝不全症状は治療などでコントロールされ日常生活が可能な状態である。軽度の全身倦怠感や食欲不振などは認められるが肝臓の予備能は比較的保たれている。非代償期では肝不全症状が出現し，黄疸，腹水，浮腫，肝性脳症，門脈圧亢進症などの症状が出現し，**入院治療**を要する状態である。

肝機能低下が起こると肝細胞の壊死によるタンパク質合成および代謝能の低下が引き起こされる。門脈から肝臓への血流が滞り，門脈圧亢進による側副血行路(門脈-大循環シャント)形成が起こる。また脾臓への血液うっ滞による脾腫が起こる。肝機能低下により腸管内で産生された毒物(アンモニア)が，解毒されることなく脳に達することで生じる**肝性脳症**が起こり，意識障害，異常行動，羽ばたき振戦などを主体とする症候群がみられる。血中ビリルビン濃度の上昇により眼球結膜や皮膚に黄疸を生じる。肝細胞のタンパク質合成能低下による低アルブミン血症や門脈圧亢進による腹水の腹腔内漏出による腹水や全身への**浮腫**を生じる。

4. 肝硬変のガイドライン

2020年11月に「肝硬変診療ガイドライン2020　改訂第3版」が発刊された。新しいガイドラインでは①低栄養(血清アルブミン≦3.5/dl)，②Child-Pugh(BまたはC)，③サルコペニア(JSH基準判定)の有無により栄養療法をフローチャートで示している。

肝硬変のガイドライン
URL：https://www.jsge.or.jp/guideline/guideline/kankohen.html

5. 治療（食事・栄養療法，薬物療法，運動療法）

肝硬変の重症度評価にChild-Pugh分類が用いられる。代償期・非代償期のいずれにおいても治療予後を推測できる。肝硬変の治療は肝線維化，合併症，発がん対策である。肝硬変患者の予後を大きく左右する合併症は肝細胞がん，消化管出血，肝不全であり，なかでも肝細胞がんが肝硬変患者の死因で最も多くなっている。

生活指導：代償期は無理のない日常生活を送る事，非代償期は安静を保つ。特に食後は安静にして門脈血流を保つよう心がける。良質のたんぱく質やビタミン，ミネラルを充足するためバランスのよい食事を心がける。**免疫機能低下**による感染症予防のため，魚介類の生食は避けるようにする。断酒を勧める。

栄養・食事療法：低栄養状態は肝硬変患者の死亡率を上昇させるため，低栄養に対する治療は必須である。血清アルブミン≦3.5g/dLの患者でエネルギー低栄養状態(protein energy malnutrition；PEM)を確認し，肝不全用栄養剤，**分岐アミノ酸(BCAA)顆粒**，夜食などを活用する。肥満がある患者には過栄養防止のための食事指導を行う。LESはエネルギー代謝を改善するのに有効とされている。

薬物治療：主に代償期では**原因疾患の治療**が基本となる。B型肝炎ウイルスに対する核酸アナログ製剤やC型肝炎ウイルスに対する抗ウイルス薬治療がある。非代償期では，高度の肝機能障害や門脈圧亢進などにより発生する合併症の治療が主体となる。腹水治療の第一選択薬は抗アルドステロン薬である。食塩・飲水制限に加え利尿薬，状況に応じてアルブミン製剤投与や腹水穿刺排液を行う。肝性脳症の治療には合成二糖類(ラクツロース)，分岐アミノ酸製剤を投与する。特発性細菌性腹膜炎に対しては抗菌薬(セフォタキシム，シプロフロキサシンなど)治療を行う。

運動療法：代償期では，筋委縮予防のために軽めの運動が推奨されている。非代償期では重症度に応じて安静度が設定されている。サウナや熱い風呂への入浴，ゴルフなどの運動は避けるようにする。

6. 栄養ケア

肝硬変患者の多くは低栄養状態にある。低栄養状態では**門脈圧亢進**，**腹水**，**肝腎症候群**などの合併症が多くなり死亡率も上昇する。また，肝移植の生存率に栄養状態が影響するため肝硬変患者の低栄養には，速やかな対応が重要である。

肝硬変の重症度，合併症に応じた栄養療法が必要である。安静時エネルギー消費量は亢進し血中の**フィッシャー比**(BCAA/AAA)は低下する。LESは夜間の飢餓状態予防やエネルギー代謝の改善に有効であり，200 kcal程度の炭水化物を中心とした補食や**BCAA含有経腸栄養剤**などが推奨されている。

腹水・浮腫を認めるときは食塩制限が必要である。鉄の過剰摂取は肝臓の状態を悪化させるため控えたほうがよい。飲酒についても控えたほうがよい。特に，食道・胃静脈瘤を有する患者では禁酒とする。また，免疫能が低下し感染症を起こしやすいため，魚介類の生食を控える。

栄養量の設定

エネルギー摂取量：25～30 kcal/kg(標準体重)/日
(耐糖能異常なし)
※耐糖能異常あり：25 kcal/kg(標準体重)/日
たんぱく質摂取量：1.0～1.5 g/kg/日
(たんぱく質不耐症なし　BCAA製剤を含む)
※たんぱく質摂取量
栄養障害のない代償性肝硬変冠者
1.2 g/kg(実体重)/日，栄養障害・サルコペニアを合併する場合は1.2～1.5 g/kg(実体重)/日

3　脂肪肝，非アルコール性脂肪性肝疾患，非アルコール性脂肪性肝炎

■キーワード　＊　＊　＊　＊　＊　＊　＊　＊
NAFLD，NASH，アルコール性肝障害

1. 概　説

脂肪肝(fatty liver)は肝臓に中性脂肪が過剰に蓄積している状態で，画像検査・組織検査で診断される。原因として過栄養，運動不足，肥満，2型糖尿病，脂質異常症やアルコールの過剰摂取などの生活習慣病のほかにステロイド長期使用，高カロリー輸液や飢餓状態などの代謝異常が原因となる場合もある(図9-5)。ウイルス感染による肝疾患，薬剤性肝障害を除外すると脂肪肝は非アルコール性脂肪性肝疾患**NAFLD**(nom-alcoholic fatty liver disease)と非アルコール性脂肪性肝炎**NASH**(nom-alcoholic steatohepatitis)に分類される。**アルコール性肝障害**は大量・常習アルコール摂取による肝障

害である。5年以上の長期にわたる過剰な飲酒が原因であると考えられている。禁酒が基本的な治療となるため生活習慣病の予防を含めた生活指導が重要となる。アルコール依存が疑われる場合は，精神科の受診や専門治療機関への紹介が推奨されている。

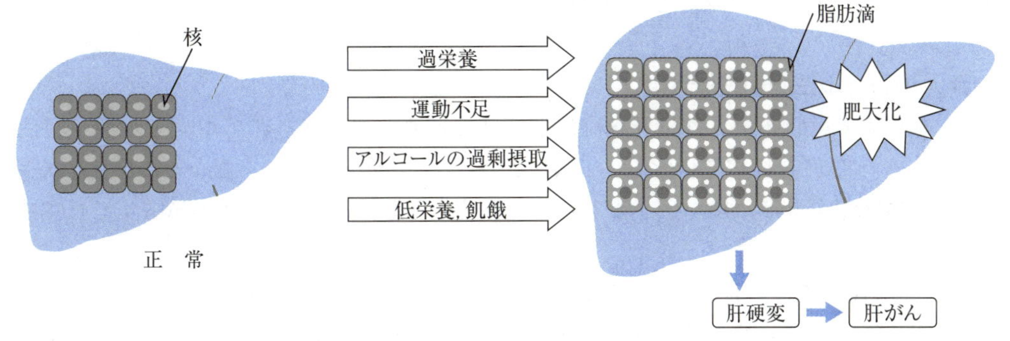

図9-5　脂肪肝発症のメカニズム

〔脂肪肝の最近の動向〕

脂肪肝はここ数年で急激に増加しており，日本全体の30～50%で罹患が認められ，全脂肪肝患者のうち9～30%が非アルコール性脂肪性肝疾患(NAFLD)，その内3～5%が非アルコール性脂肪性肝炎(NASH)である。NAFLDは全国で1,000万人以上との報告もあり，女性よりも男性に多い。

2. 栄養療法に必要な解剖生理学・生化学

(1)　アルコール性肝障害

肝硬変の原因としては肝炎ウイルス以外では，半数以上がアルコール性である。多量のアルコールを摂取すると肝細胞でTCAサイクルを中心とした代謝障害が発生し，肝細胞に脂肪が蓄積する。日本におけるアルコール総消費量は減少傾向を示しているが過剰飲酒者(エタノール換算100g/日以上)は300万人以上と推定され増加している。

多量のアルコールを代謝する際に多くのNAD^+がNADHに還元される。その結果，TCAサイクルに必要なNAD^+が不足し，アセチルCoAが増加しβ酸化が抑制され脂肪酸が蓄積する。

またアルコールの代謝産物であるアセトアルデヒドの増加によりカテコールアミン分泌が促進し，肝臓から末梢組織への脂肪運搬が障害される。

(2)　非アルコール性脂肪性肝疾患

過剰な飲酒歴が認められないにも関わらず組織・画像診断で肝臓に脂肪が蓄積した状態。他の肝疾患は除外する。肥満や2型糖尿病，脂質異常症などの生活習慣病を原因としていることが多く，メタボリックシンドローム関連疾患である。特に肥満と2型糖尿病との関係は非常に強く，インスリン抵抗性が発症要因の一つである。近年では遺伝子関与(PNPLA3)やホルモン異常，睡眠時無呼吸症候群(SAS)，薬剤性(ステロイド薬)なども原因になるとの報告もある。

NAFLDには特徴的な症状や身体所見は見受けられない。過剰な飲酒歴の確認がアルコール性肝障害との鑑別として重要である。画像診断で脂肪肝を認め，各ウイルス抗原，抗体が否定され習慣的な飲酒(エタノール換算で男性30g/日，女性20g/日)がない場合にNAFLDと診断される。診断後の肝生検でNAFLD，NASHに分類する(Matteoni分類)。

過食や運動不足などにより脂肪酸合成が促進され脂肪蓄積が惹起される。脂肪酸分解はインスリンにより低下し**アディポネクチン**により亢進する。肥満ではアディポネクチンが低下するため脂肪酸分解が障害される。治療は食事・運動療法が中心で生活習慣の改善が重要であり肥満患者は減量を優先する。NAFLDは心血管イベント，慢性腎臓病(CKD)，肝関連死亡のリスクファクターである。

(3) 非アルコール性脂肪性肝炎

NAFLDのなかで脂肪蓄積以外に肝細胞風船病変を認める場合が，非アルコール性脂肪性肝炎(NASH)である。NAFLD同様に特徴的な症状は認められないが倦怠感や不眠などの自覚症状や肝腫大を認める。発症後約5年で10～25%がNASH肝硬変へと進行し，さらに10%が5年でNASH肝がんへと進行する。

血液検査ではAST優位の肝逸脱酵素の上昇と血小板減少のほか，フェリチン，中性脂肪，総コレステロール上昇を認める。腹部超音波，腹部CT検査などの画像診断に加え，NAFLD同様に他の慢性肝疾患を除外する。肝生検においてNAFLと鑑別し確定診断となる。

治療は食事・運動療法が中心となる。高度肥満の患者には外科療法も適応となる。2型糖尿病や脂質異常症，高血圧症などの既往歴がある場合は，基礎疾患に対する治療を実施する。基礎疾患を認めない場合は抗酸化ビタミン(ビタミンE)を投与する。

3. 症状および病態

(1) アルコール性肝障害

常習飲酒家(1日3合以上，5年以上)に好発し，急激な飲酒量の増加が原因とされる。腹痛や発熱，黄疸，意識障害などの症状のほか肝腫大がみられる。アルコール性肝障害には5つの病型が存在する。アルコール多飲から脂肪肝・肝線維症・肝炎➡肝硬変➡肝がんと進行する。初期段階では自覚症状はほとんど認めないが，病状の進行により特徴的な症状が現れる。アルコール性肝炎重症スコア(JAS)で判定し，10点以上は重症であり積極的な治療介入が必要である。

(2) 非アルコール性脂肪性肝疾患，非アルコール性脂肪性肝炎

肥満や2型糖尿病，脂質異常症などの**メタボリックシンドローム関連疾患**と同様の病態・症状を呈する。過食や運動不足など生活習慣病の改善が治療の基本となっている。

4. 脂肪肝のガイドライン

2020年11月に日本消化器病学会・日本肝臓病学会から「NAFLD/NASH診療ガイドライン2020改訂第2版」が発刊され，食事・運動療法のエビデンスレベルが示されている。

日本肝臓学会ガイドライン

https://www.jsh.or.jp/guidelines/jsh_guidlines/

5. 治療（食事・栄養療法，薬物療法，運動療法）

脂肪性肝疾患は肝細胞に中性脂肪が沈着し，肝障害をきたす疾患の総称である。アルコール性肝障害の治療の基本は禁酒である。非アルコール性肝障害は肥満や2型糖尿病などの生活習慣病に起因する。基礎疾患の治療，コントロールが重要となる。

生活指導：アルコール依存を合併している場合，精神科医と連携し禁酒を継続する。非アルコール性肝障害はメタボリックシンドローム関連疾患や肥満の改善が基本となる。

食事・栄養療法：脂肪肝は肥満や2型糖尿病を合併していることが多いため，**適正体重**を目標にする。過栄養が原因の場合は摂取エネルギーのほか糖質やアルコールを制限する。**低栄養**を防止するため良質なたんぱく質とビタミンが不足しないようバランスのよい食事を心がける。アルコール性肝障害では禁酒を継続し脂肪肝同様にバランスの取れた食事を心がける。脂質の過剰摂取にも注意が必要である。

薬物治療：アルコール性肝障害では栄養障害の是正や**ウェルニッケ脳症**，**多発神経炎**の予防目的でビタミンB群を投与する。禁酒が困難な症例に対し抗酒薬のジスルフィラムや断酒補助薬のアカンプロサートを使用する。アルコール離脱後の精神症状(手指振戦，発汗など)には精神安定薬を投与する。重症度スコア10点以上の重症例の治療には副腎皮質ステロイド薬が用いられ肝臓でのサイトカイン産生を抑制する。NAFLDに有効な薬物療法は確立されておらず，基礎疾患に対する薬物治療が基本となる。インスリン抵抗性2型糖尿病患者に対してはインスリン抵抗性改善薬(ピオグリタゾン)，**脂質異常症**に対してはスタチン，エゼチミブ，高血圧症に対してはアンジオテンシンⅡ受容体拮抗薬が用いられる。NASH進行を防止するため抗酸化薬(ビタミンE)や合併する生活習慣病に即した治療薬を投与する。

運動療法：運動による肝の組織学的変化は明らかとなっていないが，運動療法単独でもNAFLD患者の肝機能，肝脂肪化は改善するため行うことを提案する(NAFLD・NASH診療ガイドライン2020)。

6. 栄養ケア

脂肪肝の原因と食生活の問題点の把握が重要である。特にアルコール性肝障害の患者の場合，飲酒により食生活が乱れ，低栄養になっている場合がある。禁酒とともに食生活の改善も重要である。肥満と過栄養防止のため，炭水化物エネルギー比率は50～60%を目安とする。インスリン分泌刺激を抑えるため，単純糖質の摂取には注意が必要である。また，果糖を多く含む果物はビタミンの供給源であるが過剰に摂取することにより脂質合成の基盤となるため摂りすぎに注意する。

栄養評価では身体計測(BMI，体脂肪量，除脂肪体重など)と血液検査(糖質・脂質代謝など)の確認が重要となる。

体重減少(適正体重の維持)が治療の基本となるため，標準体重当たり25～30kcal/kg/日，たんぱく質1.0～1.5g/kg/日，脂肪エネルギー比20%以下が望ましい。アルコールは制限する。嗜好品・嗜好飲料は肥満，過栄養の原因となるため，聞き取りから日常の摂取量を把握し過剰摂取が疑われる患者には指導を実施する。運動習慣，運動の種類や運動量，強度の確認も重要である。

栄養量の設定

① エネルギー量　25～30kcal/kg/日(肥満がある場合は20～25kcal/kg/日)
② 良質なたんぱく質を摂取(エネルギー比率15～20%)
③ 脂質エネルギー比20～25%(飽和脂肪酸：4.5%以上7.0%未満)
④ 食物繊維は1日25g以上
⑤ アルコール制限，禁酒(制限がない場合は純エタノール量で25g以下)
　純エタノール量(g)＝飲酒量(mL)×アルコール度数(%)×0.01×0.8(アルコール比重)

＊肥満者の場合1日平均60g以下の摂取量でもアルコール性肝障害を起こす。

⑥ 抗酸化ビタミン，ビタミンB群，Cを積極的に摂取する。

⑦ コレステロール200 mg/日以下

NASHでは肝臓への鉄の沈着が問題となる。過剰な鉄はフリーラジカルを形成し炎症をきたす要因の一つとなされている。食事から摂取する鉄を1日6g以下にコントロールするように注意が必要である。特に吸収率のよいヘム鉄を多く含む食品の摂取には注意が必要である。

〈鉄制限のポイント〉

① 魚は赤身よりも白身を選択する。

② レバー・小魚・貝類の摂取を控える。

③ カフェインと一緒に食事を摂取する(鉄の吸収を阻害する)。

④ 鉄製の調理器具を使用しない。

生活習慣の注意点

早食い，まとめ食いは過栄養の原因となるので控える。夜遅くに食事を摂取することにより就寝中に胃酸分泌が促され，胃もたれが起こり，朝食欠食の要因となる。夕食が遅くなるときは夕食量を軽めにして，翌日の朝食をしっかりと摂取するよう指導する。

① 1日3食を基本としバランスのよい食事を心がける

② 過食に繋がる早食いを防止する

③ 過食の防止

④ 間食を控える(1日200 kcal以内，夕食後は控える)

脂肪肝の原因は過栄養による肥満，メタボリックシンドローム関連疾患が多い。エネルギー制限食や運動療法による体重減少や，禁酒による生活習慣の改善によって治療効果の向上が期待できる。NAFLD，NASHも生活習慣病に起因する部分が非常に大きい。食事療法・栄養ケアも基礎疾患ごとのガイドラインに沿って実施される。肥満の是正やメタボリックシンドロームの改善には，糖尿病の食事療法が基本である。

4 胆石症

■キーワード ＊ ＊ ＊ ＊ ＊ ＊ ＊

胆石，肝内結石，胆嚢結石，コレステロール結石，ビリルビンカルシウム結石，黒色石

1．概 説

胆道系に発生した固形物を**胆石**とよび，わが国における胆石全体の保有者は増加傾向にある。自覚症状の有無に関わらず胆石があれば胆石症(cholelitithiasis)と称する。胆石症のリスクファクターとして，50～60歳代の年齢層，肥満傾向の女性，中心性肥満の男性があげられる。欧米では，5F「Forty(年齢)，Female(女性)，Fatty(肥満)，Fair(白人)，Fecund･Fertile(多産・経産婦)」として胆石症の代表的なリスクファクターである。

2．栄養療法に必要な生化学・解剖生理学

胆嚢は肝臓の下にある小さな器管で胆管につながっており，胆管は肝臓から十二指腸につながっている。肝細胞でつくられた胆汁は，胆嚢管を通って胆嚢に運ばれ，5～10倍の濃さに濃縮され貯えら

れる。食事，特に脂肪の多い食事をしたときに，胆嚢が収縮して胆汁が十二指腸に放出され脂肪の消化を助ける。胆汁は肝臓で作られ，97％は水で，そのほかに胆汁酸，ビリルビン（胆汁色素），コレステロールなどが含まれ，消化酵素は含まれない。胆汁酸は，強力な界面活性作用により脂肪をミセル化し，消化・吸収させやすい形に変化させるはたらきをし，さらに脂溶性ビタミンの吸収を助ける。胆汁の大部分は小腸から吸収されて，他の吸収された栄養分と一緒に血管を通って肝臓に戻り，再利用される（腸肝循環）。

3．症状および病態

結石の存在部位により，**肝内結石**，**胆嚢結石**，胆管結石（総胆管結石）に分類される（図9-6）。

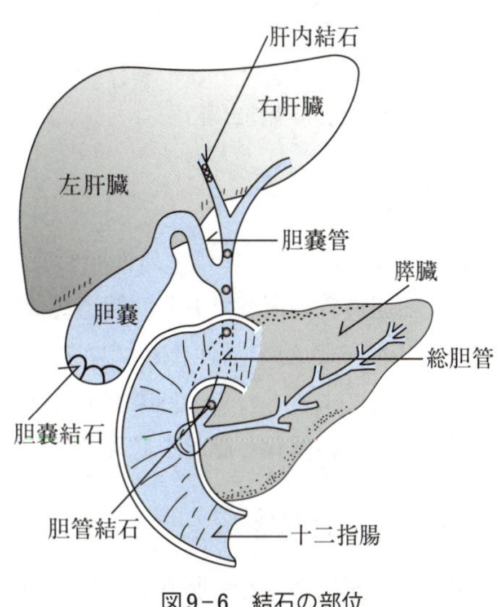

図9－6　結石の部位

胆石の種類は主に，**コレステロール結石**，**ビリルビンカルシウム結石**，**黒色石**に分類される。コレステロール結石は，水に不溶性のコレステロールが胆汁中の胆汁酸やレシチンよりも過剰になり飽和状態を超えると形成される。ビリルビンカルシウム結石は，通常では，グルクロン酸と抱合しているビリルビンが，胆道感染などによって遊離し，カルシウムイオンと結合して形成される。

黒色石は，欧米などでは頻度が高いが，原因は不明である。胆石の三大徴候は，①疝痛（右上腹部から右肩に放散する激痛），②黄疸，③悪寒，戦慄を伴う高熱であるが，すべてがみられるのは患者の約30％程度であり，多くの場合は上腹部不快感や膨満感，嘔気などの消化器症状である。

4．胆石症のガイドライン

日本消化器学会より「胆石症のガイドライン」が示されている。胆石症のリスクファクターは，異質異常症，食生活習慣，急激なダイエット，胆嚢機能低下などが因子であると示されている。

胆石症のガイドライン

URL：https://www.jsge.or.jp/guideline/guideline/tanseki.html

5．治療（食事・栄養療法，運動療法，薬物療法）

発作時には，疝痛や炎症への対処療法を行う。利胆薬による発作予防，胆石溶解薬，衝撃波による胆石破壊・排泄が主体となる。これらが無効な場合は，外科手術により胆石を除去する。

発作後の初期は，絶食，安静，仰臥である。食事ができるようになれば，少量，分割食とする。脂質，コレステロールを制限し，食物繊維の多い食事とする。

6．栄養ケア

胆石症の食事療法では，疝痛発作と胆石形成を予防することが目標となる。食生活習慣として，1日の総摂取エネルギー量，炭水化物，糖質，動物性脂肪の過剰摂取，身体活動の低い生活，夜間の長時間にわたる絶食などは，胆石生成のリスク増につながるので，避けるべきである。一方，果実，野菜，ナッツ，多価不飽和脂肪酸，植物性たんぱく質，食物繊維，適度な運動は，リスク軽減につながる。脂質の多い食品や卵などの食品を制限し，胆のう，胆管の収縮を起こさないようにして発作を予防したり，膵液分泌の刺激を抑える。コレステロールを多く含む食品はコレステロール結石を生成しやすいので注意が必要である。食物繊維を多く摂取すると血中のコレステロールの排泄を促すので，積極的に食事に取り入れる。

5　胆嚢炎

■キーワード　＊　＊　＊　＊　＊　＊　＊

胆道感染症，胆嚢摘出術

1．概　説

胆嚢炎(cholecystitis)には，急性胆嚢炎と慢性胆嚢炎がある。急性胆嚢炎の原因の90％は胆嚢内の結石による胆嚢管の閉塞であり，**胆道感染症**とよばれ，大部分は細菌感染が原因となる。胆嚢粘膜内のホスホリパーゼ A_2 の活性化とプロスタグランジンを介して炎症が起こる。大腸菌やクレブシエラ菌などの細菌によるもので，感染経路は十二指腸乳頭から胆道へ向かう上行性の頻度が高い。慢性胆嚢炎は胆嚢壁の線維化と肥厚を認める。

2．症状および病態

胆石の有無により有石胆嚢炎，無石胆嚢炎に分類される。急性胆嚢炎では，右上腹部から右肩に放散する疝痛，悪寒，戦慄を伴う高熱，嘔吐などがみられる。胆石による胆道の完全閉塞と膿性胆汁の充満による急性閉塞性化膿性胆管炎は最も重篤な病態である。

3．治療（食事・栄養療法，運動療法，薬物療法）

急性胆嚢炎では，**胆嚢摘出術**が適用される場合が多い。急性期には適切な抗生物質と，絶食，安静，仰臥とし，非経口的栄養管理を行う。回復期には，胆石症の食理療法に準ずるが，食事間隔が長いと，胆汁は胆嚢や胆管に停滞し，細菌感染や結石の形成の原因となるため，頻回食(4～5回)とする。

6　急性膵炎

■キーワード　＊　＊　＊　＊　＊　＊　＊

アミラーゼ，リパーゼ，自己消化

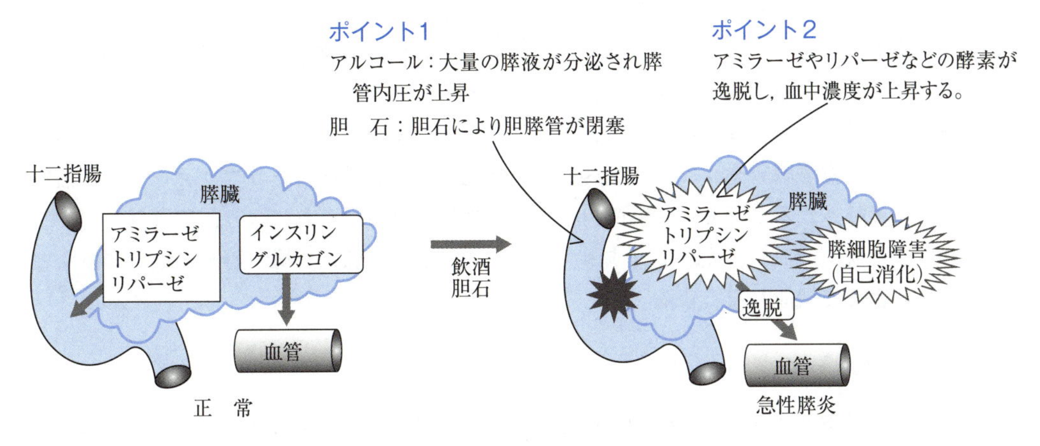

図9-7　急性膵炎の発症

1．概　説

膵臓は，みぞおちと臍の間に位置しており，形は左右に細長く，長さ約10～15 cm，厚さ約2 cmで，30歳代のピーク時で約100～120 gに達したあと，徐々に減少する。膵臓は，食べ物の消化に必要ないろいろな酵素を分泌しており，主に2つの異なる機能をもつ。一つは，「**内分泌機能**」で，インスリンやグルカゴンの分泌であり，血糖をコントロールしている。もう一つのはたらきは，「**外分泌機能**」として消化に必要な消化酵素(炭水化物を分解するアミラーゼ，たんぱく質を分解するトリプシン，脂肪を分解するリパーゼ)などを含んだ「膵液」を分泌することである。

膵液に含まれている消化酵素は，十二指腸に至って初めて活性化するが，何らかの原因で消化酵素が膵内で活性化し，組織を自己消化して炎症を起こした状態を膵炎という。急性膵炎(acute pancreatitis)では，膵臓内で消化酵素が活性化され，膵臓組織を自己消化することで急激に炎症を生じ発症する(図9-7)。消化酵素による自己消化の結果，膵組織に浮腫，壊死，出血を生じる。急性膵炎の罹患者は年々増え続けており，特に男性に多い病気で，中高年層が最も多く，膵臓が腫れるだけで安易に回復する比較的軽症なものから，心臓や肺，腎臓など重要な臓器が一度期に障害を受けるようなショックや多臓器不全など，死に至ってしまう重症例までさまざまある。急性膵炎の病因は，40％がアルコールの過剰摂取，20％が胆石，25％が原因不明の突発性である。

〔急性膵炎の最近の動向〕

最新の2011年の調査では，1年間で急性膵炎として受療した患者数は約63,000人であり，最近増加傾向である。男女比は1.9：1で男性に多い。年代では，男性で60歳代，女性で70歳代が最も多い。

2．栄養療法に必要な生化学・解剖生理学

膵臓は，消化酵素を多く含んだ膵液を十二指腸に向かって外分泌し，インスリンやグルカゴンなど血糖調節に関与するホルモンを内分泌している。膵液は，正常な状態では，膵管を経て，膵頭で総胆

管と合流し，**大十二指腸乳頭**（ファーター乳頭）括約筋が弛緩して十二指腸に流れ込んでいる。

3．症状および病態

飲酒を続けていると，膵臓の分泌がアルコールによって刺激され，多量の膵液によって膵管の内圧が高くなり，膵炎が起こるという可能性と，アルコールそのものが体内で分解されるときに発生する物質により，膵臓の細胞を直接傷害する可能性がある。胆石は，肝臓でつくられる胆汁の通り道にできる結石であり，この胆石が胆管の中を移動して，膵液の出口を塞ぐと急性膵炎を発症する。急性膵炎の最も多い症状は，上腹部痛であり，背部まで痛みが広がる。そのほか，嘔吐，発熱などの症状や状態が悪化すると，意識障害やショック状態など重症化する。膵臓内でトリプシノーゲンが活性化されトリプシンに変換されることで，膵臓の自己消化が促進される。それにより，アミラーゼやリパーゼなどの酵素が逸脱し，血中濃度が上昇する。そのため，心臓，肺，肝臓，腎臓，消化器官などに多臓器に障害がおよんで機能しなくなる。

4．急性膵炎ガイドライン

急性膵炎診療ガイドライン2021改訂出版委員会より「急性膵炎診療ガイドライン2021第5版」が示されている。診断基準は，上腹部に急性腹痛発作と圧痛があること，血中または尿中に膵酵素の上昇があること，超音波，CT，MRIで膵臓に急性膵炎に伴う異常所見があることである。

急性膵炎のガイドライン

URL：http://www.jshbps.jp/huge/gl2021.pdf

5．治療（食事・栄養療法，運動療法，薬物療法）

膵臓の安静を保つために絶飲絶食を行う場合が多い。そのため中心静脈栄養を必要とする。特に重症急性膵炎ではエネルギー必要量が増加しており，栄養摂取が長期的に不可能な場合にはそれに見合うだけの栄養を補充する必要がある。ただし，軽症膵炎では必要栄養量の増加は少なく，早期から経口摂取が可能となるので，中心静脈栄養を必要とするほどではない。

6．栄養ケア

急性膵炎の治療では，絶飲食による膵臓の安静と，十分な量の輸液投与を行う。腹痛に関しては，鎮痛剤を適宜使用し，膵酵素の活性を抑える目的でタンパク分解酵素阻害薬も使用する。重症膵炎においては集中治療が必要となり，輸液管理に加え臓器不全対策，感染予防，栄養管理などが必要となる。症状が落ち着いた後は，アルコール多飲，脂肪摂取過多に注意した生活習慣を指導する。

7　慢性膵炎

■キーワード　＊　＊　＊　＊　＊　＊　＊

代償期，非代償期，脂肪制限

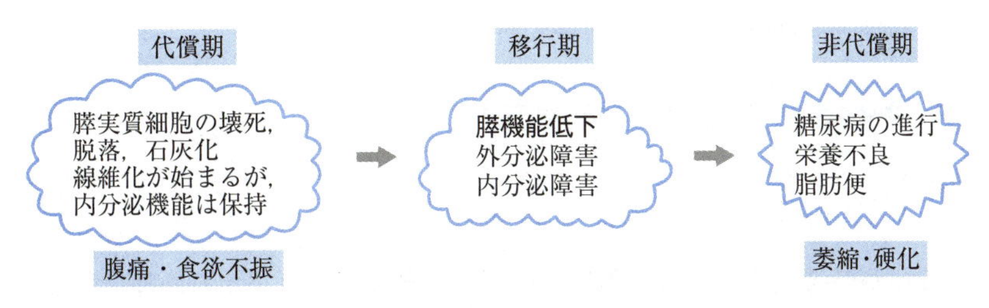

図9－8　慢性膵炎の病態の推移

1．概　説

慢性膵炎(chronic pancreatitis)は，膵臓の正常な細胞が壊れ，膵臓が線維に置き換わる病期である。長期にわたる炎症の繰り返しにより，膵実質の破壊と線維化がおこり，外分泌機能，内分泌機能が低下する。慢性膵炎の原因は，男性ではアルコールの長期摂取が最も多く，女性では原因不明の特発性および胆石症が多くみられる。慢性膵炎では，膵液の通り道である膵管が細くなったり，膵管の中に膵石ができたりして，膵液の流れがわるくなり，痛みが生じる。慢性膵炎は，臨床症状のない潜在期と臨床経過から①**代償期**，②移行期，③**非代償期**の3つの時期に分類される(図9-8)。慢性膵炎の初期段階では，膵臓の機能は保たれており(代償期)，腹痛が主な症状となる。慢性膵炎が進行すると，次第に膵臓の機能が低下し(移行期)，さらに進行すると，膵臓の機能は著しく低下し，膵臓の正常な細胞(腺房細胞，ランゲンハンス島)が徐々に破壊され，膵臓が線維化し，膵臓の中に膵石ができ，消化不良を伴う下痢や体重減少，糖尿病の発症や悪化を生じる(非代償期)。

〔慢性膵炎の最近の動向〕

慢性膵炎の治療を受けた患者は人口10万人当たり52.4人(全国で約6万7千人)いたことがわかっており，この数は1999年から12年の間で1.5倍以上に増えている。また，慢性膵炎を新たに発症した患者は人口10万人当たり14.0人と推計されている。

2．症状および病態

「代償期」では，まだ膵臓のはたらきは保たれていて，そのために膵液の分泌に伴い腹痛を繰り返す(急性膵炎)。「移行期」になると，膵臓のはたらきが徐々に衰え，腹痛はしだいに軽くなる。「非代償期」では，慢性膵炎が進行して膵臓のはたらきがほとんど失われ，腹痛は軽減するが，グルカゴンやインスリンの分泌が低下し，食べ物の消化と血糖値の調節が不十分となり，栄養障害や糖尿病を引き起こす。慢性膵炎を発症すると，腹痛に悩まされることが多く，痛みのために食事ができなくなってしまうなど，日常生活にさまざまな影響をおよぼす。さらに慢性膵炎が進行すると，膵臓のはたらきが衰えることにより消化不良による栄養障害を引き起こし，膵臓からのインスリンが減少して糖尿病を引き起こす。

3．慢性膵炎のガイドライン

日本消化器学会より「慢性膵炎のガイドライン2015」示されている。アルコール性慢性膵炎は断酒により腹痛の軽減，合併症の抑制及び予後の改善が期待でき，アルコール性慢性膵炎患者には断酒が推奨されている。また，脂肪制限が食事療法の基本とされ，腹痛対策として食事脂肪の制限を指導することが推奨されている。

慢性膵炎のガイドライン

URL：https://www.jsge.or.jp/guideline/guideline/mansei.html

4. 治療（食事・栄養療法，運動療法，薬物療法）

栄養療法：慢性膵炎の栄養療法においては，代償期と非代償期に分けた観点から考慮する。

① 代償期

腹痛発作の管理が最も重要となる。脂質の過剰や飲酒により反復する腹痛発作が誘発されると，経口摂取が困難になるため栄養状態の低下につながる。そのため，腹痛が存在する症例では，脂肪制限（1回食事中脂肪は10g以下，1日摂取量30～35g）や断酒が最も重要である。

② 非代償期

腹痛が消失していることが多く，消化吸収障害や膵性糖尿病が主な病態となる。栄養状態が低下している症例が多く，個々の栄養状態や膵内外分泌機能の評価を行い，長期的展望に立った栄養管理が必要となる。適切なエネルギー投与量としては，30～35kcal/kg標準体重とする。脂肪摂取量は便性状によるが，40～50g/日とする。また，ビタミン（特に脂溶性ビタミン）や微量元素の欠乏を呈することがあり，食事摂取が長期にわたり困難な場合は補充を要する。

薬物療法：代償期に多い痛みに対しては，鎮痛薬（非ステロイド性抗炎症薬や抗コリン薬）や，痛みの原因となる炎症を抑えるタンパク分解酵素阻害薬の内服を行う。これらが有効でない場合に，内視鏡的治療や，体外衝撃波結石破砕療法（ESWL），外科的治療が有用となる場合もある。

5. 栄養ケア

BMIは20（kg/m^2）以上，Hbは12.0（g/dL）以上を目標とする。腹痛を伴う代償期では，胃酸分泌を刺激するカフェイン，香辛料，炭酸や喫煙を控え，過剰な食事摂取の制限と頻回少量摂取を行い，困難例では低脂肪成分の経腸栄養剤の併用を行う。また食事摂取時の膵消化酵素薬や，胃酸分泌抑制薬を併用する。非代償期においては，バランスのとれた栄養改善を図り，糖尿病合併時には炭水化物は制限せずにインスリン量で調節する。たんぱく質は1.0～1.5g/kg標準体重を摂取する。脂肪摂取は過度に制限せずに，膵消化酵素薬で脂肪便をコントロールする。

8 膵臓がん

■キーワード　＊　＊　＊　＊　＊　＊　＊

CA19－9

1. 概　説

膵臓がん（pancreatic cancer）のうち90％以上は，膵管の細胞に生じ，これを浸潤性膵管がんという。発症部位により膵頭部がん，膵体部がん，膵尾部癌に分類される。この他に，神経内分泌腫瘍，膵管内乳頭粘液性腫瘍などがある。

〔膵臓がんの最近の動向〕

膵臓がんと新たに診断される人数は，男性では1年間に10万人当たり約29.1人，女性では1年間に10万人当たり約25.5人と，やや男性に多い傾向がある。年齢別では，60歳ごろから増え，高齢になるほど増加する。

2. 症状および病態

膵臓は，胃の後ろのからだの深部に位置していることから，がんが発生しても症状が出にくく，早期の発見は困難であり，一般的には予後不良である。膵臓がんの初期には症状は出にくく，進行してくると，腹痛，食欲不振，腹部膨満感，黄疸，腰や背中の痛みなどを発症する。血液検査において膵酵素(アミラーゼ，リパーゼ)の上昇，**CA19-9**などのがんマーカーの上昇を生じる。その他，糖尿病を発症する場合もある。

3. 治療（食事・栄養療法，運動療法，薬物療法）

治療方法は，がんの進行の程度や体の状態などから検討され，がんの進行の程度は，「病期(ステージ)」として0期，Ⅰ期，Ⅱ期，Ⅲ期，Ⅳ期に分類されている。病期は，がんの大きさや広がり，リンパ節や別の臓器への転移があるかどうかによって決まる。膵臓がんの標準的な治療法は，手術(外科治療)，薬物療法(化学療法)，放射線治療の3つである。がんの広がりや全身状態などを考慮して，これらのうちの1つ，あるいは複数を組み合わせた集学的治療が行われる。

栄養療法：基本的には，膵炎などの他の膵疾患の食事療法に準じた栄養管理を行う。外科手術後は，膵外分泌能の低下のため，低脂肪の食事とする。膵内分泌能低下のため，血糖上昇に注意が必要となる。

手術(外科治療)：膵臓がんの治療では，手術でがんを切除できると考えられる場合，手術の実施が推奨される。手術ができるかは，CT検査などの所見を総合し，「切除可能性分類」に従って，肝臓や肺などへの転移がないか，大きな血管にがんが広がっていないか，などの点から，「切除可能」，「切除可能境界」，「切除不能」の3つに分類される。

化学放射線療法：放射線治療と化学療法を組み合わせた治療であり，明らかな遠隔転移はないものの，がんが主要な血管を巻き込んでいる場合に行われる。化学療法と組み合わせることで治療の効果を高めることが期待でき，標準治療の1つとして推奨される。

薬物療法：膵臓がんを手術で取り除いた場合でも，一定期間，化学療法(細胞障害性抗がん剤を用いた治療)を受けると，再発しにくくなったり，生存期間が延長したりすることが示されている。そのため，手術後の化学療法が推奨される。

4. 栄養ケア

治療の途中や終了後は，体を動かす機会が減り，身体機能が低下する。医師の指示のもと，筋力トレーニングや有酸素運動，日常の身体活動などを，リハビリテーションとして行うことが大切である。術後に初めてインスリン導入となる場合があるので，糖尿病に対する食事指導や低血糖への対応も必要となる。膵臓がんでは悪心や吐き気などの症状を伴うことが多いので，多くの場合，症状を和らげるための医療(緩和ケア)が行われる。全身状態がわるく治療の負担が大きすぎると考えられる場合などには，無理せず症状のつらさを和らげる治療に専念させる。

章末問題

以下の記述について，正しいものに○，誤っているものに × を(　　)内に記入しなさい。

1．(　　　) ウイルス性肝炎で患者数が最も多いのは HBV である。
2．(　　　) HAV は慢性化する。
3．(　　　) 急性肝炎が重症化することはない。
4．(　　　) 急性肝炎では，肝逸脱酵素の上昇を認める。
5．(　　　) 急性肝炎では，プロトロンビン時間(PT)は短縮される。
6．(　　　) 慢性肝炎とは，肝臓の炎症が３か月以上持続した状態である。
7．(　　　) 肝硬変では，線維化により肝臓が硬く大きくなる。
8．(　　　) 肝硬変代償期では，無症状であることが多い。
9．(　　　) 肝硬変非代償期では，予備能が比較的保たれている。
10．(　　　) 肝硬変代償期では，軽めの運動が推奨されている。
11．(　　　) 肝硬変の治療は，発がん対策，合併症・肝線維化の予防である。
12．(　　　) 低アルブミン血症により腹水が生じる。
13．(　　　) 夜食は過栄養の原因となるので控える。
14．(　　　) 食事療法では，炭水化物主体の食事を基本とする。
15．(　　　) NAFLD･NASH では，アルコール制限の必要はない。
16．(　　　) 胆石症では，食物繊維の摂取量を制限する。
17．(　　　) 急性胆嚢炎では，脂質の摂取量を制限する。
18．(　　　) 急性膵炎では，脂質の摂取量を増加させる。
19．(　　　) 急性膵炎では，食物繊維の摂取量を制限する。
20．(　　　) 急性膵炎の発症直後は，絶飲・絶食とする。
21．(　　　) 急性膵炎では，血中アミラーゼ値は低値を示す。
22．(　　　) 慢性膵炎非代償期では，中鎖脂肪酸の利用を勧める。
23．(　　　) 慢性膵炎非代償期では，腹部疼痛が減弱する。
24．(　　　) 慢性膵炎代償期から非代償期に移行すると，消化吸収機能は亢進する。

〈参考文献〉　*　*　*　*

医療情報科学研究所編：「病気がみえる１　消化器」メディックメディア(2016)
日本病態栄養学会：「病態栄養認定管理栄養士のための病態栄養ガイドブック」
東山幸恵編：「栄養・健康科学シリーズ12　臨床栄養学」化学同人(2017)
日本肝臓学会　NAFLD/NASH 診療ガイドライン2020
日本消化器学会：「肝硬変診療ガイドライン2020(改訂第３版)」
日本静脈経腸栄養学会：「静脈経腸栄養ガイドライン第３版」
急性膵炎診療ガイドライン改訂出版委員会編：「急性膵炎診療ガイドライン2021改訂５版」金原出版(2021)
日本消化器学会：「慢性膵炎診療ガイドライン2015改訂第２版年」南江堂(2015)
日本膵臓学会膵癌診療ガイドライン改訂委員会編：「膵癌診療ガイドライン2016年版第４版」金原出版(2016)
国立がんセンターがん情報サービス「膵臓がん」https://ganjoho.jp/public/cancer/pancreas/index.htmL (2018年10月25日)

<栄養管理プロセスに基づいた栄養管理・栄養診断の事例>

事例報告1　**肝硬変患者の栄養管理**

作成日　平成○○年○○月○○日

栄養管理事例報告

所属栄養士会　○○○○　都・道・府・県　　会員番号　△△－△△△△

施設名　□○△□○△□○△　　提出者氏名　○○○○○○

<対象者（患者）情報>

62歳，女性，無職（専業主婦）

【診断名】肝硬変

【主訴】全身倦怠感，食欲不振

【生活歴】夫と二人暮らし　専業主婦として家事全般を行っている。

【既往歴】非アルコール性脂肪性肝炎，2型糖尿病，食道静脈瘤，心室期外収縮

【生活環境】飲酒・喫煙歴なし　30歳代より肥満傾向。40歳代で2型糖尿病と診断され開業医に通院中，経口血糖降下薬にて内服治療中，栄養指導は受けていない，HbA1cは7%台で維持されている。

<介入に至るまでの経過（栄養管理開始までの経過）>

過去の飲酒・喫煙歴はない。30歳代より肥満で40歳代から2型糖尿病と診断され近医に通院・加療されていた。内服治療により血糖コントロールは概ね良好であった。主治医より肥満によるインスリン抵抗性を改善する目的で運動療法を勧められていたが実施できずにいた。食事の過食はなく自身が調理した食事を夫と一緒に食べていた。血糖コントロールに影響があると知りながらも午後と夕食後に間食を摂取していた。

3年前に肝内腫瘤疑いにて，検査入院となった。その後，肝機能・血糖コントロールは安定し，かかりつけ医にて継続通院となったが食道静脈瘤が徐々に進行しRCサイン陽性となった。肝機能は悪化なく安定しているが血小板が徐々に低下，線維化も進行していた。既往歴に肥満，2型糖尿病があり食事療法を行っていたが食欲不振による食事量の低下，間食量の増加。通常時に比べ摂取量は5～6割程度に減っている。食べたい物を優先して摂取しているためバランスも乱れている。全身倦怠感による活動量の低下あり。今後，栄養状態の低下と血糖コントロールの悪化が予想されるため栄養介入を行った。

【身体所見】身長　156.2 cm　体重　58.8 kg　BMI　24.1 kg/m²

【検査所見】血圧126/68 mmHg　脈拍73　体温36.3℃　TP6.5 mg/dL　Alb2.8 mg/dL　AST24 U/L　ALT22 U/L　LD182 U/L　γ-GT36 U/L　ChE233 U/L　AMY54 U/L　Cr0.44 mg/dL　eGFR103.56　尿　酸4.5 mg/gL　BUN13 mg/dL　TG157 mg/dL　T-CHO202 mg/dL　HDL46 mg/dL　空腹時血糖129 mg/dL HbA1c7.2%　Na141 mEq/L　K4.3 mEq/L　Cl09 mEq/L　Ca9.5 mg/dL　無機リン3.3 mg/dL　T-Bil1.1 mg/dL　AFP3.0 ng/mL　HBs抗体化0.00　HBs抗原(－)　HBs抗体(－)　HCV抗体(－)　WBC2，370　RBC416　Hb11.6 g/dL　Ht35.5%　血小板7.0

胃カメラ結果　食道静脈瘤　ECJ上にRC散見　萎縮性胃炎C-3　前庭部　びらん散見

十二指腸　異常なし

超音波検査　肝臓　辺縁不整　S6突出部位不変　肝内rough　左葉腫大・右葉萎縮

胆嚢　胆のうポリープ疑い　腎臓　両腎石灰化　脾臓　脾腫　のう胞　膵臓　異常なし

【服　薬】経口血糖降下薬（SU薬・DPP-4阻害薬・BG配合製剤・α-GI薬），肝・胆・消化機能改善薬

<栄養スクリーニングの状況（多職種からの紹介状況も含める）>

既往歴に肥満（BMI24.1）2型糖尿病（空腹時血糖129・HbA1c7.2%），食欲不振・全身倦怠感により栄養摂取状況の低下が予想される。現時点では軽度の栄養状態不良であるが今後，栄養摂取量の低下が持続した場合，栄養不良状態になると推測される。

事例報告2　肝硬変患者の栄養管理

栄養管理事例報告

提出者氏名＿＿＿＿＿＿＿＿＿＿＿＿

<アセスメントと栄養診断>

栄養診断	NI-1.4　エネルギー摂取量不足 NI-1.6　エネルギー摂取量不足の予測 NI-2.1　経口摂取量不足 NI-2.9　限られた食物摂取 NI-5.3　たんぱく質・エネルギー摂取量不足 NC-2.1　栄養素代謝異常 NC-2.2　栄養関連の検査値異常
S	•食欲不振があり食事摂取量が低下している。 •飲酒歴はないが肝機能障害がある。 •全身倦怠感による活動性の低下
O	**【診断名】**肝硬変 肝　臓　辺縁不整　S6突出部位不変　肝内rough　左葉腫大・右葉萎縮 食道静脈瘤　ECJ上にRC散見 胃　萎縮性胃炎C-3　前庭部　びらん散見 **【身体計測】**身長　156.2 cm　体重　58.8 kg　IBW　53.7 kg　BMI　24.1 kg/m² **【生化学データ】**AST 24 U/L　ALT 22 U/L　LD 182 U/L　γ-GT 36 U/L　ChE 233 U/L　AMY 54 U/L TP 6.5 mg/dL　Alb 2.8 mg/dL　空腹時血糖 129 mg/dL　HbA1c 7.2％ **【栄養摂取状況】**食事調査による摂取エネルギー量：800～1,100 kcal/日 糖質摂取量が多い。
A	•低Alb血症(Alb 2.8 mg/dL)あり。食事摂取状況も不安定なため中等度栄養障害であるが今後，さらなる栄養状態の悪化が予想される。 •肝硬変による栄養素の代謝異常 •食事摂取量が5～6割程度
	栄養診断の根拠(PES) •NI-5.3　たんぱく質・エネルギー摂取量不足 肝硬変による代謝異常に加え，食欲不振による栄養摂取量低下により(E)，低Alb血症(S)，たんぱく質・エネルギー摂取不足(P)と栄養診断する。
P	Mx)：栄養摂取量 Rx)：目標栄養量の充足 Ex)：体重，摂取量，栄養状態・肝機能・血糖値に関連する検査値，必要栄養量の充足のためエネルギー・たんぱく質を十分に摂取し栄養状態の是正を行う。栄養補助食品の紹介，食事摂取状況の確認とLES，減塩食の指導を行う。

S：Subjective data(主観的データ)，O：Objective data(客観的データ)，A：Assessment(評価)，P：Plan(計画)
Mx：Monitoring plan(モニタリング計画)，Rx：therapeutic plan(栄養治療計画)，Ex：educational plan(栄養教育計画)

作成日　平成　　年　　月　　日

栄養管理事例報告

提出者氏名＿＿＿＿＿＿＿＿＿＿

<栄養介入>

1. 目標栄養量

エネルギー量：肝硬変代償期の摂取目安量（25～30 kcal/kg IBW/日）より1300～1600 kcal/日
→1600 kcal/日とする。

たんぱく質：53.7 kg（IBW）× 1.2～1.3 g = 64.4～69.8 g ≒ 65 g/日（16% E）とする。

炭水化物：1600 kcal × 54% E = 864 kcal→216 g/日　脂質：30% Eとする。

食塩：6 g以下/日

2. 栄養介入計画

目　標

①エネルギー・たんぱく質摂取不足，肝硬変による各栄養素の代謝異常により低栄養状態が進行するため栄養量の十分な確保による栄養状態の改善をはかる。

②2型糖尿病も合併しているため血糖コントロールにも留意する。

実施計画

患者本人が調理担当者であるため負担を軽減するために同居の夫同席のもと食事指導・調理指導を行う。各栄養素の代謝異常が生じているため良質のたんぱく質摂取やビタミン・ミネラルが不足しないよう指導する。食欲不振がみられるため1回の食事で栄養量が充足できない場合は少量頻回食を進めるが2型糖尿病の既往があるため患者に適した補食の摂り方の指導も併せて行う。また，就寝時や早朝空腹時の代謝異常を防止する目的で就寝前重点投与（LES）の指導も実施する。必要に応じて栄養補助食品を紹介する。食事記録を依頼し栄養摂取量やバランスの確認・評価を行う。

3. 栄養介入の経過

- 初回栄養指導時：状況把握のため直近の生活状況・食事摂取状況の聞き取りを実施し問題点を抽出し共有した。食事療法の重要性を説明したが食欲不振が持続しているため厳しめの指導はかえって逆効果になる可能性もあったため食事バランスの再確認とLESの説明を行った。体重測定と指導後の食事記録を依頼した。
- 2回目栄養指導時：依頼した食事記録より栄養摂取量を評価した。食事摂取量は徐々に増加傾向でLESも導入したことにより栄養摂取量は初回指導時よりも増量していた。食事バランスを整えることにより，たんぱく質摂取量は増加傾向だったがビタミン・ミネラルがやや不足傾向であったため野菜類の摂取量を増やすよう指導した。全身倦怠感は持続していたが筋委縮防止のため可能な範囲内で軽めの運動を行うようアドバイスした。

<栄養管理プロセスの総合的評価>

- 患者本人が調理担当者であり病状の悪化により普段の食生活が乱れた。介入当初は食欲不振や全身倦怠感が認められたため食事療法の重要性を説明しつつ，患者本人の訴えを傾聴し，実施可能な食事療法の検討と提案を行った。患者本人の状況に合わせて，栄養介入することにより患者本人，同居家族（夫）の負担を軽減し食事療法の持続に繋がった。
- 非アルコール性脂肪性肝炎は，肥満や2型糖尿病，メタボリックシンドロームを合併していることが多く，肝硬変の食事療法と合わせて原疾患の食事療法を実施することが重要である。

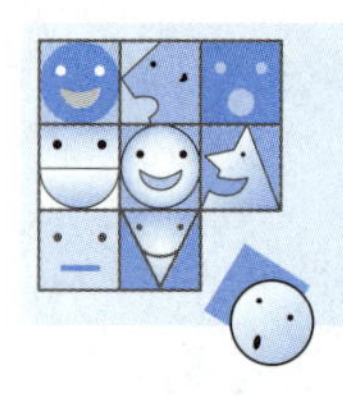

第10章　循環器疾患

心臓の構造と機能

心臓は，血液が通る中空器官であり，右心房，右心室，左心房，左心室からなる4つの部屋に分かれている。横の仕切りは心房と心室を隔て，縦の仕切りは心臓を左右に分ける。それぞれが一定のリズムで収縮と弛緩を繰り返し，血液を送っている。また，心臓には逆流を防ぐ弁が4つあり，心房と心室の間にある房室弁は，それぞれ左心側を僧帽弁，右心側を三尖弁といい，心室から駆出される血液の逆流を防ぐ弁は肺動脈弁と大動脈弁がある(図10-1)。

全身から戻ってきた静脈血は，上下大静脈から右心房に流れ込む。右心房の血液は右心室から肺動脈を通り，肺で酸素を取り込んだ後，左右の肺から各2本ずつの肺静脈を経て左心房に入り，僧帽弁を通過して左心室に送られる。血液は左心室の強い収縮力を受けて大動脈から全身に送り出される。

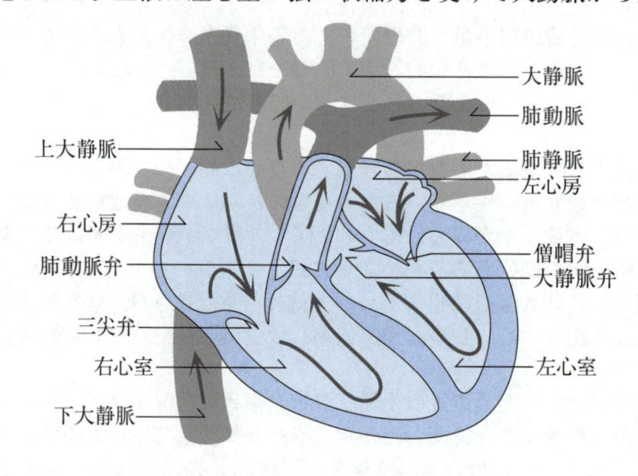

図10−1　心臓の構造

1　高血圧

■キーワード　＊　＊　＊　＊　＊　＊　＊

収縮期血圧，拡張期血圧，レニン・アンジオテンシン・アルドステロン系，圧受容器，バソプレッシン，カルシウム拮抗薬，アンジオテンシンⅡ受容体拮抗薬，β遮断薬，α遮断薬

1．概　説

血圧とは，心臓から送り出された血液が血管壁に与える内圧のことである。左心室が収縮したときに最大となる血圧を**収縮期血圧**(最高血圧)，心臓が拡張された時に最低となる血圧を**拡張期血圧**(最低血圧)という。血圧は，血圧＝心拍出量×末梢血管抵抗で表される。心拍出量とは1分間当たりの心臓からの血流量であり，1回拍出量と心拍数の積で表すことができる。また末梢血管抵抗は，動脈硬化などにより血管内腔が狭くなることなどで増加する。**高血圧**(hypertension)のうち，原因が明ら

かでないものを本態性高血圧といい，高血圧患者の90％近くを占める。明らかな原因となる基礎疾患があり，その結果高血圧をきたしたものを二次性高血圧という。最も多いのは糸球体腎炎や腎動脈狭窄などの腎性高血圧である（表10-1）。

表10-1　高血圧の分類

分　類	原　因
本態性高血圧	原因が明確ではない。遺伝的素因，運動不足，肥満や糖尿病，過剰な塩分摂取，アルコール過飲，ストレス，喫煙など
二次性高血圧	明らかな基礎疾患がある。糸球体腎炎や腎動脈狭窄などの腎性高血圧が多いが，クッシング症候群や原発性アルドステロン症，褐色細胞腫などの内分泌疾患も含まれる

〔高血圧の最近の動向〕

厚生労働省が3年ごとに実施している「患者調査」の平成26年調査によると，高血圧性疾患の総患者数（継続的な治療を受けていると推測される患者数）は1,010万8,000人と，前回の調査に比べて約104万人増加している。性別にみると，男性445万人，女性567万6,000人で，前回調査に比べて男性が63万人，女性が42万人の増加である。

2. 栄養療法に必要な解剖生理学・生化学

血圧の調節は主に，交感神経や副交感神経の自律神経，およびカテコールアミンや**レニン・アンジオテンシン・アルドステロン系**などの液性因子による血管収縮・弛緩の調節，腎臓による循環血液量の調節などにより行われている。

（1）　神経系による調節

交感神経の興奮により，心拍数の増加，心収縮力増大，末梢血管の収縮が起こり血圧は上昇する。一方，副交感神経の興奮は，心機能を抑制させ血圧を低下させる。また，動脈圧の変化は頸動脈洞や大動脈弓に存在する**圧受容器**により検知され，その情報は延髄の循環中枢に伝えられる（図10-2参照）。

（2）　液性因子による調節

①　カテコールアミンによる調節

副腎髄質から分泌されるアドレナリン，ノルアドレナリンは，末梢血管を収縮させて血圧を上昇させる。

②　レニン・アンジオテンシン・アルドステロン系による調節

腎臓で血流量の減少を感知すると，腎臓の傍糸球体装置からレニンが分泌される。レニンは，肝臓から分泌されるアンジオテンシノーゲンをアンジオテンシンⅠに変換する。アンジオテンシンⅠは肺の血管内皮細胞などから産生されたアンジオテンシン変換酵素（ACE）によりアンジオテンシンⅡに変換される。アンジオテンシンⅡは血管収縮作用をもち，血圧が上昇する。さらにアンジオテンシンⅡは，副腎皮質に作用し，アルドステロンの分泌を促進させる。アルドステロンは腎臓の集合管でのナトリウム再吸収を増加させるため，体内の循環血液量が増加させ，血圧を上昇させる。

③　バソプレッシンによる調節

血流量が低下し，血圧が低下すると，脳下垂体後葉から**バソプレッシン**（抗利尿ホルモン：

ADH)が分泌される。バソプレッシンは腎臓での水の再吸収を促進して循環血液量を増加させて血圧を上昇させる。また，血管収縮作用をもち，血圧を上昇させる。

④ 心房性ナトリウム利尿ペプチド・脳性ナトリウム利尿ペプチドによる調節

血流量が増加すると，心臓の心房から分泌される心房性ナトリウム利尿ペプチド(ANP)は，腎臓に作用し，ナトリウムの排泄，および利尿作用により循環血液量を減少させ血圧を低下させる。脳性ナトリウム利尿ペプチド(BNP)は，主に心室から分泌されるホルモンで，同様に利尿，血管拡張作用をもつ(図10-2)。

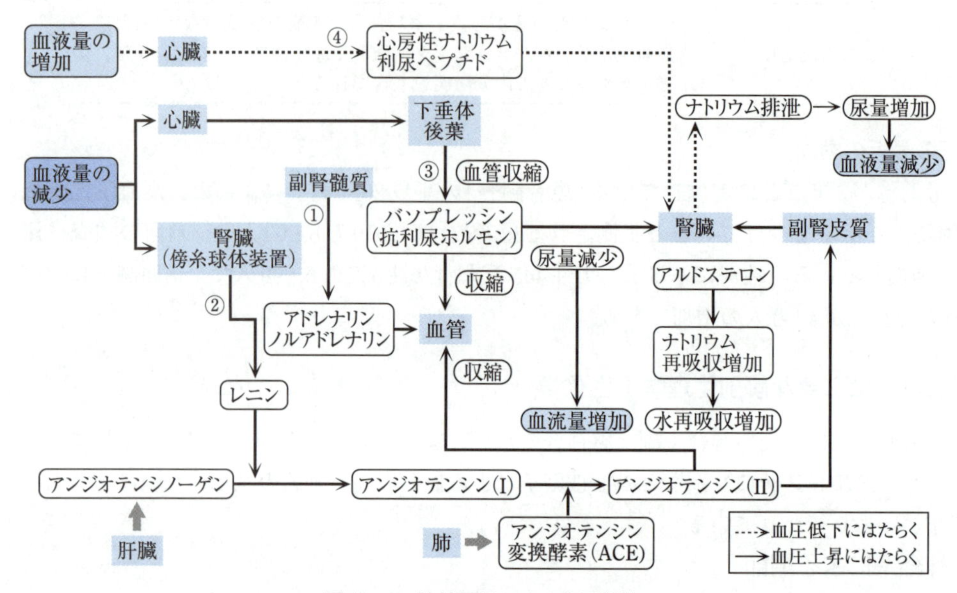

図10-2　液性因子による血圧調節

3. 症状および病態

収縮期血圧(最高血圧)が140 mmHg以上，あるいは拡張期血圧(最低血圧)が90 mmHg以上を高血圧という(表10-2)。軽症の場合はほとんど無症状である。重症の場合は頭痛，肩こり，悪心，嘔吐，痙攣などがみられる。

表10-2　成人における血圧値の分類

(単位：mmHg)

分　類	診察室血圧(mmHg)			家庭血圧(mmHg)		
	収縮期血圧		拡張期血圧	収縮期血圧		拡張期血圧
正常血圧	＜120	かつ	＜80	＜115	かつ	＜75
正常高値血圧	120～129	かつ	＜80	115～124	かつ	＜75
高値血圧	130～139	かつ／または	80～89	125～134	かつ／または	75～84
Ⅰ度高血圧	140～159	かつ／または	90～99	135～144	かつ／または	85～89
Ⅱ度高血圧	160～179	かつ／または	100～109	145～159	かつ／または	90～99
Ⅲ度高血圧	≧180	かつ／または	≧110	≧160	かつ／または	≧100
(孤立性)収縮期高血圧	≧140	かつ	＜90	≧135	かつ	＜85

日本高血圧学会：「高血圧治療ガイドライン2019」(2019)

4. 高血圧症のガイドライン

日本高血圧学会より「高血圧治療ガイドライン2019」が示されている。その主たる目的は，高血圧の管理によってそれら脳心腎など高血圧性合併症の発症予防，進展防止を図るための標準的な治療法を提示することである。

5. 治療（食事・栄養療法，運動療法，薬物療法）

高血圧治療の目的は，高血圧の持続によってもたらされる心血管病の発症・進展・再発を抑制し，死亡を減少させることである。そして高血圧患者が健常者と変わらぬ日常生活を送ることができるように支援することである。高血圧治療ガイドライン2019により，生活習慣の修正項目が示されている(表10-3)。修正項目として減塩6g/日未満，野菜・果物の積極的な摂取，コレステロール・飽和脂肪酸の摂取制限，減量，運動，節酒，禁煙，寒冷刺激の防止などがある。これらの複合的な生活習慣修正はより効果的であり推奨されている。

表10-3　生活習慣の修正項目

1. 食塩制限	6g/日未満
2. 野菜・果物	積極的摂取*1
脂　質	コレステロール，飽和脂肪酸の摂取を控える 多価不飽和脂肪酸，低脂肪乳製品の積極的摂取
3. 適正体重	BMI(体重(kg)÷[身長(m)]^2) 25未満
4. 運動療法	軽強度の有酸素運動(動的および静的筋肉負荷運動)を毎日30分以上，または180分/週以上行う
5. 節　酒	エタノールで男性20～30mL/以下，女性10～20mL日以下に制限する
6. 禁　煙	

出典：日本高血圧学会：「高血圧治療ガイドライン2019」(2019)を一部改変

生活習慣の複合的な修正はより効果的である
*1 カリウム制限が必要な腎障害患者では，野菜・果物の積極的摂取は推奨しない。肥満や糖尿病患者などエネルギー制限が必要な患者における果物の摂取は80kcal/日程度にとどめる

薬物治療：血圧が高くなるほど，生活習慣の修正のみでは降圧は困難となるため，薬物療法を組み合わせる。薬物療法に用いられる降圧薬には以下の6種類ある。個々の高血圧患者に対して，適する降圧薬を選択する。

① カルシウム拮抗薬

細動脈内平滑筋内のカルシウムが増加すれば血管収縮により血圧が上昇する。そのため細胞外のカルシウムイオンを細胞内に流入させるカルシウムチャネルを阻害することで，血管平滑筋が弛緩され，血圧が低下する。また，糖・脂質代謝，電解質代謝にも悪影響をおよぼさないことから主要な降圧薬の一つとなっている。しかし，グレープフルーツにより降圧効果が増強されるので，カルシウム拮抗薬服用時にはグレープフルーツを摂取しないよう注意が必要である。

② アンジオテンシンⅡ受容体拮抗薬

アンジオテンシンⅡ受容体拮抗薬(ARB)はアンジオテンシンⅡの受容体に特異的に結合し，アンジオテンシンⅡが受容体に結合するのを阻害する。その結果，アンジオテンシンの産生が抑制され，血管が拡張し，副腎皮質からのアルドステロン分泌も抑制される。アルドステロンの分泌

が抑制されると，アルドステロンのはたらきの一つである腎臓でのナトリウムの再吸収が抑制され，尿中へのナトリウム排泄が増加し，血圧が低下する。またアルドステロンは尿中へのカリウムの排泄を促すはたらきもあるため，ARBによりアルドステロンの分泌が抑制されるので，副作用として高カリウム血症に注意する。

③ **アンジオテンシン変換酵素阻害薬**

アンジオテンシン変換酵素(ACE)を阻害することにより，血圧を強く上昇させるレニン-アンジオテンシン-アルドステロン系の作用を抑制する。アンジオテンシソⅡの産生が抑制されると，ARBと同様に副腎皮質からのアルドステロン分泌も抑制され，尿中へのナトリウム排泄が増加し血圧が低下する。また，ARBと同様にACEもアルドステロンの分泌が抑制されるので，副作用として高カリウム血症に注意する。

④ **β遮断薬**

交感神経の興奮は，交感神経の節後線維から放出されるノルアドレナリンがβ受容体に結合することで標的となる心臓や血管などに伝達される。β遮断薬はそれらのβ受容体に結合し，ノルアドレナリンの結合を阻害することで降圧作用を有する。

⑤ **α遮断薬**

α遮断薬は血管平滑筋のα1受容体に作用し，ノルアドレナリンのα1受容体への結合を阻害し末梢細動脈を拡張させて血圧を低下させる作用がある。

⑥ **利尿薬**

降圧薬としては，サイアザイド系利尿薬が主に用いられている。サイアザイド系利尿薬は，遠位尿細管でのナトリウム再吸収を抑制することで循環血液量を減らし血圧を低下させる。副作用としては低ナトリウム血症や低カリウム血症である。

6. 栄養ケア

表10-3に従って生活習慣の修正項目についての教育および指導を行う。減塩は，降圧効果が得られやすいため，減塩目標は6g/日を目標に少しでも食塩制限を行うように進める。

なお，本邦での食塩摂取量のうち90%はしょうゆ，みそを含む加工食品からの摂取であるため，減塩目標達成には，加工食品中の食塩含有量に注意を必要とする。

7. 症例で確認

性別 男性　**年齢** 48歳　**身長** 162 cm　**体重** 71 kg　**BMI** 27.4 kg/m^2

職　業 事務職員

既往歴 8年前から会社の検診で総コレステロールとLDL-レステロールが高いことを指摘され続けていたが，仕事が忙しいこともあり再検査の通知も無視し放置していた。

主　訴 頭痛，肩こり，悪心

2年前の会社の検診から高血圧も指摘されるようになり，1週間前の会社の検診でも血圧が170/85 mmHgとなり高いと指摘された。先週から頭痛，肩こり，悪心が強くなったため，病院を受診した。独身で一人暮らし。ほぼ毎食，外食している。喫煙20本/日以上。運動習慣はない。

受診時の血圧は178/88 mmHg，脈拍75回/分であった。職場の健康診断結果(1週間前)を持参した。

日本高血圧治療ガイドライン2019に基づき分類すると，収縮期血圧が178 mmHgであるため，

Ⅱ度高血圧に分類される。また，BMIが27.4 kg/m²であるため，肥満であるが，糖尿病の可能性は低いと推測される。さらに，腎機能は血清クレアチン値が正常であることから腎障害はないと考えられる。

血液データ

血糖値(空腹時)	92 mg/dL	HbA1c	5.4%
LDL-コレステロール	164 mg/dL	HDL-コレステロール	38 mg/dL
ALT	21U/L	AST	20U/L
γ-GTP	25U/L	トリグリセリド	155 mg/dL
BUN	9.5 mg/dL	クレアチニン	0.9 mg/dL
白血球数	6600個/μL	赤血球数	501万個/μL

高血圧だけでなく，喫煙，肥満，脂質異常症の状態が長期間持続すると，循環器系をはじめ，多くの臓器・器官に負担がかかるため，食事などの生活習慣の修正を図る必要がある。

2 動脈硬化症

■キーワード ＊ ＊ ＊ ＊ ＊ ＊ ＊

LDL-コレステロール，粥状(アテローム性)硬化，マクロファージ，泡沫細胞

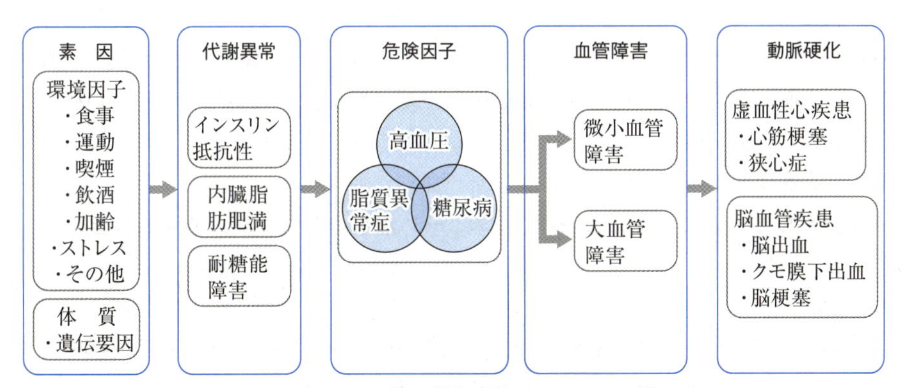

図10-3 動脈硬化の成因

1. 概 説

動脈硬化症(arteriosclerosis)は，血管の内側にコレステロールなどが付着して血管が狭く硬くなり，血液の流れがわるくなった状態である。動脈硬化の発症は，遺伝性要因に食事，運動不足，喫煙，飲酒，加齢，ストレスをはじめとする環境因子が加わることが原因となる。特に，コレステロールの過剰摂取と飽和脂肪酸を含む動物性脂肪の過剰摂取による，血清LDL-コレステロールの上昇である。両因子による，インスリン抵抗性の上昇，内臓脂肪肥満，耐糖能異常は，生活習慣病(高血圧，脂質異常症，糖尿病)を引き起こし，微小血管障害や大血管障害を引き起こし，動脈硬化へ進展する(図10-3)。動脈硬化および動脈硬化症は以下のように定義されている。

動脈硬化とは動脈の血管壁への代謝産物の病的な沈着などにより，肥厚・硬化をきたす，動脈病変の総称である。また動脈硬化症とは動脈硬化により起こるさまざまな病態の総称であり，粥状(アテローム性)硬化，中膜石灰化(メンケベルグ)硬化，細動脈硬化の3つのタイプが存在するが，一般的

に最も重要な粥状(アテローム性)硬化を狭義の動脈硬化とよぶ。

2. 栄養療法に必要な生化学・解剖生理学

動脈は内膜，中膜，外膜の3つの層からなっている。内膜と中膜の間には内弾性板，中膜と外膜の間には外弾性板があり，それらにより隔てられている。内膜には血液と接している単層の内皮細胞があり，中膜には血管の収縮，弛緩を調節する平滑筋細胞と，その間には豊富な弾性繊維がある。外膜には血管自身に栄養を供給する細動脈や細静脈，リンパ管や神経などがある。

〔動脈硬化の種類と成因〕

動脈硬化は，その病変の起こり方や病変の発生した部位から，粥状動脈硬化，細動脈硬化，中膜硬化の3つに分類される。

(1) 粥状(アテローム性)硬化

高血圧や糖尿病などによって血管に負担がかかると，血管の内皮細胞に傷がつき，内皮がもっている動脈硬化を防ぐはたらきが失われる。血管内の過剰なLDLは血管壁で活性酸素により酸化LDL(変性LDL)となり，内膜に入り込む。一方，単球*は，それを処理するために内膜へと入り込み(遊走)，**マクロファージ**に変化する。マクロファージは酸化LDLを取り込み，泡沫化し**泡沫細胞**となり，やがて壁に沈着する。この結果，内膜に，LDLに含まれていたコレステロールや脂肪が，粥状のやわらかい沈着物となって蓄積し，内膜はどんどん肥厚する。このようにしてできた血管の肥厚をプラーク(粥腫)といい，プラークができた状態を粥状(アテローム性)硬化という(図10-4)。プラークができると，血流がわるくなり，血管が少し収縮しただけで血流が途絶えて，その血管により酸素や栄養が送られている心臓や脳に症状が起こる。また，プラークが破れると，そこに血栓ができ血流が完全に途絶え，心筋梗塞や脳梗塞が起こる。また，血栓が血流にのって脳などに運ばれ，細い動脈を塞ぐことで脳梗塞などを起こす。なおHDLはプラークからコレステロールを抜きとることで，動脈硬化を解消する。

*単球

白血球の一種で，最も大きなタイプの白血球である。マイクロファージや樹状細胞に分化することができる。

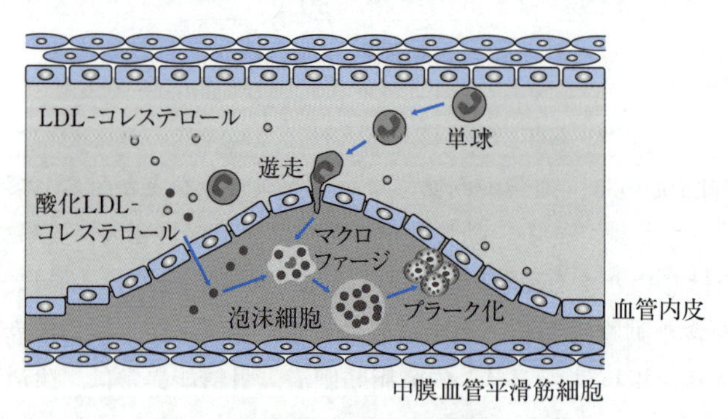

図10-4 プラークの形成

(2) 中膜石灰化(メンケベルグ)硬化

動脈の中膜に変性，壊死により線維化や石灰沈着して起こる。高齢者に多く発生し，血管の弾力性の減少，収取期血圧の上昇をもたらす。上腕動脈や下肢動脈によく起こる。

(3) 細動脈硬化

腎臓や脳にある細い血管(小動脈)の内膜がガラスのように硬く肥厚することで，弾力性が失われる。加齢や高血圧により進行しやすい。

3. 症状および病態

動脈硬化は，全身の血管に起こり，さまざまな病気の原因となる。脳へ血液を届けている頸動脈や脳動脈の動脈硬化により「脳梗塞」が起こる。また，心臓の冠動脈の動脈硬化により「狭心症」や「心筋梗塞」，胸部と腹部をつなぐ大動脈分枝の動脈硬化では「腎血管性高血圧症」などが起こる。そして，足への動脈に動脈硬化が進んで血流障害を起こす「閉塞性動脈硬化症」がある。動脈硬化を起こした血管部によって症状が異なる(表10-4)。

表10-4 動脈硬化によって起こる病気と症状

冠動脈	狭心症，心筋梗塞，心臓突然死	胸痛，呼吸困難，ショックなど
脳動脈	脳梗塞，脳出血	意識障害，しびれ，四肢まひ，視野障害など
大動脈	大動脈瘤，大動脈解離	胸痛，背部痛，しびれ，ショックなど
腎動脈	腎硬化症，腎血管性高血圧症	腎機能障害，血圧上昇など
四肢動脈	閉塞性動脈硬化症	しびれ，冷感，安静時疼痛，潰瘍，壊疽など

4. 動脈硬化症のガイドライン

日本動脈硬化学会より「動脈硬化性疾患予防ガイドライン2022年版」が示されている。

(6章 脂質異常症 p.73, 74参照)

5. 治療（食事・栄養療法，運動療法，薬物療法）

過食と運動不足は，内臓脂肪蓄積，糖代謝異常，血圧上昇などを伴うようになる。生活習慣のひずみは心筋梗塞をはじめとする動脈硬化性疾患の原因となる。

「動脈硬化性疾患予防ガイドライン2022年版」には，動脈硬化性疾患予防ための生活習慣の改善が示されており，禁煙と受動喫煙を回避すること，加工食品を控えること，中等度異常の有酸素運動を毎日30分以上を目標に実施することなどが示されている(表10-5)。

表10-5 動脈硬化性疾患予防のための生活習慣の改善

- 禁煙し，受動喫煙を回避する
- 過食と身体活動不足に注意し，適正な体重を維持する
- 肉の脂身，動物脂，鶏卵，果糖を含む加工食品の大量摂取を控える
- 魚，緑黄色野菜を含めた野菜，海藻，大豆製品，未精製穀類の摂取量を増やす
- 糖質含有量の少ない果物を適度に摂取する
- アルコールの過剰摂取を控える
- 中等度以上の有酸素運動を，毎日合計30分以上を目標に実施する

出典：日本動脈硬化学会：「動脈硬化性疾患予防ガイドライン2022年版」(2022)

また，動脈硬化症疾患の予防のための食事指導(第6章 表6-8参照)には，総エネルギー量を適正な

量にすること，飽和脂肪酸エネルギー比率を4.5%以上7%未満にすること，コレステロール摂取量を200 mg/日以下にすることなどが示されており，動脈硬化の予防には，危険因子を避けることが重要である。

運動療法：運動療法は，動脈硬化性疾患やメタボリックシンドロームの予防・治療効果がある。運動によりHDL-コレステロールを増やし，トリグリセライドを減らし，インスリン抵抗性を改善する。ストレスを解消し骨密度や脳機能を高め，QOLを改善する。ボルグ・スケールが示されており，運動中の主観的強度として楽であるから，ややきついが推奨されている(表10-6)。

表10-6　運動療法指針とボルグ・スケール

運動療法指針

種　類	有酸素運動を中心に実施する (ウォーキング　速歩，水泳，エアロビクスダンス，スロージョギング，サイクリング，ベンチステップ運動など)
強　度	中強度以上を目標にする*
頻度・時間	毎日合計30分以上を目標に実施する(少なくとも週に3日は実施する)
その他	運動療法以外の時間もこまめに歩くなど，できるだけ座ったままの生活を避ける

*中強度
通常速度のウォーキング(＝歩行)に相当する運動強度
メッツ(METs)（安静時代謝の何倍に相当するかを示す活動強度の単位)では一般的に，3メッツ(歩行)であるが個々人の体力により異なる。
運動中の主観的強度としてボルグ　スケール11～13(楽である～ややきつい)

ボルグ・スケール

スケール	自　覚
20	
19	非常にきつい
18	
17	かなりきつい
16	
15	きつい
14	
13	ややきつい
12	
11	楽である
10	
9	かなり楽である
8	
7	非常に楽である
6	

(Borg GA Med Sci Sports Exerc, 1973; 5:90-93)

6. 栄養ケア

動脈硬化を引き起こす危険因子の改善が基本となり，生活習慣の改善を図る。発症に関連した疾患がある場合や，血圧や血清脂質の値が改善しない場合は薬物療法を取り入れる。

① **生活習慣の改善**：禁煙，標準体重の維持，食生活の是正，節酒，適度な運動など
② **発症に関連した疾患の薬物療法**：(脂質異常症，糖尿病，高血圧など)
③ **血栓の予防**：抗血小板療法

3　狭心症，心筋梗塞

■キーワード　＊　＊　＊　＊　＊　＊　＊

ニトログリセリン，ST上昇，クレアチンホスホキナーゼ(CK)，アスパラギン酸アミノトランスフェラーゼ(AST)，乳酸脱水素酵素(LDH)，トロポニンT，ワルファリン

1. 概　説

虚血性心疾患(ischemic heart disease；IHD)とは，冠動脈の狭窄・閉塞により血液量が減少し，心筋が酸素不足に陥った状態である。虚血性心疾患には一過性の虚血が原因で起こる「狭心症(angina pectoris)」と一定時間以上の虚血により心筋の壊死が起こる「**心筋梗塞**(myocardial infarction)」がある(図10-5)。

虚血とは動脈が狭窄もしくは閉塞し，臓器または組織への血流量が減少することにより，酸素不足になった状態をいう。虚血が短時間であれば組織は壊死に陥ることはない。しかし，長時間虚血が起こり，臓器または組織への酸素供給がなされないと，壊死が起こる。この場合を梗塞という。

狭心症の特徴としては，数分から10分以内の痛みで，安静にするとよくなる。**ニトログリセリン**が有効で，労作時に出現することが多い。心筋梗塞の特徴としては，20分以上痛みが続き，不整脈などで失神することもある。ニトログリセリンが効かず，血管を再疎通する治療が必要な場合が多い。

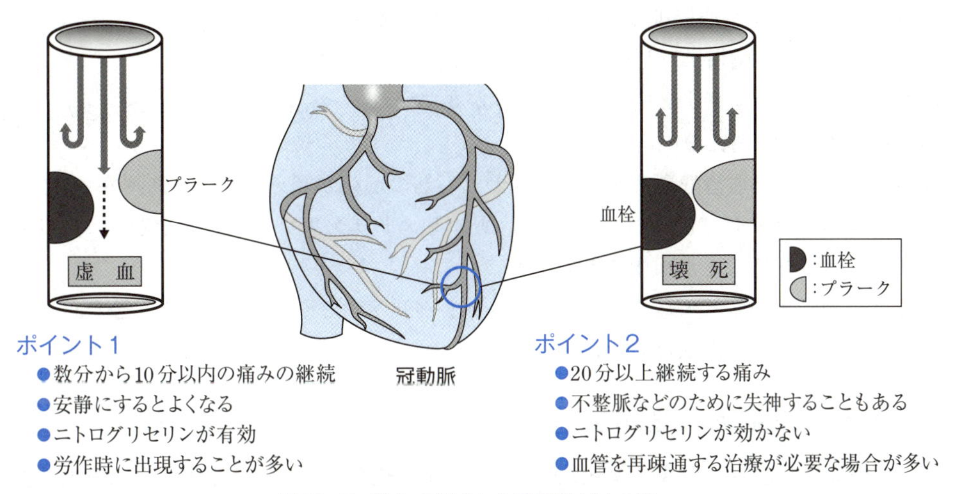

図10-5　狭心症(左)と心筋梗塞(右)の違い

2. 栄養療法に必要な生化学・解剖生理学

心臓が休むことなく動いているのは，右心房の洞房結節から発生した電気刺激が，特殊な心筋組織からなる刺激伝導系を伝わることで起こる拍動のおかげである。心電図は，この電気的活動を波形として現したものである。P 波は心房の収縮(脱分極)を示し，QRS 波は心室の収縮(脱分極)を示す。ま

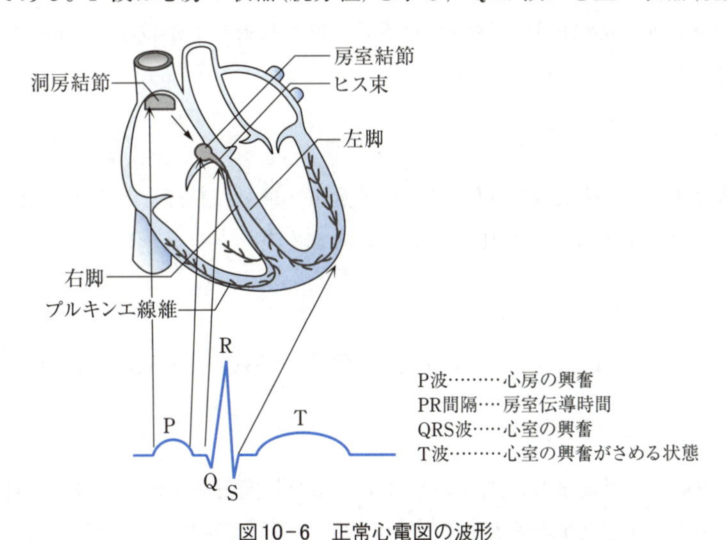

図10-6　正常心電図の波形

た，T 波は心室の弛緩(再分極)を示す。ST 部分は心室全体が興奮状態となって，収縮から弛緩がはじまるまでの部分である。この ST 部分が心筋の傷害により変化する(図 10-6)。

3．症状および病態

狭心症は主に冠動脈の動脈硬化による狭窄で起こる。

また，心筋梗塞はその動脈硬化によってできたプラークが破綻し，血栓が形成され血管が閉塞することで起こる。主症状は胸痛である。狭心症では数分の痛みが継続するが，安静によって寛解する。しかし心筋梗塞では 30 分以上継続する痛みがある。また，この胸痛に対して，狭心症では血管を拡張させる作用のあるニトログリセリンの舌下投与が奏功するが，心筋梗塞では痛みは消えない。

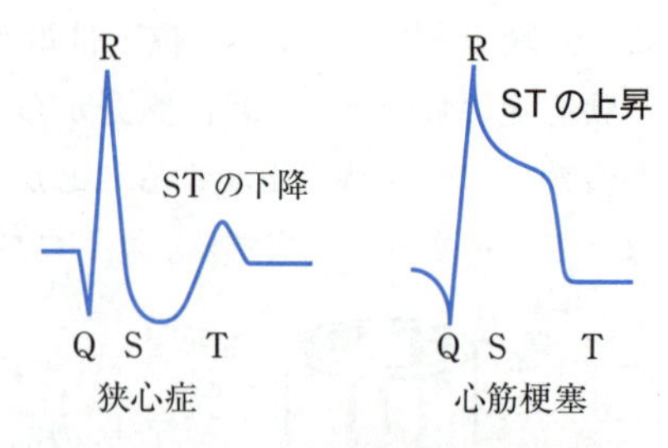

図 10−7　狭心症･心筋梗塞の心電図の波形

狭心症の血液検査では血清酵素に変化はないが，心筋の壊死が認められる心筋梗塞では，白血球，クレアチンホスホキナーゼ(CK)，アスパラギン酸アミノトランスフェラーゼ(AST)，乳酸脱水素酵素(LDH)，トロポニン T などが血中で上昇する。

心電図では冠動脈が閉塞せずに虚血が生じると ST が低下するが(安静時では正常であることが多い)，完全に閉塞すると ST が上昇する(図 10-7)。

4．治療（食事・栄養療法，運動療法，薬物療法）

食事療法：心筋梗塞急性期は心臓に負担がかからないよう絶食とし，水分や電解質は静脈栄養法により管理する。血行動態が安定してきたら静脈栄養から徐々に経口摂取に移行させる。経口摂取開始時は流動食とし，経過をみながら分粥食へとすすめる。循環血液量を増やしてしまう食塩についても制限を行う。

血管や心臓内の血栓形成を防止するための抗凝固薬(ワルファリンなど)を服用しているときは，作用を減弱させる納豆などのビタミン K を多く含む食品を摂取しないよう注意する。

薬物療法：狭心症の胸痛にはニトログリセリン舌下投与が奏功する。また，心筋梗塞の初期治療では心臓への負担を減らすために血管を拡張させるニトログリセリンが投与される。胸痛に対する鎮痛薬としては塩酸モルヒネが使用される。

5．栄養ケア

狭心症，心筋梗塞ともに予後改善，再発予防には食事，運動，禁煙などを含めた生活習慣の改善が基本である。また，脂質異常症，高血圧症，糖代謝異常のコントロールを行う。

6．症例で確認

性別　男性　**年齢**　64 歳　**身長**　167 cm　**体重**　75 kg　**BMI**　26.9 kg/m^2

職　業　大学講師

既往歴　高血圧，脂質異常症。

主　訴　胸部違和感。2 か月前より，重たいものを運んだり階段を上がったりする際に胸部の痛みを感じるようになった。1 週間前から症状の出現が毎日のように起こるようになったので外来を受診した。胸部X線写真には異常はみられなかった。また，血液生化学検査では心筋逸脱酵素の増加はなく，心電図も変化はなかった。しかし，負荷心電図で運動時のST変化を認めたため入院精査となった。狭心症は2つのタイプに分類できる。

① 「運動など激しく体を動かしたときに，症状が起こる」もので，労作性狭心症という。
② 「体を動かさずに安静にしているときに起こり，夜間や明け方に発症しやすい」もので，安静時狭心症という。

今回の症例では運動によって引き起こされてしまう労作性狭心症と推測される。ヒトは運動をすると血圧上昇や心拍出量の増加が起こり，心臓のはたらきが活発になる。そのため，運動時の心臓は安静時よりも多くの酸素が必要になる。しかし，冠動脈が動脈硬化により狭くなっていると，心臓に十分な酸素を供給することができず，運動後に酸素不足となり胸痛が起こる。

4　心不全

■キーワード　＊　＊　＊　＊　＊　＊　＊

左心不全，右心不全，体循環(大循環)，肺循環(小循環)，肺うっ血，肺水腫，発作性夜間呼吸困難，起坐呼吸

1. 概　説

心不全(heart failure)とは心筋の収縮力が低下することにより，全身組織の需要に見合う十分な心拍出量を送り出すことができない。また肺および静脈側には，うっ血を生じる状態をいう。加齢などにより左心室または左心房の機能不全によって起こる場合を**左心不全**，右心室または右心房の機能不全による場合を**右心不全**という。高齢者ほど有病率が高くなる(図10-8)。

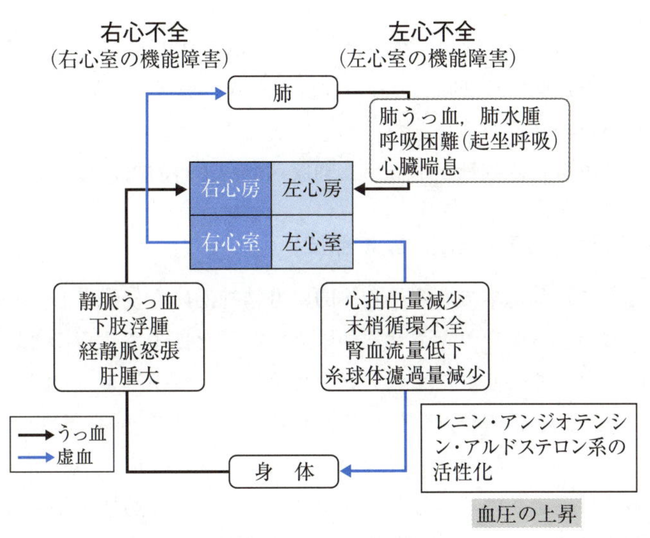

図10-8　心不全の概要

2. 栄養療法に必要な生化学・解剖生理学

全身をめぐってきた静脈血は上下大静脈から右心房に至り，三尖弁を経て右心室に入る。右心室の

血液は，肺動脈弁を経て肺動脈を通って肺に達する。肺で酸素を取り込んだ後，左右の肺からそれぞれ2本ずつの肺静脈から左心房に至り，僧帽弁を経て左心室に入る。この左心室の強い収縮力で駆出された血液は，大動脈へと送られ全身に酸素を供給していく。

この左心室から出た動脈血が大動脈を通って全身をめぐって静脈血となり，上下大静脈を介して右心房に至る経路を体循環(大循環)といい，右心房そして右心室から肺動脈を経て肺でガス交換が行われて動脈血となり，肺静脈を経て左心房に戻る経路を肺循環(小循環)という。左心室の心筋の壁の厚さは，全身に血液を行き届かせるために右心室よりも厚くなっている。

3. 症状および病態

心不全は，高血圧や弁膜症などによる心臓への負荷の増大，虚血性心疾患などによる心筋収縮力の低下により生じる。心不全には，右心不全と左心不全，またその両方を伴うものがあり，それぞれ症状が異なる(図10-8)。

(1) 左心不全

左心室または左心房の収縮力が低下することにより，左心に戻る肺循環の血液が停滞し，肺毛細血管の拡張および血管壁の透過性が亢進し，肺うっ血，肺水腫を生じる。肺うっ血，肺水腫ではガス交換が障害され，低酸素血症，呼吸障害を認める。また，左心室から全身に血液が十分に送り出されず，腎血流量が低下し尿量は減少する。そのため，腎臓の傍糸球体装置からレニンが分泌され，血圧を上げるレニン・アンジオテンシン・アルドステロン系が活性化する。

症状には発作性夜間呼吸困難，起坐呼吸(横になっていると呼吸困難となり，座っていると楽になる)，喘鳴，乏尿などがある。左心不全が進行し，うっ血が右心室まで到達すると両心不全となってしまう。

(2) 右心不全

右心室の収縮力が低下することにより，右心に戻る大静脈の血液が停滞し，静脈圧が上昇するため，頸静脈怒張がみられる。その他には肝腫大，うっ血肝，腹水，腸管の浮腫，下肢の浮腫なども生じる。肺にうっ血がみられないため肺うっ血などを伴わない。また，左心不全・右心不全ともに心室に負担がかかるため心室から分泌される脳性ナトリウム利尿ペプチド(BNP)濃度は増加する。

4. 治療（食事・栄養療法，運動療法，薬物療法）

基礎疾患の治療を行うことが基本である。身体的にも精神的にも安静にして呼吸しやすい体位とする。薬物療法には肺などのうっ血を改善させる利尿薬，血管を拡張させることにより心臓の負担を減らす血管拡張薬，血圧を上げさせないためのアンジオテンシン変換酵素(ACE)阻害薬やアンジオテンシンⅡ受容体拮抗薬(ARB)，心臓のポンプ作用を高めるジギタリス(強心薬)などがある。また，酸素吸入も行う。

食事療法には，心臓に負担をかける水分と塩分を制限する。また過体重であればエネルギー摂取制限をする。その他の栄養成分については「慢性心不全治療ガイドライン(2010)」によると，脂質異常症や高血圧，糖尿病などの基礎疾患があり食事療法が必要とされている場合を除いて，特に制限は必要ないとされている。

5. 栄養ケア

心不全は加齢とともに発症頻度が上昇するため，高齢者に多い。そのため咀しゃく，嚥下，消化の機能低下も念頭に置き食事の内容を考える必要がある。さらに食塩や水分が制限された食事に満足感が得られない場合も多いため，できるだけ患者に寄り添い嗜好を満たす工夫も必要である。

5 脳出血，脳梗塞

■キーワード ＊ ＊ ＊ ＊ ＊ ＊ ＊

脳血管疾患，脳卒中，脳出血，くも膜下出血，脳梗塞，脳血栓，脳塞栓，ラクナ梗塞，アテローム血栓性脳梗塞，心原性脳塞栓

1. 概　説

脳血管疾患は，脳動脈が出血あるいは虚血などが原因で起こる病気の総称で，**脳出血**(intracerebral homorrhage；ICH)，**くも膜下出血**(subarachnoid hemorrhage；SAH)，**脳梗塞**(cerebral infarction；CI)がある。また，一般的には脳卒中ともいわれている。脳出血は，「脳内出血」ともいわれているように脳内の血管が破綻し，脳実質内に出血した病態をいう。脳血管疾患の約20～30％を占める。それに対し同じ出血性のくも膜下出血は，脳実質外のくも膜下腔に出血した病態をいう。脳血管疾患の約10％を占める。

脳梗塞とは，脳血管が閉塞することによって脳虚血と脳組織の壊死が起こる病態である。脳血管疾患の約60％を占める。発症の機序により**脳血栓**と**脳塞栓**がある。また，臨床病型から**ラクナ梗塞**，**アテローム血栓性脳梗塞**，心原性脳塞栓に分類される(図10-9)。

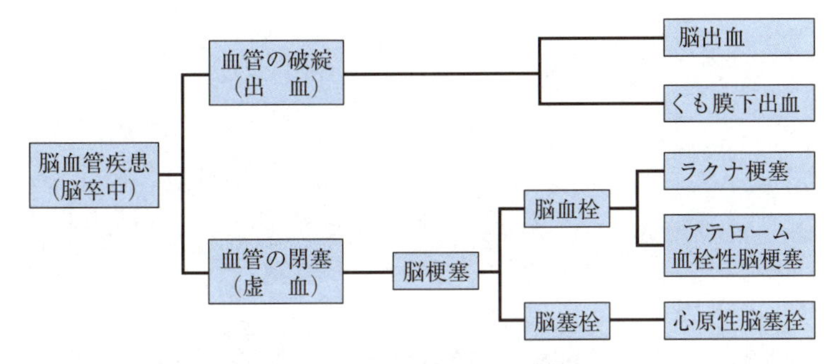

図10-9　脳血管疾患の分類

2. 症状および病態

脳血管疾患は加齢により発症頻度が増加し，高血圧，脂質異常，動脈硬化，喫煙，運動不足，アルコールの過飲，ストレス，睡眠不足などが危険因子となる。脳出血は，ほとんどの原因が高血圧であり，脳の血管が破裂し，脳内で出血が起こる。脳梗塞は，脳血栓であれば，脳の血管に動脈硬化が起こり血栓により閉塞することで起こる。血栓はアテローム硬化によるものが多い。

一方，脳塞栓は，心臓内や血管内でできた血栓が剥離し，その血栓が脳の末梢動脈まで流れつき閉塞させることで起こる。

脳出血および脳梗塞の症状や病態は，脳の障害部位によって異なる。頭痛，意識障害，片側麻痺，

感覚障害，ウェルニッケ失語症，ブローカ失語症，嚥下障害，失行，失認などがある。脳血管疾患は死亡率が高く，一命をとりとめても後遺症を残すことが多い。

3. 治療（食事・栄養療法，運動療法，薬物療法）

脳血管疾患の急性期（発症から約1週間を指す）では，救命が優先され，意識障害の程度などから，外科的または内科的に脳浮腫の軽減や血圧のコントロールを行う。さらに血栓溶解療法が行われることもある。口から摂取できない場合は，経静脈栄養を行う。

神経症状が安定した慢性期であれば，高血圧などの基礎疾患の治療，生活習慣の改善やリハビリテーションなどの再発予防対策が行われる。経口摂取が基本となるが，その際は嚥下障害による誤嚥に注意する。経口摂取だけでは必要量を充足できない場合は，経腸栄養を併用する。

4. 栄養ケア

脳血管疾患の栄養基準は定められていないため，入院した患者の栄養状態を評価し栄養必要量を算出する。なお，高血圧，脂質異常症，糖尿病などの基礎疾患があれば考慮する。患者ごとに最適な栄養補給方法を決定することが重要である。

章末問題

以下の記述について，正しいものに○，誤っているものに × を(　　)内に記入しなさい。

1．(　　　)　拡張期血圧が 70 mmHg であれば高血圧と判定する。
2．(　　　)　運動は血圧が上昇するので，高血圧患者では運動は禁忌である。
3．(　　　)　二次性高血圧で最も多いのは，内分泌性高血圧である。
4．(　　　)　アンギオテンシン(アンジオテンシン)変換酵素を阻害すると血圧が下がる。
5．(　　　)　動脈の粥状(アテローム)硬化症は，中膜に脂質が沈着して起こる。
6．(　　　)　狭心症は，心筋の急性壊死によって起こる疾患である。
7．(　　　)　狭心症は，一過性の心筋虚血により生じる。
8．(　　　)　心筋梗塞では，心電図で ST 上昇が認められる。
9．(　　　)　心筋梗塞の胸痛は，ニトログリセリンが奏功する。
10．(　　　)　左心不全では，頸静脈の怒張がみられる。
11．(　　　)　左心不全では，心拍出量が増加するので血圧は上昇する。
12．(　　　)　右心不全では，発作性夜間呼吸困難が特徴的所見である。
13．(　　　)　脳出血の予防には，食塩の過剰摂取をさける。
14．(　　　)　脳梗塞の回復期には嚥下能力を確認する。

〈参考文献〉　＊　＊　＊　＊

日本動脈硬化学会編：「動脈硬化性疾患予防ガイドライン 2022 年版」日本動脈硬化学会(2022)
日本高血圧学会高血圧治療ガイドライン作成委員会：「高血圧治療ガイドライン 2019」ライフサイエンス出版(2014)
日本循環器学会：「循環器病の診断と治療に関するガイドライン，慢性心不全治療ガイドライン(2010 年改訂版)」
医療情報科学研究所編：「病気がみえる　Vol.2　循環器　第 4 版」メディックメディア(2017)
林洋編：「はじめの一歩の病態・疾患学～病態生理から治療までわかる」羊土社(2017)
古川哲史著：「そうだったのか！症例でみる循環器病態生理」メディカル・サイエンス・インターナショナル(2018)
高村昭輝編著：「疾病・臨床病態概論」メディカルレビュー社(2018)
メディカルサイエンス研究会編：「面白いほど理解できる生理学」TAC 出版(2013)

第11章　腎臓の疾患

♣腎臓の構造と機能

1. 腎臓の構造

腎臓は後腹部の脊椎両側に一対あるそら豆の形をした臓器で，成人の場合は握りこぶし程度(120〜150g)の大きさである(図11-1(a))。腎臓の内部は大きく分けると，外側の皮質と内側の髄質，中央の腎盂になる(図11-1(b))。皮質と髄質の間には縦横に細小血管が走り，**ネフロン**とよばれる構造物から構成されている。ネフロンは腎小体(糸球体とそれを覆うボーマン嚢)，尿細管からなる(図11-1(d))。ネフロンは腎機能の基本単位で，腎臓1個につき約100万個存在する。糸球体は0.1〜0.2mmの毛細血管の集まりで，この毛細血管を通過する間にろ過され，約150Lの原尿が生成される。原尿は**近位尿細管**，**ヘンレループ**(ヘンレ係蹄)，**遠位尿細管**，**集合管**を経て尿として排泄される(図11-1(c))。

(a) 腎・泌尿器系(背側より)

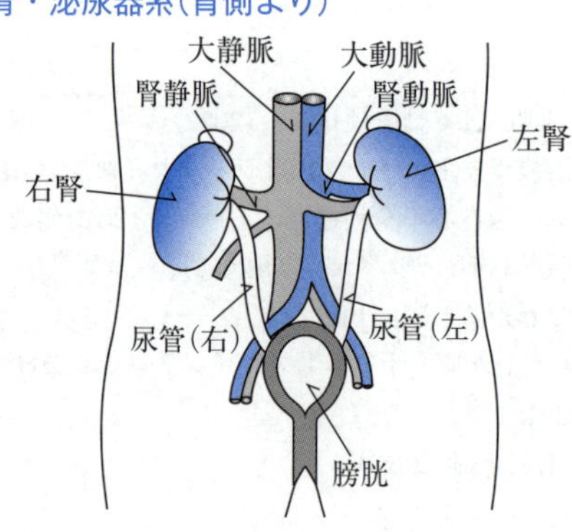

(b) 腎臓の断面図

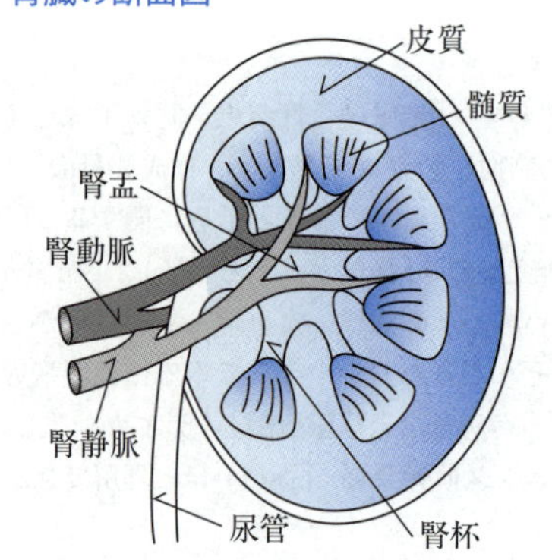

(c) 尿細管

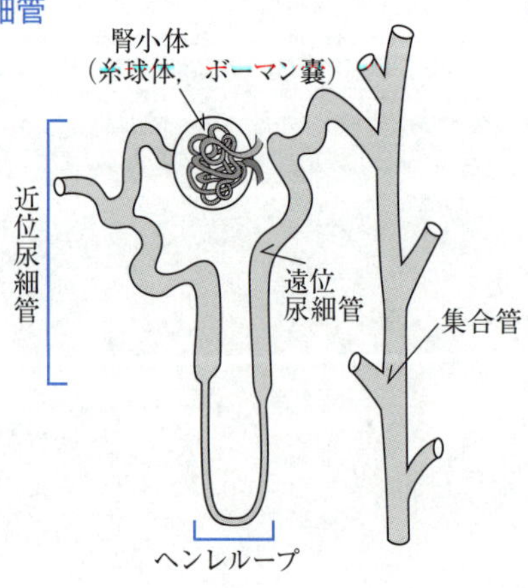

(d) ネフロンの構造

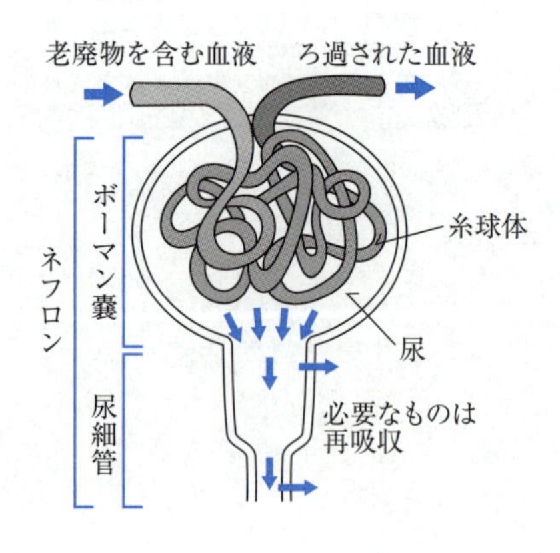

図11-1　腎臓の構造

2. 腎臓の機能

腎臓には，主に4つのはたらきがある。

① **血液中の老廃物の除去と尿の産生**：心臓から送り出された血液は全身に酸素と栄養素を運搬した後，炭酸ガスと栄養素の代謝で生成した尿素，尿酸，クレアチニン，アンモニアなどの老廃物を取り込む。腎臓はこれらの老廃物を濾過して不要なものを排泄し，血液を清浄に保っている。体内代謝物を排泄するためには，1日最低400～500 mLは必要であり，健康な人の尿量はおおよそ1,000～1,500 mL/日である。1日の尿量が100 mL以下を無尿，400 mL以下を乏尿，2,500 mL以上を多尿という。頻尿は尿の回数が増え，1日8～10回以上，夜間2回以上トイレに行く状態をいう。

② **生体内の水・電解質の調節**：原尿が尿細管を通過する間に，99％の電解質や水分が必要に応じて再吸収され血液にもどされる。近位尿細管では電解質，アミノ酸，グルコースが再吸収され，ヘンレループでは水分が，遠位尿細管ではカルシウムなどが再吸収される。

③ **血中の酸・アルカリの調節**：血中の酸を尿に排出する尿細管のはたらきにより，生体の血液のpHを7.35～7.45の狭い範囲に保つ役割をしている。酸性側に傾くとアシドーシス，アルカリ側に傾くとアルカローシスとなる。

④ **ホルモンの分泌と活性化**：赤血球産生に関わるエリスロポエチン，血圧上昇作用をもつレニン，低下作用をもつキニン，プロスタグランジンなどが腎臓で産生されている。これらのことから，腎臓は，貧血や血圧の調節に大きく関わっている。また腸管からのカルシウム吸収を促進するビタミンDを活性化し，骨の形成にも関与している。

1 糸球体腎炎

■キーワード ＊ ＊ ＊ ＊ ＊ ＊ ＊

上気道感染，A群β溶血性連鎖球菌，高血圧血尿，タンパク尿，補体価，ASO

1. 概 説

糸球体腎炎(glomerulonephritis)は，腎糸球体に炎症が起こる疾患であり，**急性糸球体腎炎**(acute glomerulonephritis)，**慢性糸球体腎炎**(chronic glomerulonephritis)に分類される。

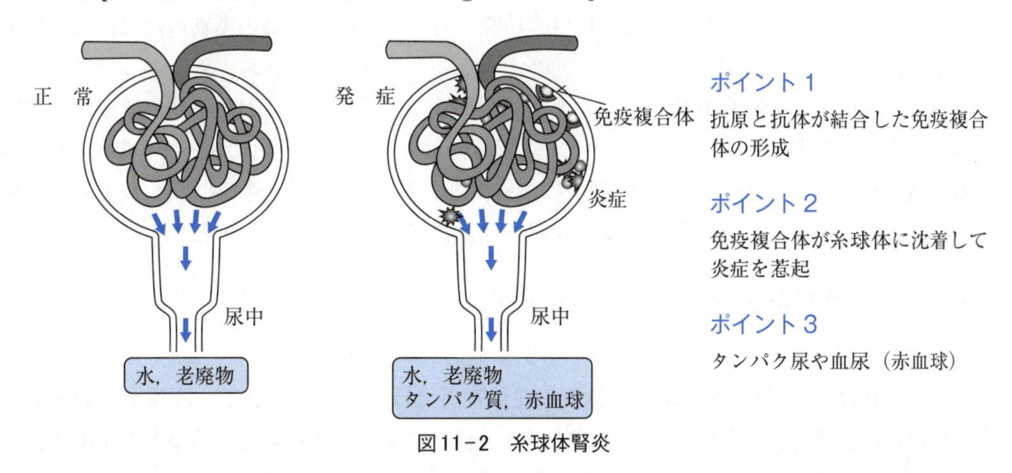

図11-2 糸球体腎炎

(1) 急性糸球体腎炎

扁桃炎や咽頭炎などの上気道感染後，10日前後の潜伏期を経て急性に発症する一過性の腎炎である。A群β溶血性連鎖球菌(溶連菌)感染が代表的な原因であり，小児から若年者に好発するが予後良好な疾患である。腎炎発症時には，すでに溶連菌感染は治癒していることが多い。その他に肺炎双球菌や黄色ブドウ球菌，インフルエンザウイルスなども原因となる。

(2) 慢性糸球体腎炎

免疫複合体の沈着などさまざまな原因により，糸球体に慢性的な炎症が生じ，血尿，タンパク尿，高血圧を呈する疾患群である。初期は無症状だが，経過とともに炎症に伴う腎機能低下，高血圧，浮腫がみられる。3か月以上にわたる血尿とタンパク尿の持続，および腎機能障害により診断される。急性糸球体腎炎発症後やIgA腎症などの一次性(原発性)と，全身性エリテマトーデスによるループス腎炎などの多数の要因による二次性(続発性)に分類される。

〔急性・慢性糸球体腎炎の最近の動向〕

急性糸球体腎炎は小児から若年者に多く，上気道感染が生じやすい秋から冬に多く発症する。慢性糸球体腎炎は，IgA腎症が最も多く30～50％をしめる。IgA腎症の好発年齢は20～40歳代であるが，65歳以上の高齢者も全体の10％となっている。

2. 栄養療法に必要な生化学・解剖生理学

急性糸球体腎炎は，溶連菌感染後，Ⅲ型アレルギーの機序により発症する。溶連菌などの細菌，ウイルスに感染し，これが抗原となり抗体が産生される。産生された抗体と抗原，補体が結合した免疫複合体が形成され，免疫複合体が腎臓の糸球体に沈着して炎症が生じる。炎症により糸球体障害が生じ，タンパク尿，血尿が出現する。IgA腎症は，発症原因は不明であるが，糸球体内にIgAの沈着がみられ，沈着したIgAは補体系を活性化して炎症を引き起こし腎障害が進行する。

3. 症状および病態

急性糸球体腎炎は高度の血尿とタンパク尿を呈し，**腎機能低下**により**糸球体濾過量**が減少する。顔面，眼瞼，足の浮腫，尿量低下，高血圧などがみられ，血清補体価(C3やCH50)の低下，溶連菌感染を示す抗ストレプトリジンO抗体(ASO)や抗ストレプトキナーゼ(ASK)抗体価の上昇を示す。尿沈査では円柱がみられる。診断は症状ならびに検査所見で行い，他の腎炎との鑑別のために腎生検を行う場合もある。

慢性糸球体腎炎の大部分は自覚症状がなく無症候であり，学校や職場における健康診断で尿異常所見を指摘されることで見つかることが多いが，診断時にはすでに腎不全期に至っている場合もある。確定診断は腎生検によって行う。一般に経過は緩慢に進行し，20年の経過で約40％の患者が末期腎不全に移行する。人工透析導入患者の主要原疾患では，糖尿病性腎症に次いで第2位である。

4. 治療（食事・栄養療法，運動療法，薬物療法）

急性糸球体腎炎は一般に予後良好であり，小児発症の場合は比較的短期間で95％以上が正常化するが，成人では20％程度が慢性化する。急性糸球体腎炎では，浮腫・高血圧の改善を目的として食事療法が行われる。慢性糸球体腎炎は，腎機能の低下程度により慢性腎臓病の治療と食事療法に準じる。寛解と増悪を繰り返す傾向があるため，長期的な経過観察が必要である。

食事・栄養療法：急性糸球体腎炎の食事療法の例を表11-1に示した。急性糸球体腎炎では，尿量減少，浮腫，高血圧に応じて，安静と水分制限，塩分制限を行う。エネルギーはどの病期においても35 kcal/kg標準体重/日を基本として十分な量を確保するが，高齢者，肥満者ではエネルギーの減量を考慮する。乏尿期，利尿期はたんぱく質を0.5 g/kg標準体重/日，食塩は0～3g/日のように厳格に制限し，水分量も前日尿量＋不感蒸泄量とする。高カリウム血症(5.5 mEq/L以上)がある場合は，カリウム摂取を制限する。回復期では，いずれも緩和される。

慢性糸球体腎炎の食事療法は，腎機能の低下程度，血清カリウム・リン値により，慢性腎臓病の食事療法に準じる。

表11-1　急性糸球体腎炎の食事療法(例)

病期		エネルギー(kcal/kg*/日)	たんぱく質(g/kg*/日)	食塩(g/日)	カリウム(g/日)	水分
急性期	乏尿期 利尿期	35**	0.5	0～3	5.5 mEq/L以上の時は制限	前日尿量＋不感蒸泄量
回復期および治療期			1	3～5	制限無し	制限無し

*標準体重
**高齢者，肥満者に対してはエネルギー減量を考慮する。
出典：日本腎臓学会編：日本腎臓学会誌39,「腎疾患の生活指導・食事療法ガイドライン」(1997)

薬物療法：急性糸球体腎炎では症状に応じて，利尿薬や降圧薬を使用する。感染の進行中に発症した場合は，感染の治療を行う。慢性糸球体腎炎では，腎機能低下進行抑制や心血管疾患発症リスクを軽減するために，血圧コントロールを行う。

慢性糸球体腎炎においても，病態に応じた降圧薬，利尿薬などが用いられる。

5. 栄養ケア

急性期は安静がとられるが，回復期以降や慢性糸球体腎炎では適度な運動が推奨される。

慢性糸球体腎炎では，上気道炎を含めた感染症は症状を増悪させるため，手洗いやうがいを行うよう指導する。腎障害を起こしやすい薬剤，特に抗菌薬や非ステイロイド性抗炎症薬の使用には注意する。適切な運動を心がけるよう指導する。

2　ネフローゼ症候群

■キーワード　＊　＊　＊　＊　＊　＊　＊

タンパク尿，低アルブミン血症，微小変化型

1. 概　説

ネフローゼ症候群(nephrotic syndrome)は，大量の**タンパク尿**とこれに伴う**低タンパク血症**(低アルブミン血症)を特徴とする糸球体疾患の症候群である。糸球体の毛細血管壁である係蹄壁の透過性異常により，ボーマン嚢内に血漿タンパク質が漏出し，大量のタンパク尿と低アルブミン・低タンパク血症が生じる。さらに血管の膠質浸透圧の低下による細胞質への体液移動などから，浮腫が生じる。肝臓では，低アルブミン血症によりアルブミン合成が高まることに伴って，リポタンパク質・血液凝固因子

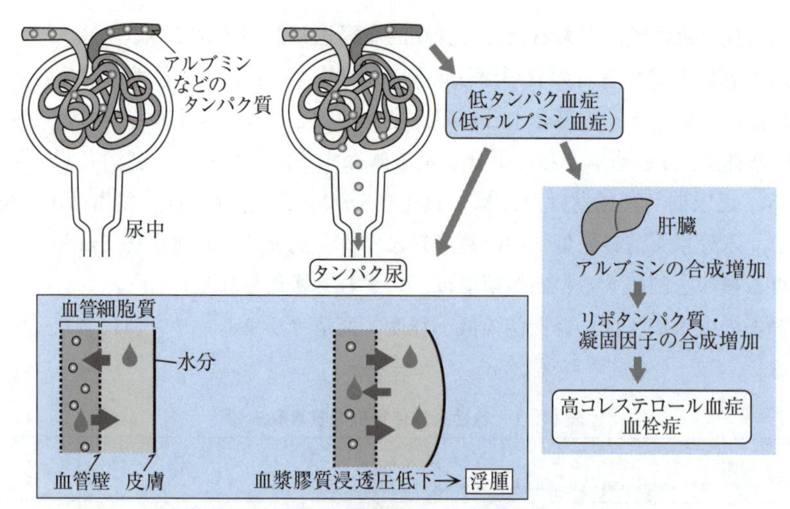

図11-3 ネフローゼ症候群 正常(左)と発症(右)

の合成も増加することから，脂質異常症(高コレステロール血症)，血液凝固異常(血栓症)がみられる。

明らかな原因疾患がないものを一次性(原発性)，原因疾患があるものを二次性(続発性)に分類する。一次性ネフローゼ症候群は，糸球体の構成成分に変化の少ない微小変化型ネフローゼ症候群，細胞成分や構造物に変化のある巣状分節性糸球体硬化症，膜性腎症および膜性増殖性糸球体腎炎がある。二次性ネフローゼ症候群は，全身性エリテマトーデスなどの自己免疫疾患，糖尿病などの代謝性疾患，感染症，アレルギー・過敏性疾患，腫瘍，薬剤，遺伝性疾患などに起因して発症する。

成人ネフローゼ症候群の診断基準は，蓄尿(24時間尿)あるいは随時尿(gCr換算：グラム・クレアチニン換算)による尿タンパク量と血清アルブミン値を用いて以下のように定義されている。

① 尿タンパク：3.5g/日以上が持続する。
(随時尿において，尿タンパク/尿クレアチニン比が3.5g/gCr以上の場合もこれに準じる)
② 低アルブミン血症：血清アルブミン値3.0g/dL以下，血清総タンパク質6.0g/dL以下も参考になる。
③ 浮 腫
④ 脂質異常症(高LDL-コレステロール血症)

注〕1 上記尿タンパク量，低アルブミン血症(低タンパク血症)の両所見を認めることが，本症候群の診断の必須条件である。
2 浮腫は本症候群の必須条件ではないが，重要な所見である。
3 脂質異常症は本症候群の必須条件ではない。
4 卵円形脂肪体は本症候群の診断の参考となる。(平成22年度厚生労働省難治性疾患克服研究事業進行性腎障害に関する調査研究班)

表11-2 一次性ネフローゼ症候群の分類と特徴

分 類	好発年齢	特 徴
微小変化型ネフローゼ症候群	小 児	著明な低アルブミン血症と浮腫，ステロイドが効果的
巣状分節性糸球体硬化症	若年者	ステロイドが効きにくく予後不良
膜性腎症	中高年	大量のタンパク尿，IgGの免疫複合体が沈着
膜性増殖性糸球体腎炎	小児～若年	糸球体基底膜の肥厚，メサンギウム細胞の増殖

〔ネフローゼ症候群の最近の動向〕

わが国のネフローゼ症候群は，一次性糸球体疾患が最も多く(60%)，二次性糸球体疾患の中では糖尿病性腎症が最も多い。全年齢では10歳代に小さなピークと60～80歳に大きなピークを示し，高齢者に多い疾患である。

一次性糸球体疾患だけをみると，微小変化型ネフローゼ症候群が約40%と最も多く，特に若年者では60%を占めている。次いで膜性腎症が約30%と多く，30歳以降に増加し60歳以上の約60%をしめる中高年者の男性に多い疾患である。

2. 栄養療法に必要な生化学・解剖生理学

糸球体の血管透過性の亢進により，アルブミンなどのタンパク質が大量に尿中に漏れてしまう疾患である。ネフローゼ症候群による浮腫の発症機序としては，underfilling説とoverfilling説の2つがある。underfilling説は，低アルブミン血症により血漿膠質浸透圧の低下が循環血液量を減少させ，これがきっかけで浮腫が生じるという考えである。しかしながら，低アルブミン血症になる前から下肢浮腫がみられるためにoverfilling説も関与する。これはタンパク尿が直接ナトリウムの排泄障害，再吸収亢進を引き起こし，ナトリウムが貯留することにより循環血液量が増加し浮腫が生じる。

また，ネフローゼ症候群では，高度のタンパク尿により低アルブミン血症を生じることから，肝臓でのアルブミン合成が高まり，それに伴って肝臓でのリポタンパク質(LDL，VLDLなど)の合成促進が非特異的に起こり高LDL-コレステロール血症となる。さらに，血液凝固が亢進し，血栓症を併発することがある。肝臓でのアルブミン合成亢進時に，フィブリノーゲンなどの凝固因子の合成も促進される一方，抗凝固因子は尿中に喪失するためである。

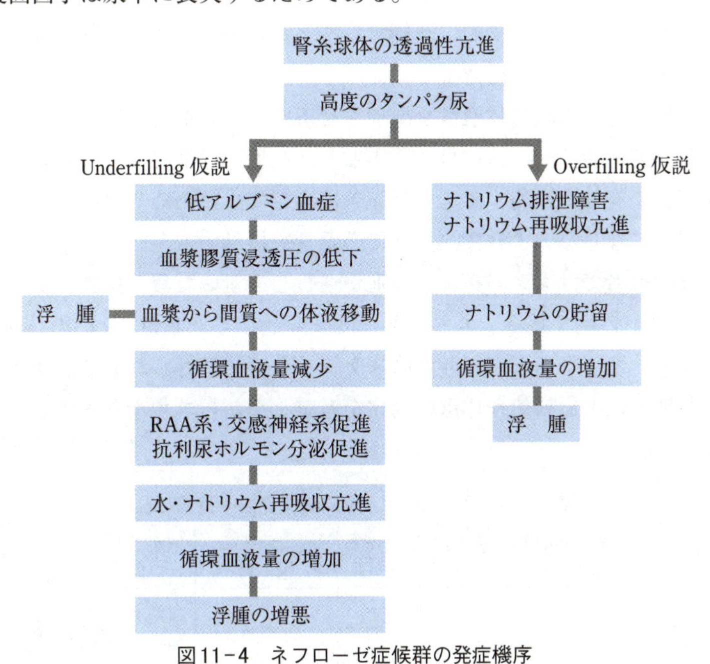

図11-4　ネフローゼ症候群の発症機序

3. 症状および病態

本症候群では，大量のタンパク尿，低アルブミン血症(低タンパク血症)を主症状とし，浮腫，腎機能低下，脂質異常症，血液凝固異常(血栓傾向)，免疫異常症などさまざまな症状を伴う。ネフローゼ症候群は，徐々に症状が現れる場合もあれば，突然発症する場合もある。初期症状として，最も多いのは下肢の浮腫であり，全身倦怠感，食欲不振，タンパク漏出による尿の泡立ちなどの症状がみられる。進行すると乏尿となり，胸水や腹水，全身浮腫を生じ短期間（数日から数週間）での体重増加がみられる。動くと息切れがある場合は胸水，お腹が張るなどの腹部膨満感や腹囲増大の訴えがある場合は腹水貯留の可能性がある。浮腫は外見だけでなく体内でも生じる。広範な腸管浮腫では腹痛，食欲不振，悪心に加えて嘔吐，下痢がみられる場合もある。

4. ネフローゼ症候群のガイドライン

ネフローゼ症候群の診断や疫学，治療は，厚生労働科学研究費補助金難治性疾患等政策研究事業（難治性疾患政策研究事業），難治性腎疾患に関する調査研究班による「エビデンスに基づくネフローゼ症候群診療ガイドライン2020」に記載されている。食事指導として日本腎臓学会編「腎疾患の生活指導・食事療法ガイドライン」東京医学社 2004に基づいた，食塩制限，たんぱく質制限，エネルギー制限について示されている。

腎疾患患者の生活指導・食事療法に関するガイドライン

URL：https://cdn. jsn. or. jp/jsn_new/iryou/free/kousei/pdf/39_1. pdf

5. 治療（食事・栄養療法，運動療法，薬物療法）

微小変化型ネフローゼ症候群の腎予後は良好であるが，微小変化型以外はよくない。微小変化型は小児に好発し，副腎皮質ステロイドに対する反応性は良好であり，90％以上は初期治療で寛解する。加齢とともに寛解までの期間は長くなり寛解率は低下する。血清アルブミン値，タンパク尿，コレステロール値，糖尿病の指標などを継続的に評価することが重要である。浮腫の改善程度を確認し，食塩やたんぱく質の過剰摂取がないか確認する。

食事・栄養療法：食塩の過剰摂取は体液量を増加させるため，食塩制限はネフローゼ症候群の浮腫を軽減するために重要である。6g未満/日を基本とし，高度の浮腫では，より厳格な制限を行う。

たんぱく質制限食の有効性に関するエビデンスは十分でないため，過度のたんぱく質制限は推奨されていない。過剰にならないように注意して必要量を投与する。

ネフローゼ症候群患者ではタンパク異化亢進が進行しやすいため，窒素バランスを保つために十分なエネルギー摂取が必要である。エネルギー摂取量として35kcal/kg標準体重/日が推奨されている。しかしながら，ネフローゼ症候群ではステロイド療法が行われることが多く，糖尿病や肥満を合併している状態では，血糖値や体重の変化を考慮しながらエネルギー摂取量の減少を考慮する必要がある（表11-3）。

表11-3 ネフローゼ症候群の栄養食事療法（例）

病　型	総エネルギー（kcal/kg*/日）	たんぱく質（g/kg*/日）	食塩相当量（g/日）	カリウム（g/日）	水　分
微小変化型以外	35	0.8	6未満	血清カリウム値により増減	制限せず**
微小変化型		1.0～1.1			

*標準体重
**病態により前日尿量＋500mL

出典：日本腎臓学会編：日本腎臓学会誌39，「腎疾患の生活指導・食事療法ガイドライン」（1997），「ネフローゼ症候群診療指針」東京医学社（2012）を一部改変

水分制限に関しては，十分な食塩制限下では厳密な水分制限は不要であるが，利尿薬使用により低ナトリウム血症となる場合は制限する。浮腫がある場合は，体重の変化に注意する。エネルギー不足であっても浮腫のために体重減少しないことがある。浮腫を増悪させないための水分制限は，食事中の水分を含む総水分量として前日尿量＋500 mL（不感蒸泄量-代謝水）が目安となる。実際には，毎日体重を測定したうえで，摂取量を調整することが大切である。腎機能低下により，尿中カリウム排泄が困難となり，高カリウム血症を示す場合には，カリウム制限を行う。一方，利尿薬やステロイドの投与下において低カリウム血症がみられる場合は，カリウム摂取量を増やす必要がある。

薬物療法：薬物療法は病型によって異なる。免疫抑制作用があり炎症をコントロールする副腎皮質ステロイド経口薬が第一に用いられ，再発やステロイド抵抗性を示す場合は，シクロスポリンなどの免疫抑制薬も用いられる。補助療法として，症状に応じて降圧薬，利尿薬，抗凝固薬，脂質代謝異常症治療薬などが用いられる。ステロイド療法は長期に及ぶため副作用として，易感染性，骨粗鬆症，消化性潰瘍や糖尿病の発症を高め，脂質異常症を悪化させることがあるので注意する。二次性ネフローゼ症候群では，原因となる疾患の治療を行う。

食事療法の基本は食塩制限による浮腫の改善と，タンパク尿，脂質異常症の改善，ステロイド療法による糖尿病発症の予防を目的に行われ，病態の改善に重要である。

6. 栄養ケア

タンパク尿，低アルブミン血症の程度に注意が必要である。また浮腫，脂質異常症などネフローゼ症候群に特徴的なパラメーターをモニタリングする。初期では入院治療をとることが多いが，その後は血栓症予防の観点から過度な安静を避け，適度な運動が推奨される。古くから運動負荷が腎疾患や尿タンパク排泄に対して影響をおよぼすとの報告から，安静と運動制限が推奨されてきた。しかしながらエビデンスは少なく，最近ではネフローゼ症候群による血液凝固能亢進や長期臥床による肥満や血液うっ滞が血栓症の危険因子として考えられている。また，ステロイド治療による肥満，骨粗鬆症発症リスクの軽減を行うために過度の安静は好ましくない。寛解状態にあるネフローゼ症候群患者に対しても，運動制限を指導することは推奨されていない。

その他，日々の体重，浮腫，血圧，飲水量，尿量，服薬状況の把握など，外来生活を目指した指導を行う。易感染性に対する配慮として，うがいや手洗いの励行を指導する。

3 急性腎不全，急性腎障害，慢性腎不全

■キーワード ＊ ＊ ＊ ＊ ＊ ＊ ＊

AKI，腎前性，腎性，腎後性，乏尿期，利尿期，回復期，高窒素血症

1. 概 説

急性腎不全（acute renal failure；ARF）は，日単位で急速に腎機能が低下する病態であり，急性腎障害（acute kidney injury；AKI）は急性腎不全よりも早期に生じる軽微な腎機能低下を意味する疾患である。また慢性腎不全（chronic renal failure）は徐々に腎機能が低下し，腎機能不全となることで，慢性腎臓病（CKD）G3～G5に相当する。

従来，急激な腎機能低下を伴う病態は急性腎不全（acute renal failure；ARF）と認識されていたが，

2000年代になって急性腎障害(acute kidney injury；AKI)という新たな概念が提唱された。急性腎不全，急性腎障害とも急激な腎機能低下と腎組織障害が認められる病態は共通であるが，急性腎障害として再定義されて診断がしやすくなった(表11-4)。

急性腎不全は主に比較的合併症の少ない患者において強い侵襲が加わった結果，急激な腎機能低下が生じる腎疾患として認識されていた。しかしながら，近年の超高齢社会により複数疾患をもつ高齢患者の増加や，また医療の進歩とともに集中治療の領域で敗血症や多臓器不全に伴う急激な腎障害が増加し予後がわるいことから，多領域の医療スタッフによる早期発見，早期治療が必要とされるようになってきた背景がある。

すなわち，急性腎障害は急性腎不全をわかりやすい形で再定義して診断しやすくしたものである。さらには，軽度の腎機能の低下から急性の腎機能の悪化を予測し，早期発見と早期治療介入の必要性を示している。

慢性腎不全(chronic renal failure)は数か月から数十年かけて持続的に腎機能が徐々に低下し，腎機能不全に至って体液の量と質的恒常性が維持できなくなり，多彩な症状を示す症候群である。末期腎不全になると乏尿，貧血，浮腫，食欲不振，倦怠感，口臭(アンモニア臭)，頭痛，かゆみなどの尿毒症状態となる。慢性腎不全は不可逆的で正常に戻ることはない。慢性腎臓病(CKD)のG3～G5に該当するため，ここでの詳細は省略する。

急性腎障害の診断基準と病期分類は，血清クレアチニン(Cr)と尿量で診断する。

表11-4　急性腎障害(AKI)の定義

定　義	1. 48時間以内に血清Cr値が0.3mg/dL以上上昇する。 2. 7日以内に血清Crの基礎値から1.5倍上昇する。 3. 尿量0.5mL/kg/時以下が6時間以上持続する。 定義1～3の一つを満たせば急性腎障害と診断する。	
ステージ分類	血清Cr基準	尿量基準
ステージ1	0.3mg/dL以上上昇 または　基礎値の1.5～1.9倍に上昇	0.5mL/kg/時未満が6時間以上
ステージ2	基礎値の2.0～2.9倍に上昇	0.5mL/kg/時未満が12時間以上
ステージ3	基礎値の3.0倍以上に上昇　または 4.0mg/dLまでの上昇 または 腎代替療法開始	0.3mL/kg/時未満が24時間以上または 12時間以上の無尿

AKI(急性腎障害)診療ガイドライン作成委員会編：「AKI(急性腎障害)診療ガイドライン2016」，東京医学社(2016)

急性腎障害の原因には，**腎前性**，**腎性**，**腎後性**に分類される。

腎前性：脱水，血圧低下などによる腎臓への血流が低下する場合
大量出血，広範囲熱傷，ショックや多臓器不全に伴うことが多い。

腎　性：腎臓そのものに障害がある場合
急性糸球体腎炎，O-157大腸菌感染，薬剤，造影剤など

腎後性：尿路系の狭窄または閉塞により生じる場合
尿路結石，前立腺肥大など

2. 栄養療法に必要な生化学・解剖生理学

急性腎障害は，腎臓での老廃物の排泄不全が生じて窒素代謝物などが蓄積し，体液や電解質バラン

スが破綻した状態である。腎臓は心拍出量の20～25%の血液が流れ，エネルギー消費の大きい臓器であり，虚血や免疫機構などによって障害を受けやすく，全身にさまざまな症状があらわれる。

急性腎障害を発症する患者では，合併する炎症や他の臓器不全の影響から，異化亢進状態となっていることが多い。低栄養は創傷治癒の遅延や免疫能の低下を引き起こし，過栄養は高血糖などの合併症を招く。また，低栄養時の急激な栄養量の増量によるリフィーディング症候群にも注意が必要である。

3. 症状および病態

発症後，**乏尿期**，**利尿期**，**回復期**(後利尿期ともいう)へと移行する。

乏尿期：腎機能低下により，電解質の異常，代謝性アシドーシス，血中に窒素化合物が蓄積する**高窒素血症**が生じ，全身性にさまざまな症状が出現する。乏尿や悪心，嘔吐，食欲低下や全身倦怠感があり，体液貯留による全身性浮腫，胸水，腹水，心不全や高血圧などの循環器症状，貧血や出血などの血液障害，痙攣などの中枢神経障害なども認められる。経過が良ければ数日から数週間後に尿量が増加し利尿期に移行する。

利尿期：尿量が1日2L以上(時には10Lとなることも)となる。腎尿細管における再吸収などの調節機能が十分ではないために多尿となるので，脱水，電解質異常に注意が必要である。また尿量は増加しても高窒素血症はすぐには改善しない。

回復期：1～数か月かけて徐々に回復するが，病態によっては完全な治癒に1年以上かかる場合や慢性腎不全に移行することもある。

4. 急性腎不全のガイドライン

「AKI(急性腎障害)診療ガイドライン2016」(AKI(急性腎障害)診療ガイドライン作成委員会編)が本邦初として作成された。背景には，高齢化，慢性腎臓病(chronic kidney disease；CKD)や糖尿病などの増加とそれらの高リスクの患者に対しても侵襲的で高度な治療が適応されるようになり，AKIの頻度が急増してきていること，AKIを起こした場合の長期予後が著しく悪化することが広く認識されるようになったことがある。栄養療法に関しては，エネルギーやたんぱく質投与量について示されている。

AKI(急性腎障害)診療ガイドライン

URL：https://cdn.jsn.or.jp/guideline/pdf/419-533.pdf

5. 治療（食事・栄養療法，運動療法，薬物療法）

血流量低下による腎前性では，体液量の評価と尿検査を行い，体液量，循環の適正な是正を行う。さまざまな腎障害による腎性では，尿沈査，血清学的検査，血液学的検査を行い，ステロイド療法や血漿交換など疾患特異的な治療方法を検討する。尿路系閉塞による腎後性では，超音波やCTで腎画像評価を行い，閉塞の解除をする。

重症度に応じ人工透析などの腎代替療法を一時的に行う。現在，急性腎障害に対する特異的な治療法は確立されておらず，全身管理，特に水分バランスや電解質，栄養管理が重要である。

食事・栄養療法：透析の有無によりたんぱく質量を増減し，腎機能の程度，原因疾患などによって必要栄養量を決定する。エネルギーやたんぱく質投与量については重症度および基礎疾患に応じた栄養療法とする。重症の急性腎障害に対しては，可能な限り経腸での栄養投与を行い，高度の電解質異常などを伴わなければ厳しいたんぱく質制限は行わない。

エネルギー摂取量はどの病期においても20～30 kcal/kg/日が推奨され，透析を必要とせず異化亢進状態にない患者では0.8～1.0 g/kg標準体重/日のたんぱく質とする。透析を行い異化亢進状態にある患者では，たんぱく質摂取量を増やす(最高1.7 g/kg/日)ことが望ましい。食塩制限も重要である。可能な限り経腸栄養を選択し，電解質の変化に注意しながら摂取量の増減を行う。

薬物療法：病態に応じて，利尿薬や心不全治療薬である心房性ナトリウム利尿ペプチド(ANP)，アシドーシスの改善のために重炭酸ナトリウム等が用いられる。

6. 栄養ケア

急性腎障害は，回復後も長期的な死亡率の上昇や慢性腎臓病の発症リスクとなることから，たんぱく質の過剰摂取は控え，食塩制限の継続を行う。乏尿期では発熱，悪心，嘔吐などを伴い，食欲が低下する場合があるので，低栄養状態にならないように注意する。

4 慢性腎臓病

慢性腎臓病患者の栄養管理・栄養診断の事例(p. 184～186)

■キーワード ＊ ＊ ＊ ＊ ＊ ＊ ＊

糸球体濾過量，クリアランス，eGFR，CKDに伴う骨・ミネラル代謝異常(CKD-MBD)，中鎖脂肪酸(MCT)

1. 概　説

慢性腎臓病(chronic kidney disease；CKD)は生活習慣病や，慢性糸球体腎炎，多発性嚢胞腎など多くの原因から慢性的に腎機能が低下する腎臓病の総称である。CKDが提唱された理由として，腎臓病にはその原因や病態などに応じて多くの疾患が存在するため，腎疾患の診断や治療は患者にも医療者にとっても，むずかしいものであった。そのため，**尿異常**と**糸球体濾過量**(glomerular filtration rate；GFR)の2つを基準として腎臓病を定義し，専門医でなくても診断しやすく，また患者にとっても理解しやすいようにした。

CKDの概念が提唱された背景としては，次のような点があげられる。

① わが国のCKDの有病率は高く，生活習慣病の増加から今後も増加すると考えられる。
② 早期発見により，CKDの進展予防・治療が可能である。
③ 放置すると末期腎不全に進行し，透析導入が必要となる。
④ 透析導入患者の増加により，医療経済を圧迫している。
⑤ CKDは末期腎不全だけでなく，心血管障害の発症リスクを高める。

CKDのリスク因子として，高齢，CKDの家族歴，高血圧，脂質異常症，糖尿病，高尿酸血症，肥満，動脈硬化，貧血，喫煙，塩分摂取過剰，尿路結石，膠原病，感染症，腎疾患の既往などがある。

このようにCKDの発症には多くの生活習慣病が関与すること，加齢により腎機能が低下することから増加傾向にある。腎臓病は腎臓だけに障害が生じるのではなく，心筋梗塞，心不全，脳血管障害などの心血管系疾患(cardiovascular disease；CVD)発症のリスクを高めることから，CKDを腎不全の予備軍として早期発見し，治療により末期腎不全，心血管疾患発症を抑制することが必要である。なお慢性腎不全と慢性腎臓病は，よく似た言葉であるが慢性腎不全は慢性的に腎機能が低下している状態で，通常腎機能がCKDのステージG4，G5に相当する正常の30％以下に低下した状態をいう。一方，慢性腎臓病は腎機能が低下している状態に，今後腎機能が低下するリスクの高い状態を含む。

CKDの定義は以下の通りである。

① 尿異常　画像診断，血液，病理で腎障害の存在が明らか，特に0.15 g/gCr以上のタンパク尿(30 mg/gCr以上のアルブミン尿)の存在が重要

② GFR ＜ 60 mL/分/1.73 m^2　　　　Cr：クレアチニン

①，②のいずれか，または両方が3か月以上持続することで診断する。

GFRを正確に測定するには，**イヌリンクリアランス**や**クレアチニンクリアランス**により評価する方法があるが，日常診療において，測定が困難な場合は簡易法として推定式によって評価した推定**GFR**(eGFR)が用いられる。

eGFRは，血清クレアチニン値(Cr：mg/dL)と性別，年齢より日本人のGFR推定式を用いて計算できる。

男性：$\text{eGFR}\,(\text{mL/分/1.73 m}^2) = 194 \times \text{Cr}^{-1.094} \times \text{年齢}^{-0.287}$

女性：$\text{eGFR}\,(\text{mL/分/1.73 m}^2) = 194 \times \text{Cr}^{-1.094} \times \text{年齢}^{-0.287} \times 0.739$

注〕1.73 m^2は日本人の平均的な体表面積

表11-5　CKDの重症度分類

原疾患	蛋白尿区分			A1	A2	A3
糖尿病	尿アルブミン定量(mg/日) 尿アルブミン/Cr比(mg/gCr)			正　常	微量アルブミン尿	顕性アルブミン尿
				30未満	30～299	300以上
高血圧，腎炎，多発性嚢胞腎，腎移植，不明，その他	尿蛋白定量(g/日) 尿蛋白/Cr比(g/gCr)			正　常	軽度蛋白尿	高度蛋白尿
				0.15未満	0.15～0.49	0.50以上
GFR区分 (mL/分/1.73 m^2)	G1	正常または高値	≧90			
	G2	正常または軽度低下	60～89			
	G3a	軽度～中等度低下	45～59			
	G3b	中等度～高度低下	30～44			
	G4	高度低下	15～29			
	G5	末期腎不全(ESKD)	＜15			

注〕*重症度は原疾患・GFR区分・蛋白尿区分を合わせたステージにより評価する。CKDの重症度は死亡，末期腎不全，心血管死亡発症のリスクを▧のステージを基準に■，▧，■の順にステージが上昇するほどリスクは上昇する。
(KDIGO CKD guideline 2012を日本人用に改変)　　出典：日本腎臓学会編：「CKD診療ガイド2012」東京医学社(2012)

また，極端なやせや下肢切断者など筋肉量が極端に少ない場合には，血清シスタチンC濃度を用いた推定式(eGFRCys)がより適切である。

CKDの重症度は，原因(Cause，C)，腎機能(GFR：G)，タンパク尿(アルブミン尿：A)によるCGA分類で評価される(表11-5)。縦軸は腎機能に応じてステージG1からステージG5に，また横軸は尿タンパクの程度によりA1からA3に分類される。尿タンパク量の分類は，原疾患が糖尿病かそうでないかで区別している。糖尿病ではタンパク尿が出始めるとかなり病状が進行しており，急速

に腎機能が低下するために基準を低くして前段階の微量アルブミン尿で診断する(表11-8)。

ステージの重症度に応じた適切な治療を行うために，死亡，末期腎不全，心血管死亡発症のリスクにより色分けされている。すなわち，腎機能が低下しているほど，また尿タンパク量が多いほど心血管疾患や死亡のリスクが高くなることがわかる。

〔慢性腎臓病の最近の動向〕

わが国では成人人口の約13％(1,330万人)がCKD患者であると推定され，そのうちステージG3からG5の患者数は1,098万人と推定されている。これは国民の8人に1人はCKDとなり，新たな国民病といえるほど頻度が高く，生活習慣病の増加に伴い，年々増加していると推定される。

2. 栄養療法に必要な生化学・解剖生理学

正常な腎機能が低下することで，さまざまな症状が出現する。糸球体の濾過機能が低下すると，本来体外に排泄されるべき窒素代謝物である尿素窒素(BUN)やクレアチニン，尿酸などが上昇する高窒素血症が生じる。末期腎不全ではその影響は全身におよび，尿毒症症状を示すようになる。尿毒症症状では消化器症状と中枢神経症状の頻度が高い。尿毒症症状が出たら，透析導入が必要な時期と判断される。

腎機能低下により水・電解質の排泄障害が生じ，体液貯留による浮腫や高カリウム血症，高リン血症を示す。また尿中に水素イオンが排出できなくなり，その結果，水素イオンが蓄積して血液が酸性になる代謝性アシドーシスが生じる。アシドーシスになると細胞は水素イオンを細胞内に取り込み，代わりにカリウムを細胞外に放出するため，さらに高カリウム血症が進行する。また腎臓で産生される造血ホルモンのエリスロポエチンが腎機能障害により分泌低下し，腎性貧血となる。

正常時の血中カルシウムの調節は，腎臓で産生される活性型ビタミンDと副甲状腺から分泌される副甲状腺ホルモン(パラソルモン，PTH)によって維持されている。ビタミンDは腎臓にて，活性型ビタミンDとなり，腸管からのカルシウム吸収を促進する。血中カルシウム濃度が低下すると，PTHは腎臓に作用してカルシウム再吸収を促進させ，骨に作用して骨吸収を促進させることで，血中カルシウム濃度を上昇させる(図11-5)。

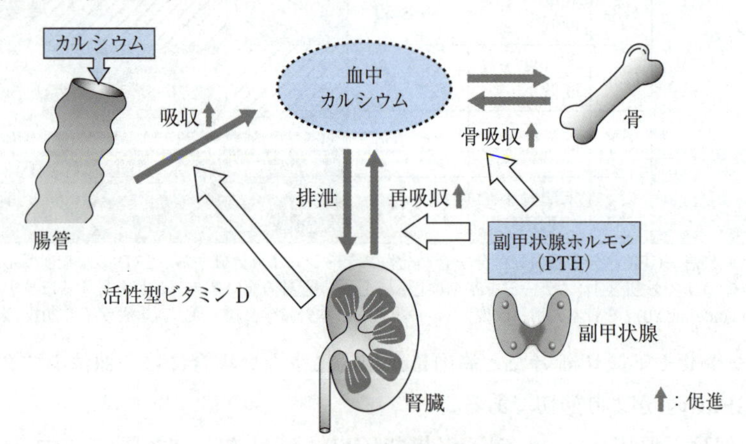

図11-5　血中カルシウム濃度の調節機構

一方，腎機能低下によりこれらの調節機構が破綻して，活性型ビタミンD産出低下が腸管でのカルシウム吸収を低下させ，低カルシウム血症となる。カルシウムは生体のさまざまな機能に必要なことから，血中カルシウム濃度を上昇させるために，PTHが過剰に分泌される二次性副甲状腺機能先進症が生じる。またPTHが過剰に分泌されると骨に障害が出る。さらに腎機能低下によって尿中リン排泄が低下し，高リン血症が生じる。その結果，リンとカルシウムが結合してさまざまな組織に沈着し，特に血管に生じた血管石灰化が心血管疾患を引き起こす(図11-6)。このように，カルシウムやリンの調節異常は，CKDに伴う骨・ミネラル代謝異常(CKD-mineral and bone disorder；CKD-MBD)という全身疾患として捉えられている。

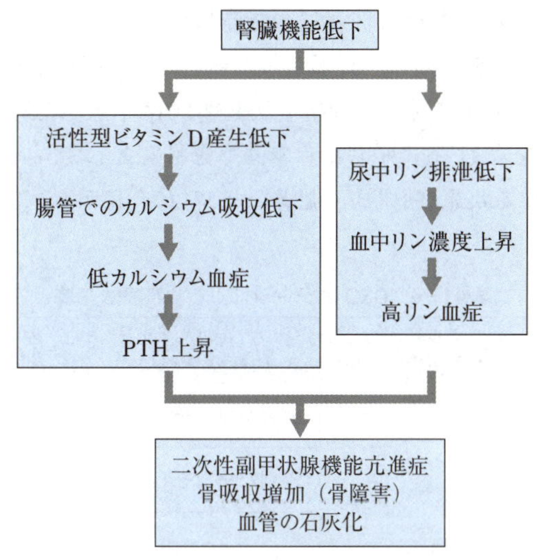

図11-6　CKDに伴う骨・ミネラル代謝異常(CKD-MBD)

3. 症状および病態

CKDは一般に自覚症状が少ない疾患である。ステージG1，G2での早期治療では腎機能の回復が見込まれる。一方ステージG3以降になると，高血圧，軽度の高窒素血症，軽度の貧血，夜間尿などがみられ，腎機能は不可逆的に低下する。ステージG4では，G3の症状に加えて，高カリウム血症，代謝性アシドーシス，高リン血症，低カルシウム血症などの電解質異常を示す。ステージG5では腎不全がさらに進行し，著明な浮腫，胸腹水や尿毒症症状が出現する。

この状態を末期腎不全といい，内科的な治療では生命維持がむずかしくなり，透析療法などの腎代替療法の準備が必要となる。

4. 慢性腎臓病のガイドライン

日本腎臓学会による「CKD診療ガイド2012」，「エビデンスに基づくCKD診療ガイドライン2018」があり，かかりつけ医がCKD患者の診療に使用することでCKD診療の標準化と末期腎不全への進展阻止，心血管病の予防につながる要点が記載されている。食事基準を示した同学会による「慢性腎臓病に対する食事療法基準2014」と生活・食事指導を示した「慢性腎臓病生活・生活食事指導マニュアル」がある。CKDの治療においては，さまざまな治療や療養を組み合わせた包括的な対策が必要であるが，そのなかでも重要な要素の1つが食事療法である。疾患の予防，治療としての食事療法は制限食に傾きがちであるが，この食事基準は低栄養やフレイルの問題についても記載がされている。

CKD診療ガイドライン2012

URL：https://cdn. jsn. or. jp/」uideline/pdf/CKDguide2012.pdf

慢性腎臓病に対する食事療法基準2014
URL：https://cdn. jsn. or. jp/guideline/pdf/CKD-Dietaryrecommendations 2014.pdf

5. 治療（食事・栄養療法，運動療法，薬物療法）

CKD ステージ G3以降は不可逆的に腎機能が低下するため，その進行を遅らせるための治療と，尿毒症症状に対する対処療法となる。CKD の治療において，薬物療法とともに生活習慣の改善を含めた食事療法は治療の基本である。24時間蓄尿や随時尿により，たんぱく質摂取量，食塩摂取量を確認し，血清カリウム・リン値を評価し，食事からの摂取状況を把握する。

CKD の食事療法は「慢性腎蔵病に対する食事療法基準2014年版」によって示されている。CKD ステージによる食事療法基準を表11-6に示した。本基準を目安として，エネルギーや栄養素を適正な量に設定するために，合併する疾患(糖尿病，肥満など)のガイドラインなどを参照にして病態に応じて調整する。

表11-6　CKD ステージによる食事療法基準

ステージ (GFR)	エネルギー (kcal/kgBW/日)	たんぱく質 (g/kgBW/日)	食　塩 (g/日)	カリウム (mg/日)
ステージ 1 (GFR 90 以上)	25～35	過剰な摂取をしない	3以上6未満	制限なし
ステージ 2 (GFR 60～89)		過剰な摂取をしない		制限なし
ステージ 3a (GFR 45～59)		0.8～1.0		制限なし
ステージ 3b (GFR 30～44)		0.6～0.8		2,000 以下
ステージ 4 (GFR 15～29)		0.6～0.8		1,500 以下
ステージ 5 (GFR 15 未満)		0.6～0.8		1,500 以下
ステージ5D (透析療法中)	別　表			

注〕エネルギーや栄養素は，適正な量を設定するために，合併する疾患(糖尿病，肥満など)のガイドラインなどを参照して病態に応じて調整する。性別，年齢，身体活動度などにより異なる。
注〕体重は基本的に標準体重(BMI = 22)を用いる。

出典：日本腎臓学会編：「慢性腎臓病に対する食事療法基準2014年版」東京医学社(2014)

① エネルギー

性，年齢，身体活動レベルなどを考慮しながら25～35 kcal/kg 標準体重/日で設定し，糖尿病や肥満などの合併する疾患のガイドラインなどを参照して病態に応じた調整を行う。エネルギー摂取量を決める場合，目標にする体重とともに，摂取たんぱく質量との関係が重要である。たんぱく質制限下でエネルギー摂取量が少ないとたんぱく質がエネルギー源として使用され，負の窒素バランス(異化亢進)となることから注意が必要である。

たんぱく質を減らした分のエネルギー補給のためには炭水化物や脂質が用いられる。炭水化物からエネルギーを摂取する場合は，果糖，ショ糖などの単糖類はできるだけ避け，でんぷんなどの炭水化物から摂取することが推奨される。脂質は動脈硬化性疾患の予防の観点から，脂質エネルギー比率を20～25%とする。消化吸収がよくエネルギーになりやすい**中鎖脂肪酸(MCT)**が利用される場合もある。

② たんぱく質

たんぱく質制限は腎機能の保護を目的として行われる。ステージ G1～G2 では，過剰なたんぱく質摂取を避けることが推奨される。腎機能低下が進行したステージ G3a で 0.8～1.0 g/kg 標準体重/日，ステージ G3b 以降では 0.6～0.8 g/kg 標準体重/日とする。摂取たんぱく質を制限する際には，アミノ酸スコアが高く質のよい食品が有利であり，一般には植物性たんぱく質より動物性たんぱく質のほうが望ましい。

たんぱく質を制限することの安全性に対しても十分な配慮が必要である。たんぱく質制限とともに摂取エネルギー量が過度に不足するとサルコペニアや，体タンパクとエネルギー源(体脂肪)が減少する腎疾患患者の栄養障害である protein - energy wasting（PEW）などへの懸念があることから注意が必要である。一方，たんぱく質制限には困難を伴うことから，たんぱく質の過剰摂取がしばしば生じる。指標として，BUN/クレアチニン比が利用され，10 以上の場合は過剰摂取と判定される。

③ 食 塩

食塩摂取量の増加により腎機能の低下と末期腎不全へのリスク，心血管疾患の死亡やそのリスクが増加することなどが報告されている。よって，食塩はステージに関わらず 3 g/日以上 6 g/日未満とする。ただし，ステージ G1～G2 で高血圧や体液過剰を伴わない場合には，過剰摂取を避けることを優先し，日本人の食事摂取基準の性別の目標量(男性 8 g，女性 7 g)を当面の達成目標としてもよい。

一方，CKD では腎臓のナトリウム保持能が低下しており，低ナトリウム血症に陥りやすく死亡のリスクが増加する。これらのことから 3 g/日未満の過度の食塩制限は推奨されない。特に低血圧，利尿薬の使用時，高齢者などでは注意が必要である。食塩摂取量は 24 時間蓄尿，または早朝第 1 尿から推定式で評価できる。

④ カリウム

高カリウム血症は，不整脈による突然死の原因となる可能性がある。カリウム排泄は腎機能低下に伴い減少して高カリウム血症をきたしやすいため，ステージ G3b では 2,000 mg/日以下，G4～G5 では 1,500 mg/日以下を目標とする。

カリウムの摂取量を制限するためには，生野菜や果物，海藻，豆類，いも類などカリウム含有量の多い食品に注意する。野菜，いも類などは小さく切ってゆでこぼすと，カリウム含有量を 20～30％減少させることができる。ただし，たんぱく質の制限はカリウム制限にもなるため，ビタミンを豊富に含む野菜や果物の摂取制限や野菜や根菜類のゆでこぼしなどの指導は必ずしも必要ではない。

⑤ リ ン

腎機能の低下に伴って生じる CKD - MBD は，心血管疾患の発生や生命予後の悪化に関係する。これらのことから，すべての CKD ステージにおいて血清リン値を基準値内に保つことが推奨される。腎機能が低下した状態でこれを達成するためには，食事による摂取リン量の制限は重要である。非透析患者における摂取リン量の指標は提示されていないが，これはリンの摂取量がたんぱく質の摂取量に大きく影響を受けるため，たんぱく質摂取制限を行うことが同時にリンの摂取制限になるからである。よって，非透析患者におけるリンは，たんぱく質の指導と関連して考慮し，1 日の総摂取量と検査値を合わせて評価して必要に応じてリン吸着薬も使用することで，血清リン値を基準値内に保つようにする。また，食品のリンの利用率やリン/たんぱく質比なども考慮する。

リン利用率：食品により異なる。植物性食品由来20～40%，動物性食品40～60%，食品添加物などの無機リンは90%以上利用される。

リン/たんぱく質比：一般にたんぱく質1g当たりのリンは約15mgであるが，食品個々のリン/たんぱく質比は食品群によって異なる。

⑥ その他

腎疾患の食事管理に有用な治療用特殊食品として，エネルギー調整食品，たんぱく質調整食品，食塩調整食品などが多数市販されている。特にたんぱく質調整食品には，主食となる米・麺・パンなどがあり，1日のたんぱく質量が40gや30gのような，たんぱく質制限が行われている場合に有効である。通常の主食量では主菜に用いる肉や魚が通常食の約2分の1になるが，これらの調整食品を使用することで通常の主菜量を摂取することが可能となり，患者のQOL向上やさまざまな栄養素の確保にもつながる。しかしながら，味やにおいの感じ方に個人差があること，また経済的観点などから個々人に合わせた利用を検討する。

薬物療法：血糖や脂質，尿酸に異常がある場合などは原疾患に対する薬物療法を行う。尿毒症対策には経口吸着薬が使用される。

血糖管理：糖尿病がある場合は，糖尿病性腎症の発症やCKDの進行を抑えることを目的に，血糖コントロールとしてHbA1c 6.9%未満を指標として，各種糖尿病治療薬が使用される。

脂質管理：心筋梗塞や脳卒中の危険因子となるため，LDL-コレステロールのCKDにおける目標値は，120mg/dL未満である。

血圧管理：血圧のコントロールは，腎機能低下ならびに心血管疾患発症の抑制に有効であることから，降圧薬により血圧とタンパク尿の管理を行う。CKDにおける血圧の目標値は130/80mmHg未満であり，アンジオテンシン変換酵素(ACE)阻害薬やアンジオテンシンⅡ受容体拮抗薬(ARB)はタンパク尿を改善効果もある。

貧血管理：腎性貧血に対しては，エリスロポエチン製剤により治療する。

6. 栄養ケア

CKDの治療では，食事などの生活習慣やメタボリックシンドロームなどの改善が重要である。BMIによる体重管理を行い，BMIは25(kg/m^2)未満を目標とする。CKD各ステージを通して過労を避けた十分な睡眠や休養は必要であるが安静を強いる必要はない。肥満や身体活動量の低下はCKD患者の予後と関連するため，1日の身体活動量を増加させ，適度な有酸素運動がすすめられる。喫煙は動脈硬化を促進し，CKD進行のリスク要因のため禁煙は必須である。一般的な適正飲酒量はアルコール量として，男性では20～30mL/日以下，女性は10～20mL/日以下である。過度の飲酒は生命予後がわるく避けるべきである。腎臓病の食事療法はたんぱく質，エネルギー調整が複雑であるため，患者が自宅で実践できるように食品交換表として「腎臓病食品交換表」が考案されている。CKDは慢性に経過し，長期間の治療・食事療法が必要となる疾患である。また多くの食事制限もあるため，患者の負担は大きいことを認識したうえで，患者の立場に立った指導が必要である。また心理的に不安定にもなりがちなため，カウンセリングマインドをもった指導が求められる。

5　糖尿病性腎症

■キーワード　＊　＊　＊　＊　＊　＊　＊

三大合併症，微量アルブミン尿，新規透析導入患者の原因疾患第１位

1. 概　説

糖尿病性腎症(diabetic nephropathy)は，糖尿病で血糖コントロール不良な状態が数年続くと発症する糖尿病細小血管症であり，**三大合併症**の一つに数えられる。腎糸球体血管周囲の結合組織であるメザンギウムが増生し，糸球体構造の破壊が起こり，腎機能が低下し，腎不全へと進行する。新規透析導入患者の原因疾患第1位である。非糖尿病患者より腎症の進行が早く，透析導入後の予後も悪い。

臨床的には，糸球体濾過量(GFR，推算糸球体濾過量：eGFRで代用)と尿中アルブミン排泄量あるいは尿タンパク排泄量によって評価し，第１期～第５期に分類する。(表11-7)

表11－7　糖尿病性腎症病期分類＊1

病　期	尿アルブミン値(mg/gCr) あるいは 尿タンパク値(g/gCr)	GFR(eGFR) (mL/分/1.73 m^2)
第1期(腎症前期)	正常アルブミン尿(30未満)	30以上＊2
第2期(早期腎症期)	微量アルブミン尿(30～299)＊3	30以上
第3期(顕性腎症期)	顕性アルブミン尿(300以上) あるいは 持続性タンパク尿(0.5以上)	30以上＊4
第4期(腎不全期)	問わない＊5	30未満
第5期(透析療法期)	透析療法中	

＊1　糖尿病性腎症は必ずしも第1期から順次第5期まで進行するものではない。本分類は，厚労省研究班の成績に基づき予後(腎，心血管，総死亡)を勘案した分類である。

＊2　GFR 60 mL/分/1.73 m^{2}未満の症例はCKDに該当し，糖尿病性腎症以外の原因が存在し得るため，他の腎臓病との鑑別診断が必要である。

＊3　微量アルブミン尿を認めた症例では，糖尿病性腎症早期診断基準に従って鑑別診断を行ったうえで，早期腎症と診断する。

＊4　顕性アルブミン尿の症例では，GFR 60 mL/分/1.73 m^{2}未満からGFRの低下に伴い，腎イベント(eGFRの半減，透析導入)が増加するため注意が必要である。

＊5　GFR 30 mL/分/1.73 m^{2}未満の症例は，尿アルブミン値あるいは尿タンパク値に関わらず，腎不全期に分類される。しかし，とくに正常アルブミン尿・微量アルブミン尿の場合は，糖尿病性腎症以外の腎臓病との鑑別診断が必要である。

【重要な注意事項】本表は糖尿病性腎症の病期分類であり，薬剤使用の目安を示した表ではない。糖尿病治療薬を含む薬剤特に腎排泄性薬剤の使用にあたっては，GFRなどを勘案し，各薬剤の添付文書に従った使用が必要である。

出典：糖尿病性腎症合同委員会：糖尿病性腎症病期分類2014の策定(糖尿病性腎症病期分類改訂)について，糖尿病57：529-534，2014
日本糖尿病学会(編・著)：「糖尿病治療ガイド2020-2021」p.86, 文光堂(2018)を改変

尿中アルブミンが随時尿で30 mg/g Cr未満を第1期(腎症前期)と分類し，これを超えると，腎機能あるいは組織障害があるとされ，第2期(早期腎症期)と分類される。第3期(顕性腎臓病)は，尿中アルブミンが300 mg/g Cr以上であり，尿タンパク定性試験においても尿タンパク持続陽性状態がとなる。一部の症例では，タンパク尿が高度になり，ネフローゼ状態を呈する。第1期～第3期の尿中アルブミン値，尿中タンパク量にかかわらず，eGFRが30 mL/分/1.73 m^{2}未満になると第4期(腎不全期)に分類する。腎不全が進行し，透析療法に至ると第5期(透析療法期)に分類する。

〔糖尿病性腎症の最近の動向〕

糖尿病の増加に伴い，糖尿病性腎症は増加傾向にある。また糖尿病性腎症のために透析療法が導入される患者数は，1984年以降は慢性糸球体腎炎にかわり原因疾患の第1位となっており，その割合は約40％である。また透析導入後の5年生存率は50％であり，予後はわるい。2012年より診療報酬にて糖尿病透析予防指導管理料が新しく設けられ，透析導入患者を減少させるための取り組みがなされている。

2. 栄養療法に必要な生化学・解剖生理学

糖尿病はインスリンの欠乏や作用不足によって高血糖が継続する病気である。その結果，からだのさまざまな部位に障害が生じるが，腎臓は特に細小血管が多いことから影響を強く受ける臓器である。血管周囲の結合組織が異常に増生し，糸球体の構造の破壊と機能障害が起こる。細小血管性の三大合併症は神経障害，網膜症，腎症であり，その中で腎症の発症はより遅く，糖尿病発症後10年を経過するころから糸球体の濾過機能が低下してアルブミン尿・タンパク尿が検出されるようになる。

タンパク尿が検出される前に，まず尿中にごく微量のアルブミンが検出されることから，微量アルブミン尿を糖尿病性腎症早期診断の指標としている。糖尿病性腎症の特徴は，微量アルブミン尿がみられる第2期(早期腎症期)ですでに腎障害があり，この早期腎症期を過ぎると顕性アルブミン尿，タンパク尿が出現し，急速に腎機能が低下することである。そのため，早期腎症期での早期発見と治療は重要である。

3. 症状および病態

初期には自覚症状はないが，微量アルブミン尿の出現からはじまり，タンパク尿が検出されネフローゼ症候群状態となり急速に腎機能が低下する。進行すると高血圧や浮腫が現われ，最終的には腎不全となり透析導入が必要となる。

4. 糖尿病性腎症のガイドライン

日本糖尿病学会編「糖尿病治療ガイド2020-2021」は，「糖尿病診療ガイドライン2019」を基準として，現時点での標準的な糖尿病の治療指針についてまとめたものである。ほぼ2年おきに改訂されている。その中で，糖尿病性腎症は糖尿病合併症としてその対策が示されており，「糖尿病性腎症病期分類」および食事療法が記載されている。

5. 治療（食事・栄養療法，運動療法，薬物療法）

腎症進展の予防には，肥満の是正，禁煙とともに薬物療法，食事療法により厳格な血糖，血圧，脂質の管理が重要であり，早期の介入によって寛解も期待できる。

食事・栄養療法：

腎症の発症や進展の予防の観点からは，たんぱく質摂取量の上限を20％未満とすることが望ましい。ただし，高齢者のような栄養障害やサルコペニア・フレイルのリスクを有する症例には，重度の腎機能障害がなければ十分なたんぱく質の摂取を促す。

第1期(腎症前期)，第2期(早期腎症期)は，糖尿病の食事療法の進め方に従い，血糖コントロールを基本とした食事に重点をおく。

第3期(顕性腎症)から腎臓病食の要素が加わる。たんぱく質の過剰摂取は，老廃物の蓄積から腎の負担を増加させて，腎機能低下を進行させることから，第3期では，たんぱく質の摂取量を0.8～1.0/kg目標体重/日とする。たんぱく質制限食を実施する際は，エネルギー摂取量を，30～35 kcal/kg目標体重(普通の労作の場合)とする。食塩摂取量は高血圧合併や顕性腎症の場合は，1日6 g 未満が推奨される。

第4期(腎不全期)の食事は，CKD ステージによる食事療法基準ステージ4,5に該当(p.168 表11-6参照)し，たんぱく質の制限を0.6～0.8/kg目標体重/日とさらに厳しく設定する。腎機能低下に伴い，腎臓からのカリウム排泄量も低下し高カリウム血症(5.5 mEq/L 以上)を発症しやすくなる。カリウムは心筋細胞の作用に関係しており，高カリウム血症では，心停止を起こす場合があるため，1,500 mg/日未満に制限する。

第5期(透析療法期)の食事は，透析療法における食事療法基準(p.178 表11-9参照)に従い行う。

腎症発症前の糖尿病患者では，肥満の是正や血糖コントロールのために，摂取エネルギーに対する改善指導がされてきた。しかしながら，糖尿病性腎症では，血糖コントロールに加え，腎機能低下程度に合わせた，たんぱく質制限が行われる。また食塩制限，カリウム制限もあり，複雑な印象を与えるので指導には注意する。たんぱく質制限でエネルギーが減少した分は糖質や脂質で補われるが，その際には甘い物などの単純糖質ではなく，でんぷんなどの炭水化物や植物油を使用することを勧める。また，比較的エネルギーも低めでたんぱく質を制限するため，厳格なたんぱく質制限をかけ過ぎると異化亢進により低栄養に陥る可能性があるので注意が必要である。

薬物療法：血糖コントロールのための各種糖尿病治療薬や，脂質管理が不良な場合には，スタチンなど脂質異常改善薬が使用される。降圧薬としてアンジオテンシン変換酵素(ACE)阻害薬やアンジオテンシンⅡ受容体拮抗薬(ARB)が使用される。糖尿病性腎症では糸球体内圧が亢進しているため，降圧薬により腎保護作用も期待できる。

運動療法：第1期，第2期では原則として糖尿病の運動療法を行う。第3期以降は原則として運動は可であるが，病態によりその程度を調節する。尿タンパク量，高血圧，大血管症の程度により運動量を慎重に決定する。ただし増殖網膜症を合併した場合は，病期に関わらず激しい運動は避ける。

表11-8　糖尿病性腎症病期分類と CKD 重症度分類との関係

<table>
<tr><th colspan="2">アルブミン尿区分</th><th>A1</th><th>A2</th><th>A3</th></tr>
<tr><td colspan="2">尿アルブミン定量</td><td>正常アルブミン尿</td><td>微量アルブミン尿</td><td>顕性アルブミン尿</td></tr>
<tr><td colspan="2">尿アルブミン/Cr 比 (mg/gCr)
(尿タンパク/Cr 比) (g/gCr)</td><td>30未満</td><td>30～299</td><td>300以上
(0.50以上)</td></tr>
<tr><td rowspan="3">GFR 区分
(mL/分/1.73m^2)</td><td>G1　≧90
G2　60～89
G3a　45～59
G3b　30～44</td><td>第1期
(腎症前期)</td><td>第2期
(早期腎症期)</td><td>第3期
(顕性腎症期)</td></tr>
<tr><td>G4　15～29
G5　<15</td><td colspan="3">第4期
(腎不全期)</td></tr>
<tr><td>(透析療法中)</td><td colspan="3">第5期
(透析療法期)</td></tr>
</table>

糖尿病性腎症合同委員会：糖尿病性腎症病期分類2014の策定(糖尿病性腎症病期分類改訂)について。
糖尿病57：529-534，2014より一部改変　　出典　糖尿病治療ガイド 2020-2021

6. 栄養ケア

肥満の改善は，血糖，血圧，脂質コントロールを良好にすることに加え，心肺機能改善や骨粗鬆症予防など多くの利点があることから，生活改善や運動療法をすすめる。ただし，病状が進行するにつれ，病態によりその程度を調節する必要がある。また，喫煙は血糖の上昇やインスリン抵抗性の増大をもたらし，心血管疾患や腎症を悪化させることから禁煙指導は重要である。

6 尿路結石症

■キーワード ＊ ＊ ＊ ＊ ＊ ＊ ＊

シュウ酸，尿酸，生活習慣病の発症予防

1. 概 説

尿路結石(urolithiasis)は，尿路に発生した結石のことであり，結石が存在する部位によって，腎結石，尿管結石，膀胱結石，尿道結石と分類される(図11-7)。腎・尿管結石などの上部尿路結石は尿路結石症の96%以上を占める。また男女比は2.4：1であり，40～60歳代の男性に多くみられる。

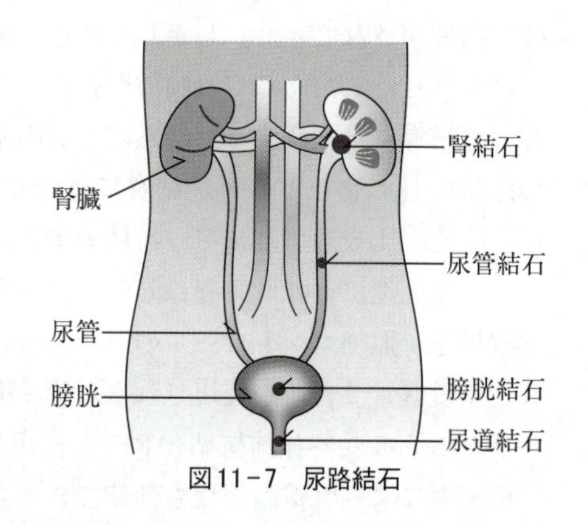

図11-7 尿路結石

結石形成成分にはシュウ酸カルシウム，リン酸カルシウム，尿酸，シスチン，リン酸マグネシウムなどがある。特に，シュウ酸カルシウムを主成分とした結石の発生頻度が最も高く，尿路結石症の約80%以上を占める。結石形成成分は，尿中濃度が高くなると，尿中に溶けきれず結晶化が起こり，尿中の有機物と結合して大きくなる。これらは代謝異常(高カルシウム血症や高尿酸血症など)や食生活によって引き起こされる。また，尿路結石症は，肥満，糖尿病，高血圧，メタボリックシンドロームなどの生活習慣病が発症リスクとなることが知られている。

2. 栄養療法に必要な生化学

シュウ酸はジカルボン酸(COOH－COOH)という非常に簡単な構造式の物質であり，ヒトでは最終代謝産物である。植物では，液胞に貯蔵したシュウ酸とカルシウムが結合することによりカルシウムバランスを保つことが知られている。主に植物からシュウ酸を摂取することになるが，尿中に排泄されるシュウ酸の70%が食事由来である。尿路結石症予防のためには，シュウ酸を多く含む食品の過剰摂取を避ける必要がある。

シュウ酸摂取に関連して，シュウ酸の前駆体であるグリオキシル酸についても念頭におく必要がある。グリオキシル酸の一部は，細胞質内の乳酸脱水素酵素(LDH)によりシュウ酸に代謝される。野菜やコラーゲンを含む食品の多量摂取は，シュウ酸の過剰産生を招く可能性があることに注意する必要がある。

3. 症状および診断

腎臓の中に結石が存在している場合は，無症状や鈍痛のみの場合もある。結石が腎臓から脱落して尿管に移行した尿管結石では，疝痛(主に側腹部の激痛)と血尿が起こる。また，排尿時の痛み，結石が尿路に詰まることによる尿路閉鎖，水腎症などを起こすこともある。尿検査による血尿の有無，腹部エコー検査や腹部CT，腹部X線検査による結石陰影，水腎・水尿管症の有無などによって診断される。

4. 尿路結石のガイドライン

尿路結石症診療ガイドライン2013年版があり，食事について詳しく解説されている。飲水指導，シュウ酸摂取についての工夫，プリン体摂取や総エネルギー摂取，食塩摂取制限など，推奨レベルが表記されている。

尿路結石症診療ガイドライン

URL：https://minds.jcqhc.or.jp/n/med/4/med0022/G0000634/0021

5. 治療（食事・栄養療法，薬物療法，運動療法）

1日2,000 mL以上(食事以外)の水分摂取を指導し，結石形成成分の尿中濃度低下および自然排石を促す。また，結石形成成分であるカルシウム，**シュウ酸**，**尿酸**の尿中への過剰排泄を防ぐために，バランスのよい食事を心がける。また，生活習慣病が尿路結石症の発症・再発リスクとなることから，**生活習慣病の発症予防**と重症化予防も重要となる。高尿酸血症は尿酸結石だけでなく，カルシウム結石の一因にもなる。結石が大きい場合や自然に排石されないなど症状が重度の場合は，体外衝撃波結石破砕術や内視鏡的手術を行う。

6. 栄養ケア

肥満がある場合は，生活習慣の是正と体重の適正化を行う。シュウ酸含有量が多い食品として，ほうれんそうなどの葉菜類，たけのこ，チョコレート，紅茶，バナナ，ナッツ類などがあげられる。しかし，摂取の方法を工夫することで吸収されるシュウ酸の量を減らすことができる。シュウ酸はカルシウムと一緒に摂取することで吸収を減らすことができる。また，おひたしなどの調理法では，絞り汁中からシュウ酸を減少させることができる。カルシウム結石では食塩の過剰摂取が再発リスクとなり得ることから，適度な食塩制限を行う。尿酸結石では，高尿酸血症の治療に準じて，エネルギー摂取の適正化などの食習慣の見直しを行う。

7. 症例で確認

性別 男性　**年齢** 44歳　**身長** 165 cm　**体重** 79 kg　**BMI** 29 kg/m^2　**職業** 事務職員

既往歴 検診での血液検査において，30歳代より尿酸の上昇を指摘されていた。また，過体重についても指摘されていた。

現病歴 高尿酸血症に対してベンズブロマロンが処方されていた。

主　訴 午後の会議中に側腹部の痛みを感じ，次第に痛みが強くなり，その日の夜に救急搬送された。

血液検査

アルブミン	5.0 g/dL	尿酸値	9.3 mg/dL
AST	28 IU/L	CRP	0.0 mg/dL
ALT	23 IU/L		

尿検査	尿　糖	−	尿タンパク	−
	尿潜血	＋	結石成分	尿酸結石

CT 画像診断で腎結石と思われる小さな陰影が多数みられた。

救急搬送時の尿検査において潜血がみられた。また，尿検査の際に結石の廃石がみられ，分析の結果，尿酸結石であることがわかった。

7　血液透析，腹膜透析

血液透析患者の栄養管理・栄養診断の事例(p.187～189)

■キーワード　＊　＊　＊　＊　＊　＊　＊

ダイアライザー，ドライウェイト，PEW(たんぱく質・エネルギー栄養消耗)，GNRI，MIA 症候群

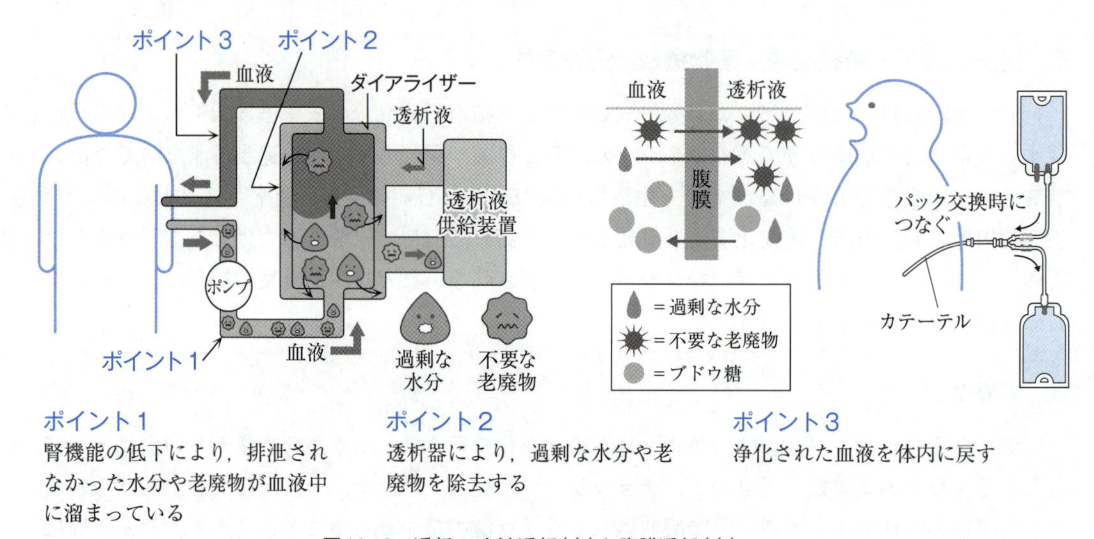

図11−8　透析　血液透析(左)と腹膜透析(右)

1. 概　説

腎臓は老廃物の排泄，水・電解質の調整およびホルモンの産生などを行っている。何らかの原因により腎機能が不可逆的に低下して末期腎不全に至った場合，腎臓の機能は失われて生命維持ができなくなる。透析療法は，末期腎不全に至った患者に対して，透析器を用いて人工的に腎臓の機能を補完する治療法である。透析療法は大きく分けて血液透析(hemodialysis；HD)と腹膜透析(peritoneal dialysis；PD)の2つの方法があり，いずれも透析患者は生涯にわたって治療を続けることになる。

透析導入に至る原疾患は，糖尿病性腎症が最も多く，次いで慢性糸球体腎炎が多い。最近微増しているのは腎硬化症と原疾患不明の症例である。他にも多発性嚢胞腎，慢性腎盂腎炎，急速進行性糸球体腎炎および SLE 腎炎などが原疾患となる。透析療法を受ける患者数は，毎年増え続けている。特に糖尿病の重症化による糖尿病性腎症の増加がその一因となっている。また，透析患者の増加による医療費の増大は社会問題にもなっている。

わが国の透析療法の進歩により，透析患者の生命予後はよくなってきている。透析患者の透析歴は長期化し，平均年齢は高齢化しつつあることから，高齢者特有のサルコペニアやフレイルティ対策にも重点をおく必要がある。

2. 症状および病態

一般的に，血清クレアチニン値が5～7mg/dLまで上昇，またはeGFRが10mL/分/1.73m²未満まで低下すると透析導入が検討される。透析導入後は，やがて尿閉する。尿閉に伴って老廃物，水分・電解質などの排泄障害が顕著に起こり，尿毒症や水分・塩分貯留による体重増加，電解質異常（高カリウム血症，高リン血症）などの症状が出現する。高カリウム血症では頻脈などが起こり，重度の場合には心停止に陥ることもある。また，高リン血症が長期間続くと二次性副甲状腺機能亢進症や腎性骨異栄養症が起こる。さらに，エリスロポエチン分泌低下による腎性貧血が起こる。体重コントロール（塩分・水分管理）が不十分であると透析時間の長期化により，不均衡症候群を起こしやすい。

透析患者の95％以上が血液透析を行っている。一方，腹膜透析は日常生活の自由度が高くなる利点があるものの，衛生管理などに関する十分な患者教育と専門的なスタッフのサポートを要するなど，腹膜透析を選択できる患者数は多くない。

(1) 血液透析

血液透析（hemodialysis；HD）は，1回4時間の透析を週3回（月水金・火木土など），医療施設内の透析室で行う。病態や症状により，透析回数や透析時間を調整する。透析膜からなる透析器（ダイアライザー）は種類やサイズがあり，体格や患者との相性などにより選択される。血液透析では，効率的に血液を透析器へ送る必要があることから，内シャントがつくられる。内シャントから血液を体外循環させて透析器に送り透析を行う。透析日は通院，準備，治療および帰宅まで含めると拘束時間はほぼ半日となる。また透析の際には比較的，径の太い注射針を2本穿刺するなど患者の負担は大きい。

(2) 腹膜透析

腹膜透析（peritoneal dialysis；PD）は，日中に数回透析液バッグを交換する連続携行式腹膜透析（continuous ambulatory peritoneal dialysis；CAPD）と，就寝中に器械を使って透析を行う自動腹膜透析（automated peritoneal dialysis；APD）がある。いずれも日常生活の中で透析を行い，月に1～2回の通院を必要とする（週に1回程度の血液透析を組み合わせる場合もある）。腹膜透析は患者自身の腹膜を用いて透析を行う。腹膜透析は血液透析と比較して，通院回数が少ないこと，拘束時間が少ないこと，食事療法が緩和されることなどから，患者によってはQOLが高くなる。しかし，腹膜透析は衛生管理が十分でないと腹膜炎などの感染症を合併しやすいことから，患者教育が重要となる。また，透析液からブドウ糖を吸収するため，血糖値のモニタリングが必要となる。腹膜炎などを合併して腹膜透析継続が困難となった場合は，血液透析に移行することになる。

3. 栄養アセスメント，透析のガイドライン

米国腎臓財団より，透析患者の栄養アセスメント手技について，各種血液検査や身体計測，食事摂取評価などが示されている。

K/DOQIガイドライン

URL：https://kidneyfoundation.cache fly. net/p rofe ssionals/KDOQI/guideiines_nutrition/doqi_nut.html

K/DOQIガイドライン2020アップデート版

URL：https://www.ajkd.org/article/S0272-6386(20)30726-5/fulltext

4. 治療（食事・栄養療法，薬物療法，運動療法）

食事・栄養療法：透析療法では，透析の方法に応じた食事療法が行われる（表11-9）。

表11-9　透析療法における食事療法基準

ステージ5D	エネルギー(kcal/kgBW/日)	たんぱく質(g/kgBW/日)	食　塩(g/日)	水　分	カリウム(mg/日)	リ　ン(mg/日)
血液透析（週3回）	30～35*1,2	0.9～1.2*1	＜6*3	できるだけ少なく	≦2,000	≦たんぱく質(g)×15
腹膜透析	30～35*1,2,4	0.9～1.2*1	PD除水量(L)×7.5＋尿量(L)×5	PD除水量＋尿量	制限なし*5	≦たんぱく質(g)×15

＊1　体重は基本的に標準体重()を用いる。
＊2　性別，年齢，合併症，身体活動度により異なる。
＊3　尿量，身体活動度，体格，栄養状態，透析間体重増加を考慮して適宜調整する。
＊4　腹膜吸収ブドウ糖からのエネルギー分を差し引く。
＊5　高カリウム血症を認める場合には血液透析同様に制限する。

出典：日本腎臓学会編：「慢性腎臓病に対する食事療法基準2014年版」東京医学社（2014）

①　エネルギー量

透析患者のエネルギー量は30～35 kcal/kg体重/日が基準となる。実際には，患者の体重変化などを観察しながら適正量となっているかを経時的に評価しつつ調整を加える。糖尿病を合併している場合は血糖コントロールを目的として適宜エネルギー制限を行う。透析患者では肥満よりもるい痩のほうが強い予後不良要因とされているため，エネルギー摂取不足には細心の注意が必要である。ただし，血液透析患者の体重はドライウエイト（除水後の基準となる体重）として管理されることから，日々の体重増減は塩分と水分の貯留（浮腫）によるところが大きいことに注意する。

②　たんぱく質

透析患者のたんぱく質摂取量は0.9～1.2 g/kg体重/日が基準となる。動物性たんぱく質の割合を増やしてアミノ酸スコアが低くならないように配慮する。たんぱく質摂取量の評価は，食事記録法や透析排液などから窒素出納を算出する標準化タンパク異化率（normalized protein catabolic rate；nPCR）を用いてモニタリングする。また，透析前採血による血液検査データからもたんぱく質の摂取状況が推測できる。たんぱく質を過剰に摂取した場合，血中尿素窒素（BUN）値と血清リン値が高値を示す傾向がある。

③　食塩，水分

血液透析患者は6 g/日未満の食塩摂取を基準とする。無尿の透析患者ではナトリウム保持能が失われており，血液透析による除水で蓄積したナトリウムを除去することになるが，水分摂取量は透析間の体重増加とほぼ等しい。透析間の体重増加量評価は，中2日明けた週初めの体重測定において，ドライウエイトの5％未満の増加を目安とする。無尿の状態では10 gの食塩摂取が生理食塩水1,111 mLの摂取と等しいことを目安に，食塩摂取量を推測する。食塩摂取量が過剰であると，体内のナトリウム濃度を一定に保つために，食塩摂取に応じた水分を過剰に摂取することになる（のどが渇く）。透析間の体重増加量が多い場合，個別に適切な食塩摂取量について指導する。

腹膜透析患者においては，水分の摂取量は除水量と尿量の総和と等しいため，これを勘案して示されており，除水量（L）×7.5＋尿量（L）×5を用いる。

④　カリウム

高カリウム血症では頻脈などが起こり，重度の場合には心停止に陥ることもあることから，血液透析患者ではカリウムの摂取量を制限する。血液透析患者のカリウム摂取量は2,000mg/日以下を基準とする。透析前血液検査において，血清カリウム値のみが高値である場合，カリウム含有量の多い食品の過剰摂取が考えられる。カリウム含有量が多い食品として，野菜・果物・いもなどがあげられる。また，カリウムは動物性食品にも多く含有することから，たんぱく質摂取量との兼ね合いも考慮する必要がある。BUN値，血清カリウム値，血清リン値がいずれも高値を示す場合は，たんぱく質の過剰摂取が考えられる。

腹膜透析患者ではカリウム制限は行わないが，高カリウム血症が出現するケースでは血液透析患者と同様のカリウム制限を行う。

⑤ リ ン

高リン血症が長期間続くと二次性副甲状腺機能亢進症や腎性骨異栄養症が起こることから，リン摂取量を制限する。リン摂取量はたんぱく質摂取量と相関し，たんぱく質1g当たりのリン摂取量は，おおよそ15mgと概算できることが知られていることから，透析患者のリン摂取量は，たんぱく質摂取量(g)×15以下を基準とする。透析前血液検査において，血清リン値のみが高値を示す場合，リン含有量の多い食品の過剰摂取が考えられる。リン含有量が多い食品として，乳製品，干し魚，小魚などがあげられる。そのほかに，長期透析患者や食事管理されているはずの入院患者で血清リン値が慢性的に高値を示すケースがあるが，この場合は食事からのリン摂取量だけでなく透析不足によるリンの体内蓄積の可能性も考慮する必要がある。

薬物療法：患者の症状に応じて薬物療法が行われる。

① 降圧治療のためにRAS系阻害薬(アンギオテンシン変換酵素阻害薬；ACE，アンギオテンシンⅡ受容体拮抗薬；ARB)が第一選択薬として使用される。副作用に高カリウム血症がある。

② 高カリウム血症や高リン血症の治療のために経口吸着薬(吸着炭，カリウム吸着薬，リン吸着薬)が使用される。

③ 腎性貧血の治療のためにヒトエリスロポエチン(rHuEPO)製剤が使用される。

④ 腎機能低下によるビタミンDの活性化低下に対して，活性型ビタミンD_3製剤が使用される。

5. 栄養ケア（低栄養状態のケア）

透析患者の透析導入時の栄養状態が生命予後に影響を与えることから，透析導入までにいかに栄養状態を保持・増進させておくかが重要となる。透析導入後は，栄養状態の保持に努めていくことになる。透析を含むCKD患者の栄養障害は，体タンパク質の損失と貯蔵エネルギーの消耗を主たる症状とすることから，**protein-energy wasting；PEW**(たんぱく質・エネルギー栄養消耗)と表現される(図11-9)。

透析患者の食事療法は，日々の透析を滞りなく実施するためのいわば対症療法となるため，特定の栄養素を強化するといった積極的な栄養療法は行いにくい。透析導入後は，PEWを予防するためにエネルギーとたんぱく質の摂取量が推奨レベルに達しているかモニタリングする。

透析患者の4割前後でPEWがみられることから，定期的に栄養スクリーニングを行ってPEWの早期発見と早期栄養介入が必要となる。栄養状態の評価は総合的な判断が求められるが，透析患者の栄養スクリーニングには(geriatric nutritional risk index；GNRI)が使用される。

GNRI = 1.489 × 血清alb値(g/dL) × 10 + 41.7 × (現体重/理想体重)*

*理想体重

BMI = 22を用いる。現体重>理想体重の場合，現体重/理想体重 = 1とする。

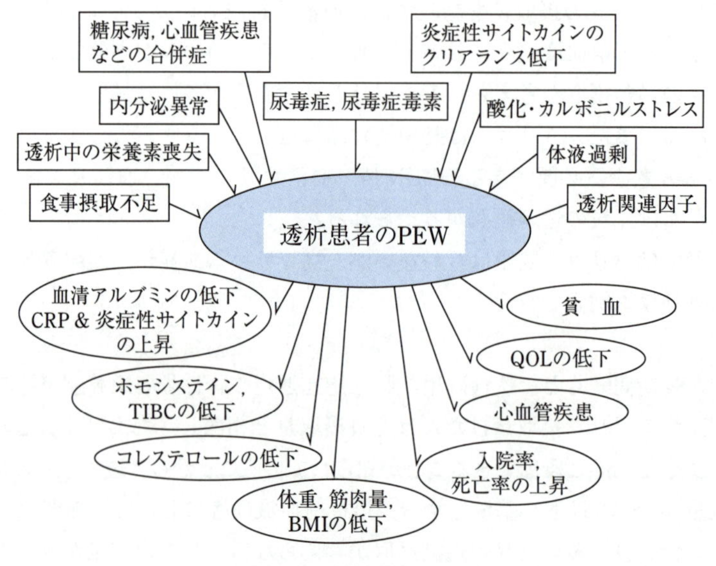

図11-9　透析患者のPEW

算出値91以下で栄養障害リスクあり，92以上で栄養障害リスクなしと判定する。

PEWの原因は，たんぱく質とエネルギー摂取量の減少，代謝亢進，酸の蓄積による代謝性アシドーシス，身体活動量の減少，透析中の体タンパクや遊離アミノ酸の漏出，尿毒症による食欲低下，微弱な慢性炎症などがあげられる。その結果，透析患者は体タンパク異化亢進状態となる。

〔MIA症候群〕

維持透析患者では，低栄養（malnutrition），炎症（inflammation），粥状動脈硬化（atherosclerosis）の3つが互いに悪影響を及ぼす**MIA症候群**が発生する。透析患者では微弱な慢性炎症が起こり，炎症性サイトカインが放出されて体タンパク質異化亢進状態となる。また，酸化ストレスが亢進して動脈硬化を誘発しやすくなる。炎症マーカーである血中CRP濃度は微増するため，モニタリングが必要である。このように，低栄養の患者で動脈硬化が発生しやすくなる疫学的逆転現象が起こる。実際，透析患者は動脈硬化に起因する心血管疾患で亡くなるケースが多い。MIA症候群の予防と重症化予防のためには，日々の栄養サポートが重要である。

8　腎移植

■キーワード　＊　＊　＊　＊　＊　＊　＊

ドナー，レシピエント，生体腎移植，献腎移植，免疫療法，感染症に対する予防

1．概　説

腎移植（renal transplantation，kidney transplantation）は，腎臓を提供する方（**ドナー**）と腎臓をもらう方（**レシピエント**）の間で行われる。腎移植ドナー条件を満たしたドナー自身とその家族の方の善意により腎臓は提供される。レシピエントは，透析療法を受けている状態，または透析療法が必要となる直前の状態である患者が対象となる。

腎移植には，親族が腎臓を提供する生体腎移植と，亡くなった方から腎臓を提供していただく献腎移植がある。わが国では**生体腎移植**が腎移植全体数の約9割を占める。生体腎移植のうち多くは親から子への提供であるが，近年は夫婦間での腎移植が増えている。これは免疫抑制療法の進歩によりABO型やHLA型が全く異なっていても問題なく腎移植ができるようになってきたこと，腹腔鏡手術や周術期管理の進歩により高齢者の手術が安全にできるようになってきたことによる。

一方，**献腎移植**(死体腎移植)については，約12,000人の腎不全患者が献腎移植を希望して日本臓器移植ネットワークに登録している。このうち腎移植を受けられる患者は毎年約1～2%で，移植を受けた患者の登録から移植までの平均待機期間は約15年である。

2. 治療（食事・栄養療法，薬物療法，運動療法）

生体腎移植のドナーの手術では，腰背部に左右一つずつある健常な二つの腎臓のうち，どちらか一つを親族のレシピエントに提供するため採取する。手術時やその後の生涯にわたって問題が生じないか十分に術前評価を行い，問題ないと判断された成人だけが腎提供が可能となる。大きく皮膚を切る開放手術と傷の小さな腹腔鏡手術があるが，わが国では負担の少ない腹腔鏡手術が普及している。術後1週間程度で退院して，復職など術前と同じ生活が可能である。ドナーの腎臓も一つになるので，年に一度は定期的な検査が必要となる。腎移植を受けたレシピエントは，**免疫療法**を行いながら，移植腎の機能を維持していくことになる。しかしながら，個人差はあるものの，移植腎の機能は低下していき，必要に応じて透析療法が必要となることも多い。

3. 栄養ケア

腎移植後には，腎不全による体調不良改善や透析による時間的な制約もなくなるため，QOLは向上する。状態が落ち着いていれば，移植数か月後から就職・社会復帰も可能となる。生活面では運動が可能となるほか，腎機能をみながら必要に応じてCKDステージに準じた食事療法が必要となる。妊娠・出産を希望する女性の腎不全患者では，腎移植を行うことで妊娠率が上がり，安全な出産・妊娠も可能となる。

一方，免疫療法により免疫抑制状態にあるため，感染症に対する予防が重要となる。感染リスクの高い場所はできるだけ行くのを避けるなどの配慮が必要となる。移植腎の機能が低下する原因は拒絶反応だけでなく，免疫抑制薬の副作用や腎不全の原因となったもとの腎臓病の再発などもある。腎移植後の合併症による死亡を防ぐためには，感染症の予防やがん検診の受診だけでなく，高血圧，糖尿病，および肥満などの生活習慣病のリスク因子を管理することも重要となる。

章末問題

以下の記述について，正しいものに○，誤っているものに × を(　　)内に記入しなさい。

1．(　　)　急性糸球体腎炎では，抗ストレプトリジン O(ASO)抗体価が上昇する。
2．(　　)　わが国の慢性糸球体腎炎は，IgA 腎症が最も多い。
3．(　　)　ネフローゼ症候群の診断基準の必須条件は，尿タンパクと浮腫である。
4．(　　)　ネフローゼ症候群では，糸球体の血管透過性が亢進している。
5．(　　)　ネフローゼ症候群の微小変化型は，高齢者に多い。
6．(　　)　ネフローゼ症候群では，食塩制限を行う。
7．(　　)　ネフローゼ症候群では，ステロイド薬使用時は食欲低下に注意する。
8．(　　)　慢性腎不全は，可逆的で治療により回復が可能である。
9．(　　)　大量出血は急性腎障害(急性腎不全)の原因となる。
10．(　　)　急性腎障害(急性腎不全)では，総エネルギー量を20～30 kcal / kg 標準体重 / 日程度とする。
11．(　　)　CKD とは，糸球体濾過量(GFR)が60 mL / 分 / 1.73 m^2 以上をいう。
12．(　　)　慢性腎臓病(CKD)の重症度分類には，尿中尿素窒素(BUN)を用いる。
13．(　　)　CKD では，心血管疾患発症のリスクが高くなる。
14．(　　)　CKD では，水素イオンの排泄障害により代謝性アルカローシスが生じる。
15．(　　)　CKD ステージ2では，食塩を制限する。
16．(　　)　CKD ステージ3a では，カリウム摂取量を2,000 mg 以下に制限する。
17．(　　)　CKD ステージ3b では，たんぱく質を0.6～0.8 g / kg 標準体重 / 日とする。
18．(　　)　CKD ステージ4では，エネルギーを30～35 kcal / kg 標準体重 / 日とする。
19．(　　)　腎疾患時において，たんぱく質摂取過剰の場合，血中尿素窒素値(BUN) / 血清クレアチニン値(Cr)の比は上昇する。
20．(　　)　糖尿病性腎症では，病期の進行に伴い，タンパク尿が微量アルブミン尿の前に検出される。
21．(　　)　糖尿病性腎症では，たんぱく質の摂取量20%エネルギー未満にする。
22．(　　)　糖尿病性腎症で，たんぱく質制限を実施する際には，エネルギー摂取量を30～35 kcal / kg 目標体重とする。
23．(　　)　糖尿病性腎症第３期では，たんぱく質の摂取量を0.8～1.0 g / kg 目標体重 / 日とする。

24. (　　　) 食塩摂取量の推定には，血清ナトリウム値を用いる。
25. (　　　) 尿路結石では，結石の成分を問わず，十分に水分を摂取する。
26. (　　　) 尿路結石は，40～60歳代の男性に多くみられる。
27. (　　　) 透析療法では，たんぱく質の制限を行う。
28. (　　　) 透析療法に至る原疾患で最も多いのは，糖尿病性腎症である。
29. (　　　) 透析患者では，乳製品を過剰摂取すると高リン血症を招く。
30. (　　　) 血液透析患者では，食事からのカリウム摂取量を2,000mg以下に制限する。
31. (　　　) 透析患者では，炎症と低栄養が関連する。
32. (　　　) 腎移植後の管理では，生活習慣病の発症予防や重症化予防も重要となる。

〈参考文献〉 ＊ ＊ ＊ ＊

杉山斉他：日本内科学会誌102, 1083-1091(2013)

日本透析医学会：図説わが国の慢性透析療法の現況2019年12月31日現在

日本腎臓学会編：「腎疾患患者の生活指導・食事療法ガイドライン」p.19，東京医学社(1998)

厚生労働科学研究費補助金難治性疾患等政策研究事業(難治性疾患政策研究事業)，難治性腎疾患に関する調査研究班による「エビデンスに基づくネフローゼ症候群診療ガイドライン2020」東京医学社(2020)

AKI(急性腎障害)診療ガイドライン作成委員会編：「AKI(急性腎障害)診療ガイドライン2016」東京医学社(2016)

日本糖尿病学会編：「糖尿病治療ガイド2020-2021」文光堂(2020)

日本腎臓学会編：「CKD診療ガイド2012」東京医学社(2012)

日本腎臓学会編：「エビデンスにもとづくCKD診療ガイドライン2018」東京医学社(2018)

日本泌尿器科学会，日本泌尿器内視鏡学会，日本尿路結石症学会編：「尿路結石症診療ガイドライン2013年版」金原出版(2013)　http://www.urol.or.jp/info/guideline/data/03_urolithiasis_2013.pdf

日本腎臓学会編：「慢性腎臓病に対する食事療法基準2014年版」東京医学社(2014)
https://cdn.jsn.or.jp/guideline/pdf/CKD-Dietaryrecommendations2014.pdf

米国腎臓財団：「K/DOQI腎栄養ガイドライン」，Am J Kidney Dis 35, 6, p.1-140(2000)
http://kidneyfoundation.cachefly.net/professionals/KDOQI/guidelines_nutrition/doqi_nut.html

米国腎臓財団：「K/DOQI慢性腎臓病診療ガイドライン栄養編2020年アップデート版」Am J Kidney Dis 76, 3, S1-S108(2020)
https://www.ajkd.org/article/S0272-6386(20)30726-5/fulltext

<栄養管理プロセスに基づいた栄養管理・栄養診断の事例>

事例報告1　慢性腎臓病患者の栄養管理

作成日　平成○○年○○月○○日

栄養管理事例報告

所属栄養士会　○○○○　　都・道・府・県　　会員番号　△△－△△△△

施設名　□○△□○△□○△　　提出者氏名　○○○○○○

<対象者(患者)情報>

51歳，男性，会社員(技術職)

【診断名】慢性腎臓病(CKD ステージ分類 G3bA2)，高血圧症，脂質異常症，高尿酸血症

【生活歴】アルコール(＋)，週2～3回食事とともにビール350mLを1本，たばこ(－)

【既往歴】17歳よりタンパク尿持続し慢性糸球体腎炎，32歳より高血圧症，44歳より脂質異常症，高尿酸血症

【家族歴】父 高血圧，糖尿病，肥満，母 胃がんにて死亡

【生活環境】一人暮らし　朝食はトーストとコーヒー，昼は，社員食堂を利用する。夜は外食またはコンビニ弁当が多く，たまにご飯は炊くが，おかずは肉野菜炒めなどの簡単なものか購入した惣菜である。

<介入に至るまでの経過(栄養管理開始までの経過)>

高校の学校検尿でタンパク尿を指摘され，半年ほど通院したがその後中断し，社会人になってからも毎年の健康診断でタンパク尿を指摘されていたが放置していた。34歳のときに血尿があり，以降はクリニックにて治療を継続している。降圧薬により血圧コントロールを中心に管理され，その後，中性脂肪高値，高尿酸血症を示して服薬が追加された。最近，重要な役職を任されストレスを感じることが多くなり，生活習慣にも乱れがあった。特に自覚症状に変化はないが，腎機能がG3bとなってから進行が早く，血清カリウム値が上昇してきたため，専門医に紹介となった。クリニックの医師からは食塩制限の指導が中心で，たんぱく質制限の指導はあまりされていなかった。専門医からこのままの生活を続けると早い時期に人工透析導入となることを説明され，食塩摂取には気をつけていたつもりだったのにショックを受けたようであった。一人暮らしのため，食事管理がどこまで出来るのか，また透析導入後の生活にも不安を感じている。自分自身で肥満(特に腹部肥満)を気にしており，2年前から電車通勤をやめ，可能な限り会社まで5kmの距離を自転車で通勤し，1年で体重を4kg減らしたが，最近は忙しくてあまりできておらず体重も増加傾向である。

【身体所見】身長168.8cm, 体重 78.2kg , BMI 27.4kg/m^2。

【検査所見】血圧 143/87mmHg, BUN 25.0mg/dL, Cr 1.58mg/dl, eGFR 38.3, 尿タンパク量 0.38g/日，UA 6.5mg/dL, AST 22 U/L, ALT 14 U/L, γGTP 31 U/L, T-Cho 227mg/dL, TG 126mg/dL, HDL-Cho 75mg/dl,LDL-Cho, 126mg/dL, K 5.3 mEq/L, 空腹時血糖 79mg/dL, TP 7.8g/dL

【服　薬】アンジオテンシンII受容体拮抗薬，カルシウム拮抗薬，尿酸生成阻害薬，脂質異常症治療薬

<栄養スクリーニングの状況(多職種からの紹介状況も含める)>

腎臓病歴が30年以上であるにも関わらず，腎臓病の食事療法に関する知識が少ない。かかりつけ医からの指導により，減塩や運動には気をつけてはいたが，エネルギー・たんぱく質の摂取過剰がみられる。今後の悪化を見据え，腎臓病の食事療法の取り組みを行う。

栄養管理事例報告

提出者氏名＿＿＿＿＿＿＿＿＿＿＿＿＿＿＿

＜アセスメントと栄養診断＞

栄養診断	NI-1.5 エネルギー摂取量過剰 NI-5.7.2 たんぱく質過剰摂取 NI-5.10.2 ミネラル過剰摂取（ナトリウム，カリウム） NB-1.1 食物・栄養に関連した知識不足
S	• 最近，重要な役職を任され，ストレスを感じることが多くなり，生活習慣にも乱れがあった。 • 肥満，特に腹部肥満が気になっている。 • 食塩摂取には気をつけていたつもりだったのに，悪化していたことにショックを受けた。 • 一人暮らしのため，食事管理がどこまで出来るのか，また透析導入後の生活にも不安を感じている
O	**【診断名】**慢性腎臓病（CKD ステージ分類 G3bA2），高血圧症，脂質異常症，高尿酸血症 **【身体計測】**身長 168.8 cm，体重 78.2 kg，BMI 27.4 kg/m^2 **【生化学データ】**血圧 143/87 mmHg，BUN 25.0 mg/dL，Cr 1.58 mg/dL，eGFR 38.3，尿タンパク量 0.38 g/日，UA6.5 mg/dL，T-Cho 227 mg/dL，TG 126 mg/dL，HDL-Cho 75 mg/dl，LDL-Cho，126 mg/dL，K 5.3 mEq/L。 **【服　薬】**アンジオテンシンⅡ受容体拮抗薬，カルシウム拮抗薬，尿酸生成阻害薬，脂質異常症治療薬 **【生活背景】**一人暮らし　外食が多い **【栄養指導歴】**管理栄養士による指導を5年以上受けていない。 **【栄養摂取状況】**摂取エネルギー 2,435 kcal，たんぱく質 75 g，食塩 8.6 g。
A	• BMI 27.4 kg/m^2 で肥満度1に相当 • 摂取エネルギーが多く，特に炭水化物摂取量が多い。塩分制限も不十分である。 • たんぱく質摂取に関する知識が少なく，摂取量が多い（BUN/Cr＝15.8）。
	栄養診断の根拠（PES） • NI-5.7.2 たんぱく質過剰摂取 BUN，Cr，K の上昇，eGFR の低下がみられることから（E），食物・栄養に関連した知識不足を原因とする（E）。よって，たんぱく質過剰摂取（P）と栄養診断する。
P	Mx）：体重，BUN，Cr，血圧，UA，K，BUN/Cr Rx）：エネルギー 1,800 kcal，たんぱく質 50 g，食塩 6 g 未満，カリウム 2,000 mg 以下。腎臓病食品交換表を用いて，食品に含まれるたんぱく質量の目安を説明する。適正なエネルギー量を示す。調味料中の塩分など塩分摂取の方法を説明する。 Ex）：食塩制限，たんぱく質量の制限の必要性を説明し，外食時の食品選択や調味料の使い方について説明する。減塩教室，腎臓病教室への参加を促し，自己管理できるようにする。

S：Subjective data（主観的データ），O：Objective data（客観的データ），A：Assessment（評価），P：Plan（計画）
Mx：Monitoring plan（モニタリング計画），Rx：therapeutic plan（栄養治療計画），Ex：educational plan（栄養教育計画）

事例報告3　**慢性腎臓病患者の栄養管理**

作成日　平成　　年　　月　　日

栄養管理事例報告

提出者氏名＿＿＿＿＿＿＿＿＿＿＿＿＿＿

＜栄養介入＞

1. 目標栄養量

医師の指示量はエネルギー1,800 kcal，たんぱく質50 g，食塩6 g未満，カリウム2,000 mg以下。摂取するエネルギーとたんぱく質の指示に合わせて，腎臓病食品交換表を用いて目安を指導する。

注）腎臓病食品交換表は，たんぱく質3 gを1単位とするたんぱく質摂取量を調整するための交換表である。

たんぱく質を含む食品を表1(ご飯，パン，麺)，表2(果実，種実，いも)，表3(野菜)，表4(魚介，肉，卵，豆，乳とその製品)にまとめ，たんぱく質を含まないエネルギー源となる食品を表5(砂糖，甘味料，ジャム，ジュース，でんぷん)，表6(油脂)に分類している。たんぱく質を含む食品の表1～表4は，表ごとに1単位当たりの平均エネルギーが示されている。表1と表2は150 kcal/単位，表3は50 kcal/単位，表4は30 kcal/単位である。

①たんぱく質指示量50 gを単位に変換する。たんぱく質3 g=1単位のため50 g÷3＝約17単位
②17単位を表1～表4に単位配分する。
③エネルギー量を計算する。
④表5(砂糖，甘味料，ジャム，ジュース，でんぷん)と表6(油脂)でとるエネルギーを計算する。

	表	食品	たんぱく質	エネルギー
たんぱく質を含む食品	表1	ご飯，パン，麺	5単位	5(単位)×150 kcal＝750 kcal
	表2	果実，種実，いも	0.5単位	0.5(単位)×150 kcal＝75 kcal
	表3	野菜	1.5単位	1.5(単位)×50 kcal＝75 kcal
	表4	魚介，肉，卵，豆，乳とその製品	10単位	10.5(単位)×30 kcal＝315 kcal
エネルギー源となる	表5	砂糖，甘味料，ジャム，ジュース，でんぷん	−	1,800 kcal − 1,215 kcal*＝585 kcal *表1～4の計
	表6	油脂	−	
合計			17単位	1,800 kcal

2. 栄養介入計画

優先順位：①食品中・調味料中の塩分，外食時の注意点について説明する，②たんぱく質制限の必要性と目安量の提示，③炭水化物摂取量の調節

目　標：①自身が過剰摂取である事を認識する，②実行可能な具体的行動目標をあげ，主体的に取り組む，③塩分，たんぱく質，エネルギーの適正化。④腎機能悪化の遅延

実施計画：理解度と実践状況に応じて，順次目標を達成できるよう実施する。減塩教室，腎臓病教室への参加を促し，実践できるように支援する。

3. 栄養介入の経過

- 初回栄養指導時：塩分摂取量の実際を認識し，調味料の塩分の多さを説明した。購入した食品の栄養成分表示をみるとの意識向上があった。減塩教室には参加してみたいとの意思表示があった。
- 2回目栄養指導時：主にたんぱく質摂取量についての指導を行い，目安を示した。食品交換表を使っての管理は難しいとのことであったが，現状が過剰摂取であることは認識できた。

＜栄養管理プロセスの総合的評価＞

- 腎機能が徐々に悪化しているために病識が薄く，これまで腎臓病食に関する知識，特にたんぱく質制限の必要性が理解できていなかった。食塩摂取量への関心や，肥満の解消のために運動をする意欲はあることから，今回の指導により新たな知識の習得を行ったことで，食生活の改善につながることが期待できる。
- 一人暮らしや仕事による生活環境の変化を考慮し，定期的にモニタリングしながら，今後は腎機能低下の遅延が図れるよう継続的に栄養指導をしていくことが必要である。

<栄養管理プロセスに基づいた栄養管理・栄養診断の事例>

事例報告1　血液透析患者の栄養管理

作成日　平成〇〇年〇〇月〇〇日

栄養管理事例報告

所属栄養士会　〇〇〇〇　都・道・府・県　　会員番号　△△－△△△△

施設名　□〇△□〇△□〇△　　提出者氏名　〇〇〇〇〇〇

<対象者(患者)情報>

68歳，女性

【診断名】＃1　慢性腎不全(on　HD)　＃2　高血圧　＃3　糖尿病

【生活歴】アルコール(－)，たばこ(－)

【現病歴】47歳糖尿病発症，66歳血液透析導入

【家族歴】長兄糖尿病(血液透析導入後死亡)

【生活環境】一人り暮らし　日中は家でテレビを見ている。食事はスーパーの惣菜を購入することが多い。
腰痛が原因でADLは低下しているが，日常生活は可能

<介入に至るまでの経過(栄養管理開始までの経過)>

47歳時に職場の健康診断にて尿糖を指摘され，かかりつけ医を受診したところ糖尿病と診断された。かかりつけ医にてインスリン治療は行われず，血糖降下薬で管理されていたようであるが食事管理は不良であった模様である。51歳時，HbA1c 9％台で経過，糖尿病性網膜症と診断されていた。その後内服処方で管理されていたが，58歳時には腎機能も低下，下肢浮腫も強く出始めたようである。かかりつけ医から腎専門医に紹介され併診が続いていたが徐々に腎機能低下し，65歳時に内シャントを作成した。その後，腎機能が急速に低下し著明な高血圧と体液貯留傾向をきたしたため，66歳時に他院にて血液透析導入となる。

透析導入後1年で尿閉となった。その後当院転院となった。食欲低下の訴えがあり，食事摂取量はあまり多くないものの，透析間の体重増加量が多くなる傾向が続いた。透析間体重コントロール不良と低栄養により，栄養介入開始となった。

【介入開始時の身体所見】身長 153.0 cm，ドライウエイト 50.0 kg，BMI 21.4 kg/m^2，AC 23.5 cm，TSF 11 mm，AMC 20.0 cm，AMA 32.0 cm^2，血圧 138/58 mmHg

【介入開始時検査所見】(中2日明けの透析前採血)

生化学：TP 6.5 g/dL，Alb 3.5 g/dL，プレアルブミン 23.5 mg/dL，AST 19 mg/dL，ALT 18 mg/dL T-Cho 179 mg/dL，HDL-C 67 mg/dL，LDL-C 80 mg/dL，TG 96 mg/dL，BUN 52.2 mg/dL，CRE 8.29 mg/dL，UA 6.5 mg/dL，Na 140 mEq/L，K 5.2 mEq/L，Ca 8.9 mg/dL，iP 5.3 mg/dL，HbA1c 5.4 %，GA 19.4 %，空腹時血糖値 158 mg/dL，CRP 0.56 mg/dL

血液一般：WBC 5,500/mm^3，Ly 18 %，RBC 330 × 104/mm^3，Hb 10.6 g/dL，Ht 31.4％

【合併症】高血圧

【服　薬】(高血圧)アジルバ錠　20 mg　1錠 × 朝，カルベジロール 10 mg　1錠 × 朝　(抗血栓)チクロピジン塩酸塩錠 100 mg　1錠×朝　(活性型ビタミンD3製剤)カルシトリオールカプセル 0.25μg　1カプセル×朝　(高リン血症治療薬)ホスレノール OD錠 250 mg　1錠 × 朝・昼・夕

<栄養スクリーニングの状況(多職種からの紹介状況も含める)>

GNRI 96で，現時点では『低栄養リスクなし』と判定されるものの，食欲低下と食事摂取量減少による今後の栄養状態低下が懸念される。

事例報告2　血液透析患者の栄養管理

栄養管理事例報告

提出者氏名＿＿＿＿＿＿＿＿＿＿＿

<アセスメントと栄養診断>

栄養診断	＃1　NB-1.1　食物と栄養に関連した知識不足 ＃2　NI-2.1　経口摂取量不足
S	あまり食欲がなくて食べてないんだけどね。体重が増えちゃって，透析時間が長くなっちゃうから嫌になっちゃう。食事は独り暮らしなので，作り置きした煮物かスーパーのお惣菜だね。しょっぱいものは食べちゃだめっていわれるけど，昔から好きだからね。漬け物は必ず食べるし，味付けも濃いでしょ。仕方ないよ。独りじゃ誰も何も言ってくれないから，何でも好きにしちゃうよ。でも，透析時間は短くして欲しいね。水分摂りすぎちゃダメだって看護師さんにいつも怒られるけど，糖尿病だし，のど渇いちゃうから仕方ないね。動物性の食品は，日持ちする干し魚か缶詰だね。食べ過ぎるとカリウムとかリンが上がっちゃうでしょ。食欲もないし，食べちゃだめなのだろうから食べないよ。
O	**【身体計測】**身長153.0 cm，ドライウエイト50.0 kg，透析間体重増加量4.0 kg（中2日明け），BMI 21.4 kg/m^2，AC 23.5 cm，TSF 11 mm，AMC 20.0 cm，AMA 32.0 cm^2 **【血液検査データ】**（中2日明け透析前採血） 生化学：TP 6.5 g/dL，Alb 3.5 g/dL，プレアルブミン23.5 mg/dL，AST 19 mg/dL，ALT 18 mg/dL T-Cho 179 mg/dL，HDL-C 67 mg/dL，LDL-C 80 mg/dL，TG 96 mg/dL，BUN 52.2 mg/dL，CRE 8.29 mg/dL，UA 6.5 mg/dL，Na 140 mEq/L，K 5.2 mEq/L，Ca 8.9 mg/dL，iP 5.3 mg/dL，HbA1c 5.4%，gA 19.4%，空腹時血糖値158 mg/dL，CRP 0.56 mg/dL 血液一般：WBC 5,500/mm^3，Ly 18%，RBC 330 × 104/mm^3，Hb 10.6 g/dL，Ht 31.4% **【生活背景】**独り暮し，透析日以外は出かけない。食事は自炊するものの，スーパーの惣菜も多い。 **【栄養指導歴】**かかりつけ医と他院の腎専門医にて腎不全の栄養指導歴あり。他院にて透析導入時に栄養指導を一度受けている。 **【食物・栄養素摂取】** 朝食：8：00 米飯120 g ＋前日の残り＋漬け物＋味噌汁 昼食：12：00 米飯120 g ＋スーパーの惣菜＋漬け物＋味噌汁 夕食：19：00 米飯120 g ＋干し魚＋漬け物＋味噌汁 　摂取エネルギー量1,400 kcal たんぱく質量40-45 g 　体重増加量から算出した食塩摂取量推測値 　12 g/日（4,000 g ÷ 111 mL ≒ 36 g，36 g ÷ 3日 = 12 g）
A	• 過去に栄養指導を受けているものの，透析間体重の増加について正しい知識を習得できていない。減塩については，食塩含有量の多い食品を摂取したいという執着心があり，コンプライアンスは低い。 • 食欲低下による食事摂取量の低下と，たんぱく質摂取不足による今後の栄養状態低下が予測される。
	栄養診断の根拠（PES） 　BMI　17.3 kg/m^{2}とるい瘦を認め，食事摂取量も減少していることから，摂取栄養量が目標栄養量を充足していないことによるエネルギー摂取量不足
P	Mx）：透析間体重の増加量，GNRI，血清アルブミン値，血清プレアルブミン値，筋肉量 Rx）：食塩6 g未満/日の減塩食事療法，主菜で動物性たんぱく質を摂取 Ex）：減塩リーフレットを用いて学習する，動物性食品の摂取目安に関するリーフレットを用いて学習する

S：Subjective data（主観的データ），O：Objective data（客観的データ），A：Assessment（評価），P：Plan（計画）
Mx：Monitoring plan（モニタリング計画），Rx：therapeutic plan（栄養治療計画），Ex：educational plan（栄養教育計画）

事例報告3　血液透析患者の栄養管理

作成日　平成　　年　　月　　日

栄養管理事例報告

提出者氏名＿＿＿＿＿＿＿＿＿＿＿＿＿＿＿＿

＜栄養介入＞

1. 目標栄養量

食塩摂取量6g/日　ガイドラインを踏襲した。

必要エネルギー量1,600kcal

身長　153cmから標準体重　51.5kg（BMI＝22より）

51.5×30kcal/kg＝1,539kcal　→　繰り上げて1,600kcal　まずは30kcal/kgの摂取を目標とした。

必要たんぱく質量　50〜55g　→　ガイドラインより，概ね0.8〜1.2g/kgで算出した。

2. 栄養介入計画

優先順位

①食塩過剰摂取による透析間体重コントロール

②肉や新鮮な魚などの動物性食品の摂取

目　標

①自身が食塩摂取過剰であることを認識する。

②実行可能な具体的行動目標を挙げ，主体的に取り組む。

時間と頻度

①初回の栄養指導時に，実行可能な具体的目標の設定を指導する。毎週透析間体重増加量を確認する。

②栄養状態については，評価を毎月継続的に行う。

3. 栄養介入の経過

- 初回栄養指導時

本人は「塩辛いものは必需品」という認識であった。体重増加が食塩摂取過剰によるものと学んだものの，すぐには行動変容できる様子ではなかった。動物性食品については，検査データへの影響があると思い込んで避けるべきという認識であった。元来，肉や魚は好きであり，決められた量を摂取して良いとのことで，早速当日から摂取する意欲があった。ただ，食欲が低下していることもあり，食べられる範囲内にて摂取する努力をした。

- 2回目栄養指導時

翌月に2回目の栄養指導を行い，食塩を摂取すると体重増加に繋がることについて身をもって理解できるようになった。ただ，食塩の多い食品について気をつける意識はあるものの，過剰摂取が続いている。たんぱく質の摂取は可能な範囲内にて継続している。栄養状態は横ばいである。

＜栄養管理プロセスの総合的評価＞

- 当初は減塩食事療法に対してコンプライアンスが低かった。漬け物から酢の物などへの対応を本人が試しに行い，体重増加が少なかった日があった。その日は透析時間も短めとなり，意欲の向上に繋がった様子もあったが，コントロールは未だ不安定である。
- 週に2〜3回は新鮮な魚を摂取するようになった。検査データへの影響を恐れて動物性食品を避ける傾向にあったが，正しい知識の習得により，是正されつつある。栄養状態については，横ばいである。
- 指導後1月後までは食事療法を継続しているが，家族の支えもなく精神的にも不安定であることから，毎月の「栄養指導の継続」が必要である。

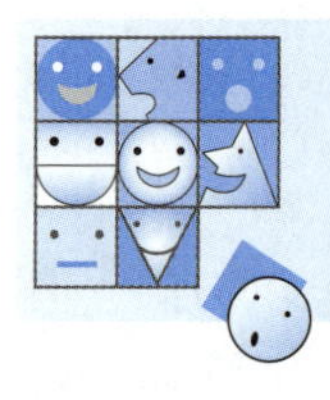

第12章　内分泌の疾患

1　甲状腺機能亢進症，甲状腺機能低下症

■キーワード　＊　＊　＊　＊　＊　＊　＊

バセドウ病，橋本病，T_4(サイロキシン)

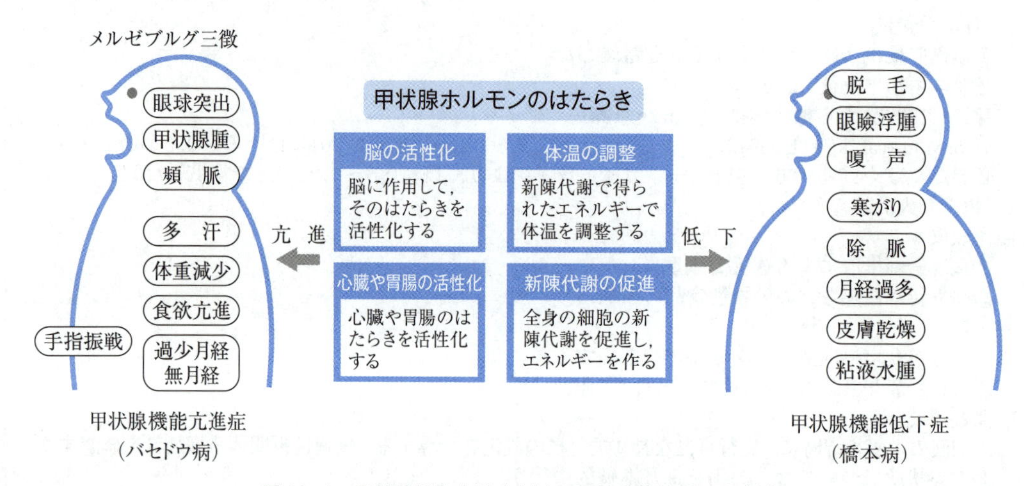

図12-1　甲状腺機能亢進症(左)と甲状腺機能低下症(右)

1. 概　要

甲状腺疾患はホルモンの分泌・作用により「**過剰症**」と「**低下症**」に分類される。過剰症は甲状腺ホルモン(TSH)の増加による代謝の亢進である。ホルモンの合成・分泌が亢進した状態(**甲状腺機能亢進症**)と，甲状腺濾胞の破壊による**ホルモンの漏出**によるもの(破壊性甲状腺中毒症)に分けられる。甲状腺機能亢進症(hyperthyroidism)はバセドウ(basedow)病，一部に甲状腺ホルモン産生結節性腫瘍(プランマー(plammer)病)がある。中毒症は**亜急性甲状腺炎**，**無痛性甲状腺炎**が代表的な疾患である。甲状腺機能低下症(hypothyroidism)は甲状腺ホルモンの減少，作用不足による代謝の低下がみられる。慢性甲状腺炎(橋本病)，先天性甲状腺機能低下症(クレチン症)のほかに甲状腺の術後や放射線治療後の患者にも症状が出ることがある(図12-1)。

2. 栄養療法に必要な解剖生理学・生化学

甲状腺は蝶の形をした内分泌腺で左右の側葉と峡部から形成されている。気管の前面，第2～4気管軟骨付近に存在している。側葉上部は上極，下部は下極とよばれている。甲状腺は左右の上下甲状腺動脈から血流を受ける。上甲状腺動脈は外頸動脈から分岐，下行し左右の側葉上極へ流入する。一方，下甲状腺動脈は左右の鎖骨下動脈より分岐，上行し甲状腺へ達する。男性のほうが女性よりも低い位置に存在している。

甲状腺の主なはたらきは，ホルモンの合成貯蔵分泌である。甲状腺から分泌されるホルモンは全身の各臓器にはたらきかけ，エネルギー代謝や循環器系の調節，成長・発育にも影響をおよぼす。組織的には多数の小葉が存在し，各小葉内には直径0.05～0.9 mm程度の袋状の濾胞があり甲状腺ホルモンが貯蔵されている。最も多く分泌されるホルモンはT_4(サイロキシン)で，甲状腺ホルモンの約98%を占める。T_4は末梢で代謝され，活性を示し全身の代謝を正常に行う。

3. 症状および病態

① 甲状腺機能亢進症

最も頻度が高いのは**バセドウ病**でTSH分泌を促す自己抗体により，TSHが常に分泌されている状態で，20～40歳代の女性に好発する。眼球突出，びまん性の甲状腺腫，頻脈などを引き起こす。頻脈はときに心房細動のような重篤な症状を引き起こす。その他に動悸や息切れ，全身倦怠感や食欲亢進，体重減少，多量の発汗，手指振戦などの中毒症状を呈する(図12-1)。各症状の発現に加え，甲状腺ホルモンの上昇やTSH受容体の陽性などの条件を満たすことにより，確定診断となる。治療は抗甲状腺治療薬や外科療法(甲状腺全的術)である。頻脈に対してはβ遮断薬を使用する。

② 甲状腺機能低下症

甲状腺の慢性的な炎症により甲状腺機能低下を生じる。**慢性甲状腺炎(橋本病)**は成人女性の約10%に認められるとされ，甲状腺機能低下症の原因としては最も頻度の高い疾患である。慢性の炎症性疾患であり，40～50歳代の中年女性に好発し，加齢とともに機能低下は増加する。皮膚の乾燥や発汗低下，低体温・耐寒性の低下，腱反射遅延，血清総コレステロール上昇といった症状がみられる(図12-1)。総コレステロール上昇は，二次性の脂質異常症をきたすほか動脈硬化症や虚血性心疾患の危険因子となる。またヨード摂取の過剰や欠乏によっても，甲状腺機能低下症の原因となることがある。治療はホルモン補充療法だが，機能低下がみられない場合は経過観察となることがある。中高年の女性に好発するが，小児での発症例報告もある。

4. 甲状腺機能低下症のガイドライン

日本甲状腺学会より診断ガイドラインが発行されている。甲状腺機能亢進症(バセドウ病)では，臨床所見(頻脈，体重減少など)，検査所見(遊離T_4，T_3高値・TSH低値などを合わせて診断する。甲状腺機能低下症(橋本病)では，原発性・中枢性ともに臨床所見，検査所見を合わせて診断する。

甲状腺機能低下症のガイドライン

URL：http://www.japanthyroid.jp/doctor/guideline/japanese.html

5. 治療（食事・栄養療法，薬物療法，運動療法）

食事・栄養療法：甲状腺機能亢進症は，代謝が高まり消費栄養量が増加することから体重減少を防止することが重要である。高齢患者の場合，食欲不振や摂取量低下によりエネルギー不足を引き起こすことが多いので，特に注意が必要である。一般的には，バランスのよい食事を心がけエネルギー，たんぱく質のほかビタミンやミネラルも不足しないようにする。甲状腺ホルモンの材料である**ヨード**は，「昆布」，「とろろ昆布」に多量に含まれるため摂取制限が必要であるが，その他の海藻類の極端な制限の必要はない。また，代謝が亢進し発汗などの症状も現れるため，脱水予防のための水分補給も重要である。

甲状腺機能低下症は**低体温**，**耐寒性の低下**など代謝低下症状が現れるため，肥満や脂質異常症への注意が必要となる。特に主食や菓子，果物の過剰摂取は避けるべきである。

薬物療法

① **甲状腺機能亢進症**

抗甲状腺薬（チアマゾール・プロピルチオウラシル）の投与が日本の初回治療の約90％を占める。ほぼすべての患者に適応があり，外来治療も可能，不可逆性の機能低下を起こしにくい利点があるが，寛解率が低く治療が長期化する。

② **甲状腺機能低下症**

甲状腺ホルモン補充でサイロキシン（T_4製剤）を投与する。慢性甲状腺炎（橋本病）では正常機能の際は経過観察となるが，機能低下症で甲状腺ホルモン製剤を投与する。橋本病は自己免疫性疾患の合併が多いため，合併症への注意も必要である。また，甲状腺ホルモンは心機能を亢進するため，特に高齢者では心電図などのモニタリングが重要である。

運動療法：甲状腺機能亢進症は，代謝が亢進しているため頻脈や不整脈など心臓に負担がかかるため心拍数が上昇するような激しい運動は避ける。

6. 栄養ケア

① **甲状腺機能亢進症**

代謝亢進による体重減少防止のため，高エネルギー食（35～40 kcal/kg/日）とし，たんぱく質（1.2～1.5 g/kg/日），ビタミン，ミネラルも十分に補給する。**炭水化物の過剰摂取**は，四肢麻痺の原因となる場合があるので注意が必要である。食後，高血糖を呈することもあるが，基礎疾患に糖尿病がない限り甲状腺機能が改善すれば正常化する。

② **甲状腺機能低下症**

標準体重の維持を目的としたエネルギー摂取量を目標とする。コレステロールは300 mg/日とし，高コレステロール血症を防止する。胸水や腹水などの体液貯留が認められる場合や，心不全の症状があるときは食塩制限を実施する。ヨードについては過剰も不足も症状を悪化させるため，摂取量については注意が必要である。

2　クッシング症候群，クッシング病

■キーワード　＊　＊　＊　＊　＊　＊　＊

コルチゾール，中心性肥満

1. 概　説

副腎から分泌されるコルチゾールの過剰により満月様顔貌や中心性肥満などの特有の症状が現れる病態を総称してクッシング（cushing）症候群とよぶ。40～50歳の女性に好発するまれな疾患のうち，下垂体腺腫（ACTH 産生下垂体腺腫）を原因とするものをクッシング病とよんでいる。

2. 栄養療法に必要な解剖生理学・生化学

コルチゾール過剰分泌の病態の総称で，比較的まれな疾患である。病型分類や鑑別診断のため，血

中 ACTH, DHEA-S 測定や CRH 試験などの内分泌負荷試験に加え，画像検査（副腎 CT, 下垂体 MRI, I-アドステロール副腎シンチグラフィ）と合わせて診断する。副腎 CT の画像所見にて線腫，がんなどの鑑別を行う。正常所見では右副腎は逆 V 字型，左副腎は逆 Y 型・三角形を呈する。副腎腺腫の場合，腫瘍周囲に造影効果所見がみられる。副腎がんは腺腫と比較し，腫瘍サイズが大きく不均一である。効果的な治療を実施し，コルチゾールを正常化させることにより，予後は改善し QOL が向上する。

3. 病状および病態

(1) クッシング症候群

コルチゾールの過剰分泌により引き起こされる病態の総称で，原因疾患として**副腎線腫**，**副腎がん**，**副腎過形成**，**副腎皮質刺激ホルモン（ATCH）**産生下垂体線腫などがある。40～50 歳代の女性に好発し，満月様顔貌や中心性肥満といった症状のほか，アンドロゲン過剰による月経異常や ACTH 過剰による色素沈着などもみられる。

コルチゾールが過剰となる原因として内因性と外因性に分類される。前者は ACTH 分泌過剰（下垂体線腫・異所性 ACTH 症候群），コルチゾール分泌過剰（副腎線腫・副腎がん），後者は医原性（ステロイド長期投与），偽性（アルコール）である。治療は手術療法が第一選択となる。手術困難症例に対して薬物療法が実施される。

長期のステロイド投与患者では，グルココルチコイド過剰症状による医原性クッシング症候群に注意が必要である。ステロイドの過剰投与による視床下部・下垂体の抑制により，副腎から分泌されるコルチゾールの低下によって引き起こされるが，身体所見からの鑑別が困難なため病歴・使用薬剤の聴取が重要となる。

(2) クッシング病

クッシング症候群のうち，**下垂体線腫（ACTH 産生下垂体線腫）**が原因として発症するのがクッシング病である。症状や好発年齢，性別はクッシング症候群とほぼ同じである。過剰に分泌された ACTH が両側の副腎を刺激し，コルチゾール・副腎アンドロゲンの過剰を引き起こす。下垂体線腫は下垂体前葉細胞から発生する良性腫瘍で，全脳腫瘍の 20% 前後を占める。ACTH 産生下垂体線腫は，下垂体腫瘍の約 5～6% とされている。腫瘍が組織を圧迫するため，局所症状として視野障害，視力低下，頭痛，眼筋麻痺などの症状が現れる。治療は手術，薬物，放射線とあるが手術療法が第一選択となっている。最近では鼻腔から内視鏡を挿入し，腫瘍を摘出する経蝶形骨洞手術（TSS [Hardy 術]）が一般的である。

4. クッシング症候群のガイドライン

クッシング症候群の鑑別には，内分泌的検査や画像検査などを実施する。特徴的な身体所見だけでなく，高血圧や糖尿病などでもクッシング症候群を疑う。

スクリーニング検査では，一晩少量デキサメゾン抑制試験が必須となり，血中コルチゾ 0 ル日内変動，DDAVP 試験，深夜唾液中コルチゾール値などを評価し，確定診断検査を実施する。

クッシング病の診断の手引き

URL：http://square.umin.ac.jp/kasuitai/doctor/guidance/cushing.pdf

5. 治療（食事・栄養療法，薬物療法，運動療法）

食事・栄養療法：クッシング症候群自体に食事療法の必要はないが，肥満や耐糖能異常，高血圧症や脂質異常症を合併する場合はそれぞれの疾患に対応した食事療法が必要となる。

薬物療法：治療の第一選択は外科療法である。手術による腫瘍摘出にて症状は改善する。外科治療による効果が不十分な症例や，手術困難例に対し放射線療法(下垂体照射・γナイフなど)，薬物療法が実施される。

欧米では，下垂体や異所性腫瘍に直接作用するドーパミン作動薬(カベルゴリン)の投与によって，ACTH 分泌が抑制される報告があるが，日本では効果が少ないと考えられている。ステロイド合成阻害薬(メチラポン)は，副作用が少なく有用性が高いため，ステロイド過剰の是正に使用される。速やかにコルチゾールを低下させるため緊急時に使用されるが頭痛，めまい，嘔気，下痢などの副作用を認めることもある。DDT 誘導体(ミトタン)は不可逆的に副腎皮質を破壊し，ステロイド合成を阻害するが内服開始から効果が得られるまでに時間を要する(1～3か月)。うつ，めまい，意識障害や食欲不振，下痢，嘔吐などの消化器症状の発生に注意が必要である。また副腎不全を防止するため，グルココルチコイドの補充が必要となる。3β-hydroxysteroid dehydrogenase 阻害薬(トリロスタン)も DDT ほど強力ではないが，副作用が少ないため薬物療法に用いられる。副作用として副腎アンドロゲンが増加するため，多毛症が報告されている。ソマトスタチンアナログ(サンドスタチン)も ACTH 分泌抑制に効果がみられる。

運動療法：糖尿病，耐糖能異常や高血圧，脂質異常症，肥満などの症状が現れるため各疾患のガイドラインに準じた運動療法を実施する。ただし，活動性の低下や慢性的な疲労感，精神症状などを考慮する必要がある。

6. 栄養ケア

クッシング症候群に特有な栄養療法の報告は少ない。糖尿病や高血圧，脂質異常症は各疾患の栄養・食事療法に準じて実施される。コルチゾール過剰症状により，骨新生の抑制やビタミン D 作用抑制から腸管でのカルシウム吸収の低下，尿中カルシウム排泄量の増加による骨粗鬆症防止のため，十分なカルシウム摂取(1 日 1,000 mg 以上)が必要となる。特に閉経後の女性では，1,200 mg 以上の摂取が推奨されている。通常の食事からの摂取が困難な場合は，栄養補助食品やカルシウム薬の使用も考慮する。

外科治療後や長期におよぶ放射線治療中の患者は，食欲低下，摂取量不足，偏りによる栄養状態低下に注意が必要である。

章末問題

以下の記述について，正しいものに○，誤っているものに × を(　　)内に記入しなさい。

1.（　　）バセドウ病では，基礎代謝が亢進する。
2.（　　）バセドウ病では，甲状腺刺激ホルモン(TSH)受容体抗体が陽性となる。
3.（　　）橋本病では，甲状腺刺激ホルモンが低下する。
4.（　　）橋本病では，血清総コレステロール値が低下する。
5.（　　）クッシング症候群では，インスリン感受性が亢進する。
6.（　　）クッシング症候群では，カリウム制限食とする。

〈参考文献〉　*　*　*　*

医療科学研究所編輯：「病気がみえる vol.3 糖尿病・代謝・内分泌第4版」メディックメディア(2014)
日本病態栄養学会編輯：「病態栄養認定管理栄養士のための病態栄養ガイドブック」南江堂(2016)
日本甲状腺学会：「甲状腺疾患寝台ガイドライン 2010」
難病情報センター：「クッシング病診断の手引き」

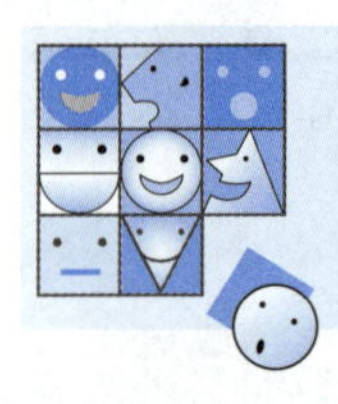

第13章　摂食障害，神経疾患

食欲と摂食障害

摂食障害とは食行動に異常がみられる疾患で，**神経性食欲不振症**(anorexia nervosa；AN)（神経性やせ症・神経性無食欲症）と**神経性過食症**(bulimia nervosa；BN)が代表的である(図13-1)。

日本では1960年代に初めて報告され，1990年代後半から急激に増加している。神経性食欲不振症は10～19歳，神経性過食症は20～29歳の年齢層に多くみられ，男性と女性の比率は，1：10の割合である。

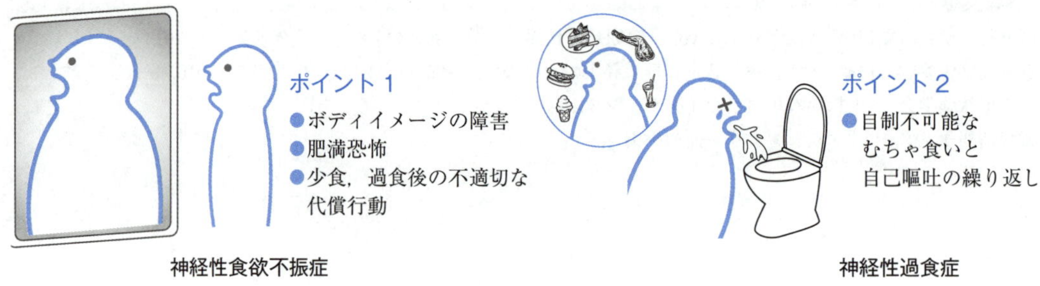

図13-1　摂食障害(心因性)のイメージ

1　神経性食欲不振症(神経性やせ症，神経性無食欲症)

■キーワード　＊　＊　＊　＊　＊　＊　＊

トリヨードサイロニン(T_3)，合併症，排出行為，摂食制限型

1．概　説

極端なやせ願望，ボディイメージの障害，心理的エピソードを機転として低体重を維持するための少食，過食後の不適切な代償行動，過活動などの異常行動を病的と思っていないことが多い。

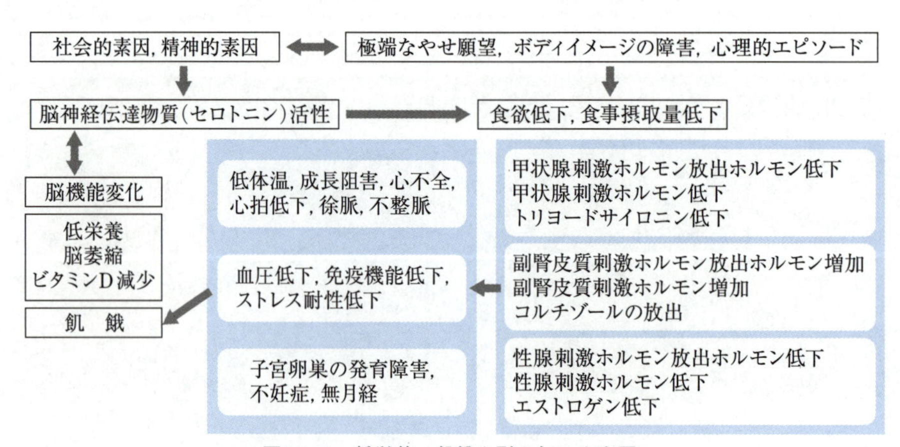

図13-2　低栄養，飢餓を引き起こす素因

2. 栄養療法に必要な生化学・解剖生理学

内分泌異常がよくみられる。性腺ホルモン値の低下，サイロキシン(T_4)値および**トリヨードサイロニン**(T_3)値の軽度低下，コルチゾール分泌量の増加などがある。通常，月経が停止するが，現在，月経停止は診断基準ではない。骨量が低下する。重度の低栄養をきたすと，ほぼすべての主要器官系が影響を受けることがある。ダイエット行動によって生じた心理的・社会的・身体的障害で，体重増加を受け入れられず，治療に協力しない疾患である。重症となり自立歩行が困難となり初めて気づくことが多い。背景にある要因はさまざまで，回避という心理機転，飢餓による精神症状，脳の機能障害が関与しており，当初は心理社会的レベルのやせを目指していたが，途中から強い恐怖による体重減少を目指す思考になっている。

3. 症状および病態

るいそう，飢餓により全身が衰弱し，起立や階段昇降などの日常生活行動が困難となる。合併症として，便秘症，低血糖昏睡，感染症，腎不全，心肺停止，心不全，不整脈，筋力低下，肝障害，誤嚥性肺炎，無月経，骨粗鬆症，痙攣，徐脈，電解質異常，低体温などが認められ，重篤な場合では緊急入院が必要となる。また，過食や排出行動により脱水，アミラーゼ高値，歯科的問題，逆流性食道炎などが認められることもある。

4. 神経性食欲不振症のガイドライン

厚生労働省特定疾患・神経性食欲不振症調査研究班による「神経性食欲不振症の診断基準」が示されている。

①　標準体重の－20%以上のやせが3か月以上持続
②　食行動の異常(不食，大食い，隠れ食いなど)
③　体重や体型についてのゆがんだ認識(体重増加に対する極端な恐怖など)
④　発症年齢：30歳以下
⑤　(女性の場合)無月経
⑥　やせの原因として考えられる器質性疾患がない
①，②，③，⑤は既往歴を含む

5. 治療（食事・栄養療法，運動療法，薬物療法）

食事・栄養療法：当初は食べることに恐怖を覚えるため，患者が好む食べやすい食品を容認しつつ，摂取エネルギーを確保する。体重増加を容易には受け入れず恐怖心を抱くが，体重増加による利点を自覚させるような動機づけが最も重要である。小食や偏食で低エネルギー食品へのこだわりが多い食事を批判しないで，本人が食べやすい食品を追加して摂取エネルギーを増やす。自覚症状や検査所見の改善をフィードバックして，よい食行動を強化する。自己嘔吐や下剤の乱用などの排出行為は，さらにむちゃ食いを増長するので，排出行為を減らすよう指導する。栄養の低下が著しい，あるいは低下傾向にある場合は，生命に危険がおよぶため入院治療による一時的な強制栄養療法を行い，生命の維持と栄養状態の回復をはかる。何よりも患者の肥満恐怖に寄り添い，信頼関係を築くことが大事である。重度な場合は，リフィーディング症候群への対応を考慮し，脱水の改善とエネルギー補充のために輸液を投与する。1日の液量は1,000 mL程度，糖質は100 g程度(400～500 kcal)が適切で，ビタミンB_1および微量元素も併用する。また，治療初期より投与する。

6. 栄養ケア

主治医および治療チームで治療方針を統一し，治療過程を把握しながら栄養療法や正しい栄養教育を進める。初期段階では摂取エネルギー量は基礎代謝量程度を目標とし，安定してきたら必要エネルギー量＋αを目標とする。経口摂取が可能な場合は，食事から400～800 kcal/日程度を摂取することから開始し，徐々に摂取エネルギー量を増加させる。経口摂取が不良な場合は，経腸栄養，または静脈栄養で300～600 kcal/日と併用する。初めは本人が食べやすい食品を選択して，摂取エネルギー量を増やす。体重増加の速度は入院の場合は0.5～1 kg/週，外来の場合は0.5 kg/2～4週が妥当であるが，強引な栄養療法の実施や急激な体重増加は治療関係を悪化させる原因となることに留意し，体重増加速度をコントロールする。体タンパク質異化が亢進している場合が多いため，たんぱく質摂取量は1～1.2 g/kg標準体重とし，十分な量を補給できるようにする。脂質は必須脂肪酸やn-3系多価不飽和脂肪酸を取り入れる。ビタミン，ミネラルは**「日本人の食事摂取基準」**の推奨量，目安量を目標とする。

7. 症 例

性別 女性　**年齢** 18歳　**身長** 153 cm　**体重** 38.0 kg（17歳時70 kg－62％）
標準体重 51.5 kg　**BMI** 15.2 kg/m²　**血圧** 93/60 mmHg　**病名** 神経性やせ症 摂食制限型
既往歴 なし
主 訴 17歳の時，友人から体型について指摘され，ショックで食事が食べられず体重が減ったことがきっかけとなり，それからはゲーム感覚で食べずに体重を減らしていったが突然，歩行不可となり，家族が電話し救急搬送され入院となった。

血液データ

Alb	3.6 g/dL	AST	75 U/L	ナトリウム	138 mEq/L
T-Cho	150 mg/dL	ALT	195 U/L	カリウム	9 mEq/L
血糖値	60 mg/dL	T_3	0.8 ng/mL	クロール	100 mEq/L
ヘモグロビン	6.5 g/dL	WBC	9,500/μL	Plt	45万/μL
RBC	380万/μL	ChE	175 U/L	尿ケトン体	(－)

心電図，胸部X線，頭部CT・腹部超音波　いずれも異常なし
入院前食事摂取量および内容
摂取量　エネルギー500 kcal/日前後
摂取内容　サラダ（味なし）600 g/日（160 kcal/日），無糖ヨーグルト500 mL（335 kcal/日）
推定エネルギー必要量 1,650 kcal/日
摂取エネルギー量 500 kcal/日（30％）
エネルギー充足率30％，BMI低体重15.2 kg/m²，根拠に基づき神経性食欲不振症，摂食制限型が影響して経口摂取料不足が原因となった，エネルギー摂取量不足であり，それによる低体重である。

2 神経性過食症

■キーワード ＊ ＊ ＊ ＊ ＊ ＊ ＊
過食，嘔吐，下剤乱用

自制困難な食欲で多量の食物を急速に摂取し過食，自己誘発性の嘔吐，下剤乱用など一連の過食行動を伴い，体重増加を防御する。その後自己嫌悪を伴い，日常生活に支障をきたす。

1. 概　説

初期には神経性食欲不振症で発症することが多く，学齢が上がるにつれて神経性過食症に移行する傾向がみられる。神経性過食症患者は体型が標準状態であるため外見からは判別できず，本人も自分の状況を病気だとは気づかずに食行動異常を繰り返しているので，神経性過食症の実態は把握しきれていないのが現状である。

2. 症状および病態

神経性過食症では自制不可能な発作的なむちゃ食いを繰り返し，体重増加を防ぐために代償行動(自己誘発性嘔吐，下剤・利尿剤の乱用，過度な運動など)を行う。過食後に抑うつや自己不全感，不安感が生じ，自傷行為や自殺企図，衝動的行為などに至る場合がある。自己嘔吐を繰り返している場合は，手背の吐きダコや唾液腺の肥大がみられる。排出行動により脱水や電解質異常(低ナトリウム血症，低カリウム血症など)が生じる。嘔吐による胃酸の喪失で代謝性アルカローシスが起こることもある。一方で，下剤や利尿剤の乱用により下痢が頻発することで代謝性アシドーシスを生じることもある。神経性過食症は正常体重であることが多く，低栄養に起因する障害や異常は少ない。

3. 神経性過食症のガイドライン

アメリカ精神医学会の精神疾患の診断統計マニュアル第5版(DSM-5)では，以下の項目で診断する。

① 反復する可食エピソードの繰り返し。過食エピソードは，以下の2つにより特徴づけられる。
- 他とはっきり区別される時間帯に，ほとんどの人が同じような時間に同じような環境で食べる量よりも明らかに多い食物を食べること
- そのエピソードの期間では，食べることを制御できないという感覚

② 体重の増加を防ぐための反復する不適切な代償行動。
③ 過食と不適切な代償行動はともに，平均して，少なくとも3か月間にわたって，週1回起こっている。
④ 自己評価は，体型および体重の影響を過剰に受けている。
⑤ 障害は，神経性食欲不振症のエピソード期間中にのみ起こるものではない。

4. 治療(食事・栄養療法，運動療法，薬物療法)

心理状態として肥満に対する恐怖，孤独感，絶望感，無力感，自己嫌悪感があるため，患者に寄り添い信頼関係を築く。自己嘔吐や下剤の乱用などの排出行為は，むちゃ食いを増長させる原因となるため，排出行為を減らすように指導する。自覚症状や検査所見の改善点をフィードバックすることで，食行動を強化することができる。グループ療法は共感できる仲間を獲得することで，対人関係が改善，自分の行動に変化をもたらす効果が期待される。薬物療法として，抗うつ薬の一種であるセロトニン・アドレナリン再取り込み阻害薬を用いることもある。

5. 栄養ケア

体重の目標は，ややゆとりのある数値とする。治療意欲を湧かせるための食べ物関係の買い物や外食，料理，家族と食事ができるようにする。また，ハイリスク食品(拒否食品：炭水化物食品，たんぱく質食品，脂質食品)を1日に1回は摂取するように勧める。また，脂肪分の多い食品は肝臓に負担をかけない食品を選択するようにする。ビタミン，ミネラルは「日本人の食事摂取基準」の推奨量・目安量を目標に設定する。

3　認知症

■キーワード　＊　＊　＊　＊　＊　＊　＊

アルツハイマー型認知症，脳血管性認知症，レビー小体型認知症，前頭側頭型認知症

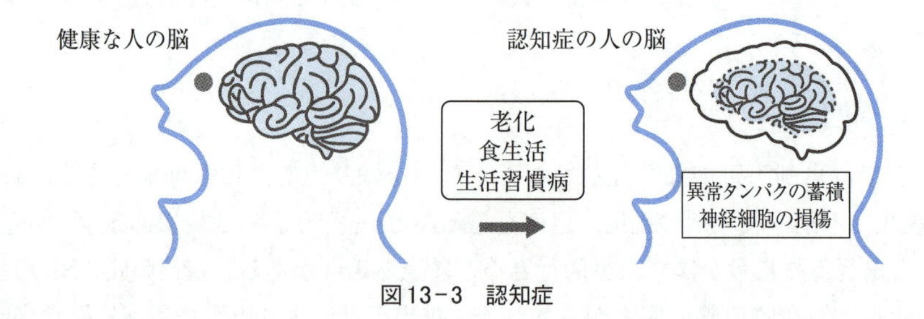

図13-3　認知症

1．概　説

認知症(dementia)とは，正常に発達した認知記憶，判断，言語，感情，性格などの種々の精神機能が，後天的な機序によって慢性的に低下し，日常生活，および社会的な適応困難な状態である。認知症疾患のうち，最も多い疾患はアルツハイマー病であり，脳血管性認知症，レビー小体型認知症，前頭側頭葉型認知症が続く。認知症，アルツハイマー病のスクリーニング検査として，MMSE（mini-mental state examination）や改訂長谷川式簡易知能評価スケール（HDS - R）などが使用されている。脳波，脳CT，脳MRI検査を行い 神経学的所見などをふまえて病変の性質機能，および部位診断を行う。

〔認知症の最近の動向〕

認知症高齢者の数は2012年の時点で全国に約462万人と推計されており，2025年には700万人を超えると推計されている。

2．症状および病態

（1）　アルツハイマー型認知症

アルツハイマー病(alzheimer disease；AD)は，脳に神経細胞の脱落，アミロイドβから構成される老人斑の細胞外沈着，細胞内の神経原線維変化がみられる。アセチルコリンは記憶の定着および記憶の想起に関与している。アポリポタンパクE4は孤発性**アルツハイマー型認知症**の危険因子である。神経病理学的には大脳皮質の神経細胞の消失，神経原線維変化，老人斑が主な病変であり，病変の部位は，海馬・海馬傍回から前頭葉，側頭連合野，頭頂葉に広がる．頭部CTでは脳全体の萎縮を認めることが多い。症状は近時記憶障害であり，見当識，遂行機能などの障害が目立つ。アルツハイマー型認知症の進行に伴い視空間障害，言語障害，計算障害，書字障害などが現れる。精神障害，行動障害として，不安，焦燥，抑うつなど周辺症状(behavioral and psychological symptoms of dementia；BPSD)がみられる。

（2）　脳血管性認知症

脳血管性認知症(vascular dementia；VaD)は，脳血管障害の結果として生じるが，多発性ラクナ梗塞と脳の虚血性白質病変の頻度が高い。脳障害の部位により歩行障害，易転倒性，尿失禁，運動麻陣，仮性球麻痺などの症状とともに，精神障害(記憶障害，感情鈍麻，思考緩慢，アパシー，易怒性，感情失禁)がみられる。アルツハイマー型認知症に比べ記憶障害は軽度だが，うつ状態，不安傾向が強い。

(3) レビー小体型認知症

レビー小体型認知症(lewy body dementia；DLB)は，レビー小体が大脳皮質に広範に出現することにより，進行性の認知症パーキンソニズムを呈する。男性に多く，幻視がみられることが特徴的である。

(4) 前頭側頭型認知症

前頭側頭型認知症(frontotemporal dementia；FTD)は，前頭葉および側頭葉に病変がみられる。自己中心的人格と反社会的行動(万引きや盗食など)の出現が特徴的である。

3. 認知症のガイドライン

日本神経学会「認知症疾患治療ガイドライン2017」によると，「重度認知症の栄養障害治療のための経管栄養には，栄養改善，褥瘡予防，誤嚥性肺炎のリスク減少，生存期間を延長するなどのエビデンスはないとされ，まずは介護者による経口摂取の可能性を追求すべきである」と記されている。しかし一方で，嚥下機能低下によって強くむせることが多く，嚥下そのものが患者の負担となっているケースでは経管栄養が必要になる場合もある。患者，家族，ケアを行う多職種で患者の状況を見きわめたうえでの栄養補給法の選択が必要となる。

認知症のガイドライン

URL：https://www.neurology-jp.org/guidelinem/nintisyo_2017.html

4. 治療(食事・栄養療法，運動療法，薬物療法)

認知機能の評価および体格指数や体重変化量(率)をもとに栄養状態の評価を行う。咀嚼・嚥下障害がある場合には咀しゃく・嚥下の評価が重要となる。症状の進行に伴い食事摂取の状況が変化することが多く，食事介助を行う介助者からの情報を得ながら食事内容の調整を行う。栄養状態の低下が著しい場合などは食事と非経口栄養法の併用，または非経口栄養法への変更を検討する。

食事・栄養療法：栄養状態，身体活動量，嗜好などから必要栄養量を検討する。認知症患者は食事をしたのに「まだ食べていない」などの訴えが多く，認知症の初期には過食傾向になることが多い。認知症の進行に伴って食事介助に抵抗をみせ，嚥下障害が出現することが多い。

薬物療法：認知機能障害に対してコリンエステラーゼ阻害薬(**ChEI**)や**NMDA受容体拮抗薬**が薬物療法として多く使用されている。近年はワクチン療法などが試みられている。

5. 栄養ケア

認知症の栄養ケアの目的は長期的な栄養状態の維持，低栄養予防である。アルツハイマー型認知症は症状の進行に伴い，食事摂取に問題が生じることが多い。食べようとしない，口の中に溜め込んだり食事介助に抵抗をみせることが多い。アルツハイマー型認知症の末期では，嚥下障害が現れてくることが多い。脳血管性認知症の多くが四肢不自由や嚥下障害を合併することが多い。FTD患者は同じものを食べ続ける(特に甘いもの)などの症状がある。

いずれのケースでも長期的に摂食に問題が生じる。また認知症の進行に伴い，身体活動量の低下がみられ，低栄養状態に陥ることが多いので注意が必要である。

4 パーキンソン病症候群

■キーワード ＊ ＊ ＊ ＊ ＊ ＊ ＊

ドーパミン，運動障害

1. 概 説

パーキンソン病 (parkinson's disease) の4大症状は，安静時振戦，動作緩慢・無動，筋強剛，姿勢反射障害である。四大症状のうち2つ以上が当てはまれば，パーキンソン症候群と診断される。中脳黒質緻密帯のメラニン色素含有細胞の変性・脱落と細胞内のレビー小体が特徴的である。パーキンソン症候群とは，脳炎，動脈硬化，虚血性脳疾患，線状体黒質変性症，薬物性機序などにより，パーキンソン病類似の症状を呈した場合をいう。遺伝はパーキンソン病の約5%を占め，主に50～60歳代の中年以降に好発する。錐体外路症状(振戦，寡動，筋固縮，姿勢反射異常)，自律神経障害(便秘，排尿障害，発汗異常，脂漏性顔貌，起立性低血圧など)，高次脳機能障害(抑うつ状態，幻覚，妄想，認知機能低下)などで診断される。重症度はホーエン・ヤールの重症度分類で分類される。脳血管障害性，薬物性(とくに向精神病薬：ドーパミン受容体遮断薬)，遺伝異常(常染色体劣性若年発症型)，一酸化炭素中毒，およびマンガン中毒などはパーキンソン症候群の原因となり得る。

2. 症状および病態

パーキンソン病では，中脳の黒質緻密帯のドーパミン神経細胞が障害されている。黒質と線条体は神経線維で結ばれていて，黒質で作られた**ドーパミン**が線状体(被殻，尾状核)に供給される。線状体におけるドーパミン不足あるいはアセチルコリンにより，淡蒼球内節に対する抑制が低下する。淡蒼球内節は過度に，大脳皮質系に対し意思発動抑制，運動プログラム抑制，随意運動の指令抑制を行う。また，中脳歩行誘発野，筋緊張抑制野も抑制し，次第に眼球運動，嚥下，発声，排尿および睡眠も障害されるようになる。

3. パーキンソン病のガイドライン

日本神経学会よりパーキンソン病診療ガイドライン2018に示されている。パーキンソン病の診断は，神経内科での問診でパーキンソン病が疑われたら，検査で脳や筋肉などの異常を調べる。他の病気ではないことを確認するための画像診断，血液検査，尿検査も行い，これらの結果を厚生労働省が作成した診断基準と照らし合わせ，基準を満たしていれば，パーキンソン病と診断される。

パーキンソン病の診療ガイドライン

URL：https://www.neurology-jp.org/guidelinem/parkinson_2018.html

4. 治療（食事・栄養療法，運動療法，薬物療法）

食事・栄養療法：症状の重症化とともに体重減少が著しくなるため，体重変動の継続的な確認が必要となる。栄養アセスメントとして，身体計測により体格(BMI)の評価およびこれまでの体重推移についての聞き取り，血清アルブミン値より栄養アセスメント時点での栄養状態の把握を行うことが必要である。

薬物療法：薬物療法として**L-DOPA**の補給，中枢性抗コリン薬，ドーパミン受容体刺激剤，アマンタジンなどが使用されている。手術療法として視床・被殻の破壊，脳深部刺激法，細胞移植などが試みられている。

5. 栄養ケア

パーキンソン病患者の栄養ケアの目的は，長期的な栄養状態の維持，低栄養予防・改善である。パーキンソン病は，振戦，筋固縮，寡動，無動，姿勢反射障害の運動障害が特徴的である。症状は数年で出現し，症状の進行に伴って体重が減少する。パーキンソン病患者は十分な食事摂取量があるにも関わらず，体重減少を認めるケースが多い。そのため長期的な栄養ケアが必要となる。

章末問題

以下の記述について，正しいものに○，誤っているものに×を（　　）内に記入しなさい。

1．（　　）神経性食欲不振症では，食行動異常がみられる。
2．（　　）神経性食欲不振症では，リフィーディング症候群をきたすことはない。
3．（　　）神経性食欲不振症では，血清トリヨードサイロニン(T_3)値の上昇がみられる。
4．（　　）神経性食欲不振症の発症頻度に男女の差はない。
5．（　　）神経性過食症では，食欲のコントロールがしやすい。
6．（　　）神経性過食症では，肥満症と見分けがつかない。
7．（　　）神経性過食症では，歯科的問題がみられる。
8．（　　）神経性過食症の発症年齢は20歳以降に多い。
9．（　　）アルツハイマー病では，脳萎縮がみられる。
10．（　　）アルツハイマー病には，ドーパミン補充が有効である。
11．（　　）脳血管性認知症では，早期に人格障害がみられる。
12．（　　）パーキンソン病では，片麻痺がみられる。
13．（　　）パーキンソン病では，脳内のドーパミンが欠乏している。

〈参考文献〉　＊　＊　＊　＊

香月毅史：「日本調理科学会誌」45，p.307～312（一社）日本調理科学会（2012）
文部科学省監修：「児童生徒の健康診断マニュアル（改訂版）」22，日本学校健康会発行（2006）
厚生労働省特定疾患・神経性食欲不振症調査研究班：神経性やせ症（神経性食欲不振症）の診断基準（1989）
高橋三郎，大野裕，染矢俊幸監訳：神経性やせ症（神経性無食欲症）の診断基準 DSM-5（米国精神医学会（2013年版），DSM-5精神疾患の診断・統計マニュアル（日本語版用語監修，日本精神神経学会）p.332～341，医学書院（2014）
佐々木敏，菱田明：「厚生労働省 日本人の食事摂取基準2015年版」p.64～66 第一出版（2015）
田村奈穂：摂食障害における身体合併症，臨床栄養，127（7）p.907～912（2015）
中井義勝，永田利彦，西園マーハ文：「摂食障害治療ガイドライン2014」81，p.174～175，233医学書院（2014）
認知症疾患治療ガイドライン（2010）
パーキンソン病診療ガイドライン（2018）

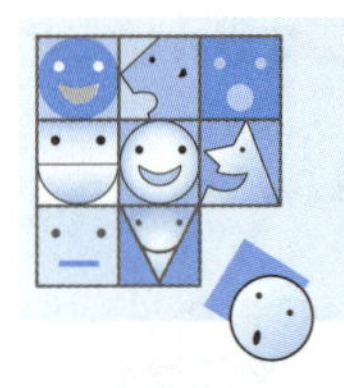

第14章　呼吸器系疾患

呼吸器の構造と機能

呼吸器は酸素を取り込み，二酸化炭素を排出するガス交換のはたらきを行う器官である。肺は，右肺が上葉，中葉，下葉の3つ，左肺が上葉，下葉の2つからなる。空気の通り道となる気道は鼻腔から気管，気管支，細気管支と分岐を繰り返し，肺胞に至りガス交換を行う。

気道の大部分と肺胞は，肋骨，脊椎，肋間筋，横隔膜に囲まれてできた胸郭に囲まれ，胸郭が収縮・拡張を繰り返すことによって換気が行われる。吸気時には，外肋間膜が収縮して胸郭の上昇と横隔膜の収縮が起こることで肺が広がる。一方，呼気時には内肋間膜が収縮し，胸郭の下降と横隔膜の弛緩が起こることで肺が縮む。吸気は正常で呼気に異常がある閉塞性肺疾患，呼気は正常で吸気に異常がある拘束性肺疾患に大きく分けられる。

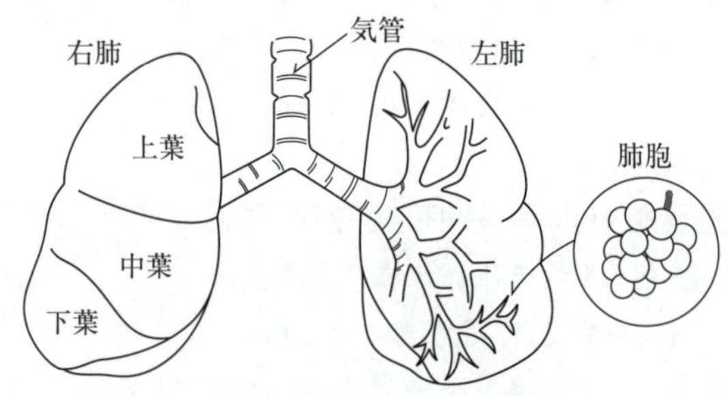

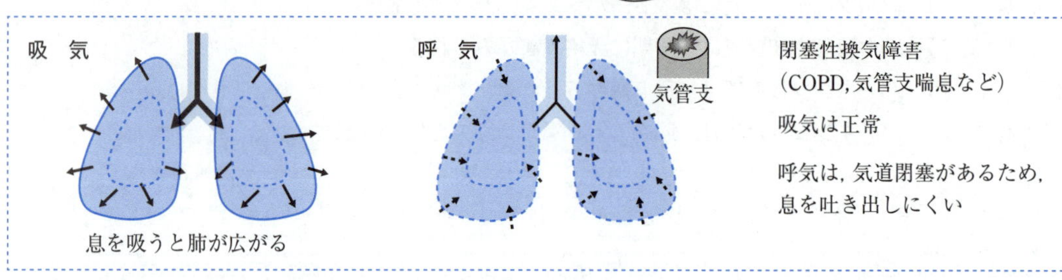

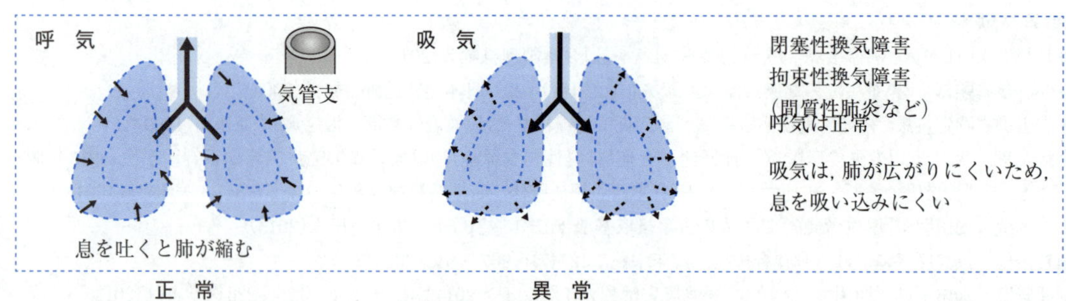

図14-1　肺の構造・機能と疾患

上：肺の構造　　下：左は正常の吸気・呼気，右は異常の呼気・吸気
閉塞性換気障害と拘束性換気障害の違いを示した。

1 慢性閉塞性肺疾患

慢性閉塞性肺疾患(COPD)患者の栄養管理・栄養診断の事例(p.213～215)

■キーワード ＊ ＊ ＊ ＊ ＊ ＊ ＊

COPD，喫煙，肺気腫，閉塞性換気障害，酸素療法，BCAA，高脂質食

1. 概 説

慢性閉塞性肺疾患(chronic obstructive pulmonary disease；COPD)とは，たばこ煙を主とする有害物質を長期に吸入曝露することにより生じる肺疾患であり，呼吸機能検査で気流閉塞を示すと定義づけられている。気流閉塞は末梢気道病変と気腫性病変がさまざまな割合で複合的に関与して起こる。臨床的には徐々に進行する労作時の呼吸困難や慢性の咳・痰を示すが，これらの症状に乏しいこともある。

COPDは喫煙者が罹患する代表的な慢性呼吸器疾患で，従来，慢性気管支炎や**肺気腫**などの病名でよばれていた。喫煙者の20％前後，ほぼ5～6人に一人が罹患する。徐々に進行し，高齢者ほど患者が多い。病変の広がりと重症化とともに，**閉塞性換気障害**が生じる。

COPDを疑う特徴として以下のような項目がある。

① 喫煙歴あり(特に40歳以上)
② 咳(特に湿性)，痰，喘鳴＊
③ 労作時(階段や坂道の登りなど)の息切れ
④ かぜ(上気道)症状時の②または③(風邪で顕在化することあり)
⑤ かぜ(上気道)症状を繰り返す，または回復に時間がかかる
⑥ 下記疾患(COPDに多い併存症)患者
　心血管系疾患，高血圧症，糖尿病，脂質異常症，骨粗鬆症など

＊喘鳴(ぜんめい)
　呼吸時にヒューヒュー，ゼーゼーと音がするもの

COPDの診断は，喫煙歴，呼吸機能検査などの以下の3つから判断される。

① 長期の喫煙歴などの曝露因子があること
② 気管支拡張薬吸入後のスパイロメトリー＊で％1秒率(FEV1/FVC)が70％未満であること。
③ 他の気流閉塞をきたしうる疾患を除外すること。

＊スパイロメトリー
　呼吸機能検査。呼吸時の呼気量と吸気量を測定し，呼吸の能力を調べる検査。努力肺活量(FVC：思い切り息を吸ってから強く吐き出したときの息の量)，1秒量(FEV_1：最初の1秒間で吐き出した息の量)などを計測し，％1秒率(FEV_1/FVC：1秒間にどれだけ多くの息が吐けるか)，％1秒率(％FFV_1：年齢，体格などから算出した予測1秒率に対する比率)などから呼吸機能を評価する。

COPDは気腫性病変が優位な気腫型COPDと末梢気道病変が優位な非気腫型COPDの2つの病型に分けられる。また，COPDの病期分類は，対標準1秒率(％FEV_1)が80％以上をⅠ期(軽度気流閉塞)，50％以上80％未満をⅡ期(中等度の気流閉塞)，30％以上50％未満をⅢ期(高度の気流閉塞)，30％未満をⅣ期(きわめて高度の気流閉塞)とする。

〔COPDの最近の動向〕

わが国においてCOPDの主原因は喫煙であり，喫煙量の増加と加齢によって呼吸機能も悪化する

ことから増加傾向にある。男女比は男性が女性の2倍以上であり，男性患者数が増加傾向にある。男女とも65歳以上，あるいは75歳以上の高齢者の割合が高い。

わが国の推定患者数は500万人を超えるが，実際に治療をしている人は数十万人である。ありふれた疾患のはずだか，疾患認知度はいまだに低い。自覚症状に乏しいため，喫煙をし続けて重症化するケースが多い。

2. 栄養療法に必要な生化学・解剖生理学

COPDは閉塞性肺疾患であり，吸気は正常であるが気道閉塞があるために，息を吐き出しにくい。COPDの主な原因物質はたばこ煙であり，吸入されたたばこ煙などの有害粒子が肺の炎症を誘発する。炎症の持続により肺胞組織が破壊されて，正常な修復・防御システムが阻害される。COPD患者には肺組織だけでなく全身性炎症がみられ，血中のTNF-α，IL-6などの炎症性サイトカインやC反応性タンパク質(CRP)が増加する。全身性炎症は栄養障害，骨粗鬆症，骨格筋機能障害，心・血管疾患のリスクと関連している。

3. 症状および病態

COPDの症状は，呼吸困難(息切れ)，慢性の咳・痰・喘鳴，体重減少，食欲不振などである。身体所見としては，症状の進行に伴い呼気延長，口すぼめ呼吸*，樽状胸郭，チアノーゼ，ばち指，聴診上の呼吸音の減弱がみられることがある。

胸部X線検査，呼吸機能検査，動脈血ガス分析などにより診断する。重症では動脈血酸素分圧(PaO_2)が低下・動脈血二酸化炭素分圧($PaCO_2$)が上昇し，高炭酸ガス血症を呈する。COPDは肺がんの合併リスクも高い。

*口すぼめ呼吸
息を吐くときに口をすぼめる呼吸法
樽状胸郭：COPDによって肺が過膨張しているため肋骨が水平になり，樽状にみえること。
ばち指：低酸素状態により指の末端が肥大した状態
チアノーゼ：低酸素状態により，皮膚や粘膜が青紫色になる変化

4. COPDの治療ガイドライン

日本呼吸器学会COPDガイドライン第5版作成委員会による「COPD(慢性閉塞性肺疾患)診断と治療のためのガイドライン2018」メディカルレビュー社(2018)がある。

表14-1 COPDの管理目標

Ⅰ．現状の改善
① 症状およびQOLの改善
② 運動耐容能と身体活動性の向上および維持
Ⅱ．将来のリスク低減
③ 増悪の予防
④ 全身併存症及び肺合併症の予防・診断・治療

出典：日本呼吸器学会COPDガイドライン第5版作成委員会編：「COPD(慢性閉塞性肺疾患)診断と治療のためのガイドライン2018」メディカルレビュー社(2018)

COPD患者は，気道閉塞による労作時息切れや慢性的な咳・痰などの症状のため，日常生活におけるQOLや身体活動性が低下する。COPDの病態は不可逆的で進行性であるが，十分な管理は症状の改善に加え進行抑制，生命予後の改善につながると期待される。

COPDの管理目標はガイドラインで表14-1のように示されている。

5. 治療（食事・栄養療法，運動療法，薬物療法）

COPDの管理目標を達成するために，①COPDの病期，息切れの度合い，増悪歴の有無などから重症度および病態の評価と経過観察，②たばこ煙などの有害物質の回避や感染予防による危険因子の回避，③薬物療法と非薬物療法により長期管理を行う。

薬物療法として長時間作用性抗コリン薬，長時間作用性 β_2 刺激薬などの気管支拡張薬を用い，喘息がある場合は吸入ステロイド薬を併用する。

非薬物療法として，禁煙，感染予防，呼吸リハビリテーション，セルフマネジメント教育，栄養管理，**酸素療法**，換気補助療法などを薬物療法と並行して行う。

① 生活指導

COPDの最大のリスクファクターは喫煙であるため，すべての病期で禁煙をすすめる。禁煙を行ううえで大きな問題となるのが，ニコチン依存であり身体的依存と精神的依存がある。身体的依存は，ニコチン置換療法や内服による薬物療法により緩和され，数日間の完全禁煙により急速に消失する。しかし，精神的依存により禁煙の成功は困難であるため，COPDにおける喫煙の危険性の説明を行い，アドバイスするなどの患者指導が重要である。受動喫煙もCOPDのリスクファクターであるため，回避を指導する。

また，COPDの増悪の原因となる感染予防のため，手洗い，口腔ケア，およびインフルエンザなどのワクチン接種を勧める。

② 食事・栄養療法

COPD患者では栄養障害が高頻度にみとめられ，特にⅢ期(重症)，Ⅳ期(最重症)の気腫型COPDでは高度なことが多い。Ⅲ期以上のCOPD患者の約40％に，Ⅳ期以上では約60％に体重減少がみられる。

安定期のCOPDでは軽度の体重減少は体脂肪量の減少が主体であり，中等度以上の体重減少は，除脂肪体重の減少を伴うマラスムス型のたんぱく質・エネルギー栄養障害(protein-energy malnutrition；PEM)である。

COPDでの栄養障害の原因は，気流閉塞，炎症性サイトカイン，加齢，喫煙や薬剤の影響，食事摂取量の減少や消化管機能の低下，呼吸困難，社会的・精神的要因，遺伝的要因などが複合的に関与している。気流閉塞に伴う呼吸筋酸素消費の増大が安静時エネルギー消費量の増大につながる。

栄養評価は表14-2に示した項目がガイドラインで推奨されている。定期的な体重測定により経時的な変化を把握することは重要である。食事調査による栄養摂取量の把握も重要である。栄養障害患者の簡便なスクリーニングとして簡易栄養状態評価表(MNA-SF)が有用であり，増悪因子の予測因子ともなる。間接カロリメトリー(間接熱量計)により測定できる安静時エネルギー消費量(REE)は代謝状態を反映し，栄養療法のエネルギー量や組成を決定するうえで有用な指標である。短期の栄養状態の指標であるトランスサイレチンやレチノール結合タンパク質などの低下や，筋タンパク分解の指標であるフィッシャー比の低下にも注意する。

表14-2　推奨される栄養評価項目

○必須の評価項目 ・体重(% IBW, BMI) ・食習慣 ・食事摂取時の臨床症状の有無 ○行うことが望ましい評価項目 ・食事調査(栄養摂取量の解析) ・簡易栄養状態評価表(MNA-SF) ・%上腕囲(% AC) ・%上腕三頭筋部皮下脂肪厚(% TSF) ・%上腕筋囲(% AMC:AMC ＝ AC-3.14xTSF) ・体成分分析(LBM,FM など) ・血清アルブミン ・握力 ○可能であれば行う評価項目 ・安静時エネルギー消費量(REE) ・rapid turnover protein (RTP) ・血漿アミノ酸分析(BCAA/AAA) ・呼吸筋力 ・免疫能	IBW：理想体重 % IBW：理想体重比 80≦% IBW＜90：軽度低下 70≦% IBW＜80：中等度低下 % IBW＜70：高度低下 BMI：体格指数 ＜18.5：低体重 18.5～24.9：標準体重 25.0～29.9：体重過多 LBM：除脂肪組織 FM：脂肪組織 RTP：ラピッドターンオーバープロテイン BCAA：分岐アミノ酸 AAA：芳香族アミノ酸

出典：日本呼吸器学会 COPD ガイドライン第5版作成委員会編：「COPD (慢性閉塞性肺疾患) 診断と治療のためのガイドライン 2018」メディカルレビュー社(2018)

6. 栄養ケア

エネルギーや栄養素の摂取不足の場合は，その是正を行うことが必要である。栄養障害がある場合，高エネルギー・高たんぱく質食が基本であり，特にたんぱく質として**分岐アミノ酸(BCAA)**を多く含む食品の摂取が推奨される。そのほか，呼吸筋の維持に必要なリン，カリウム，カルシウム，マグネシウムの摂取が必要である。骨粗鬆症の合併頻度が高いため，カルシウムの摂取も重要である。また血清ビタミン D の低値がみられ，身体能力と関連することからビタミン D 摂取も重要である。

食事による腹部膨満が症状を増悪させる場合は，消化管でガスを発生する食品を避け，ゆっくり食べて空気嚥下を避けるとともに少量頻回食とする。

脂質と比較し炭水化物の摂取は，二酸化炭素の産生を増加させて換気の負担となる可能性が指摘されている。著しい換気不全があり高炭酸ガス血症がみられる場合は，低炭水化物・**高脂質食**として**呼吸商(RQ)**を低下させ，呼吸換気系への負担を軽減する。

セルフマネジメント教育：セルフマネジメント教育の目的は，患者が疾患に対する理解を深め，安定期，増悪期におけるセルフマネジメントの能力を獲得し，患者と医療者が協働で疾患に取り組む姿勢を向上させることである。セルフマネジメント教育により，COPD 患者の息切れを軽減し，QOL の改善と呼吸器に関連した入院の減少効果が示されている。初期評価を行った後，プログラムを作成して教育を行い，行動変容につなげる。その際には，医師，看護師，管理栄養士など多職種で包括的なセルフマネジメント教育の実施が求められる。

2　気管支喘息

■キーワード　＊　＊　＊　＊　＊　＊　＊

食物アレルギー，気道閉塞，気道炎症，気道過敏性

1. 概　説

気管支喘息(bronchial asthma)は気道に炎症が慢性的に生じ，さまざまな刺激に対して気道が敏感になって発作的に気道が狭くなることを繰り返す疾患である。気管支喘息は，アレルギー型，感染型とその2つの混合型に分けられる。発作の誘因には吸入アレルゲンとなるダニやハウスダスト，カビ，動物の毛などのアレルギーによるものが多い。その他非特異的吸入刺激物として，たばこの煙や，かぜなどの気道感染，ストレス，過労，飲酒，薬品や食品の添加物，気候の変化など外界からの刺激がある。

〔気管支喘息の最近の動向〕

2006年の日本人20～44歳全国調査における喘息有病率は5.4％であり，ここ20年で2～3倍に増加している。また小児喘息の有症率は15％以上で，ここ20年で約2倍に増加している。

小児から成人に至るまでの喘息患者数の経年的推移をみると，小児喘息は6歳までに80％以上が発症する。その後，思春期になると症状が軽快しつつ約30％が成人喘息に移行する。一方，症状が寛解した小児喘息患者のうち，30％弱が成人になって再発するとされている。

2. 栄養療法に必要な生化学・解剖生理学

アレルギー型は，**食物アレルギー**と同じI型アレルギーでありIgEが関与する。アレルゲンに対して特異的IgE抗体が産生され，マスト細胞(肥満細胞)のIgE受容体に結合することによって感作される。その後，再び同じアレルゲンが入ってくればアレルゲンがマスト細胞上にある特異的IgE抗体に結合し，ヒスタミンなどの化学伝達物質が放出されることでアレルギー症状を呈する。

3. 症状および病態

発作的に咳や痰が出て，息をするたびに喘鳴があり息苦しくなる。これを喘息発作といい，夜間や早朝に出やすいのが特徴である。吸気はスムーズに行えるが，**気道閉塞**があるために息を吐くことが苦しい。発作がひどくなると仰向けで寝ていることは難しく，座って呼吸する起座呼吸となる。

基本病態は，慢性の**気道炎症**と**気道過敏性**である。

気道炎症には好酸球，リンパ球，マスト細胞などの炎症細胞，気道平滑筋などの気道構成細胞などが関与する。持続する気道炎症は，気道障害とそれによる気道構造の変化から非可逆性の気流制限をもたらし，気道過敏性を亢進させる。

検査として，胸部レントゲン，呼吸機能検査(スパイロメトリーなど)，気道過敏性検査，血液検査や皮膚テストなどのアレルギー検査，呼気中一酸化窒素の測定などが行われる。

4. 治療（食事・栄養療法，薬物療法）

気管支喘息の治療は，気道炎症の抑制と気流制限の軽減が主であり，無症状状態の早期実現・長期維持により呼吸機能や気道過敏性の改善，QOLの向上を図り，最終的には寛解・治癒を目指す。

アレルギー型の場合は，原因となるアレルゲンを避け，かぜなどの気道感染に注意する。喫煙者は禁煙が必要である。また発作の誘因となる環境因子にも十分注意を払う。

食事・栄養療法：アレルギー型の場合は，食物アレルギーの食事療法に準じた管理が行われる。小児の場合は成長曲線から体重や身長の発育速度を確認し，栄養不足に陥らないよう注意する。患者が子どもの場合が多いので，親の思い込みで過剰な食物除去になっていないか注意する。

薬物療法：発作時はβ_2刺激薬などの気管支拡張薬を用いる。長期的な管理には炎症抑制作用がある吸入ステロイド薬などが用いられ，補助的に長時間作用性β_2刺激薬が併用される。

3 肺　炎

■キーワード　＊　＊　＊　＊　＊　＊　＊

日和見感染，誤嚥性肺炎，死因の第３位

1．概　要

肺炎(pneumonia)は細菌やウイルスなどの病原微生物が感染して，肺に炎症を起こす疾患である。肺炎は死亡率，発症率ともに高い疾患である。わが国における肺炎による死亡数は，2011年から悪性新生物，心疾患に続く第3位となっている。

肺炎はその原因により治療法や予後が異なるため，次のような分類がされている。

①　原因となる病原微生物による肺炎の種類

- 細菌性肺炎：肺炎球菌，黄色ブドウ球菌などが原因
- ウイルス性肺炎：インフルエンザウイルス，麻疹ウイルスなどが原因
- 非定型肺炎：マイコプラズマ，クラミジアなど細菌とウイルスの中間的性質をもつ微生物が原因

②　感染場所による肺炎の種類

- 市中肺炎：一般の社会生活を営む健常人に発症する肺炎
- 院内肺炎：入院48時間以降に新しく出現した肺炎。基礎疾患があり，免疫能や全身状態などあらゆる面で患者の条件がわるいために，治療がきわめて困難になることが多い。
- 医療・介護関連肺炎：長期療養型病床群もしくは介護施設に入所，90日以内に病院を退院した介護を必要とする高齢者・身体障がい者，通院で継続的に血管内治療(透析，抗菌薬，化学療法，免疫抑制薬など)を受けている，のいずれかに該当する人に生じた肺炎

③　感染した組織による肺炎の種類

- 気管支肺炎：気管支を中心に病巣のある肺炎
- 大葉性肺炎：肺の1葉または2葉に広がる肺炎
- 間質性肺炎：肺胞壁や支持組織の部分に起こる肺炎。自己免疫，ウイルスや真菌によって起こる

間質性肺炎は，呼気は正常であるが，吸気は肺が広がりにくいため，息を吸い込みにくい拘束性換気障害を示す。

その他，エイズや悪性腫瘍，高齢者などで免疫能が低下した場合，健常人では感染しない弱毒素や通常は無害な菌・ウイルスに感染する**日和見感染**がある。また高齢者や嚥下障害のある場合には，口から食道に入るべきものが気管に入り(誤嚥という)発症する**誤嚥性肺炎**を生じやすい。

〔肺炎の最近の動向〕

肺炎による死亡は1980年代より減少から増加に転じ，現在は**死因の第3位**となっている。肺炎の年齢階級別死亡者数のデータから，肺炎死亡者の96％以上が65歳以上の高齢者である。

2. 栄養療法に必要な生化学・解剖生理学

肺炎では，低栄養状態に陥りやすい。発熱や呼吸困難などにより代謝が亢進し，エネルギー消費量は増大する。体温が1℃上昇すると，基礎代謝量が13％程度上昇するといわれている。また，発熱や呼吸困難により，食欲の低下や摂取量の低下が起こり，低栄養が促進する。低栄養がさらなる感染を引き起こし，悪循環となることもある。

3. 症状および病態

発熱，咳，膿のような痰，息切れ，胸の痛みなどの症状が出現する。また易疲労感，頭痛，吐き気，筋肉痛，腹痛，下痢などの症状がみられることもある。重症では，呼吸困難やチアノーゼ，胸水などが生じ，人工呼吸器や集中治療室管理が必要となる。

一方，高齢者における誤嚥性肺炎では，はっきりとした症状を示さず，食欲低下，のどがごろごろ鳴る，いつもより元気がないなどの非特異的な症状のみの場合もあるので注意が必要である。

4. 治療（食事・栄養療法，薬物療法）

診断は臨床症状と検査所見から診断される。検査所見としては，胸部のX線撮影，炎症マーカーである白血球数，C反応性タンパク質(CRP)，赤血球沈降速度(赤沈)などの測定を行い，喀痰検査，尿中抗原検査などから病原微生物の同定と薬剤感受性チェックを行う。

治療の基本は，病原微生物に対する抗菌薬，抗ウイルス薬，抗真菌薬治療である。また対処療法として解熱鎮痛剤や去痰薬が用いられる。呼吸状態や全身状態が不良の場合は，入院しての加療となる。近年，既存の抗生物質が効かない薬剤耐性菌(メチシリン耐性黄色ブドウ球菌：MRSA)の出現が問題となっている。

喫煙により気道粘膜の浄化が抑制され細菌が付着しやすくなるため，禁煙は重要である。また予防として65歳以上の高齢者には，うがいや手洗い，口腔ケアなどの毎日の感染予防や肺炎球菌ワクチンの接種がすすめられている。

食事・栄養療法：バイタルサインや炎症マーカーから患者の炎症状態の把握を行う。身体計測値，臨床検査値から栄養状態を評価し，身体徴候の観察から微量栄養素の不足や脱水の有無を確認する。

エネルギー必要量は，ハリス・ベネディクトの式などから基礎代謝推定量を求め，身体活動レベルと，発熱による代謝亢進を考慮したストレス係数から求める。

たんぱく質も異化亢進状態であることを考慮し，食事摂取基準以上の十分量とする。

またビタミンやミネラルも食事摂取基準を参考に，不足のないよう十分に摂取する。発熱により脱水が生じやすいので，水分摂取量にも注意する。

食事摂取が困難な場合や誤嚥性肺炎の場合は，経腸栄養または経静脈栄養の一時的な使用や経口摂取との併用を検討する。誤嚥性肺炎の場合は，再発を予防するためにとろみをつけるなどの食形態の見直しや，食事中の姿勢などにも注意する。

章末問題

以下の記述について，正しいものに○，誤っているものに × を(　　)内に記入しなさい。

1.(　　) 慢性閉塞性肺疾患(COPD)患者は，喫煙歴のある男性に多い。
2.(　　) COPDでは，1秒率(FEV_1/FVC)が低下する。
3.(　　) COPDでは，動脈血酸素分圧(PaO_2)が上昇する。
4.(　　) COPDでは，安静時の消費エネルギー量は減少する。
5.(　　) COPDでは，クワシオルコル型栄養不良を示す。
6.(　　) COPDでは，呼吸商を低下させる。
7.(　　) COPDでは，分岐アミノ酸含有量が多い経腸栄養剤を選択する。
8.(　　) 気管支喘息は，吸気に異常がある拘束性肺疾患である。
9.(　　) 気管支喘息のアレルギー型では，IgA抗体が関与する。
10.(　　) 肺炎の死亡者は，高齢者に多い。
11.(　　) 誤嚥性肺炎の予防には，口腔ケアが有用である。

〈参考文献〉 ＊　＊　＊　＊

日本呼吸器学会COPDガイドライン第5版作成委員会：「COPD(慢性閉塞性肺疾患)診断と治療のためのガイドライン2018」p.1-3，メディカルレビュー社(2018)
Fukutomi, Y. et al.: Int Arch Appl Immunol 153: 280-287(2010)
厚生労働省：平成28年度人口動態統計

<栄養管理プロセスに基づいた栄養管理・栄養診断の事例>

事例報告1　慢性閉塞性肺疾患（COPD）患者の栄養管理

作成日　平成○○年○○月○○日

栄養管理事例報告

所属栄養士会　○○○○　都・道・府・県　　会員番号　△△－△△△△

施設名　□○△□○△□○△　　提出者氏名　○○○○○○

<対象者（患者）情報>

67歳，男性，無職（62歳まで自営業）

【診断名】慢性閉塞性肺疾患（COPD）

【主　訴】極度の息切れ，呼吸困難，膿痰の増加

【生活歴】妻は3年前に死亡し，アパートで一人暮らし　近居の娘が1日に1～2回アパートを訪問し，買い物や家事を行っている。

【既往歴】高血圧，うっ血性心不全

【生活環境】喫煙歴あり。1日20本を41年間吸っていたが，過去6年間は喫煙していない。以前は大量のアルコール類を摂取していたが，最近では飲酒をやめている。

<介入に至るまでの経過（栄養管理開始までの経過）>

61歳まで41年間の喫煙歴があり，6年前にCOPDと診断され治療を受けている。患者は極度の息切れ，呼吸困難が悪化するような状態が繰り返し起こっている。このうち3回の悪化は上気道感染症と関連していた。その際には体温が軽度上昇し，膿痰の増加，呼吸困難の悪化がみられた。2年前に在宅で酸素栄養療法を受けているが，しばしば安静時においても呼吸困難な状態に陥り，室内を歩行することさえ困難であった。

過去，COPDが極度に悪化したときには，集中治療室（ICU）に入院し治療が行われた。呼吸器感染が発生した期間に減少した体重の回復はできておらず，体重は年々減少傾向である。患者は食欲の低下と継続的な体重減少（5年前は69 kg，6か月前は61 kg）を訴えている。食事管理は主に近居の娘が行っており，減塩食を摂取していた。食事のエネルギー量は少なめ～適量であったが，呼吸困難などがあり7割程度しか摂取できておらず，娘が来られない場合は欠食することも多い。手軽に摂取できる炭水化物のエネルギー比率が高い食事内容であった。体重減少の抑制と低栄養状態の改善を目的として，栄養介入を行った。

【身体所見】身長172 cm，体重54.1 kg，標準体重65.1 kg，BMI 18.3 kg/m^2。心音・呼吸音減弱，断続性ラ音を伴う。安静時に呼吸困難あり，在宅酸素療法実施

【検査所見】血圧147/88 mmHg，脈拍76，呼吸数27，体温37℃，空腹時血糖88 mg/dL，BUN 5 mg/dL，Cr 0.9 mg/dL，eGFR 65.1，T-Cho 120 mg/dL，TG 162 mg/dL，Hb 14 g/dL，WBC 9,100，Na 140 mmo L/L，Cl 106 mmo L/L，K 4.2 mEq/L，TP 5.5 g/dL，Alb 2.7 g/dL，CRP 0.63 mg/dL，$PaCO_2$ 50 Torr（mmHg），pH 7.36，FEV1/FVC 50%，%FEV1 48%

【服　薬】長時間作用性β2刺激薬・吸入ステロイド薬配合薬，気管支拡張薬，喀痰調整薬

<栄養スクリーニングの状況（多職種からの紹介状況も含める）>

長年の喫煙によりCOPDを発症し，重症化を繰り返している。BMIは18.3（低体重）であり，体重減少が6か月で－11%と著明であることから，栄養不良状態である。

事例報告2　慢性閉塞性肺疾患(COPD)患者の栄養管理

栄養管理事例報告

提出者氏名＿＿＿＿＿＿＿＿＿＿＿＿＿＿

＜アセスメントと栄養診断＞

栄養診断	NI-1.2　エネルギー消費の亢進 NI-1.4　エネルギー摂取量不足 NI-2.1　経口摂取量不足 NI-5.1　栄養素必要量の増大 NI-5.3　たんぱく質・エネルギー摂取量不足 NC-2.2　栄養関連の検査値異常 NC-3.2　意図しない体重減少
S	•喫煙歴あり(20本×41年)，6年前に禁煙し継続中。飲酒もCOPD診断後にやめた。 •昔はがっしりとした体格だったのに，最近5年間，特にこの半年での体重減少が激しい。 •風邪を引いたときは症状がひどくなる。この5年で3回あった。 •息が苦しく，食事があまり食べられない。食欲がない。
O	**【診断名】**慢性閉塞性肺疾患(COPD) **【身体計測】**身長172 cm，体重54.1 kg，理想体重(IBW) 65.1 kg，BMI 18.3 kg/m^2 心音・呼吸音減弱，断続性ラ音を伴う。安静時に呼吸困難あり，在宅酸素療法実施 **【生化学データ】**血圧147/88 mmHg，TP 5.5 g/dL，Alb 2.7 g/dL，$PaCO_2$ 50 Torr (mmHg)，FEV1/FVC 50%，% FEV1 48%(Ⅲ期)，CRP 0.63 mg/dL **【栄養摂取状況】**食事調査による摂取エネルギー：1,200～1,600 kcal/日，炭水化物エネルギー比率：65%
A	•BMI 18.3 kg/m^2と低体重，% IBW 83%は軽度低下である。5年で体重が22%，6か月で11%減少しており，中等度栄養障害である。 •炭水化物エネルギー比率が65%と多めで，高炭酸ガス血症を増悪することが考えられた。 •必要摂取量の7割程度しか摂取できていない。
	栄養診断の根拠(PES) •NI-5.3　たんぱく質・エネルギー摂取量不足 COPDによる必要栄養量の増大に加え，呼吸困難による食欲低下や摂取量不足により，6か月で11%の体重減少がみられることから，たんぱく質・エネルギー摂取量不足と栄養診断する。
P	Mx)：体重，消化器症状(悪心，嘔吐，下痢，腹部症状) Rx)：目標栄養量の充足 Ex)：Mx)：体重，摂食量，栄養状態・呼吸機能・炎症に関する検査値， Rx)：エネルギーとたんぱく質を十分に確保し，高炭酸ガス血症改善のために炭水化物摂取量の是正を行う。少量頻回食を奨め，必要に応じて栄養補助食品を紹介する。 Ex)：自宅での定期的な体重測定と，食事摂取状況の記録を促す。血圧は高めのため減塩食の継続を指導する。

S：Subjective data(主観的データ)，O：Objective data(客観的データ)，A：Assessment(評価)，P：Plan(計画)
Mx：Monitoring plan(モニタリング計画)，Rx：therapeutic plan(栄養治療計画)，Ex：educational plan(栄養教育計画)

事例報告3　慢性閉塞性肺疾患(COPD)患者の栄養管理

作成日　平成　　年　　月　　日

栄養管理事例報告

提出者氏名＿＿＿＿＿＿＿＿＿＿＿＿＿＿＿

＜栄養介入＞

1. 目標栄養量

エネルギー量：ハリス・ベネディクトの式による推定基礎代謝量(BEE)＝1,218 kcal　必要エネルギー量＝1,218×1.3(活動係数)×1.3(ストレス係数)＝2,060 kcal/日→2,000 kcal/日とする。

必要たんぱく質量：65.1 kg (IBW)×1.0〜1.3 g＝65.1〜84.6 g→80 g/日(16% E)とする。

炭水化物量：2,000 kcal×54% E＝1,080 kcal→270 g/日，脂質：30% E とする。

2. 栄養介入計画

目　標：エネルギー代謝亢進により必要エネルギーが増大していることを理解し，エネルギー・たんぱく質の十分な確保を行い，栄養状態の維持・改善をはかる。

実施計画

家事担当者の娘の同席のもと，食事指導を行う。3食での必要量の摂取が困難なため，1日5回程度の少量頻回食を指導する。エネルギーアップ，たんぱく質量アップの具体的な方法を提案する。家庭での定期的な体重測定と，摂取状況を把握するため食事記録を行うよう指導する。また患者一人でも摂取可能なように，栄養補助食品を紹介する。

3. 栄養介入の経過

- 初回栄養指導時：最近の食生活や生活習慣を聞き取り，問題点を抽出した。COPD による必要エネルギー量増大の説明と，栄養状態がCOPD の悪化と関係することを説明した。減塩食の実施は継続し，食事量を増やすよう指導した。3食で食べきれない場合は，間食を利用した少量頻回食をすすめた。定期的な体重測定と，3日分の食事記録を依頼した。
- 2回目栄養指導時：食事記録から栄養摂取量を把握した。以前より150 kcal 程度摂取量は増えていたが，まだ不十分であった。またおにぎりや菓子パンなど炭水化物が多いことから，たんぱく質や脂質を増やす具体的なアドバイスを行った。

＜栄養管理プロセスの総合的評価＞

食事や生活習慣が，呼吸困難などのCOPD の症状悪化と関連することに対して，認識不足がみられた。また体重減少や症状の悪化に不安を感じていたが，食事管理は娘に依存していることもあり，食に対する興味や関心が低かった。娘も減塩食に対する知識や認識はあったが，COPD の食事療法についてはほとんど知らなかった。

食事を出しても7割程度しか摂取しないために，用意する食事量を少なくすることもあった。

また手軽に摂取できるおにぎりや菓子パンなど炭水化物の多い食事となっていた。今後セルフマネジメント教育をチーム医療として行い，少しずつ改善していくことで，栄養状態の改善・維持につなげ，COPD 症状の悪化抑制と QOL の向上につなげることが大切である。

第15章　血液疾患

1　貧　血

■キーワード　＊　＊　＊　＊　＊　＊　＊

ヘモグロビン，血清鉄，トランスフェリン，フェリチン，総鉄結合能

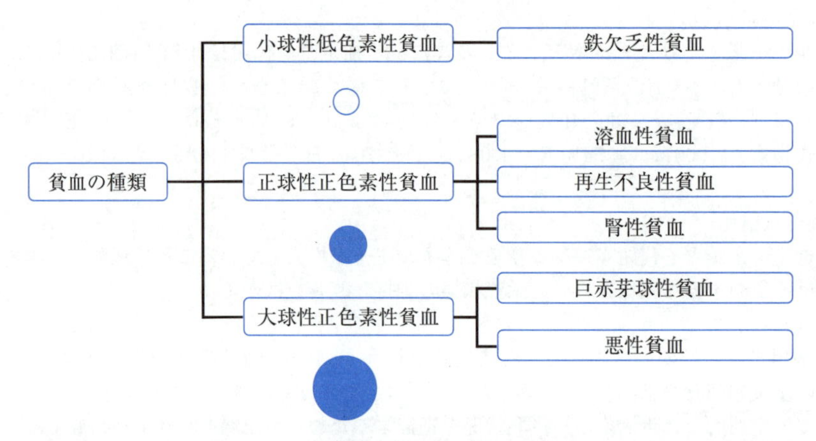

図15－1　赤血球生成過程と貧血の原因

1．概　説

貧血(anemia)は，組織への酸素運搬能力が低下した状態であり，血液中の**赤血球の大きさ**と**ヘモグロビン濃度**により分類される(図15-1)。発症の原因は，出血，溶血，造血不全，そして希釈の4つからなり，血液の単位容積内の赤血球数，ヘモグロビン，ヘマトクリットの低下の所見を呈する。

貧血のスクリーニングには，ヘモグロビン値が用いられ，成人男性で13 g/dL 以上，思春期および成人女性で12 g/dL 以上，小児および妊婦で11 g/dL 以上が正常の目安とされている。

2．栄養療法に必要な生化学・解剖生理学

赤血球は，骨髄の造血幹細胞から前駆細胞，種々の赤芽球分裂を経て産生される。赤芽球のときにヘモグロビン合成が始まり，最終的に脱核することで赤血球となる。赤血球の合成には，腎臓で合成される**エリスロポエチン**による刺激が大きく関与している。

ヘモグロビン合成のためには，体内に一定量の**鉄**が必要である。摂取した鉄は，胃腸における消化の過程で二価鉄もしくは三価鉄として可溶化され，三価鉄はビタミンCや胃酸によって還元され，二価鉄が小腸上部で吸収される。鉄の吸収率は概ね15％前後であるが，体内の鉄要求量が多くなるような鉄欠乏状態や妊娠後期では25％程度まで上昇する。吸収された二価鉄は，三価鉄に変換され，肝臓で合成される**トランスフェリン**と結合して血中を循環する**血清鉄**として存在し，骨髄に運ばれてヘモグロビン合成に利用され，余剰分は肝臓に運ばれて**貯蔵鉄**(**フェリチン**)として貯蔵される(図15-2)。血清中の**トランスフェリン**の総量を**総鉄結合能**(TIBC)，鉄と結合していないトランスフェリン

量を**不飽和鉄結合能**(UIBC)として，貧血の診断や評価に用いられる。

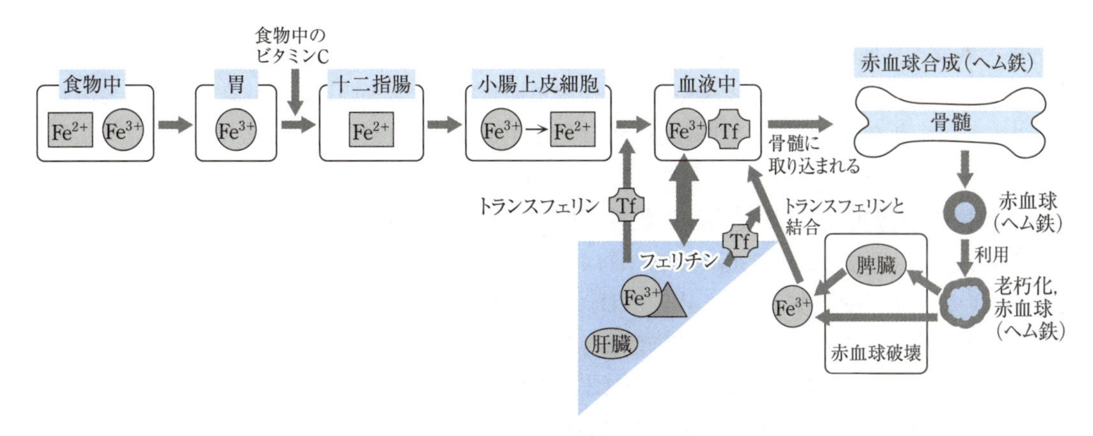

図15-2　鉄の吸収と体内動態

正常な赤血球は，十分なヘモグロビン量が含まれるだけでなく，細胞としての成熟が必要である。細胞の成熟の過程には，DNA合成やメチオニン代謝，ホモシステイン代謝が関わっており，これらの代謝に**ビタミン B_{12}** や**葉酸**が必要となる。ビタミン B_{12} は，胃壁細胞から分泌される**キャッスル内因子**と結合することによって回腸末端部位で吸収され，葉酸は小腸上部で吸収され，赤血球合成に利用される。

赤血球は概ね120日程度で老化し，やがて肝臓や脾臓でマクロファージによって捕捉，貪食されて破壊される。また，激しい運動は，活性酸素による赤血球の老化を早めるだけでなく，アドレナリンによって脾臓が収縮し，溶血性物質のリゾレシチンが放出されることで溶血が加速される。赤血球の破壊により，ヘモグロビンは分解され，ビリルビンが生成され(間接ビリルビン)，肝臓で代謝されたり，尿中に排泄されたりする。

貧血の病態は，赤血球の大きさ(平均赤血球容積，MCV)，血色素量(平均赤血球血色素量，MCH)，およびヘモグロビン濃度(平均赤血球血色素濃度，MCHC)を用いて，血球の大きさと赤血球中の血色素量の組み合わせによって細分化される。

3. 症状および病態

(1)　鉄欠乏性貧血

鉄欠乏性貧血(iron deficiency anemia)は，鉄が欠乏することによって発症する貧血をいう。成熟した赤血球ではあるが，合成されるヘモグロビン量が少なく，それにより細胞内容量が少なくなるため，**小球性**かつ**低色素性**の貧血を呈する。症状として，めまいや息切れ，動悸や頻脈が現れる。健常者と比較して顔面や手掌，眼瞼結膜の赤みの血色は低下し，慢性的な鉄欠乏の場合は，スプーン状爪といわれる爪の変形が認められる。

鉄欠乏性貧血は単に鉄の摂取不足だけでなく，出血や尿からの損失，体内貯蔵能の低下，鉄の吸収不良も原因となる。鉄の摂取不足は，離乳後期にみられる第一発育急進期で必要となる鉄やたんぱく質が摂取物で充足しないケース，思春期にみられる第二発育急進期において，誤ったダイエットにより摂取量が充足しないケース，菜食主義者，咀しゃく能力低下により獣鳥肉や魚の摂取量が減少するケース，などが知られている。出血による損失は，月経血，消化管潰瘍，炎症性腸疾患の患部からの出血等が知られている。体内貯蔵量の低下は，肝機能障害によってトランスフェリンの合成が低下するケースやフェリチンの合成が低下するケースが知られている。鉄の吸収不良は，胃切除や慢性胃炎，胃酸分泌抑制薬の長期服用等，胃酸の分泌が低下しているケース，還元作用を有するビタミンC摂取量が少ないケース，鉄とタンニン酸やフィチン酸を同時摂取して非吸収の鉄化合物となって吸収が低下するケース，牛乳多飲によって吸収が低下するケースが知られている。

(2) 巨赤芽球性貧血(ビタミン B_{12} 欠乏性貧血，葉酸欠乏性貧血)

ビタミン B_{12} は，通常の食事を摂取していれば欠乏することはほとんどないが，キャッスル内因子の分泌がない胃全摘者や，キャッスル内因子および壁細胞に対する自己免疫に起因する自己免疫性萎縮性胃炎で欠乏する。このうち，自己免疫性萎縮性胃炎によるビタミン B_{12} 欠乏性の巨赤芽球性貧血(megaloblastic anemia)は，**悪性貧血**ともいわれる。葉酸はアルコール依存症などでも認められる偏食で欠乏がみられるが，大半は妊娠期や成長期における需要の亢進によって相対的に欠乏する。これらのビタミンが欠乏することにより，巨赤芽球の成熟や細胞分裂が不十分に進行し，骨髄において巨大な赤芽球が増加する**無効造血**が認められる。めまいや息切れ，動悸や頻脈，全身倦怠感など一般的な貧血症状が認められるが，ビタミン B_{12} 欠乏による貧血では，ハンター舌炎や末梢神経障害を伴う。

(3) その他の貧血

① 溶血性貧血

何らかの原因によって赤血球の寿命が短縮され，溶血が進行して発症する貧血を溶血性貧血(hemolytic anemia)という。遺伝性球状赤血球症や鎌状赤血球症による形態異常による溶血，自己免疫性溶血のほか，血液不適合輸血でみられる溶血や低浸透圧輸液の急速投与などが原因となる。臨床所見として，貧血症状と黄疸を認め，脾腫を触知することがある。

② 再生不良性貧血

再生不良性貧血(aplastic anemia)は，骨髄の低形成や造血幹細胞の機能が低下することによって発症する。薬物や放射線が原因となるといわれているが，原因不明であることが多い。

③ 腎性貧血

腎性貧血(renal anemia)は，腎臓においてヘモグロビンの低下に見合った十分量のエリスロポエチンかが産生されないことによって引き起こされる貧血であり，貧血の主因が腎障害以外に求められないものをいう。

4. 貧血のガイドライン

① 鉄欠乏性貧血

診断は自覚症状や身体所見とともに，臨床検査所見である小球性貧血，血清鉄低値・**総鉄結合能**高値，フェリチン低値，ヘモグロビン低値によって評価する。血清鉄が低下し，フェリチン値の低下を認める場合は鉄欠乏性貧血，フェリチン値が正常もしくは増加を認める場合は，慢性疾患に伴う貧血と診断される。

② 巨赤芽球性貧血

臨床検査所見では，**大球性正色素性貧血**を呈することが多い。ビタミン B_{12} 欠乏性貧血は，血中ビタミン B_{12} 濃度低下が認められる。このうち，悪性貧血ではMCHCが36＜の大球性高色素性貧血を呈し，抗キャッスル内因子抗体と抗胃壁抗体が陽性となる。一方で，これらの抗体値が陰性の場合は胃切除後，回腸疾患や吸収不良症候群による二次性のビタミン B_{12} 欠乏性貧血と診断される。葉酸欠乏性貧血は，食事摂取量調査によって葉酸摂取量を評価し，偏食，薬剤，妊娠による需要増大のいずれかに起因することを評価する。

③　その他の貧血

溶血性貧血は，ヘモグロビン低下，網赤血球増加，血清間接ビリルビン上昇，尿中・便中ウロビリン体増加，血清ハプトグロビン低下，骨髄赤芽球増加が認められる。

再生不良性貧血は，貧血症状，出血傾向，ときに熱発を認める。末梢血においては，汎血球減少を認める。また，好中球の減少，フェリチンの上昇や不飽和鉄結合能の低下が認められ，反対に網赤血球増加は認めない。

胸腰椎体のMRI所見では，造血組織の減少と脂肪組織の増加を示す。

5. 治療（食事・栄養療法，薬物療法）

①　鉄欠乏性貧血

食事・栄養療法：日本人の食事摂取基準を参考に，鉄の推奨量を確保するために鉄を多く含む食品を積極的に摂取するように心がける。推奨量(成人男子7.0～7.5mg/日，月経なし成人女子6.0～6.5mg/日，月経あり女性10.5～11.0mg/日)以上の鉄を含んだ食事を基本とする。

薬物療法：経口鉄剤として，フェロミア®(クエン酸第一鉄ナトリウム)，インクレミン®(ピロリン酸第二鉄)などが初期処方される。副作用として悪心，嘔吐，腹痛などの消化器症状が現れた場合は投薬の減量，もしくは薬剤変更にて対応する。貧血の消失後，さらに3～4か月継続して鉄剤を内服し，フェリチン25ng/mL以上を確認して内服を中止する。

②　巨赤芽球性貧血

食事・栄養療法：葉酸欠乏は，極端な偏食，成長期と妊産婦における需要亢進で認められるため，食生活の管理も重要である。バランスのよい食事を心がけ，食事摂取基準に準じて摂取する。

薬物療法：ビタミン B_{12} 欠乏性貧血の場合，ビタミン B_{12} 製剤(メチルコバラミン，ヒドロキソコバラミン)を4～6週間にわたって**筋注**する。投与開始後～2日で巨赤芽球は消失し，4～7日目に網赤血球分離を認め，貧血が回復しはじめる。葉酸欠乏性貧血の場合，5～15mg/日の葉酸を経口投与する。

③　腎性貧血

食事・栄養療法：慢性腎臓病および透析をコントロールするための食事療法を基本とする。造血に関わる栄養素(鉄，ビタミンB群，葉酸，ビタミンC)の摂取を，食事摂取基準にしたがって食事療法の範囲内で確保するようにする。

薬物療法：赤血球造血刺激因子製剤(ESA)を，保存期CKD患者および腹膜透析患者では皮下注，血液透析患者では透析回路を通しての静脈内投与を行う。ESAを投与しない患者で血清フェリチン値が50ng/mL未満の場合，もしくはESA投与下で血清フェリチン値が100ng/mL未満でかつトランスフェリン飽和度が20%未満の場合は，鉄補充療法が推奨される。

6. 栄養ケア

鉄欠乏性貧血：食事摂取基準の鉄推奨量の摂取を基本とし，通常の食事と鉄補給をサポートする食品を併用するなどして確保する。通常の治療は，鉄剤100〜200 mg/日の内服が中心で，症状が改善し投薬が中止されると，食事のみでの対応となり，貧血予防もしくは再発防止として食品から鉄を十分に摂取させる。一方で，鉄剤内服中は，消化器の不調を訴えることが多く，食事摂取量が減退しやすく，その他の栄養素の確保を留意するための食事療法が必要である。特に，たんぱく質，ビタミンB群，ビタミンCの充足を心がける。ただし，フェロミア®のような第一鉄剤内服中に食事由来の鉄の吸収率を高める目的でビタミンCを付加すると，消化器症状を悪化させる恐れがある。鉄吸収を阻害するものとして，タンニン酸，フィチン酸，炭酸マグネシウム，胃酸分泌抑制薬(H_2ブロッカー，プロトンポンプ阻害薬)，テトラサイクリン，ある種のセフェム系抗菌剤などが知られているが，鉄剤内服による貧血回復には影響しないといわれている。特に，緑茶飲用による鉄剤の吸収低下は臨床的に問題にならないが，通常の食事のみで鉄を摂取する場合は，鉄吸収阻害作用のあるものを摂らないことが望ましい。

巨赤芽球性貧血：欠乏しやすい妊娠初期や妊娠の可能性がある女性はプテロイルモノグルタミン酸の葉酸サプリメント400 μg/日を付加することが推奨されている。ビタミンB_{12}欠乏性貧血も葉酸欠乏性貧血もともに，薬剤として欠乏ビタミンを投与することによって，造血機序が亢進し，引き続いて鉄需要も亢進するため，鉄の十分な補給も併用することで貧血が改善される。

7. 症例で確認

性別　女性　**年齢**　34歳　**身長**　158 cm　**体重**　54 kg　**職業**　事務職　**既往歴**　なし
経産婦(8年前に出産)

主　訴　倦怠感。8か月前から仕事の疲れがなかなか抜けず，なんとなく，からだがだるい，食欲はある，偏食なし，体重変化はほとんどない。生理痛はひどく，経血量は多い。

身体所見　眼瞼結膜はやや蒼白。呼吸音は静，心音正常，腹部触診で腫瘤を認めず。四肢の浮腫はなし

赤血球	4,400/μL	ヘモグロビン	8.9 g/dL
白血球	480 × 10^4/μL	ヘマトクリット	33%
血小板	23.3万/μL	網赤血球	1.5%
フェリチン	2.1 ng/mL	TIBC	510 μg/dL
血清鉄	17 μg/dL	UBIC	490 μg/dL

症例の見方　主訴と身体所見，検査所見から，自覚症状の倦怠感，過多月経と眼瞼結膜の蒼白，ヘモグロビンの低値から貧血と判断される。食欲があって偏食がないことから栄養欠乏や消化器疾患よりも，月経血鉄損失が原因であると疑われるが，貧血種別をMCVとMCHCを算出することによって最終判定と治療方針を決定する。

$$MCV(fL) = 33(\%) / 480(\times 10^4) \times 1,000 = 72.7\ fL$$

$$MCHC(\%) = 8.9(g/dL) / 33(\%) \times 100 = 27.0\%$$

MCV 72.7 fL, MCHC 27.0%なので小球性低色素性貧血と診断される。加えて，フェリチンが低値，TIBCとUIBCがともに高値であることから，鉄運搬能は正常な鉄欠乏性貧血と判定される。

治療方針：経口鉄剤補充療法として，フェロミア®を100〜200 mg/日を実施。食欲低下や消化器症状が認められた場合，フェロミア®を50〜100 mg/日に減量するかインクレミン®に変更し，フェリチンが十分量になるまで継続する。

栄養管理：フェロミア®は副作用の消化器症状が出やすいため，食欲と食事摂取量をモニタリングする。これらの低下により三価鉄のインクレミン®に変更された場合，ビタミンCの積極的な摂取を心がけるようにする。

2 出血性疾患

■キーワード ＊ ＊ ＊ ＊ ＊ ＊ ＊

血液凝固因子，ビタミンK，血友病A，血友病B

1. 概 説

出血が起こると，出血部位周辺の血管は収縮し，血管の破れた部位で血小板が活性化されて凝集塊をつくり，凝集塊の周辺でフィブリンが形成され，大きな血液凝固の塊を作り，破れた部位をふさぐことで止血する。このように，出血は，血管の壊れた部位から血液が血管外に流出する現象であり，出血性疾患(hemorrhagic disease)は，先天的もしくは後天的に出血傾向となる疾患である。出血傾向となる原因は，血管，血小板，凝固・線溶系の3つの異常に大別される。血管の異常においては，遺伝性末梢性血管拡張症，シェーンライン・ヘノッホ紫斑病やビタミンC欠乏による壊血病がある。血小板の異常においては，先天性血小板異常症，特発性血小板減少性紫斑病がある。凝固・線溶系の異常においては，血友病，フォンヴィレブランド病，新生児メレナ，新生児頭蓋内出血症などがある。

2. 栄養療法に必要な生化学・解剖生理学

血液凝固反応は，種々の**血液凝固因子**が順番に増幅されながら活性化して**フィブリン**を形成する反応である(図15-3)。凝固反応は，陰性荷電を帯びた異物やサイトカインなどによって誘導された高

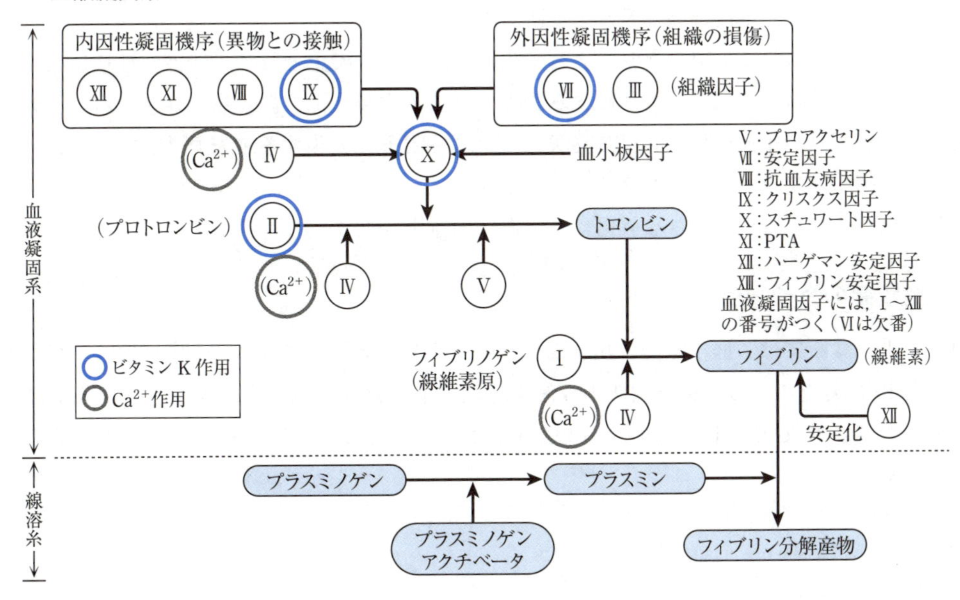

図15-3 血液凝固カスケード

分子キニノゲンやカリクレインによって惹起される**内因系**と，血管内皮細胞の剥離によって露出した血管内皮下組織や内皮下組織に沈着した活性化血小板によって惹起される**外因系**(リン脂質系，組織因子系)の2つの機序から成り立っている。これらの凝固系は数種の凝固因子(タンパク分解酵素の一種)が関係しており，最終的にトロンビンを生成し，トロンビンによるフィブリン形成に至る。凝固因子は平常時においては不活性型で血液中に存在しているが，上記の惹起物質により，内因系では第XII因子(F-XII)が活性化第XII因子(F-XIIa)に，外因系では第VII因子(F-VII)が活性化第VII因子(F-VIIa)に活性化される。活性化された凝固因子は，次なる凝固因子の活性化を誘導するが，補酵素であるCa^{2+}を介することによって，トロンビンの生成が数万倍に増幅されていく。Ca^{2+}を必要とする凝固反応に関わる凝固因子の体内合成には**ビタミンK**を必要とする。また，血液凝固因子の活性化は，特異的な反応で成り立つため，一つでも凝固因子が欠損すると，凝固がほとんど進まなくなる。

生成されたフィブリンは活性化第XIII因子によって，フィブリン線維を形成する。形成されたフィブリン線維は，タンパク分解酵素であるプラスミンによって分解される。プラスミンはプラスミノゲンがプラスミノゲンアクチベータ(PA)によって活性化されることで生成される。PAの作用は，PAインヒビター-1(PAI-1)によって抑制される。PAとして組織PA(t-PA)とウロキナーゼ型PA(u-PA)が存在している。脳梗塞などの血栓性疾患では，速やかな血栓の溶解を必要とするため，この2つのPAが血栓溶解剤として投与される。

血管内外におけるPAI-1が増加すると，形成されたフィブリン血栓の溶解は阻害され，血栓性疾患の発症が高まることからメタボリックシンドロームの動態を表す指標とされている。

3. 症状および病態

出血性疾患は，一次止血(血小板凝集による止血)と二次止血(フィブリン形成による止血)の機能低下によって出血傾向を示す。血管，血小板，凝固因子の3つの相互作用により止血機能が調節されているが，一次止血には血管もしくは血小板，二次止血には凝固因子の関与が大きい。皮下の点状出血，関節内出血，外傷などの止血時間延長が主な所見である。

血液凝固因子の遺伝的な欠損や異常によって出血傾向を示す疾患として，伴性劣性遺伝による先天性のものと，血液凝固因子の自己抗体による凝固異常を示す後天性の血友病が存在する。先天性の血友病として，**第VIII因子**を欠損する**血友病A**と第**IX因子**を欠損する**血友病B**，フォンヴィレブランド因子を欠損するフォンヴィレブランド病が知られている。いずれも著名な出血傾向を示すため，筋肉や関節などの小出血や，小さな外傷でも止血に困難をきたす。

4. 出血性疾患のガイドライン

出血性疾患の診断には，血小板数，出血時間，部分トロンボプラスチン時間(APTT)，プロトロンビン時間(PT)が実施される。特発性血小板減少性紫斑病では血小板数の著明な低下，出血時間の延長が認められる。血友病A･Bは，血小板数やPTは正常であるが，出血時間とAPTTの著名な延長が認められる。

診療群別臨床検査のガイドライン

URL：https://www.isim.org/books/guideiine/40.Pdf

血友病患者に対する止血治療ガイドライン

URL：https://www.jsth.org/guideiine/

5. 治療（食事・栄養療法，運動療法，薬物療法）

特発性血小板減少性紫斑病においては，副腎皮質ステロイド投与やガンマグロブリン投与が実施されるが，重症のときは血小板輸血を行う。血友病A，Bにおいては，おのおのの血液凝固因子の血液製剤を定期的に投与する。

章末問題

以下の記述について，正しいものに○，誤っているものに×を（　　）内に記入しなさい。

1. （　　） 鉄欠乏性貧血は，小球性低色素性貧血を呈する。
2. （　　） 鉄欠乏性貧血では，総鉄結合能は低下する。
3. （　　） 葉酸欠乏性貧血は，神経障害を伴う。
4. （　　） ビタミンB_{12}欠乏性貧血の治療は，ビタミンB_{12}製剤を経口投与する。
5. （　　） 血友病Bは，血液凝固第VIII因子の欠損が主因である。
6. （　　） 血友病では，部分トロンボプラスチン時間は短縮する。

〈参考文献〉　＊　＊　＊　＊

臨床検査のガイドライン JSLM 2015―検査値アプローチ/症候/疾患/ 貧血 p.143～148.
張替秀郎：「貧血―診断と治療のアプローチ―，日本内科学会雑誌 104」，p.567～571(2015)
岡田定：「日本内科学会雑誌 99，鉄欠乏性貧血の治療指針」，p.1220～1225(2010)
成田美和子：「日本内科学会雑誌 104，貧血の分類と診断の進め方」，p.1375～1382(2015)
日本鉄バイオサイエンス学会治療指針作成委員会編：「鉄剤の適正使用による貧血治療指針」響文社(2009)

第16章　筋・骨格疾患

1　骨粗鬆症

■キーワード　＊　＊　＊　＊　＊　＊　＊

カルシウム，リン，リモデリング，副甲状腺ホルモン(PTH)，ビタミンD，線維芽細胞増殖因子(FGF)23，閉経後骨粗鬆症，ビスホスホネート，エストロゲン

1．概　説

2000年3月に開かれた米国NIH Consensus Development Conferenceにおいて，**骨粗鬆症**(osteoporosis)は「骨強度の低下を特徴とし，骨折リスクの増加を引き起こす骨格疾患」と定義されている。この骨強度とは，骨密度および骨質の2要因を総合的に評価して判断されるものとしている(図16-1)。2000年当時で，米国では骨粗鬆症と診断されている患者数が1,000万人存在し，さらに，1,800万人が骨密度低値であり，骨粗鬆症のリスクを抱えている。骨粗鬆症は，男女ともに加齢に伴いその有病率が増加するため，世界的にも類をみない急速な人口高齢化を抱えるわが国では，罹患者数は年々増加している。そのため，本疾患の発症を起因の一端とするロコモティブシンドロームは新たな国民病として認知されている(本章5節)。厚生労働省による平成28年国民生活基礎調査では，骨折・転倒および関節疾患が，介護が必要となった主な原因の上位に位置するため(要支援：第1位，要介護：第3位)，超高齢社会の日本にとって骨粗鬆症の予防とケアが重要視されている。

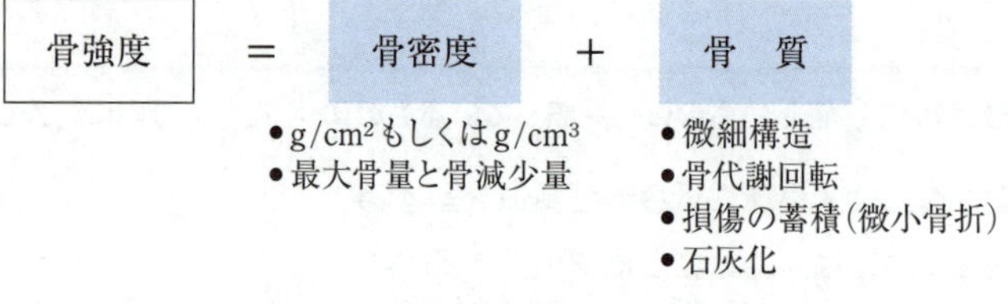

図16-1　骨強度に関連する2要因

出典：米国NIH Consensus Development Conferenceステートメントより

またこの会議で，骨粗鬆症は必ずしも加齢や性別(女性)，そして骨量減少によってのみ引き起こされるものではないとしている。例えば，学童期や青年期に適した栄養素を摂取せず，最大骨量が十分な値に達していない者では，顕著な骨量減少がなくとも骨粗鬆症になる可能性があるとして注意喚起している。本項では，主に骨粗鬆症患者の治療について論じているが，骨粗鬆症を予防するためには，成長期の食事の重要性についても十分理解しておく必要がある。

〔骨粗鬆症の最近の動向〕

日本骨粗鬆症学会，日本骨代謝学会，骨粗鬆症財団編集の「骨粗鬆症の予防と治療ガイドライン2015年版」によると，その罹患者数は推定1,280万人とされており，男性で300万人，女性で980万人とされ，男性に比べ，女性に多い。骨粗鬆症は，男女ともに加齢に伴いその有病率が増加し，特に閉経後の70歳以上の女性では約半数が本疾患に罹患しているとされている。

2. 栄養療法に必要な生化学・解剖生理学

骨は支持組織として脊椎動物の体躯を支えるだけでなく，体内のカルシウムやリンといったミネラル濃度を調節している。また，骨から分泌されるオステオカルシンは，インクレチンの分泌を促しインスリン抵抗性の改善に関与することなどが報告されており，骨が全身の恒常性維持に寄与していることが知られている。骨の恒常性は，破骨細胞による骨吸収と骨芽細胞による骨形成が動的に平衡を保つことにより維持されおり，骨組織中では，絶えず古い骨が破壊され新しい骨に置き換わる「**リモデリング**(再構築)」が行われている。このリモデリングは，**副甲状腺ホルモン(PTH)**やカルシトニンなどのホルモン，局所的に作用する増殖因子やサイトカイン，ビタミンDといった栄養成分などにより厳密に調節を受けている。また，骨組織に貯蔵されているミネラル，特にカルシウム，リンの血中濃度も骨代謝と密接に関わっている。活性化されたビタミンDは，腸管でのカルシウム吸収を促進させ，血中カルシウム濃度維持に貢献している。一方，血清リン濃度もこれらの因子により調節を受ける。血清リン濃度が上昇するとPTHの分泌が増加し，腎近位尿細管のリン再吸収を抑制させる。また，主に骨から分泌されるリン利尿ホルモンの線維芽細胞増殖因子(FGF) 23も血清リン濃度上昇により分泌が亢進し，PTHと同様に腎臓におけるリン再吸収の抑制と，活性型ビタミンDの産生低下を介した腸管からのリン吸収の制御を行い，血液中のリン濃度を負に制御している。

3. 症状および病態

骨粗鬆症は，原因疾患が明らかではない原発性骨粗鬆症と基礎疾患やその薬物療法などによって引き起こされる続発性骨粗鬆症に分類される。原発性骨粗鬆症には，女性の退行期骨粗鬆症である閉経後骨粗鬆症と，男性の加齢に伴う骨形成能低下などによる男性骨粗鬆症があり，その他妊娠後骨粗鬆症や若年性骨粗鬆症などの特発性骨粗鬆症がある。続発性骨粗鬆症には，クッシング症候群などの内分泌疾患や，糖尿病や慢性腎臓病など生活習慣病が基礎疾患となるもの，またグルココルチコイドなどステロイド剤の副作用として現れるものがある。

骨粗鬆症はsilent disease(静かな疾患)とよばれるように，初期段階では自覚症状が乏しいため，放置してそのまま進行することが多い。寝返りを打つ，起き上がるなどの動作を行うときに痛みを感じる場合，脆弱性骨折が考えられ，病態がかなり進行している可能性がある。また，骨折にも疼痛など明らかな臨床症状を伴いX線画像所見などで診断される臨床骨折と，臨床症状の有無とは無関係にX線画像による骨の変形の程度により判定される形態骨折があり，椎体の臨床骨折は全椎体骨折の3分の1にすぎない。そのため，定期的な検査をし，早期発見・早期治療が重要である。

4. 骨粗鬆症のガイドライン

骨粗鬆症の予防と治療の目的は，骨折を予防し，骨格の健康とQOLの維持・改善を図ることとされている。わが国の本疾患の診断は，脆弱性骨折の有無，骨密度の若年成人平均値(young adult mean；YAM)により判定し，また，薬物治療開始の判断には，上記項目に加え，FRAX®による判定を行う。FRAX®は，2004年にWHOが世界のコホート研究から検討された11個の骨折危険因子を基に作成した骨折リスク評価ツールである。ただし，FRAX®の対象年齢は40歳以上とされている。また，椎体骨折もしくは大腿骨近位部骨折がある場合は，骨密度の結果を問わず骨粗鬆症と診断される。

骨粗鬆症のガイドライン

URL：http://www.sheffield.ac.uk/FRAX/

5. 治療（食事・栄養療法，運動療法，薬物療法）

近年，効果的な新薬の開発により，骨折リスクの低減が図られるようになってきたが，薬物療法のみでは不十分とされ，食事療法や運動療法を含めた総合的な治療を行うことが重要である。また，骨折の原因となる転倒を防止する生活環境整備なども重要である。

食事・栄養療法：骨粗鬆症の予防として不足した栄養素の改善を図り，エネルギー，たんぱく質，ミネラル，ビタミンを十分摂取し，適切な体力を保持することが重要である。一方で，過体重は骨折リスクを高めるため，必要に応じて減量を図る。

① カルシウム

骨粗鬆症の治療のためのカルシウム単独の有効性は決して高くないが，さまざまな骨粗鬆症治療薬の効果を補助する栄養素としてカルシウムの積極的な摂取は重要である。また，ビタミンDの摂取と組み合わせることにより，骨密度の上昇や骨折の予防効果があることが示されている。骨粗鬆症の治療のためには，700～800 mg/日のカルシウム摂取量が勧められている(耐容上限量は，成人で男女とも2,500 mg/日)。

② ビタミンD

骨粗鬆症患者の多くは高齢者であるが，高齢者ではビタミンDが不足傾向にあることが報告されていることから，ビタミンDの積極的摂取が推奨される。「日本人の食事摂取基準(2020年版)」では，男女ともに18歳以降のビタミンDの目安量は8.5μg/日とされるが，骨粗鬆症の食事指導として推奨されるビタミンD摂取量は10～20μg/日である。

③ ビタミンK

ビタミンK摂取量と骨折リスクには，負の相関があると報告されている。ガイドラインでは，ビタミンKの推奨摂取量を250～300μg/日としている。

薬物療法：ビスホスホネートや抗RANKL抗体(デノスマブ)を代表とした骨吸収抑制剤，テリパラチドや活性型ビタミンD誘導体などの骨形成促進剤が主流である。また，閉経後骨粗鬆症患者へは，エストロゲン製剤の導入が考慮されるが，エストロゲン投与は乳がんや子宮体がんなどの発症リスクを高める危険性がある。そのため，エストロゲンの副作用を取り除いた**選択的エストロゲン受容体モジュレーター**(selective estrogen receptor modulator；SERM)としてラロキシフェンが開発されている。骨粗鬆症の疼痛に対しては，近年複数の報告から，カルシトニン薬やビスホスホネートの除痛効果が認められている。

運動療法：閉経後骨粗鬆症の女性において運動の効果が立証されている。特に，複合運動(ウォーキングやベンチ昇降などの荷重運動，レジスタンス運動のような筋力訓練)が骨密度の維持・上昇に効果的とされ，転倒予防を介した二次的な骨折の予防効果も期待されている。

6. 栄養ケア

本疾患の治療に関して，食事療法だけでは骨折の予防や骨強度の増加を期待することはむずかしいが，薬物療法を行う際にも基礎治療としての栄養ケアは重要である。カルシウム，ビタミンD，ビタミンKの積極的摂取を図る。また，これら以外にもリン，マグネシウムといったミネラルやビタミンCやビタミンA，たんぱく質，脂質など骨代謝に関連する栄養素は多岐にわたるため，過不足のない適切な栄養素摂取が重要である。また，患者に対し，製剤やサプリメントによるカルシウム補給を指導する場合があるが，これらの使用により心筋梗塞や脳卒中のリスクが高くなるとの報告があるため，1回の服用に500 mg以上摂取しないよう指導すべきである。

7. 症　例

性別 女性　**年齢** 66歳　**身長** 155 cm　**体重** 69 kg　**BMI** 28.7(kg/m²)　**職業** 無職

既往歴 56歳時に閉経。62歳時に自宅の廊下でつまずき，右第五中足骨を骨折

主　訴 4年前に骨折を経験して以降，歩きづらさを感じる。最近，荷物を持った時に腰部に強い痛みを感じた。3日間安静にしていたが，痛みが引かないため来院。検査の結果，脊椎圧迫骨折が確認された。

血液データ

GLU(空腹時)	89 mg/dL	HbA1c	5.00%
ALB	4.8 g/dL	PreAlb	33.0 mg/dL
TC	216 mg/dL	LDL-Cho	148 mg/dL
TG	131 mg/dL	HDL-Cho	42 mg/dL
Ca	9.8 mg/dL	IP(無機リン)	3.6 mg/dL
25-ヒドロキシビタミンD	15 ng/mL		

閉経後骨粗鬆症である。血清カルシウム濃度とリン濃度は基準範囲内であるが，血清25-ヒドロキシビタミンD濃度が20 ng/mL以下となっており，ビタミンDが不足している。

また，BMI＝28.7 kg/m²であり，脂質代謝異常も起こっていることから，減量が必要であると考えられる。

2　骨軟化症，くる病

■キーワード　＊　＊　＊　＊　＊　＊　＊

石灰化，類骨，ビタミンD，リン，FGF23，日光浴

1. 概　説

骨は，骨を構成する細胞と細胞外基質から成り，細胞外基質が豊富な組織である。骨基質は，コラーゲンなどの有機成分にカルシウムやリンなどの無機成分の結晶ハイドロキシアパタイトが沈着(石灰化)することにより構成されている。骨軟化症(osteomalacia)とは，骨石灰化障害を特徴とし，非石灰化骨である類骨が増加した状態のことをいう。また，成長軟骨帯が閉鎖する以前の小児期に発症するものをくる病(rickets)とよぶ。本疾患の原因には，ビタミンDの作用不足によるものとリンの代謝障害によるものに大別される。

〔骨軟化症・くる病の最近の動向〕

近年，完全母乳栄養を好む傾向の増加や小児の日照時間の減少，食物アレルギー対策などによる過度の食事制限が原因で小児のくる病の増加がみられる。これに伴い，2015年に日本内分泌学会・日本骨代謝学会により「くる病・骨軟化症の診断マニュアル」が作成された。骨塩量の低下を認める患者に対しては，骨粗鬆症の診断の前に，本疾患に該当するか確認することが必要である。

2. 栄養療法に必要な生化学・解剖生理学

天然に含まれるビタミンDは，きのこ類に含まれるビタミンD_2(エルゴカルシフェロール)と魚肉類に含まれるビタミンD_3(コレカルシフェロール)がある。また，ビタミンDは食事から摂取されるだけでなく，紫外線を浴びることにより生合成することが可能な栄養素である。コレステロールが代謝を受けて7-デヒドロコレステロール(プロビタミンD_3)となったあと，皮膚上で紫外線を受けて非酵素的に，プレビタミンD_3(プレカルシフェロール)となる。その後，プレビタミンD_3は異性化(非酵素的)し，ビタミンD_3(コレカルシフェロール)へと変化し，肝臓ミクロゾームで25-ヒドロキシラーゼにより，さらに腎臓中の1-ヒドロキシラーゼにより2つの水酸基が付加され，活性型である1,25-ジヒドロキシコレカルシフェロール(活性型ビタミンD_3)が産生される(図16-2)。そのため，本疾患発症の起因となるビタミンD作用不足には，ビタミンD摂取量不足や消化管疾患による吸収障害だけでなく，1日の日照時間の不足や肝障害，腎障害の原因が考えられる。ビタミンDの血液動態には，血清25-ヒドロキシビタミンD濃度が用いられ，血清値が20ng/mL以下であれば「ビタミンD不足」，15ng/mL以下であれば「確実なビタミンD欠乏症」と判断される。一方，リンの代謝障害によるものには，リンの摂取不足，腸管のリン吸収障害，腎臓の再吸収障害がある。近年，リン利尿ホルモンである**FGF23**の作用過剰を示す先天性代謝疾患が複数認められている。

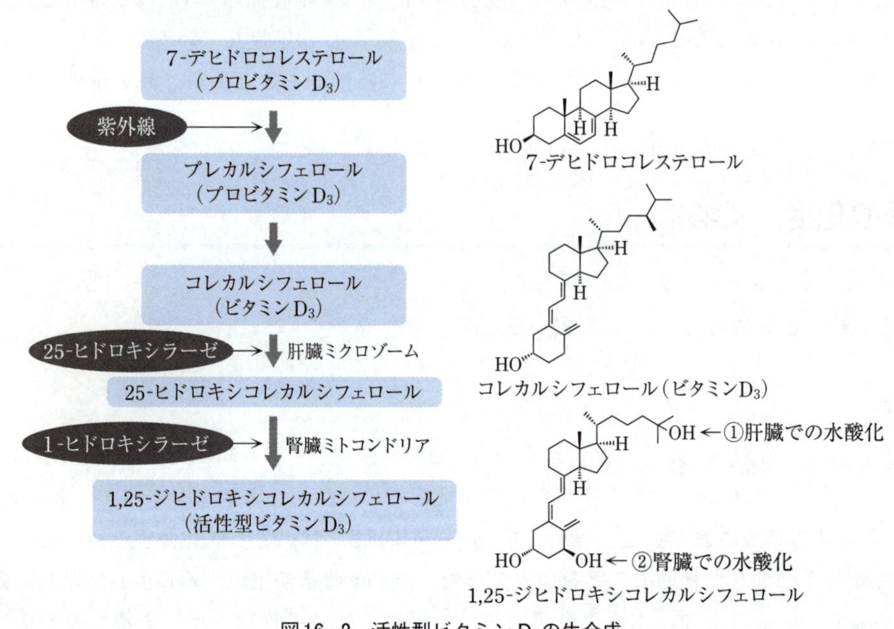

図16-2 活性型ビタミンD_3の生合成

3. 症状および病態

骨軟化症では，筋力低下や骨痛に加え，偽骨折(looser's zone)や鳩胸(胸郭の変形)，脊柱の変形が生じることがある。くる病では，成長障害，O脚やX脚などの骨変形，脊柱の彎曲などが認められる。

4. 治療（食事・栄養療法，運動療法，薬物療法）

食事・栄養療法：本疾患の主要因は，ビタミンDおよびリンの生体内での欠乏状態である。ビタミンD作用不足による場合は，積極的なビタミンDの摂取が有効である。1日のビタミンD摂取の日安量は年齢により異なり，男女ともに生後1年未満では5.0μg，1～2歳で3.0μg，3～5歳で3.5μg，6～7歳で4.5μg，8～9歳で5.0μg，10～11歳で6.5μg，12～14歳で8.0μg，15～17歳で9.0μg，18歳以降は8.5μgとされているため，これらを参考に指導する。しかし，吸収障害がある場合，多量のビタミンD製剤やリン製剤の併用投与を行うこともある。

5. 栄養ケア

くる病に関しては，完全母乳栄養や慢性的な日照時間の不足により発症リスクが高まることが報告されている。ビタミンDを強化した人工乳を用いた混合栄養に加え，適度な日光浴が推奨される。しかし，日本の諸地域を対象とした国立環境研究所の研究報告によれば，日光浴によるビタミンD_3の生合成は，日照時刻(日差しの強い昼時)だけでなく，季節(日照時間の短い冬季)や地域(紫外線量が低い高緯度地域)の違いにより大きく影響を受けるとされている。国立環境研究所の地球環境センターのwebサイトでは，日本各地のビタミンD生成量と紫外線量の速報値が記載されている。

6. その他

ビタミンDの投与では完治しないビタミンD抵抗性くる病・骨軟化症(指定難病238)，別名低リン血症性くる病・骨軟化症とよばれる疾患がある。近年の研究により，これらの疾患の多くはFGF23の過剰産生によるものであることが明らかになってきた。この疾患の治療法としては，FGF23の過剰産生部位が特定されている場合(腫瘍性くる病・骨軟化症であれば腫瘍)，その部位を摘出するといった方法が用いられているが，原因が不明な場合，ビタミンD製剤やリン製剤の併用を行うとされている。しかしながら，原因の根本的な治療としては不十分とされている。

3 変形性関節症

■キーワード ＊ ＊ ＊ ＊ ＊ ＊ ＊

関節，軟骨，炎症

1. 概 説

変形性関節症(osteoarthritis)は，関節軟骨の変性と破壊，関節辺縁や軟骨下骨の増殖性変化，関節内の限局的な炎症を特徴とした疾患である。

〔変形性関節症の最近の動向〕

2009年に報告された本邦の大規模コホート(research on osteo‐arthritis against disability；ROAD)研究)によれば，40歳以上の膝変形性関節症患者数は2,530万人(男性860万人，女性1,670万人)で腰椎変形性関節症推定患者数は3,790万人(男性1,890万人，女性1,900万人)，骨粗鬆症の推定患者数(1,280万人)を上回っている。

2. 症状および病態

変形性関節症では，日常動作による機械的刺激により軟骨の変性・磨耗を生じる。初期症状としては，関節を使い過ぎた後に関節痛が生じ，安静にしていると治まる。進行すると滑膜の炎症が併発して，関節軟骨の変性が加速される。軽い動作や安静時でも痛みが生じ，関節炎により関節が腫脹し，腫脹による関節の可動域制限が生じることもある。

3. 変形性関節症のガイドライン

わが国では，2012年にosteoarthritis research society international(OARSI)ガイドラインpart Ⅱを翻訳し，日本の診療実態に即した「変形性膝関節症の管理に関するOARSI勧告-OARSIによるエビデンスに基づくエキスパートコンセンサスガイドライン」が策定されている。

変形性膝関節症の管理に関するOARSI勧告 OARSIによるエビデンスに基づくエキスパートコンセンサスガイドライン
URL：https://www.jstage.jst.go.jp/article/naika/106/1/106_75/_pdf/-char/ja

4. 治療（食事・栄養療法，運動療法，薬物療法）

本疾患は，加齢による関節構成成分の減弱を基盤とし，体重負荷(肥満)，重労働やスポーツによる関節への過負荷，外傷などを契機に軟骨の磨耗が生じ，進行して発症する。

食事・栄養療法：関節への負担を考慮し，適正体重の維持を心掛ける。肥満があれば，エネルギー制限など減量指導を行う。

運動療法：適度な運動は筋力維持，骨量維持を促すため推奨されるが，過度の運動や重労働は関節に過度の負担をかけるため，推奨しない。関節への負担の少ない水泳や水中歩行，レジスタンス運動などが望ましい。また，ストレッチなどの関節可動域訓練を実施する。

薬物療法：抗炎症薬や鎮痛薬が用いられる。非ステロイド性抗炎症薬(NSAIDs)は最小有効用量とし，消化管障害が少ないシクロオキシゲナーゼ(COX)-2選択的NSAIDsを選択する。

5. 栄養ケア

肥満傾向にある患者には，適正体重となるよう減量のための栄養ケアが必要である。変形性関節症のためADL(日常生活動作)の低下が考えられるため，患者個々のエネルギー必要量の算出には十分な聞き取りが必要である。

4 サルコペニア

■キーワード ＊ ＊ ＊ ＊ ＊ ＊ ＊
高齢期，フレイル，サルコペニア肥満，BCAA

1. 概 説

サルコペニア(sarcopenia)の定義は，「高齢期にみられる骨格筋量の低下と筋力もしくは歩行機能などの身体機能の低下」とされている。サルコペニアの主要因は加齢であるが，身体活動の低下，代謝疾患，消耗性疾患，栄養不良などが危険因子となる。

〔サルコペニアの最近の動向〕

2010年に欧州ワーキンググループ(EWGSOP)からサルコペニアの定義が発表され，2014年には日本人の疫学調査を含めたデータを基に，アジアワーキンググループ(AWGS)からその定義が発表された。さらに2016年には，国際疾病分類第10版(ICD-10)にサルコペニアが収載され，その意義と重要性が認識されている。

2. サルコペニアのガイドライン

本邦初のサルコペニア診療のためのガイドラインが，2017年に日本サルコペニア・フレイル学会，国立長寿医療センターより作成された。サルコペニア発症の予防・抑制に対し，適切な栄養素摂取，特に1日に(適正体重) 1kg当たり1.0g以上のたんぱく質摂取はサルコペニアの発症予防に有効である可能性があり，推奨するとされている(後述，栄養ケアを参照)。

サルコペニアのガイドライン

URL：https://www.ncgg.go.jp/cgss/news/20180117.html

3. 症状および病態

EWGSOPは，サルコペニアを細分化しており，まず，一次性サルコペニアと二次性サルコペニアに分類している。一次性サルコペニアは，加齢以外の原因が見当たらない「加齢性サルコペニア」とした。二次性サルコペニアはさらに分類され，寝たきり(不動)などによる「活動に関連するサルコペニア」と，臓器不全やガン，炎症疾患などに起因する「疾患に関連するサルコペニア」，栄養素摂取不足や吸収障害，消化管疾患を起因とする「栄養に関連するサルコペニア」がある。また，筋肉量の減少のみを「プレサルコペニア」，筋肉量減少に筋力または身体機能の低下がみとめられるものを「サルコペニア」，この3項目すべてがみられるものを「重症サルコペニア」としている。

また，サルコペニアに肥満もしくは体脂肪の増加を併せもつ状態のことを「サルコペニア肥満」とよぶ。サルコペニア肥満は，身体機能障害を伴うだけでなく，代謝障害や動脈硬化を引き起こし，心血管疾患リスクの増加につながるため注意が必要である。

4. 治療（食事・栄養療法，運動療法，薬物療法）

本疾患の治療で最も効果を期待できるのは，BCAAなどの栄養療法とレジスタンス運動といった運動療法の併用とされている。しかし，二次性サルコペニア，特に疾患に関連するサルコペニアの場合，それらに対応した治療が必要となる。

5. 栄養ケア

高齢期では，食事による骨格筋タンパク質の同化作用に対する抵抗性がみられるため，高齢者のサルコペニアでは適正な栄養素摂取，特にたんぱく質の十分な摂取が必要不可欠となる。一般的に本疾患の予防・改善のためのたんぱく質摂取量は，最低でも1.0g/kg標準体重/日とされており，1.2g/kg標準体重/日が好ましい。ただし，腎機能が低下した高齢者では，過剰な摂取に注意が必要である。

5 ロコモティブシンドローム

■キーワード　＊　＊　＊　＊　＊　＊　＊

運動器，ADL，要介護

1. 概　説

2007年，日本整形外科学会は，運動器の障害による移動機能の低下した状態を表す新しい名称としてロコモティブシンドローム(locomotive syndrome)を提唱し，和名を運動器症候群とした。運動器を構成する①骨，②関節と椎間板，③筋肉と靭帯，④神経系の各構成要素の疾患として，前述の骨粗鬆症，変形性関節症，サルコペニアなどがあげられる。ADLが低下し，要介護状態の原因となる。

〔ロコモティブシンドロームの最近の動向〕

ロコモティブシンドロームの推定患者数は，2009年時点で4,700万人(男性2,100万人，女性2,600万人)とされているが，現在はこれをさらに超えていると推測される。

2. 症状および病態

本疾患の症状は，四肢の関節や背部の疼痛，身体機能低下などである。具体的には，膝，腰，背部の痛み，O脚，姿勢の悪化，からだの硬化，歩行速度の低下，つまづきやすいなどである。

3. 治療(食事・栄養療法，運動療法，薬物療法)

運動器はメカニカルストレス(荷重圧)が適正にかかることで，その機能が保たれる。日常生活では，骨や筋肉はメカニカルストレスが不足しがちとなり，関節や椎間板では過剰になりやすい。運動にあたっては，その量と関節への負荷の軽減に配慮が必要となる。対象者の現状(年齢，性別，活動量など)を十分理解し，無理のない指導を心掛ける。日本整形外科学会では，ロコモーショントレーニングとして，開眼片脚立ちとスクワット運動を勧めている。食事・栄養に関しては，総合的な栄養バランスに注意し，骨格・筋に有効なたんぱく質，ビタミンDやビタミンK，カルシウムの充足を図る。

4. 栄養ケア

本疾患とサルコペニアを総合的にみていく必要がある。サルコペニアを伴う場合，エネルギーやたんぱく質の不足状態に注意し，適正な栄養管理が必要となる。また，治療により症状は可逆的に変化することも念頭に入れておく。

章末問題

以下の記述について，正しいものに○，誤っているものに × を(　　)内に記入しなさい。

1. (　　) 骨粗鬆症は，女性，特に閉経後の女性に多い。
2. (　　) ビタミンＫの不足は，骨折のリスクが高まる。
3. (　　) ビスホスホネートは，骨形成促進薬である。
4. (　　) 骨軟化症・くる病の原因の一つにビタミンＤの作用不足がある。
5. (　　) 変形性関節症の治療の基本は，運動療法である。
6. (　　) 加齢は，サルコペニア，ロコモティブシンドロームの要因となる。
7. (　　) 高齢者では，ビタミンＤが欠乏しやすいため，積極的な補給が必要である。

〈参考文献〉 *　*　*　*

Osteoporosis Prevention, Diagnosis, and Therapy. NIH Consens Statement Online; 17(1): 1-36(2000)

骨粗鬆症の予防と治療ガイドライン作成委員会：骨粗鬆症の予防と治療ガイドライン2015年版

https://www.sheffield.ac.uk/FRAX/

Yaegashi Y, et al.: Eur J Epidemiol. 23(3) : 219-225(2008)

Bolland MJ, et al.: BMJ. 341 : c3691(2010)

一般社団法人日本内分泌学会，日本骨代謝学会，厚生労働省難治性疾患克服研究事業　ホルモンに関する研究班：くる病・骨軟化症の診断マニュアル(2015)

http://db.cger.nies.go.jp/dataset/uv_vitaminD/ja/radiation.html

Yoshimura N, et al.: J Bone Miner mEtab. 27(5) : 620-628(2009)

日本整形外科学会変形性膝関節症ガイドライン策定委員会：変形性膝関節症の管理に関するOARSI勧告 OARSIによるエビデンスに基づくエキスパートコンセンサスガイドライン(日本整形外科学会変形性膝関節症診療ガイドライン策定委員会による適合化終了版).

Kawai S.: Inflamm Res. 47(Suppl.2) : S102-S106(1998)

McAlindon TE, et al.: JAMA. 317(19) : 1967-1975(2017)

Pasiakos SM, McClung JP : Nutr Rev. 69(9) : 550-557(2011)

吉澤史明：生化学．86(3) : 345-351(2014)

サルコペニア診療ガイドライン作成委員会：サルコペニア診療ガイドライン2017年版

葛谷雅文：「外科と代謝・栄養」50(1) : 1-6(2016)

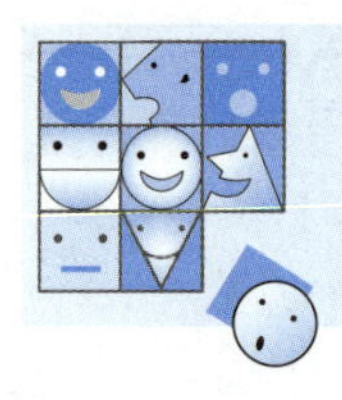

第17章　免疫とアレルギー疾患，感染症

1　食物アレルギー

■キーワード　＊　＊　＊　＊　＊　＊　＊

アレルギー，IgE，アレルゲン，アナフィラキシー

免疫とアレルギー

生体内に病原体や毒素など異物が侵入すると，それが異物であると識別し排除しようとする生体防御反応が起こる。これを免疫とよぶ。一般的に，なんらかの免疫反応を引き起こす原因物質を抗原(antigen)とよぶ。免疫は自然免疫と獲得免疫に大別される。

自然免疫は，広範囲の抗原に反応する自然免疫系受容体を介し，侵入してきた病原体やそれらに感染した異常細胞をいち早く感知し，排除する非特異的な免疫反応である。一方，獲得免疫は，個々の病原体に発現する特定の抗原を識別し記憶することにより，再び同じ病原体が侵入してきたときに効果的に排除できる特異的な免疫反応のことである。細胞性免疫は，ヘルパーT細胞の一種であるTh1細胞が提示された抗原を認識し，サイトカインを分泌し，マクロファージや細胞傷害性T細胞を活性化させ，異物を除去する。一方，液性免疫は，同じくヘルパーT細胞の一種であるTh2細胞がB細胞を活性化させ，抗原に特異的な**免疫グロブリン**(immunogrobulin；Ig)，すなわち抗体が産生・分泌され，免疫を行う。ヒト免疫グロブリンは，その構造の違いによりIgG, IgM, IgA, IgD, IgEの5つのクラスに区別され，このうちIgEが主にアレルギー反応の原因となる。

アレルギーとは，特定の抗原に対し過剰に起きた免疫応答であり，生体にとって不利な結果をもたらすものであり，過敏症や過剰性反応ともよばれる。アレルギーを引き起こす抗原のことを特別にアレルゲンとよんでいる。また，摂取した食物が原因となり引き起こされる過剰反応を食物アレルギーとよぶ。

1．概　説

食物アレルギー(food allergy)は，「食物によって引き起こされる抗原特異的な免疫学的機序を介して生体にとって不利益な症状が惹起される現象」と定義されている。本来，無害であるはずの食物，あるいはその成分に生体が過剰に反応してしまい，皮膚，粘膜，呼吸器，消化器，神経，循環器の症状を引き起こしてしまうものである。食品由来の抗原の侵入経路が経口摂取だけでなく，皮膚や気道粘膜への接触により誘発される反応も食物アレルギーとされる。

〔食物アレルギーの最近の動向〕

食物アレルギーを含めた何らかのアレルギー疾患に罹患している人数は，わが国の全人口の約2人に1人と推定され，年々増加している。食物アレルギーの多くは，免疫機能が十分に発達していない学童期以前に発症し，わが国の食物アレルギー有病率は，乳児で約10%，3～6歳児で約5%，学童期以降で1.3～4.5%とされ，全年齢を通しても推定1～2%とされている。

2. 栄養療法に必要な生化学・解剖生理学

通常，健常人は，口腔内から食物アレルゲンが侵入してきても，①消化酵素による分解，②消化管粘液中のIgAによる体内への吸収阻害，③T細胞による経口免疫寛容(免疫の不応答性)によりアレルギーの発症が抑制されている(図17-1)。

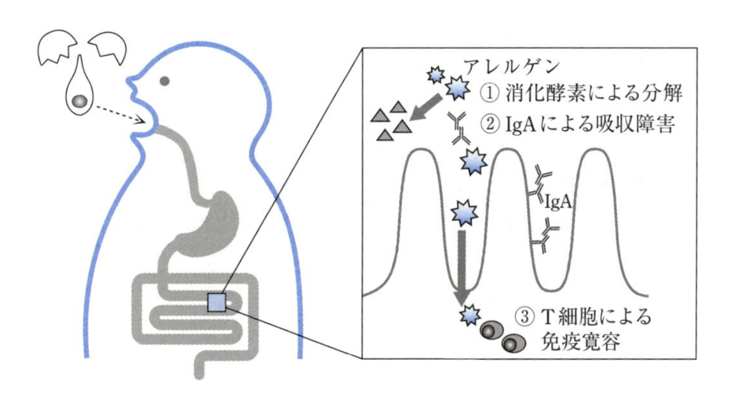

図17-1 アレルゲンに対する防御機能

しかし，消化管の機能や構造が十分発達していない小児やアレルギー患者の場合，これらアレルゲンへの対応が不十分となり，アレルギー反応が引き起こされる。食物アレルギーは，免疫学的機序からIgEを介する反応と介さない反応がある。皮膚や粘膜に存在するマスト細胞(別名；肥満細胞)はIgEに親和性の高いFc受容体を有し，IgEを介しアレルゲンと接触するとヒスタミンやロイコトリエンなどといった化学伝達物質を放出して，アレルギー反応を誘発させる(図17-2)。これをIgE依存性アレルギー反応とよび，食物由来のアレルギー反応のほとんどはこれである。

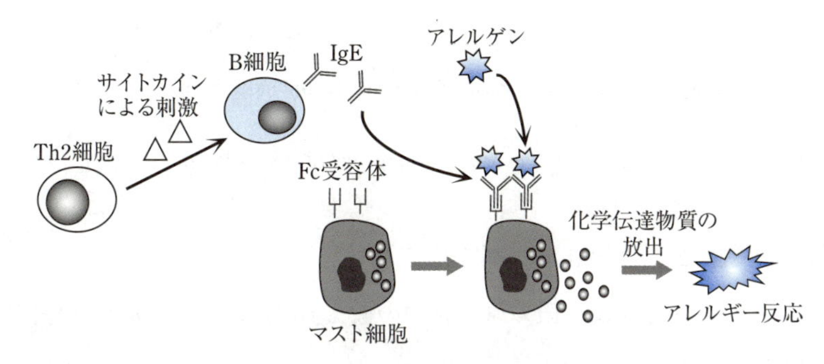

図17-2 IgE依存性アレルギー反応

3. 症状および病態

IgEを介した反応は即時型症状を呈し，アレルゲンへの感作後，数分から2時間以内に発症し，皮膚症状や粘膜症状など多彩な症状が現れる。蕁麻疹やくしゃみなど軽度な症状から，複数臓器にアレルギー症状がみられる「アナフィラキシー」とよばれる重度な症状を呈することもある。IgEを介さない場合は，症状が現れるまでに時間を要する。新生児・乳児消化管アレルギーがこれに相当する。学童期以前に発症した本疾患は，成長に伴い耐性を獲得し，自然寛解することが多い。表17-1に食物アレルギーの臨床型分類を示す。

表17-1　食物アレルギーの臨床型分類

臨床型		発症年齢	発症頻度の高い食物	耐性獲得（寛解）	アナフィラキシーショックの危険性	食物アレルギーの機序
新生児・乳児消化管アレルギー		新生児期～乳児期	牛乳，乳児用調整粉乳	多くは寛解する	±	主に非IgE依存性
食物アレルギーの関与する乳児アトピー性皮膚炎		乳児期	鶏卵，牛乳，小麦，大豆など	多くは寛解する	+	主にIgE依存性
即時型症状		乳児期～成人期	幼児まで：鶏卵，牛乳，小麦，そば，魚類，ピーナッツなど 学童期以降：甲殻類，魚類，小麦，果物，そば，ピーナッツなど	鶏卵，牛乳，小麦，大豆などは寛解しやすい その他は寛解しにくい	++	IgE依存性
特殊型	食物依存性運動誘発アナフィラキシー	学童期～成人期	小麦，エビ，カニなど	寛解しにくい	+++	IgE依存性
	口腔アレルギー症候群	幼児期～成人期	果物，野菜など	寛解しにくい	±	IgE依存性

出典；食物アレルギーの診療の手引き（2017）

4．食物アレルギーのガイドライン

本疾患の診療ガイドラインとして，日本小児アレルギー学会食物アレルギー委員会から「食物アレルギー診療ガイドライン2016」が作成されている。また，日本医療研究開発機構による「食物アレルギーの診療の手引き2017」と厚生労働科学研究班による「食物アレルギーの栄養食事指導の手引き2017」がある。

食物アレルギー診療ガイドライン2016

URL：https://www.dental-diamond.jp/conf/nakakohara/allergy_2016/html/index.html

食物アレルギーの診療の手引き2017

URL：https://www.foodallergy.jp/wp-content/themes/foodallergy/pdf/manual2017.pdf

5．治療（食事・栄養療法，運動療法，薬物療法）

本疾患の治療の原則は，「必要最小限の原因食物の除去」である。アレルギー専門医の指導の下，治療を行うことが必要である。

食事・栄養療法：患者が「健康的な」「安心できる」「楽しい」食生活を営むため，①食べると症状が誘発される食物（原因食物）だけを除去する，②原因食物でも症状が誘発されない食べられる範囲までは摂取することが可能である，という除去食療法を行う。除去食療法を行うにあたり，成長期の小児には，特に栄養面を考慮した代替食品の指導が必要となる。代表的な食物アレルギーに対する食事療法の注意点を以下に記す。

①　鶏卵アレルギー

鶏卵アレルギーの主原因は卵白にあるため，卵黄は除去の対象とならないことが多い。また，鶏卵のアレルゲンは加熱により変性しやすくアレルゲン性が低下するため，調理法により可能な摂取量が異なってくる。

② 牛乳アレルギー

牛乳のアレルゲンは熱変性を受けにくいため，牛乳や乳製品中のたんぱく質量を参考に食べられる範囲を判断することが出来る。牛肉は牛乳とアレルゲンが異なるため，基本的に除去の対象外となる。

③ 小麦アレルギー

小麦アレルギーは，大麦などその他麦類と交差抗原性を示すことが知られている。しかし，すべての麦類の除去が必要となることは比較的少ない。米やその他雑穀類は摂取可能であり，小麦の代替品として利用できる。ただし，市販の米粉パンのなかには，小麦グルテンを使用している場合もあるため，十分注意が必要である。小麦のアレルゲンは，加熱や加工による変性を比較的受けにくいとされるが，小麦を使用した醤油はその醸造過程で小麦のアレルゲン性が低下するため，アレルギー反応の低い人であれば摂取可能な場合もある。

薬物療法：諸症状に対する対症療法と抗アレルギー薬，抗ヒスタミン薬が用いられる。特に，アナフィラキシーを発症した場合は，医療機関で治療を受けるまでの間，その補助治療剤としてアドレナリン自己注射キット製剤「エピペン®」を利用する。アドレナリンには，気管支拡張作用や血管収縮作用があり，また，肥満細胞からの化学伝達物質の放出を抑える作用がある。

6. 栄養ケア

本疾患の罹患者の多くは，成長期の小児であるため，不必要な食品の排除により栄養素のバランスが偏ることのないよう配慮が必要である。そのためには，患者本人や家族から食事摂取状況の聞き取りを行い，不必要な食品排除や未摂取の食品がないかを確認する。また，除去すべき食品と摂取できる食品が区別できるよう正しい情報を提供することが重要である。小児の食物アレルギーは，小学校入学頃までに6～7割が自然寛解するため，定期的に食物経口負荷試験を実施し，段階的に食べられる範囲を広げ，原因食物の除去解除を目指す。

7. 症例で確認

性別 男児　**年齢** 1歳8か月　**身長** 80 cm　**体重** 10 kg　**カウプ指数** 15.6

既往歴 特になし

家族歴 両親ともにアレルギー性鼻炎，兄(4歳)が鶏卵と鶏肉，牛乳アレルギー

現病歴 生後6か月から離乳食を開始し，離乳食開始後3週間で顔面に湿疹が現れた。病院の検査により，鶏卵アレルギーと診断された。

主　訴 生後7か月時に牛乳アレルギーと診断され，除去食療法を行ってきたが，身長・体重の発育

血液データ

検査項目		測定値(U/mL)
非特異的 IgE		38
アトピー鑑別試験		(−)
検査項目		測定値(U_A/mL)
特異的 IgE：	卵　白	21
	オボムコイド	15
	牛　乳	3.5 以下
	小　麦	0.34 以下

プリックテスト	結　果
卵	陽　性
牛　乳	陽　性
小　麦	陰　性

状況がよくないため，再受診した。検査の結果，脊椎圧迫骨折が確認された。

食事摂取状況は前回の結果を受け，牛乳の完全除去を行っていた。3歳上の兄が鶏卵と鶏肉アレルギーであることから，母親の判断で鶏卵と鶏肉も極力除去していた。

カウプ指数の値は，正常範囲内ではあるが，身長体重標準曲線から身長・体重ともに10～25パーセンタイルにあり，成長の遅れがみられる。3歳年上の兄がアレルギーであるため，母親が慎重になりすぎ，不要な食品(鶏肉)除去を行っていることが原因であると考えられる。また，アレルギーのある鶏卵についても経口負荷試験を実施し，摂取可能量を把握することが必要である。

2 自己免疫疾患(膠原病)

■キーワード ＊ ＊ ＊ ＊ ＊ ＊ ＊

免疫寛容，自己免疫，炎症，多価不飽和脂肪酸，NSAIDs

1. 概 説

生体は，自己の抗原・細胞には免疫能がはたらかないようにする**免疫寛容**というシステムを有している。しかし，何らかの原因によってこのシステムが破綻し，自己抗原や自己の細胞に反応する(自己反応性)B細胞やT細胞が正常な細胞や組織を傷害してしまうことを自己免疫とよび，自己免疫により発症する疾患を**自己免疫疾患**(autoimmune disease)とよぶ。自己免疫疾患の代表的なものとして**膠原病**(connective tissue disease, collagen disease)があげられる。膠原病とは，生体の結合組織である皮膚や靭帯，腱，骨，軟骨などを構成するコラーゲン線維が炎症を受け，さまざまな臓器障害や免疫異常をもたらす疾患の総称である。病理学的には結合組織病ともよばれる。関節リウマチや全身性エリテマトーデス，強皮症，シェーグレン症候群などがこれに属する。

〔膠原病の最近の動向〕

膠原病の代表的な疾患である関節リウマチの推定患者数は，全国で70～80万人であるとされている。また膠原病の発症は女性に多く原因の詳細が不明であるため根本的な治療には至っていない。

2. 栄養療法に必要な生化学・解剖生理学

本来，炎症は，感染や損傷を受けた組織から正常な組織を保護し修復するための過程として生じる。そのため，原因が解消されれば炎症は鎮静する。しかし，自己免疫疾患の場合，それが起こらず慢性的な炎症状態により組織が損傷してしまう。多価不飽和脂肪酸は，強力な炎症調節因子であるエイコサノイドの前駆体として炎症作用に重要な役割をもつ。特にアラキドン酸は，強力な炎症性エイコサノイドであるプロスタグランジン(PG)E2の前駆体であり，ジホモ-γ-リノレン酸は抗炎症性PGE1やトロンボキサンチンA1の前駆体となる。

3. 症状および病態

① 関節リウマチ

関節リウマチ(rheumatic arthritis；RA)は，自己抗体の一つであるリウマチ因子が産生され，慢性的に関節炎が生じ，関節だけでなく全身の結合組織に病変が起こる疾患である。関節の滑膜に炎症系細胞が集積し，炎症性サイトカインが産生されると滑膜細胞の増殖(パンヌス形成)や骨破壊が起こる。

② **全身性エリテマトーデス**

Lupus とはラテン語で狼を意味し，「狼に噛まれたような」全身性の皮膚症状(皮疹)を特徴とするため，systemic lupus erythematosus (SLE) と名づられた。SLE は，血管が炎症・破壊され，血漿タンパク質が組織中に沈着(フィブリノイド変性)し，さまざまな臓器障害を引き起こす疾患である。特に腎障害が起こりやすく，SLE による腎炎はループス腎炎とよばれる。

③ **強皮症(全身性強皮症)**

強皮症は，コラーゲン線維が皮膚や内臓に過剰に沈着し，硬化・線維化する病変と血管内皮傷害を特徴とする疾患である。初期症状してはレイノー現象が最も多く，寒い時期や緊張したときに血流障害が起き，手指が白くみえる。その後，進行すると皮膚の硬化，内臓の線維化を呈する。

④ **シェーグレン症候群**

涙腺や唾液腺などの外分泌腺に慢性的な炎症が生じ，涙や唾液の分泌が低下し，乾燥症状を呈する自己免疫性疾患である。単独で発症する原発性シェーグレン症候群と他の膠原病に合併して発症する二次性シェーグレン症候群がある。

4. 治療 (食事・栄養療法，運動療法，薬物療法)

治療は主に薬物療法によって行われており，疾患そのものに対する栄養療法は確立されていない。しかし，症状や合併した疾患などへの対処として栄養療法は重要である。

食事・栄養療法：関節リウマチは，慢性的な炎症状態や食欲不振などにより低栄養状態に陥りやすいため，適正な栄養素摂取が必要となる。一方で，ステロイドなど処方されている薬剤によっては，肥満や糖代謝異常を招くおそれもあるため，十分な栄養管理が必要となる。SLE の場合，明確な栄養療法はなく，患者個人の状況に合わせたケアを行う。ループス腎炎を発症している場合，食塩制限など腎障害時の栄養療法を導入する。強皮症やシェーグレン症候群では，口腔乾燥や唾液分泌低下のためむし歯になるなど咀嚼・嚥下障害を引き起こす場合がある。そのため，十分な水分摂取や無糖チューインガムの使用など口腔内への対処も必要となる。

薬物療法：膠原病の治療の基本は薬物療法である。関節リウマチでは，サリチル酸塩などの NSAIDs が第一選択薬となる。免疫抑制剤のメトトレキサートも一般的であるが，どの薬剤も副作用があるため，使用時には注意が必要である。また，関節の骨破壊を伴う場合は，炎症による破骨細胞の活性化を抑制させるため TNF 阻害薬などが使用される。SLE の治療は，障害されている臓器により異なるが，ステロイドや NSAIDs, 免疫抑制剤が使用される。強皮症は，初期段階であれば血管拡張薬を使用する。シェーグレン症候群の場合，眼球乾燥や口腔乾燥に対し，人工涙液や人工唾液，保湿成分が入ったジェルなどが使われる。

3　免疫不全症候群

■キーワード　＊　＊　＊　＊　＊　＊　＊

ヒト免疫不全ウイルス，後天性免疫不全症候群，CD4陽性T細胞

1. 概　説

免疫不全(immuno deficiency)とは，何らかの原因により免疫系のいずれかに欠陥が生じ，免疫機能が障害された状態をいう。遺伝的要因により発症する原発性免疫不全症と，ウイルス感染や悪性腫瘍などによる続発性免疫不全症がある。続発性免疫不全症のうち，**ヒト免疫不全ウイルス**(HIV)への感染による免疫不全症を**後天性免疫不全症候群**(acquired immunodeficiency syndrome；AIDS)とよぶ。HIVの主な感染経路は，①性的接触，②母子感染(胎内感染，母乳感染)，③血液感染(輸血，医療事故など)がある。

〔AIDSの最近の動向〕

国連合同エイズ計画(UNAIDS)の報告によると，2017年現在，世界に3,690万人のHIV感染者がおり，年間180万人の新規感染者と94万人のAIDSによる死亡者がでている。わが国でもHIVの新規感染者は，2007年以降毎年年間1,000件以上報告されており，HIV感染者は累計2万7千人(2016年現在)を超えるとされている。

2. 症状および病態

HIV感染症は，HIVが主にCD4陽性T細胞に感染し，CD4陽性T細胞が徐々に崩壊していく進行性の感染症である。病期は，①感染初期(急性期)，②無症候期，③AIDS発症期に分類される(図17-3)。感染初期では，HIVは急激に増殖する。感染者は発熱，倦怠感，筋肉痛といったインフルエンザ様の症状がみられるが，数週間で症状は消失する。その後，症状のない無症候期が続き，宿主の免疫能や治療の有無などによりその期間が数年から数十年であり，個人差が大きい。やがて血中HIV量が増加し，CD4陽性T細胞数が減少すると，免疫不全となり，毒性の低い病原体でも感染症を引き起こす日和見感染などがみられるAIDS発症期に陥る。

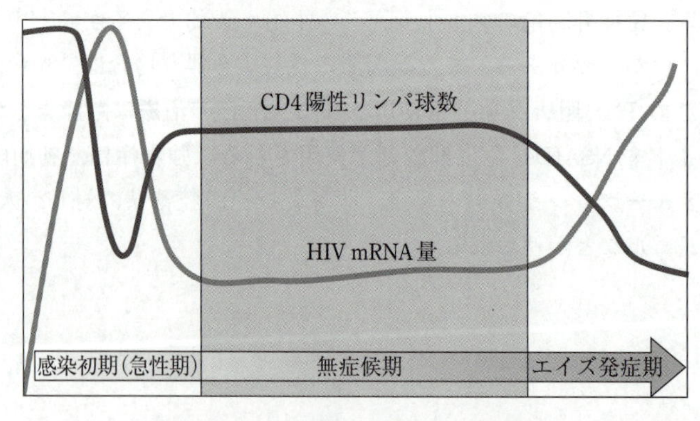

図17-3　HIV感染によるエイズ発症

3. 治　療

HIV感染症「治療の手引き」第23版では，HIV感染症の治療の原則は，①血中HIV量を検出限界以

下に抑え続けること，②3剤以上を用いた多剤併用療法(anti‐retroviral therapy；ART)から開始すること，③治療により免疫能のいくつかの指標が改善しても治療を中止しないこと，とされ薬物治療が基本となる。一般的に，核酸系逆転写阻害剤を2剤と非核酸系逆転写阻害剤もしくは，プロテアーゼ阻害剤を組み合わせる。

4. 栄養ケア

HIV感染者では，低栄養状態と体重減少がみられる。早期から栄養管理を行うことで体重減少を遅らせ，予後の改善が期待できる。HIV感染によって代謝が亢進しているため，十分なエネルギー量を確保し，高たんぱく質，ビタミンの補充を行う。また食品の衛生面の注意として，生の獣肉，魚，卵は食さない。調理器具，食器の消毒を十分行う。生ものと調理品で別のまな板を使用するなどがある。

4 感染症

■キーワード ＊ ＊ ＊ ＊ ＊ ＊ ＊

感染，新興感染症，再興感染症，敗血症，エイコサノイド，血糖コントロール

1. 概　説

感染とは，原虫・寄生虫，真菌，細菌，ウイルスなどの**病原微生物**(pathogenic microbes)が生体内に侵入し増殖することをいい，感染症とは，それにより引き起こされる発熱や下痢など種々の症状が出現する疾患の総称である。

〔病原微生物の最近の動向〕

近年，ワクチンや抗生物質などの開発により，感染症の予防・治療技術は大きく進歩している。しかし，**重症急性呼吸器症候群**(severe acute respiratory syndrome；SARS)や**エボラ出血熱**などの新興感染症や，結核やマラリアなどのような再興感染症もあり，依然として感染症の脅威は残っている。

2. 症状および病態

感染症の症状やその持続時間は，感染した病原微生物の種類により異なる。発熱，咳，下痢，嘔吐などの症状をきたす場合と，重症化しさまざまな臓器障害(敗血症)を引き起こし，場合により死亡するケースもある。感染者の身体状況にも大きく影響を受け，外傷や術後などでは創傷部から感染リスクが上昇したり，免疫能が低下している高齢者や患者では敗血症を引き起こしたりするため注意が必要である。

3. 治療（食事・栄養療法，運動療法，薬物療法）

感染症の治療の基本は，抗生物質等による原因療法と抗炎症薬等による対症療法である。しかし，栄養療法は感染者の免疫力の向上を図るうえでも重要であり，免疫栄養／免疫賦活栄養(immuno‐nutrition)という概念も定着している。

① **n‐3系多価不飽和脂肪酸**

n‐3系多価不飽和脂肪酸は，抗炎症作用や細胞性免疫能低下を抑えるエイコサノイドの前駆体となる。敗血症患者にn‐3系多価不飽和脂肪酸であるα‐リノレン酸を含んだ経腸栄養剤を導入

することにより，細胞性免疫が賦活化され，感染防御能を増強させる。

② グルタミン

グルタミンは，単球やリンパ球など免疫担当細胞のエネルギー源や核酸合成に関わるアミノ酸であり，その機能維持に不可欠とされる。

③ アルギニン

アルギニンを基質として合成されるポリアミンは，腸管上皮細胞の恒常性に必要で，病原体の侵入阻止にはたらくと考えられている。しかし，アルギニンは血管拡張作用を示す一酸化窒素(nitric oxide；NO)の基質でもあるため，敗血症など重度の感染症を患った患者には，血圧低下を招き**ショック**を引き起こす危険性があるため禁忌とする報告もある。

④ 核　酸

核酸は，リンパ球の機能正常化・活性化に有効であるとされている。従来，腸管からの吸収率が低いため，静脈から導入すべきと考えられてきたが，核酸を含む経腸栄養剤も感染症に対して有効であることが立証されている。

⑤ 食物繊維

腸管には，全身のリンパ球の約6～7割が存在するとされている。食物繊維，特に水溶性食物繊維の中でも発酵性の高いペクチンやグアーガム，オリゴ糖などは腸内細菌叢の是正に寄与する。また，食物繊維は，腸内細菌により短鎖脂肪酸に代謝され，抗炎症作用などさまざまな有効性が明らかになっている。

4. 栄養ケア

炎症状態を示す指標である**CRP**(C-reactive protein)の血液値や長期的な栄養状態を表す血清アルブミン，プレアルブミンやトランスフェリンなど短期的な栄養状態を示す**RTPs**(rapid turnover proteins)の値を確認しながら栄養管理を進める。消化管障害や嘔吐などがある場合，経静脈栄養とし，症状の緩和に伴い，流動食，五分粥，全粥，常食へと移行させていく。一般的にエネルギーは30～35 kcal/kg 標準体重/日，たんぱく質を1.5～2.0 g/kg 標準体重/日程度とし，十分なビタミン・ミネラルの補給を行う。ただし，敗血症時は，血糖コントロールを優先し，過剰な栄養投与を避ける。

章末問題

以下の記述について，正しいものに○，誤っているものに × を(　　)内に記入しなさい。

1. (　　) 抗原に特異的な免疫グロブリンによる免疫反応を細胞性免疫とよぶ。
2. (　　) 一般的に，食物アレルギーの有病率は小児の成長とともに減少していく。
3. (　　) ほとんどのアレルギー反応は，IgA 依存性である。
4. (　　) 牛乳中のアレルゲンは，熱により変性を受けやすい。
5. (　　) 関節リウマチの発症は，男性に多い。
6. (　　) HIV 感染者では，代謝の亢進が起き，エネルギー消費量は増加する。
7. (　　) 敗血症を患う患者には，アルギニンの投与は禁忌である。

〈参考文献〉 ＊　＊　＊　＊

厚生科学審議会疾病対策部会リウマチ・アレルギー対策委員会 報告書(2011)

日本アレルギー学会食物アレルギー委員会：食物アレルギー診療ガイドライン(2016)

http://www.jspaci.jp/allergy_2016/

https://www.foodallergy.jp/wp-content/themes/oodallergy/pdf/manual2017.pdf

https://www.foodallergy.jp/wp-content/themes/foodallergy/pdf/nutritionalmanual2017.pdf

UNAIDS：Fact sheet 2017 Global HIV statistics.（2018）. http://www.unaids.org/sites/default/files/media_asset/UNAIDS_FactSheet_en.pdf

厚生労働省エイズ動向委員会：平成28(2016)年エイズ発生動向年報(2017)

日本エイズ学会 HIV 感染症治療委員会：HIV 感染症「治療の手引き」第23版(2019)

浦英樹他：外科と代謝・栄養. 36(1):11-18(2002)

Andrews FJ, Griffiths RD.: Br J Nutr. 87(Suppl 1): S3-S8(2002)

ASPEN Board of Directors and the Clinical Guidelines Task Force.: J Parenter Enteral Nutr. 26(Suppl 1):1SA-138SA (2002)

Heyland DK.: Arch Surg. 134:428-433(1999)

田中芳明：2005(平成17年)度前期日本消化器外科学会教育集会報告書

https://www.jsgs.or.jp/cgi-htmL/edudb/pdf/20050017.pdf

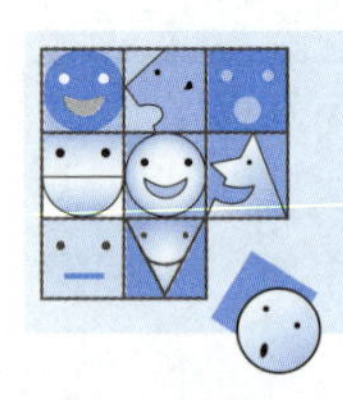

第18章　外科分野(クリティカルケア)

1　術前，術後

■キーワード　＊　＊　＊　＊　＊　＊　＊

侵襲，異化亢進，ERAS プロトコール

1．概　説

術後(postoperative)には，**手術侵襲**に伴う代謝亢進のために栄養必要量が増大する。適切な栄養療法を行わなければ栄養状態の増悪をきたし，感染症や縫合不全など術後合併症を発生しやすい。

特に，進行がん患者や消化器疾患症例では，術前より栄養障害を合併していることが多く，術前(preoperative)の栄養状態の底上げ，術後の栄養状態の早期回復を図る必要がある。

2．栄養療法に必要な生化学・解剖生理学

術後侵襲の生体反応としてアドレナリン，コルチゾール，グルカゴンなどのホルモンの分泌が増加し，グリコーゲン分解，タンパク分解，脂肪分解によってグルコースを産生する(**糖新生**)と同時に**インスリン分泌能の低下**，**インスリン抵抗性**の増大を惹起し血糖を上昇させる。また，タンパク質分解(**タンパク異化亢進**)，代謝亢進，酸素消費量の増加に伴い，エネルギー代謝が亢進する。エネルギー代謝の亢進は炎症反応，免疫反応，組織の修復などに利用される。

3．症状および病態

術後の経過として，Moore の分類で示すと(1)侵襲期，(2)転換期，(3)同化期，(4)脂肪蓄積期の4段階に分類されている。

① **侵襲期(2～4日間)**

干潮期(ebb phase)と満潮期(flow phase)がある。術後まず干潮期が起こる。末梢血管は拡張して血管透過性は亢進し，血管外に水分とナトリウムが移動するため循環血液量が減少する。循環血液量が減少すると抗利尿ホルモン(ADH)が分泌され腎臓の尿細管に作用して水分の再吸収が促進され，尿量が減少する(欠尿期)。その後，血管外に出た水分とナトリウムはもどりはじめ，尿量が回復する(利尿期)。干潮期において代謝量は減少しているが，それを過ぎると代謝が亢進し，タンパク異化亢進が起こる。

② **転換期(3～7日間)**

タンパク質代謝が異化から同化に代わる時期である。

③ **同化期(数週間)**

タンパク質同化が安定している時期である。

④ **脂肪蓄積期(数か月)**

脂肪蓄積して体重の増加が起こる時期である。

4. 術前・術後のガイドライン

① 術　前

術前に中等度ないし高度の栄養障害に陥っている場合は術前栄養療法の適応であり，術前の経腸栄養法は，栄養障害と判定された場合に対して施行すれば術後合併症を減少させ得る。**経口補水液**などの清澄水（せいちょうすい）の摂取は年齢を問わず麻酔導入2時間前まで安全である。

② 術　後

クリニカルパスの導入により，周術期管理において，ガイドラインなどの根拠に基づいて標準化されてきている。ASPENのガイドラインでは，2週間以上静脈栄養が施行される場合は，中心静脈栄養(total parenteral nutrition；TPN)，2週間以内は末梢静脈栄養(peripheral parenteral nutrition；PPN)の適応とされているが，PPNの実施にあたっては末梢静脈の状態や必要とするエネルギー量などを考慮する必要がある。術後はできるだけ早期から食事，あるいは経腸栄養管理を開始する。ただし，個々の患者の状態や術式を考慮する。

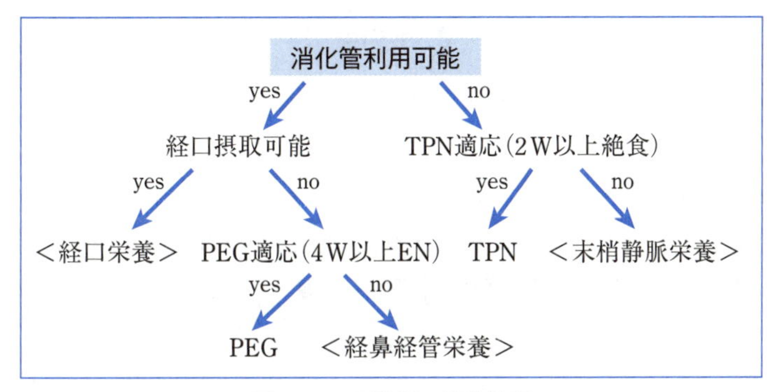

図18-1　周術期の栄養管理

出典：ASPENガイドラインより改変

5. 治療（食事・栄養療法・薬物療法）

食事・栄養療法

① 術　前

術前の栄養療法の適応を判定するために，栄養スクリーニングツールを用いる。これらのスクリーニングツールを用いて栄養障害のリスクがあると判定した場合に栄養療法の適応となれば術前栄養療法を実施する。術前の栄養療法の基本は経口あるいは経腸栄養法であるが，経口・経腸栄養法が不可能，あるいは不十分な場合には，静脈栄養法を選択する。

(a)　免疫賦活経腸栄養剤(immune enhancing diet；IED)

グルタミンやアルギニン，RNA, n-3系多価不飽和脂肪酸など免疫賦活作用のある栄養素を含んだ栄養剤。術前栄養療法として使用することで術後の感染性合併症の効果が報告されている。

(b)　ERASプロトコール(enhanced recovery after surgery)

手術後の科学的根拠(エビデンス)に基づいて回復促進に寄与する各領域のケアを総合的に導入した集学的リハビリテーションプログラムである(図18-2)。栄養管理においては，術前では絶飲食期間を短縮させるため，固形物は麻酔導入6時間前まで，炭水化物飲料の経口補水は2時間前まで可とし，術後の早期経口摂取(経腸栄養)を推奨している。

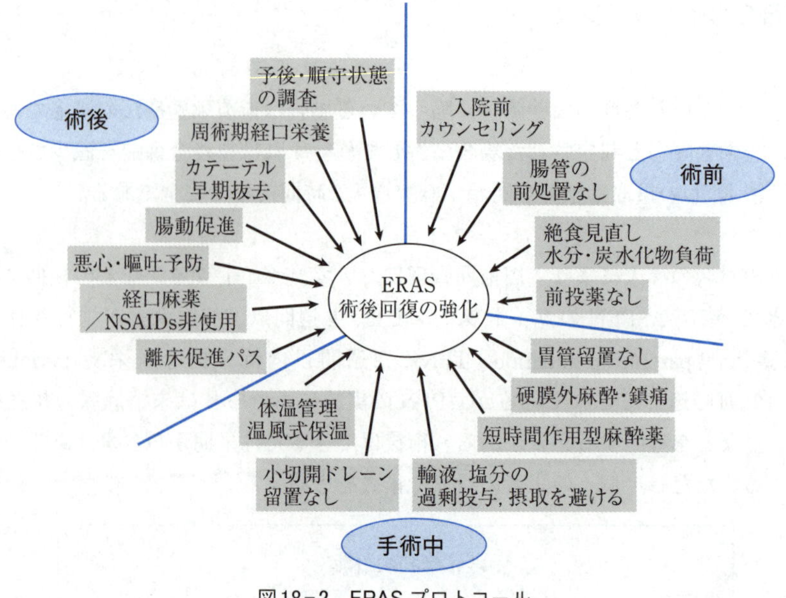

図18－2　ERAS プロトコール

② 術　後

腸管が使用できる限り，早期に経口あるいは経腸栄養法を開始する。術中に腸瘻を造設し，術後から経腸栄養法を行う場合もある。経口・経腸栄養法が不可能あるいは不十分な場合には，静脈栄養法を行う。手術直後は高血糖，消化器症状を考慮して投与エネルギー量は徐々に増加する。

6．栄養ケア

術後は侵襲により栄養状態の増悪をきたしやすいため，術前術後の栄養管理は必須である。また，術後の侵襲による生体反応の変動に対応したきめ細かい栄養療法を行う必要がある。近年はERAS プロトコールに準じて，術前経口補水療法，術後早期経口摂取（経腸栄養）を取り組んでいる施設もある。

7．症例で確認

性別　男性　**年齢**　67歳　**身長**　166 cm　**体重**　50 kg　**BMI**　18.1 kg/m^2　**職業**　無職

既往歴　高血圧

主　訴　4か月前より嚥下困難を自覚しはじめ，1か月前頃には摂取困難となり，1か月で4 kg の体重減少を認めた。近医にて上部内視鏡検査で食道がんが疑われ，精査・治療目的で入院となった。精査の結果，がん進行度はStage Ⅲであり手術の適応となった。術前の簡易栄養状態評価法 MNA®-Short Form の評価では6点と低栄養の評価であった。

血液生化学データ

AST	28 U/dL	ナトリウム	135 mEq/L
ALT	11 U/dL	カリウム	4.2 mEq/L
TP	5.0 g/dL	クロール	100 mEq/L
アルブミン	3.0 g/dL	ヘモグロビン	11.1 g/dL
BUN	10.5 mg/dL	赤血球	39.7 × 104 /μL
クレアチニン	0.70 mg/dL	白血球	6900 /μL
CRP	1.0 mg/dL	リンパ球数	800 /μL

1か月前より食事摂取不良にて7％/月の体重減少を認めており，またBMI 18.5 kg/m^{2}未満の痩せを伴う栄養障害を認める。また，血液生化学検査にて低アルブミン血症を認め，MNA®-Short Formでも低栄養の評価であることから，術前からの栄養サポートが必要であると考えられる。食道がんによる狭窄にて経口摂取困難であるため，術前から経鼻胃管を挿入し，経腸栄養管理にて栄養状態の改善を図る。また，術後経口摂取が可能となるまで時間を要するため，術中に腸瘻造設を行い，早期経腸栄養を行う必要がある。

2　食道切除術

■キーワード

ダンピング症候群

1．概　説

食道切除は主に食道がんが対象であり，他の疾患と比較して術後合併症の多い手術である。また，術前は食道狭窄により，術後は嚥下障害により経口摂取不良となる場合が多いため，適切な栄養療法を行わないと栄養不良に陥りやすい。

2．栄養療法に必要な生化学・解剖生理学

食道切除術(esophagectomy)の術式は，がんの発生部位，がんの大きさ，深達度，悪性度，組織型，リンパ節などの転移の有無によって異なる。食道がんの再建方式は，切除後に残存した胃を再建手術により再建することが一般的であるが，大腸・小腸を用いて行うこともある。再建の際の挙上経路は，縦隔経路，胸骨後経路，胸壁前経路の3つがある。近年は術後も食物を飲み込みやすい後縦隔経路が行われるようになってきている。また，胸部食道がんに対して，低侵襲の胸腔下食道切除術を行う場合もある。

3．症状および病態

食道切除後の合併症として，胃の一部が切除されて食道の代替胃管として用いられることによって胃貯留能が低下し，食事摂取量の低下，ダンピング症候群，胃液・胆汁の逆流症状が起こる。他には，反回神経麻痺による嚥下障害，吻合部狭窄による通過障害などがある。

4．治療（食事・栄養療法，薬物療法，運動療法）

食事・栄養療法：食道切除後は**嚥下障害**，**ダンピング症候群**，食事摂取量の低下などで**低栄養状態**に陥りやすいため，術後嚥下機能，消化器症状の経過を観察して，個人に合った食事内容，食事回数を検討することが大切である。

食道切除後は，体重が術前まで改善するまで時間を要するため，退院後も外来にて栄養サポートを継続する必要がある。食事形態は，嚥下評価・訓練を行い，嚥下機能に応じた食事形態を提供する。消化がよく残渣の少ない食事とする。少量頻回食とし，食事摂取不良，ダンピング症状を予防する。場合により栄養補助食品の活用も検討する。消化液・食物の逆流を防ぐため，すぐに横にならず座位を保つことも重要である。

5. 栄養ケア

食道切除後は，嚥下障害，食物の通過障害が起こりやすいため，誤嚥，消化器症状に注意しながら個々に応じた食事対応をしていく必要がある。また，退院後も食事摂取量の改善が遅延し，低栄養が進行するリスクがあるため，退院後も定期的に体重測定など基本的な栄養アセスメントを行い，栄養障害が改善するまでケアを行う。

3 胃切除術

胃切除術後患者の栄養管理・栄養診断の事例(p.257～259)

■キーワード

少量頻回食

1. 概　説

胃切除は胃がんが主に対象であり，術前に慢性的な栄養障害を伴っている場合が多く，術後も小胃症状に伴う食事摂取量の減少により栄養障害が増悪するリスクも高い。

2. 栄養療法に必要な生化学・解剖生理学

胃切除術(gastrectomy)は，がんの発生部位，がんの大きさ，深達度，悪性度，組織型，リンパ節などの転移の有無によって術式は異なり，胃全摘，幽門側胃切除，噴門側胃切除などがある。

再建手術は図18-3に示す方法がある。

① **ルーワイ法(食道と空腸をつなぐ方法)**

がんが広範囲に広がっているような胃全摘切除の場合に適応となる。また，幽門側胃切除でも胆汁，膵液が食道に逆流しない場合や，噴門側胃切除において，胃上部の腫瘍で，1/2以上の胃を温存できる場合が適応となる。

② **ビルロードⅠ法(残胃と十二指腸をつなぐ方法)**

幽門側胃切除において胃下部の腫瘍で，噴門と離れている場合に適応となる。

③ **ビルロードⅡ法(残胃と空腸をつなぐ方法)**

輸入脚症候群(胆汁・膵液が輸入脚に溜り，細菌の増殖や逆流して嘔吐を引き起こす)をきたすため，輸入脚と輸出脚をブラウン吻合し輸入脚症候群を回避する。

また，胃がんの進行が早期(Stage Ⅰ)の外科的胃切除では，低侵襲の腹腔鏡下胃切除を選択する場合もある。

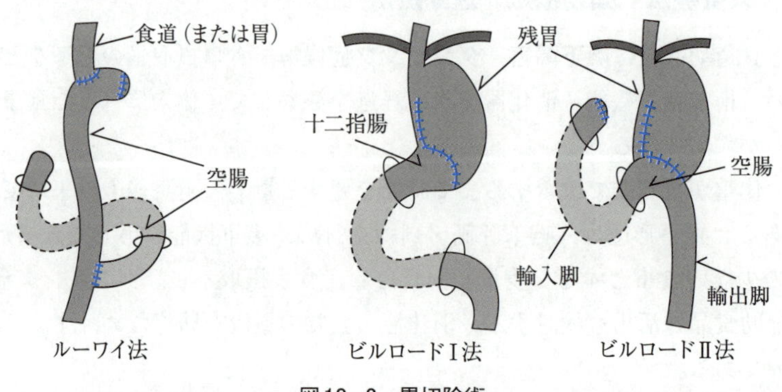

図18-3　胃切除術

3. 症状および病態

胃を切除することで，食物貯留能の低下，胃酸・ペプシンなどの消化液分泌の低下，内分泌因子の低下や喪失が起こる。

(1) 早期ダンピング症候群と後期ダンピング症候群

① 早期ダンピング症候群

食後20～30分で冷感，動悸，顔面の紅潮や蒼白，めまい，手足のしびれ，腹痛，下痢などを生じる。原因として胃の貯留能の低下により高張な食べ物が急激に空腸内に入ることで，小腸内腔への水分移動による循環血液量の低下や，セロトニンやヒスタミンなどの放出による小腸運動亢進や，自律神経のはたらきが異常をきたすことがあげられる。

② 後期ダンピング症候群

食後2～3時間で冷汗，めまい，悪心，脱力感などを生じる。原因は食後急激に糖が吸収され，一過性に高血糖となることからインスリンが過剰分泌され，低血糖にいたるものである。

(2) 小胃症候群

胃切除による残胃の容量の低下，小腸の代替胃の容量の限界により，十分量を摂取していないにも関わらず，満腹感を生じる。

(3) 貧血(数か月～数年後)

早期では胃酸，ペプシンの減少により鉄吸収障害が起き，**鉄欠乏性貧血**となる。胃切除後数年から数十年で胃の壁細胞で生成されるキャッスル内因子の欠落によって回腸末端部でのビタミンB_{12}の吸収障害が起き，将来的に**巨赤芽球性貧血**を発症する。

4. 治療（食事・栄養療法・薬物療法・運動療法）

食事・栄養療法：胃の術直後は消化管運動の低下，ダンピング症候群，小胃症候群などで低栄養状態に陥りやすいため，少量頻回食，消化がよく残渣の少ない食事とすべきであるが，個人差があるので術後経過を観察して，個人に合った食事内容，食事回数を検討することが大切である。また，胃切除も体重が術前まで改善するまで時間を要するため，退院後も外来にて栄養サポートを継続する必要がある。食事は術後，消化器症状を観ながら流動食から開始し，順次分粥食，全粥，普通食へと移行する。少量頻回食とし，食事摂取不良，ダンピング症状に対応する。後期ダンピング症候群の低血糖に対しては，糖質の投与を行う。

5. 栄養ケア

胃切除術後は，食事摂取量が改善するまで時間を要するため，個人に合った食事内容，食事量，食事回数で対応し，必要に応じて栄養補助食品を検討する。また，退院後も食事摂取量の改善が遅延し，低栄養が進行するリスクがあるため，退院後も定期的に体重測定など基本的な栄養アセスメントを行い，栄養障害が改善するまでフォローしていく必要がある。

4　小腸切除術，大腸切除術

■キーワード

短腸症候群，人工肛門

1. 概　説

小腸，大腸は栄養素，水分の吸収部位であり，それぞれ小腸切除術(small bowel resection)，大腸切除術(colectomy)によって吸収部位の喪失，また短くなることによって吸収障害を生じ，電解質異常，ビタミン欠乏症，栄養状態の増悪を招くことがあり，さらに患者のQOLが損なわれることがある。

2. 栄養療法に必要な生化学・解剖生理学

小腸は胃幽門から回盲弁までの消化管で，長さは6～7mである。順番に十二指腸，空腸，回腸となる。十二指腸の長さは25～30cmであり，残りの小腸の2/5が空腸，3/5が回腸である。大腸は盲腸，上行結腸，横行結腸，下行結腸，S状結腸，直腸からなる，全長170cmの管腔臓器である。回腸と盲腸の境界部には回盲弁があり，盲腸からの逆流を防いでいる。

栄養素のほとんどは小腸で吸収される。消化管に流入される水分は消化液7Lと経口摂取される水分2Lを合わせて約9Lであり，小腸で80～90%，大腸で10～20%吸収される。各栄養素の吸収について表18-1に示す。

3. 症状および病態

近年，大腸がんに対して低侵襲の腹腔鏡下手術が行われるようになり，進行性がん(Stage Ⅱ～Ⅲ)においても施行される場合がある。術後の症状および病態は切除する部位と術式によって変わる(表18-1参照)。回盲弁を切除すると，腸管内容物が逆流し腸内細菌異常増殖の素因となる可能性がある。

(1)　短腸症候群

短腸症候群(short bowel syndrome；SBS)は広範囲の腸管切除の結果，栄養素の吸収に必要な小腸長が不足して吸収能が低下するために，栄養素および水分の吸収がともに障害される。成人では150cm以下，小児では全小腸の3分の1以下と定義されている。吸収障害の程度は，残存小腸の長さ，回盲弁および大腸の残存などに影響される。小腸切除後の臨床経過分類を表18-2に示す。

(2)　ストーマ(人工肛門)造設術

人工肛門とは，直腸・肛門の腫瘍，潰瘍性大腸炎などの疾患に対して直腸や肛門を切除した場合に，消化管や体外へ誘導して造設した開放孔であり，肛門の代わりとなる。最近はストーマ(stoma)の呼称が一般的である。ストーマは，造設部位によって排泄される便の量や性状が異なる。

①　回腸ストーマ(イレオストミー)

水分が十分吸収されず便性状は泥状～水様性。排泄量1,000～2,500mLと多く，便がアルカリ性の消化酵素を多く含んでいるので，排泄物により人口肛門周囲の皮膚障害が生じることがある。

②　結腸ストーマ(コロストミー)

ストーマが肛門に近いほど水分が吸収されて便の水分量は少なく，便性状，排泄量ともに通常となる。

表18-1　小腸部位による栄養の種類と欠乏症

吸収部位		栄養素		欠乏症
小　腸	十二指腸～回腸	水分（全体の80～90％）		脱　水
		電解質	ナトリウム	低Na血症（頭痛，意識障害，間代性痙攣）
			カリウム	低K血症（周期性四肢麻痺，不整脈）
			カルシウム，マグネシウム	テタニー（間欠性四肢強直性痙攣）
			リン	骨軟化症，くる病
			鉄	鉄欠乏性貧血
		糖質		下痢・体重減少
		たんぱく質		浮腫，腹水
		脂　質		脂肪便
		脂溶性ビタミン	A	夜盲症
			D	骨軟化症，くる病
			E	溶血性貧血
			K	凝固因子Ⅱ，Ⅶ，Ⅸ，Ⅹ低下→出血傾向
		水溶性ビタミン	B_1	脚気，ウェルニッケ脳症
			B_2	口唇炎，口角炎，舌炎
			B_6	末梢神経障害，口角炎，口内炎
			ニコチン酸	ペラグラ
			C	壊血症
		葉　酸		巨赤芽球性貧血
	回腸末端	ビタミンB_{12}		巨赤芽球性貧血
		胆汁酸		脂肪の吸収障害（脂肪便）
大　腸		残りの水分・電解質		下痢・衰弱

表18-2　小腸切除後の臨床経過分類

病　期	臨床経過分類	期　間	病　態
Ⅰ期	術直後 a. 腸管運動麻痺	術直後2～7日間	腸管の運動麻痺
	b. 蠕動亢進時期	術後3～4週間	頻回（10～20回/日）の下痢・水分・電解質不平衡，低タンパク血症，易感染性
Ⅱ期	回復適応期	術後数～12か月	代償機能の働き始める時期 下痢の回数（2～3回/日） 消化吸収障害に低栄養
Ⅲ期	安定期	Ⅱ期以降数年	残存小腸の能力に応じた代謝レベル

4. 治療（食事・栄養療法・薬物療法）

食事・栄養療法：切除する部位による吸収障害に配慮し水分，電解質，その他吸収障害が起こり得る栄養素の補給を行う必要がある。また，切除する部位と術式を把握し，排便コントロールと欠乏する栄養素の補給を行う。食事は術後，消化器症状をみながら流動食から開始し，順次分粥食，全粥，普通食へと移行し（近年は分粥食から開始する施設もある），必要に応じて経腸栄養，静脈栄養を実施する。

(1) 短腸症候群

Ⅰ期では頻回の水様便による脱水や電解質異常をきたしやすいため，中心静脈栄養を行う。Ⅱ期では残存小腸の機能が代償期に入り吸収能も改善し，水様便が改善すれば，下痢症状に注意しながら成分栄養剤を用いた経腸栄養管理を開始し，半消化態栄養剤，経口摂取の移行を考慮する。第Ⅲ期では残存小腸の吸収能に応じた代謝能が最大限に達し，下痢症状はコントロールされやすくなる。経口摂取，経腸栄養を進め，中心静脈栄養からの離脱を考慮する。離脱が困難な場合は**在宅静脈栄養法**(home parenteral nutirition；HPN)を視野に入れて，長期留置可能なカテーテルを選択する。

(2) ストーマ管理

回腸ストーマは便性状が安定するまで時間を要し，かつアルカリ性の消化酵素を含む排泄量が多いため，脱水，電解質異常に注意し，補正を行う。

5 外傷，熱傷

■キーワード

9の法則，異化亢進，代謝亢進

1. 概 説

外傷(trauma)とは外力によって体の一部に生じた障害をいう。外力には機械的なもの(金属，石，木などの形のある硬いもの)のほか，熱，電気，薬物，放射線などがある。外傷には体表面に損傷を受けている(鋭的外傷)と内部で損傷を受けている(鈍的外傷)がある。熱傷(burn)とは，熱作用によって損傷を受ける外傷である。

2. 栄養療法に必要な生化学・解剖生理学

外傷は頭部，顔面，頸部，胸部，腹部，脊椎，上肢，下肢，体表などさまざまな部位に受け，損傷部位や重症度によって治療は異なる。

① 外 傷

簡易損傷スケール(abbreviated injury scale；AIS)を基に外傷重症度スコア(injury severity score；ISS)を算出して重症度を評価する方法がある。

② 熱 傷

熱傷の重症度は熱傷の深度や面積によって行われる。熱傷面積の推定方法として，**9の法則**がある。熱傷面積が体表面積の15～20%を超える場合は広範囲熱傷とよばれ，重症管理の適応となる。熱傷の重症度の評価法を図18-4, 5に示す。

3. 症状および病態

外傷の代謝の経過は，Mooreの分類で示すと①侵襲期，②転換期，③同化期，④脂肪蓄積期の4段階に分類されている(p.244参照)。重症外傷・熱傷では過大侵襲による代謝反応や**異化亢進**状態が急速に進展し，重度の栄養障害をもたらす。代謝亢進状態によるエネルギー消費量が増大する一方で，糖代謝が亢進しており高血糖状態となるため血糖コントロールにも注意する必要がある。また，感染症，臓器不全などの合併症にも注意が必要である。なお，広範囲熱傷患者の侵襲期には循環血液量が著しく減少するため，大量輸液による補給が必要となる。

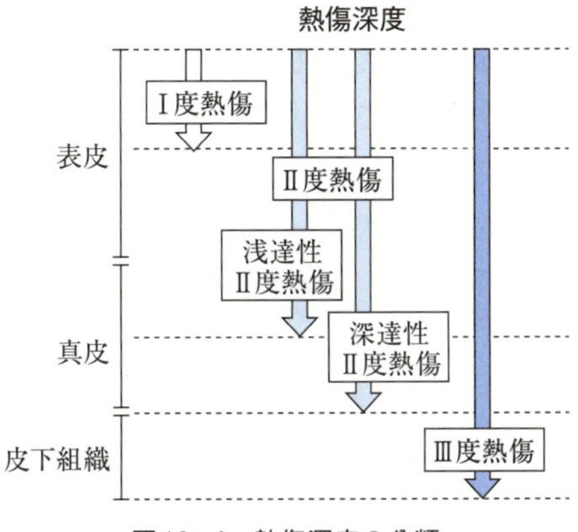

図18-4　熱傷深度の分類

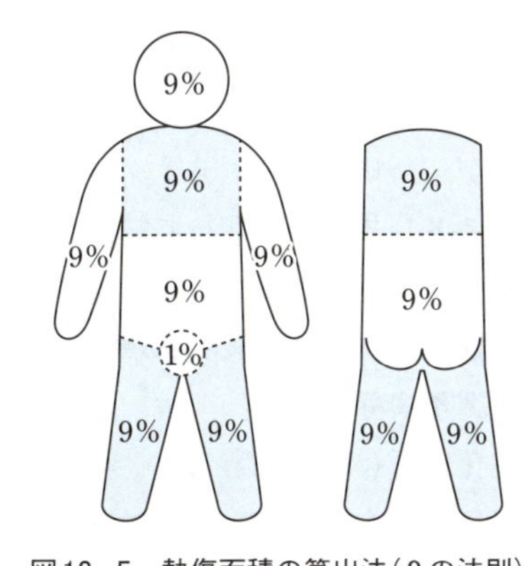

図18-5　熱傷面積の算出法(9の法則)

注〕 体表面積を9%ずつ分割し，熱傷面積を推定

4. 外傷・熱傷のガイドライン

(1) 外　傷

外傷患者の栄養管理に特化したエビデンスのあるガイドラインはないが，日本版重症患者の栄養療法ガイドラインでは，外傷を含む重症病態に対する治療を開始した後，可及的に24時間以内，遅くとも48時間以内に経腸栄養を開始することを推奨している。

(2) 熱　傷

熱傷診療ガイドライン第2版では下記内容が推奨されている。

① 熱傷面積が体表面積の成人15%以上，小児10%以上の熱傷患者に対して，受傷2時間以内に大量輸液(初期輸液)を開始するよう推奨されている。
② 熱傷小児患者や広範囲の成人熱傷患者では高たんぱく摂取を推奨される。
③ 受傷後24時間以内の早期経腸栄養が推奨される。経腸栄養が十分に行えない場合，糖質を制限した静脈栄養を用いてもよい。
④ 血糖値80～110 mg/dLへのコントロールを推奨するが，低血糖イベントが多く，厳重な集中治療管理を必要とする。
⑤ 栄養評価としてトランスサイレチン(プレアルブミン)を用いる。
⑥ 免疫栄養としてグルタミン投与を推奨する。
⑦ 低エネルギー量の投与は避けるべきである。

5. 治療（食事・栄養療法・薬物療法）

食事・栄養療法

① 栄養ルート

経腸栄養を行うことで，バクテリアル・トランスロケーションなどの感染症の抑制が期待できる。循環動態が安定していれば，早期に消化管を使用すること(早期経腸栄養)を検討する。循環動態が不安定，または腹部外傷などで消化管の使用が困難な場合は改善されるまで静脈栄養を行う。

② **投与栄養量**

侵襲による代謝・タンパク異化が亢進し必要栄養量は増大しているため，血糖値，腎機能に考慮しながらエネルギー3大栄養素の補給・調整を行う。栄養投与量は間接熱量計を用いるのが望ましいが，ハリス・ベネディクトの予測式を用いて基礎エネルギー消費量(BEE)を算出し，活動係数・ストレス係数を乗じて算出する方法がよく使用される。熱傷については熱傷面積，体表面積に基づくエネルギー必要量の計算式(Torontoの式，Xieの式，Curreriの式など)がある。たんぱく質はNPC/N比100を目安として調整する。

③ **免疫調整栄養素**

抗酸化物質(鉄・亜鉛・銅・マンガン・ヨウ素・セレン・クロム・マンガンの微量元素，抗酸化作用ビタミンA, C, E, β-カロテンなど)，炎症性サイトカインの産生抑制作用のあるn-3系多価不飽和脂肪酸，腸粘膜維持・リンパ球・好中球のエネルギー基質であり免疫能の増強効果のあるグルタミンなどがある。

薬物療法：

① **血糖コントロール**

高血糖になった場合はインスリンなどを使用し血糖コントロールに努める。

② **局所療法**

局所療法は外用剤と創傷被覆材による治療に大別される。外傷の深さ，面積，また局所療法の目的が感染対策なのか，創傷治癒促進なのか，壊死除去なのかなどで選択される外用剤，創傷被覆材は異なる。

外科的治療：損傷部位や病態に対応した外科的治療が行われる。広範囲熱傷に対しては壊死組織の除去(デブリ-ドマン)を行い，2週間以内の早期に創閉鎖を行うことが推奨されている。

6. 栄養ケア

高度侵襲によって必要栄養量が増大しているのに加えて，疼痛や安静度の制限によって食事摂取が低下している場合もあり，状況に応じて栄養補助食品，経腸栄養，静脈栄養の使用を検討するべきである。また，変化に富む病態を把握して対応する必要がある。

7. 症例で確認

性別 男性　**年齢** 50歳　**身長** 165 cm　**体重** 60 kg　**BMI** 22.0 kg/m^2　**職業** 会社員

既往歴 高血圧

主　訴 体幹から右下肢かけて熱湯を浴び，翌日入院加療となった。入院時はⅡ度熱傷(熱傷面積10%，Burn index 5.0)にてリンゲル液が開始となり，熱傷部に対して創部洗浄とサリチル酸ワセリン軟膏塗布が施行される。意識レベルは清明であり，循環動態，呼吸状態は落ち着いている。右下肢は水泡形成，腫脹を認め，疼痛の訴えがある。

血液生化学データ

TP	7.1 g/dL	ナトリウム	132 mEq/L
アルブミン	4.1 g/dL	カリウム	4.2 mEq/L
BUN	25.0 mg/dL	クロール	100 mEq/L
クレアチニン	1.3 mg/dL	血糖値	220 mg/dL
CRP	25.1 mg/dL	白血球	16,200 /μL

CRP，白血球高値であり熱傷の侵襲により炎症反応が上昇しており，アルブミン値は今後低下してくると考えられる。血管透過性が亢進し，水分・電解質が血管外に漏出したため，血清ナトリウムの低下，BUN･Cr の上昇を認めていると考えられる。意識レベルは清明であり循環動態，呼吸状態は落ち着いているため経口摂取から開始していく。熱傷が顕在化するまで5～7日は要し，病態が急変する可能性もある。経過に十分注意しながら対応していく。意識レベルの低下による経口摂取が困難となる場合は経腸栄養を検討する。

章末問題

以下の記述について，正しいものに○，誤っているものに × を(　)内に記入しなさい。

1．(　　　) 術後，体タンパク質の異化亢進はみられない。
2．(　　　) 術後，消化管蠕動運動低下を考慮して，経口摂取はゆっくりはじめる方がよい。
3．(　　　) 術直後，エネルギー必要量は術前に比べて低下している。
4．(　　　) 胃切除後は，少量頻回食を適応する。
5．(　　　) 早期ダンピング症候群は食後30分程度に起きる。
6．(　　　) 胃切除後は，反回神経麻痺が起こりやすい。
7．(　　　) 胃切除後，巨赤芽球性貧血を認めた場合は，ビタミン B_{12} を注射する。
8．(　　　) 後期ダンピング症候群では食後2～3時間後高血糖が起こる。
9．(　　　) 回腸ストーマ(人工肛門)は，水分管理に注意する必要はない。
10．(　　　) 短腸症候群では脂溶性下痢便を認めることが多い。
11．(　　　) 重症外傷患者は脂肪分解が亢進している。
12．(　　　) 重症外傷患者は骨格筋タンパク質の異化が低下する。
13．(　　　) 重症外傷患者は糖新生が亢進する。
14．(　　　) 重症熱傷患者はエネルギー必要量が低下する。
15．(　　　) 重症熱傷患者の尿中窒素排泄量は増大する。

〈参考文献〉　*　*　*　*

日本麻酔科学会：「術前絶飲食ガイドライン」(2012)
日本胃癌学会：「胃癌診療ガイドライン」金原出版(2018)
日本食道癌学会：「食道癌診療ガイドライン」金原出版(2017)
大腸癌研究会：「大腸癌診療ガイドライン」金原出版(2016)
日本静脈経腸栄養学会：「静脈経腸栄養ガイドライン」照林社(2013)，
　病気が見えるシリーズ(消化器)，メディックメディア(2020)
臨床栄養学(健康・栄養科学スリーズ)，南江堂(2014)
日本熱傷学会：「熱傷診療ガイドライン」(2015)

<栄養管理プロセスに基づいた栄養管理・栄養診断の事例>

事例報告1　**胃切除術後患者の栄養管理**

作成日　平成○○年○○月○○日

栄養管理事例報告

所属栄養士会　○○○○　都・道・府・県　　会員番号　△△－△△△△

施設名　□○△□○△□○△　　提出者氏名　○○○○○○

<対象者(患者)情報>

60歳，女性，主婦

【診断名】胃がん　**【既往歴】**高血圧　**【生活歴】**アルコール(－)，たばこ(－)

【家族歴】父が胃がんにて死亡　**【生活環境】**夫と二人暮らし，息子と娘は遠方在住

<介入に至るまでの経過(栄養管理開始までの経過)>

1か月前より起床時の心窩部痛が続いていた。食事は問題なく摂取できており，痛みも朝だけであった。近医受診され，上部消化管内視鏡検査を施行した結果，胃体上部後壁に腫瘍を指摘され，生検結果は胃がんと診断された。手術目的で当院に紹介となり，入院となる。胃がんは未分化型胃がんであり食道胃接合部から3cmしか離れていないため胃全摘出術(ルーワイ再建)が該当し，また明らかな転移は認めずがん進行度はStage Iであるため低侵襲の腹腔鏡下で行う方針となり，Y月X日腹腔鏡下胃全摘術が施行された。術後3病日飲水開始となり，術後4病日目に胃透視検査を施行し，通過障害は認めないため，術後5病日より流動食にて食事開始となる。術後6病日3分粥分割食にアップした。術後7病日に食後に腹痛・冷感の訴えを認めた。以後，食事に対して不安を感じるようになり食事摂取量半量程度しか摂取できなかった。第8病日栄養サポートの必要があり栄養指導の依頼を受けた。

【介入時身体所見】身長156.6cm　体重48.7kg　BMI 19.8kg/m^2　体温36.9℃

体重の変化：あり(－5%/週)，食物摂取の変化：あり(術後食事摂取不良)，

消化器症状：あり(食後に腹痛・冷感の訴えあり)，嚥下障害：なし，日常活動性：自立歩行，

神経・精神的問題：食事に対して不安感あり，浮腫：なし，褥瘡：なし

【介入時検査所見】赤血球411×10^4/μL, Hb 12.1g/dL, Ht 35.7%，MCV 86.9fL, MCH 29.4pg, MCHC 33.9%，白血球6700/μL, リンパ球数1160/μL, TP 5.8g/dL, Alb 3.3g/dL, AST 45 IU/L, ALT 40 IU/L, T-Bil 0.72mg/dL, BUN 11.7mg/dL, Cre 0.62mg/dL, Na 139mEq/L, K 4.2mEq/L, Cl 102mEq/L, CRP 3.24mg/dL

<栄養スクリーニングの状況(多職種からの紹介状況も含める)>

術後5病日より流動食を開始し，術後6病日に3分粥分割食にアップとなったが，食後腹痛，冷感を認めて以降の摂取量は半量程度であった。体重は，術前は51kgであったが，術後8日には48.7kgと約1週間で5%の体重減少を認めていた。身体機能は術後も自立歩行可能である。浮腫，腹水は認めていない。以上より，中等度の栄養不良と判定

事例報告2　胃切除術後患者の栄養管理

栄養管理事例報告

提出者氏名＿＿＿＿＿＿＿＿＿＿＿＿＿＿

<アセスメントと栄養診断>

<table>
<tr><td>栄養診断</td><td>NI-2.1　経口摂取量不足
NI-5.3　たんぱく質・エネルギー摂取不足</td></tr>
<tr><td>S</td><td>昨日食後にお腹が痛くなって，体が冷たくなる感じがした。また同じことがあるのではないかと不安になって食事は半分程度に抑えている。体重も減ってきているし，退院後，入院前と同じような生活が送れるか不安だ。退院までにちゃんと食べられるようになりたい。あと，退院後の食事についてもまた教えてほしい。</td></tr>
<tr><td>O</td><td>【身体測定】身長156.6 cm　体重48.7 kg　BMI 19.8 kg/m²(－5%/週)
【血液生化学データ】赤血球411 × 10⁴/μL, Hb 12.1 g/dL, Ht 35.7%，MCV 86.9 fL, MCH 29.4 pg, MCHC 33.9%，白血球6700 /μL, リンパ球数1160 /μL, TP 5.8 g/dL, Alb 3.3 g/dL, AST 45 IU/L, ALT 40 IU/L, T-Bil 0.72 mg/dL, BUN 11.7 mg/dL, Cre 0.62 mg/dL, Na 139 mEq/L, K 4.2 mEq/L, Cl 102 mEq/L, CRP 3.24 mg/dL
【生活背景】夫と二人暮らし。息子と娘は遠方在住
【栄養指導歴】なし
【食物・栄養素摂取】
経口摂取：食事内容　3分粥分割食(エネルギー量1100 kcal　たんぱく質量50 g)
食事摂取量5割
栄養摂取量　エネルギー量550 kcal　たんぱく質量25 g
静脈栄養：ソルデム3A 500 mL × 2
栄養投与量　エネルギー量172 kcal　たんぱく質量0 g
総栄養量：エネルギー量722 kcal　たんぱく質量25 g</td></tr>
<tr><td rowspan="2">A</td><td>・1週間で5%の体重減少と栄養障害を認める。
・食後，腹痛と冷感を認め，早期ダンピング症候群と考えられる。
・食事摂取量は半量程度(エネルギー量550 kcal　たんぱく質量25 g)と少ない。</td></tr>
<tr><td>栄養診断の根拠(PES)
－5%/週の体重減少，術後ダンピング症状と食事摂取への不安感を原因とした，経口摂取量不足およびたんぱく質・エネルギー摂取不足による栄養障害と栄養診断できる。</td></tr>
<tr><td>P</td><td>Mx)：血液検査(TP, Alb, TTR, Hb, など)，体重
Rx)：胃全摘切除後の食事療法
Ex)：少量頻回食，食事の食べ方</td></tr>
</table>

S：Subjective data(主観的データ)，O：Objective data(客観的データ)，A：Assessment(評価)，P：Plan(計画)
Mx：Monitoring plan(モニタリング計画)，Rx：therapeutic plan(栄養治療計画)，Ex：educational plan(栄養教育計画)

事例報告3　**胃切除術後患者の栄養管理**

作成日　平成　　年　　月　　日

栄養管理事例報告

提出者氏名＿＿＿＿＿＿＿＿＿＿＿＿

<栄養介入>

1. 目標栄養量

基礎代謝量：Harris - Benedictの式にて1128 kcalと算出

活動係数：自立歩行であるため1.3，ストレス係数：術後8病日であるため1.1

必要エネルギー量＝基礎代謝(1128 kcal)×活動係数1.3×ストレス係数1.1≒1600 kcal

必要たんぱく質量：57 g(NPC/N ＝ 150にて設定)

2. 栄養介入計画

優先順位：①早期ダンピング症候群，②経口摂取不良

目　標：①ダンピング症状を引き起こさない，②経口摂取による栄養管理

時間と頻度

①胃切除後8病日であり，まずはダンピング症状を予防するようにし，食事に対する不安感が軽減することが優先される。よって入院中は目標①を優先に行う。

②初回栄養指導時に，ダンピング症状を防ぐための食事の摂り方について指導を行う。

③2回目栄養指導は退院前に目標①②を実施，本人に合った食事内容，食事回数を検討する。

④3回目栄養指導は術後3か月後に行い，目標①が改善していれば，目標②を優先し，必要に応じて栄養補助食品の提案などを検討する。

3. 栄養介入の経過

• 初回栄養指導

　ダンピング症状が起こった時は，無理に全量食べてしまったとのことであった。無理せず少量ずつゆっくりよく噛んで食べ，食後はすぐに安静にするよう指導した。

• 2回目の栄養指導(退院時)

　全量摂取はできないが，ダンピング症状なく経口摂取が安心してできるようになっていた。

　食事回数について1日6回はしんどいとの訴えあり，自宅では5回とし，1回の食事量がある程度確保できるなら，食事回数を徐々に減らすよう指導した。

• 術後3か月後の栄養指導時

　食事は退院時よりも食べられるようになり，食事は1日4回としている。

　体重は退院時より少し改善傾向とのことであった(術前の体重までは改善していない)ため，現在の4回食を継続とした。

<栄養管理プロセスの総合的評価>

　Rx)胃切除後の食事療法については介入時，早期ダンピング症状を起こしたことで食事に対する不安もあったため，受け入れは良好であった。胃切除後の食事療法について指導し，実践することでダンピング症状なく経過できるようになり，食事への不安感はなくなった。また，Ex)少量頻回食，食事の食べ方については，退院時に食事回数について患者に合った食事回数として，食事量・食事回数の増減は，無理強いせず本人の判断に任せることとした。体重が改善傾向にあるが，術前まで改善していないため，引き続き「栄養指導の継続」が必要である。

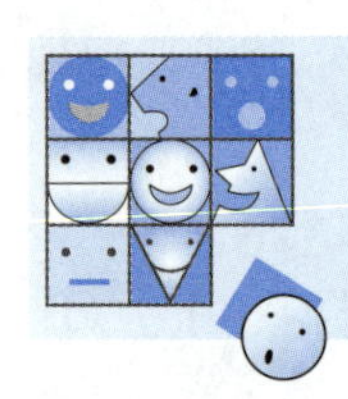

第19章　摂食機能障害，身体・知的障がい者

1　咀嚼・嚥下障害

嚥下障害患者の栄養管理・栄養診断の事例（p.267～269）

■キーワード　＊　＊　＊　＊　＊　＊　＊

摂食，嚥下，誤嚥性肺炎，嚥下リハビリテーション

1．概　説

摂食とは，食物を認識し口腔内に取り込み，食道を通過させて胃の中に送り込む一連の流れである。摂食は①**先行期**（**認知期**），②**準備期**（**咀嚼期**），③**口腔期**（舌奥への移送，咽頭への送り込み），④**咽頭期**（咽頭通過食道への送り込み），⑤**食道期**（**食道通過**）の5期で成り立っているが，このうち咀嚼，**嚥下**は，②～⑤をいい，②の準備期に障害がある場合を咀嚼障害といい，③～⑤段階に障害ある場合を嚥下障害という。

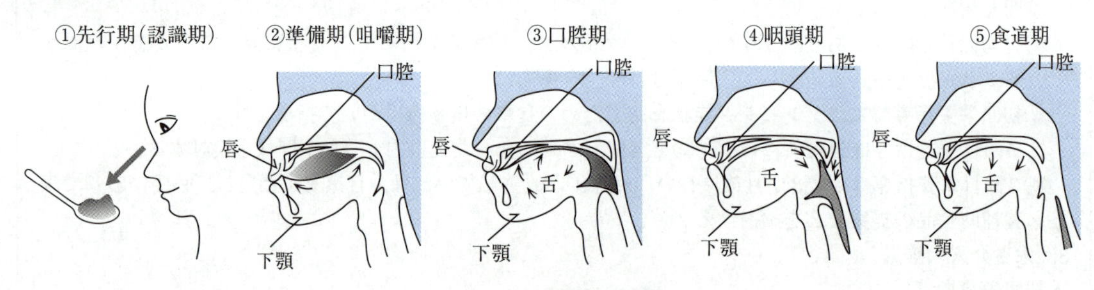

図19－1　咀嚼嚥下機能

2．症状および病態

咀嚼，嚥下に関わる筋肉の筋力低下・運動障害，歯牙の欠損など原因はさまざまである。加齢に伴う生理的変化であることも少なくないが，器質的疾患，機能的疾患（脳・神経疾患など）に合併することが多い。疾病に限らず，咀嚼筋の障害では，噛む動作が困難となり，歯の欠損では食べ物を噛み砕く動作が難しくなる。咀嚼・嚥下障害があると，**口腔内残渣**，**食欲低下**，**食事摂取量の減少**，**食べこぼしの増加**，**食事中のむせ**，**咳嗽**，重篤な場合は誤嚥性肺炎をきたし，栄養障害に陥る場合も多い。

3．咀嚼・嚥下のガイドライン

食事の形態は「日本摂食嚥下リハビリテーション学会　嚥下調整食分類2013」に準拠する必要があり，常に一定の物性の食事を提供できる体制整備が必要となる。対象者の咀嚼・嚥下障害の程度に対応して食事段階基準を決定する。食事の物性は均質性，付着性，凝集性，硬さでおおよそ定義される。嚥下障害が重度の場合，均一で付着性が低く，凝集性が高く，柔らかいゼリー状の食事を選択する。

嚥下調整食分類

URL：https://www.jsdr.or.jp/wp-content/uploads/file/doc/classificartion2013-manual.pdf

4. 治療（食事・栄養療法，薬物療法，運動療法）

咀嚼・嚥下障害のスクリーニングには**反復唾液嚥下テスト**，**改訂水飲みテスト**，**フードテスト**，**嚥下聴診**(**頸部聴診**)などが用いられる。確定診断には専門的な機器と技術を必要とし，**嚥下造影検査**(VF)や**嚥下内視鏡検査**(VE)が行われる。

原因の除去が可能であれば原因を除去する。歯牙の欠損などでは歯科領域の介入(義歯作成や歯科治療など)が不可欠である。原因の如何に関わらず，嚥下障害の改善のために**嚥下リハビリテーション**(**嚥下訓練**)を行う。栄養補給法は咀嚼・嚥下障害の程度により決定する。第一選択は経口栄養法になるが，咀嚼・嚥下障害者の食事は，栄養量が低いことが多い。そのため食事からの不足分を栄養補助食品などで補給する必要がある。食事を少量ずつ，頻回に摂ることも安全に摂食を行うことにつながり，安全に摂取量を増大させることが可能なこともある。また，嚥下障害の患者にとって，凝集性の低い水分は摂取が難しい。水分の摂取不足による慢性的な脱水，疲労の予防対応として，水分必要量の算出と補給方法を検討する。

5. 栄養ケア

咀嚼・嚥下障害の栄養ケアの目的は低栄養状態の予防・改善であり，加えて食べることの楽しみや生きがいを保つことである。安全な食事内容で，必要で適切な栄養補給をプランするために，第一に栄養状態の評価，第二に咀嚼・嚥下障害の成因・状況の把握を行う。咀嚼・嚥下障害があると不十分な食事摂取から低栄養状態につながることが多い。体重減少量(率)，血清アルブミン値，C 反応性タンパク質(CRP)，食欲不振(食事摂取量・食事摂取率で評価)，胸部レントゲンは初期アセスメントにおいて必須である。咀嚼・嚥下障害の把握には，神経学的所見，口腔内所見，咀嚼・嚥下機能，食事状況について他職種とアセスメント情報を共有する。患者や家族に食事の嗜好などを問診し，咀嚼・嚥下障害の程度に応じて食べやすい食事や，食べにくく注意が必要な食事について説明する。患者が食べることが負担になる，食べられないことが過度に不安にならないように短期・長期的に支援する。在宅では調理上の工夫や，嚥下困難者向けの市販食品，粘度調整食品(増粘剤)の情報も提供する。

2 口腔・食道疾患

■キーワード ＊ ＊ ＊ ＊ ＊ ＊ ＊

器質的原因，機能的原因，精神・心理的原因，がん，化学療法

1. 概　要

口腔・食道に**器質的原因**，**機能的原因**，**精神・心理的原因**による異常があり，摂食，咀嚼・嚥下ができず，食事が十分に摂取できないために低栄養状態に陥る。

2. 成因および病態

嚥下器官は，咽頭，上部食道(輪状咽頭)括約筋，食道体部，および下部食道括約筋(LES)で構成される。食道の上部3分の1とそれより上方の構造は骨格筋で，下部食道と LES は平滑筋である。食物を口腔から胃に送り込み，食道への逆流を阻止する統合システムとして機能している。このシステム

は物理的閉塞または運動機能を妨げる運動障害—食道運動障害の影響を受けると，通過障害を生じる。主な通過障害について，表19-1に示す。

表19-1　口腔・食道疾患の原因

器質的原因	口腔・食道に構造的・形態的異常のあるもの	口内炎，舌炎，扁桃腺炎，咽頭炎，口腔内腫瘍など
機能的原因	口腔・食道に構造的・形態的異常のないもの	脳梗塞，脳出血，脳腫瘍，パーキンソン病，アカラシア，薬剤の副作用など
精神・心理的原因	口腔・食道に構造的・形態的異常のないもの	神経性食欲不振症，認知症，うつ病など

3．治療（食事・栄養療法，薬物療法，運動療法）

栄養補給法は経口栄養を第一選択とするが，安全に摂食できない場合や，通過障害があり，十分な栄養量の摂取ができない場合は経腸栄養法，静脈栄養法を選択することになる。特に**がん**患者における**化学療法**の副作用として，嘔気，嘔吐，食欲不振，口内炎，食道炎，便通異常（便秘，腹部膨満感，下痢）などがある。頭頚部，胸郭部の放射線療法では，さらに口腔咽頭痛，嚥下困難，嚥下痛，味覚・嗅覚の変化，開口障害，口腔内乾燥などの副作用が一般症状として知られている。これらは食事摂取量を著しく減少させ，低栄養状態を招くことがある。管理栄養士は，治療開始前の早い時期に，患者へ適切な栄養アセスメントを実施し，食事のプランニングと栄養食事指導を行う必要がある。

4．栄養ケア

口腔・食道障害の栄養ケアの目的は低栄養状態の予防・改善である。口腔・食道障害の原因が精神・心理的な疾患である場合，患者や患者家族の精神的安定が含まれることが多い。患者や家族に食事の嗜好などを問診し，咀嚼・嚥下障害の程度に応じて食べやすい食事や，食べにくく注意が必要な食事について説明する。患者にとって食べることが負担になること，食べられないことが過度に不安にならないように短期，長期的に支援する。食事だけでは十分な栄養量の補給が困難な場合は栄養補助食品を使用することが多い。初期計画で栄養補助食品の使用が決定していれば，栄養食事指導で栄養補助食品の説明は必須である。

3　消化管通過障害

■キーワード　＊　＊　＊　＊　＊　＊　＊

器質的通過障害，がん，機能的通過障害

1．概　説

口から肛門に至る消化管のどこかに，機能的あるいは器質的な異常があり，食物の通過が障害された状態をいう。**器質的通過障害**には，胃・十二指腸潰瘍，炎症性腸疾患，食道がんや大腸がんなどによるものがある。**機能性通過障害**としては，アカラシア，麻痺性イレウス，あるいは甲状腺機能低下症，糖尿病のような内分泌代謝疾患，さらには強皮症など膠原病にみられる消化管の運動障害によるものがある。いずれも，食事が十分に摂取できず栄養障害をきたす。

2. 成因および病態

成人で最も一般的な原因は，以前に受けた腹部の手術による瘢痕(はんこん)組織，ヘルニア，腫瘍である。閉塞は，小腸と大腸のどこにでも起こる可能性があり，部分的な場合と完全に閉塞する場合がある。閉塞部よりも上流の腸は機能しているが，閉塞した部分は，食物，水分，消化分泌液，ガスが詰まってしまうため膨張し，腸粘膜が腫れて炎症を起こす。この状態を放置すると，腸が破裂し，腸の内容物が腹腔に漏れ出て，腹膜炎などの腹腔の炎症や感染症を生じる。

3. 治療（食事・栄養療法，薬物療法，運動療法）

上部，下部消化管検査により，器質的疾患の有無を確認する器質的疾患が認められなければ機能的疾患の存在が疑われる。同時に，全身性疾患の有無を検査が必要となる。基礎疾患が明らかになればその治療を行い，同時に栄養学的サポートを行う。とくに機能的疾患の場合には根治が難しいことも多く，継続的な栄養学的サポートがより重要となる。栄養補給法は消化管の通過障害の程度に応じて，経腸栄養法，静脈栄養法を選択する。

消化管に潰瘍あるいは炎症があり安静が必要な場合には絶食とし，静脈栄養法で栄養管理を行う。イレウスの場合も同様である。疾患の治療を優先し，消化管の器質的・機能的な問題が解決されたら食事を再開する。消化管に負担や刺激を与えず，消化しやすい食事とし，経過をみながら質と量を徐々に増やす。栄養状態を改善するために十分な栄養摂取量となるように図る。経口摂取量を評価しながら非経口栄養法の併用を継続することが多い。

4. 栄養ケア

消化管通過障害の栄養ケアの目的は低栄養状態の予防・改善である。消化通過障害の栄養管理は長期におよぶことが少なくなく，継続的な栄養ケアが必要となる。消化管通過障害の患者は誤嚥による肺炎など重症化へのリスクが高い。食事が開始されたら適切に栄養状態と摂食嚥下機能のアセスメントを行い，多職種による幅広いケアによって，安全で適切な栄養補給と食べることの楽しみの保持をサポートする。原因疾患の治療，消化管通過障害の改善の程度を確認しながら，食事開始，食事の摂取量の確認を行いながら栄養補給法ならびに栄養補給量を随時変更する。食事が開始後は，誤嚥，栄養状態，身体状況のモニタリングを頻繁に行う。

4 身体障害

■キーワード ＊ ＊ ＊ ＊ ＊ ＊ ＊

身体障がい者手帳，廃用症候群，サルコペニア，残存機能

1. 概　説

身体障害(physical disability)とは，先天的または後天的な理由により，身体機能の一部に障害を生じている状態をさす。**身体障害者福祉法**では，身体障がい者とは身体障がい者手帳の交付を受けた**18歳以上の者**をいう。身体障がい者手帳の交付を受けることにより，更生医療や補装具などの福祉サービスが受けられるようになる。身体障がい者手帳の等級に示されるように，障害の種類および重

度はさまざまであり，障害の個々の状況の違いは広範囲におよぶ。個別の状況・状態を十分に把握し，それぞれのケースに対応した栄養管理を行う必要がある。身体障がい者は，「継続的に日常生活又は社会生活に相当な制限を受ける者」との定義にあり，運動機能が障害される。その結果，**廃用症候群**，**サルコペニア**などの筋肉の萎縮，筋肉量の低下のリスクが大きい。

2. 成因および病態

身体障害の原因として脳性麻痺，脳血管疾患などの疾患や事故(労働災害，交通事故)などがある。障害の種類は，四肢の欠損，機能しない肢体不自由，脳内の障害により四肢の運動障害を生じる脳性麻痺，視覚障害，聴覚・平衡機能障害，言語障害(咀嚼障害を含む)，内部障害がある。内部障害とは内臓機能の障害であり，身体障害者福祉法では心臓機能障害，腎臓機能障害，膀胱・直腸機能障害，小腸機能障害，呼吸器機能障害，ヒト免疫不全ウイルス(HIV)による免疫機能障害の6種類の機能障害を定めている。先天的に身体障害と知的障害などを併せもつ，また複数の種類の身体障害をもつことを重複障害という。これら身体障害は，四肢の欠損，切断，痙攣，麻痺，硬直，拘縮などにより強い運動機能障害が伴うほか内部障害では運動が不可能，禁忌のこともある。

3. 治療（食事・栄養療法，薬物療法，運動療法）

咀嚼・嚥下障害や食事摂取量，体重変化，疾病，食行動などの課題の情報を得るほか，多職種で行う利用者の日常の観察，エピソードの記録から利用者の意向をくみとり，**ICF(国際生活機能分類)**により課題と意向を整理する。適切な栄養補給を計画するために，第一に栄養状態の評価，第二に身体機能の程度，残存機能の程度の評価，消化管の狭窄，閉塞などの成因・状況の把握を行う。体重減少量(率)，血清アルブミン値，食欲不振(食事摂取量で評価)は必須となる。咀嚼・嚥下障害がある場合には咀嚼・嚥下の評価が重要となる。

4. 栄養ケア

身体障がい者の栄養ケアの目的は低栄養状態の予防・改善であり，加えて食べることの楽しみや生きがいを保つことである。また身体障がい者の栄養ケアは生涯におよぶことが多い。栄養状態，身体活動量，身体障害の程度，残存機能などを考慮して，必要栄養量を検討する。栄養上の問題として，身体活動性の低下はエネルギー消費低下を意味し，肥満，メタボリックシンドロームを生じる。一方，摂食機能障害が存在すると，極端な低栄養に陥るリスクがある。逆に身体障がい者は残存機能を最大限活用していることが多く，身体活動量の評価を多職種で行う必要がある。また身体障がい者は尿・便排泄に問題を抱えることが多いため，尿・便排泄まで考慮した栄養ケア計画が必要となる。

5 知的障害

■キーワード　＊　＊　＊　＊　＊　＊　＊

肥満，身体活動量不足，偏りのない食事

1. 概　説

知的障害(mental retardation)とは，知的機能の障害が発達期(おおむね18歳まで)に現れ，日常生活に支障が生じているため，何らかの特別の援助を必要とする状態にあるものと定義される。発達期に生じ，頭脳を使う知的機能に支障・制約があり，適応行動に制約を伴う状態にある。軽度精神遅滞は，いわゆる「IQ」（知能指数）が50～69の範囲に当たる。

2. 成因および病態

知的障害には，知的機能に制約があること，適応行動に制約を伴う状態であること，発達期に生じる障害であることの3点で定義される。

一般的には金銭管理，読み書き，計算など，日常生活や学校生活の上で頭脳を使う知的行動に支障がある。知的障害の原因には，病理的要因，生理的要因，心理的要因などのさまざまな原因が存在する。染色体異常・自閉症などの先天性疾患，出産時の酸素不足・脳の圧迫などの周産期の事故，生後の高熱の後遺症などの，疾患・事故などが原因の知的障害や脳性麻痺やてんかんなどの脳の器質的な障害や，心臓病などの内部障害を合併している者もあり，身体的にも健康でないことが多い。

3. 治療（食事・栄養療法，薬物療法，運動療法）

知的障がい者(児)には肥満児が多く，健常児よりも肥満の出現率は2～3倍高いとされている。栄養上の問題として，運動技術の未熟や運動をする機会の制限などで体力低下と身体活動の不足が生じ，これが肥満の原因と考えられている。

4. 栄養ケア

知的障がい者(児)の栄養ケアは栄養状態の維持，過栄養状態の改善・予防が主たる目的となる。知的障がい者(児)，身体障がい者ともに，栄養ケアは生涯におよぶことが多い。患者や家族に食事の嗜好などを問診し，バランスのよい食事を提示し，偏りのない食事が摂取できるような指導を行う。また身体活動量の増大ができるように支援する。

6 精神障害

■キーワード ＊ ＊ ＊ ＊ ＊ ＊ ＊

長期入院，薬剤副作用，向精神薬・抗精神薬，サルコペニア

1. 概　説

精神障害(mental disabillty)者の9割以上が精神および行動の障害をもつとされる。疾病の分類としては，統合失調症，統合失調症型障害および妄想性障害，血管性および詳細不明の認知症，気分(感情)障害(躁うつ病を含む)，その他の精神および行動の障害，アルコール使用(飲酒)による精神および行動の障害などがある。

2. 成因および病態

厚生労働省「患者調査」平均在院日数によれば，精神障がい者の平均入院治療は300日という長期間におよぶことが報告されている。精神医療施設における治療のための患者への行動制限，長期入院治療，薬剤の副作用は，そのまま身体活動性の低下につながってくる。向精神薬，抗精神薬といわれ

る薬剤は中枢神経抑制作用をもつものが多く，思考過程の延長，反応時間の遅延，眠気，記憶力・判断力・注意力の低下，動作が緩慢となるなどの副作用があり，認知力の低下など運動機能の低下を示す。

3. 治療（食事・栄養療法，運動療法，薬物療法）

精神障害をもつ人の多くは治療のための入院を含めた行動制限，長期入院治療，向精神薬・抗精神薬の副作用によって身体活動性の低下が起こり，それを原因とする肥満やメタボリックシンドロームなどの代謝疾患の発症のリスクが大きくなる。そのため医師，看護師，リハビリテーション専門職などと協同して精神障がい者の身体活動量の増大，偏りのない食事の摂取に向けた支援を行う。適切な栄養補給を計画するために，第一に体格指数，血液検査データを用いた栄養状態の評価，第二に精神症状の程度，処方されている薬剤の確認を行う。体格指数，体重増加量(率)，食事摂取量(率)，身体活動量は必須である。

精神障害の治療は薬物療法が基本であり，薬物治療のほかには認知行動療法などの精神療法，精神科作業療法，レクリエーション，生活技能訓練などのリハビリテーションが行われる。

4. 栄養ケア

精神障がい者の栄養ケアは栄養状態の維持，メタボリックシンドロームなどの過栄養状態の改善・予防，対象者が高齢であれば身体活動量の低下によるサルコペニアの予防などが主たる目的となる。

患者や家族に食事の嗜好などを問診し，バランスのよい食事を提示し，偏りのない食事が摂取できるような指導を行う。精神障がい者には食行動の問題を有する者が多く，特に過食，早食い，砂糖，甘味食品(飲料)の過剰摂取がよくみられる。精神障がい者への栄養食事指導は薬物療法の内容，リハビリテーションの内容を確認しながら継続的に行う必要がある。

章末問題

以下の記述について，正しいものに○，誤っているものに × を(　　)内に記入しなさい。

1. (　　　) 誤嚥の予防では，摂食時に顎を挙上した姿勢を避ける。
2. (　　　) 咽頭期の障害では，食物の捕捉ができない。
3. (　　　) 評価法には，水飲みテストがある。
4. (　　　) 直接訓練では，食物を用いる。
5. (　　　) 先行期では食塊の形成を行う。
6. (　　　) 口腔・食道疾患では，経腸栄養法や静脈栄養法を併用してはいけない。
7. (　　　) 嚥下障害の有無の確認には，PET 検査を行う。

〈参考文献〉　＊　＊　＊　＊

日本摂食嚥下リハビリテーション学会：「嚥下調整食分類2013」
厚生労働省社会・援護局障害保健福祉部企画課：「身体障害者ケアガイドライン～地域生活を支援するために～ 平成14年4月」

＜栄養管理プロセスに基づいた栄養管理・栄養診断の事例＞

事例報告1　嚥下障害患者の栄養管理

作成日　平成○○年○○月○○日

栄養管理事例報告

所属栄養士会　○○○○　都・道・府・県　　会員番号　△△－△△△△

施設名　□○△□○△□○△　　提出者氏名　○○○○○○

＜対象者(患者)情報＞

87歳，女性，無職(療養型医療機関入院中)

【診断名】嚥下障害　誤嚥性肺炎

【既往歴】80歳：アルツハイマー型認知症，腎機能低下

【生活歴】アルコール(－)　たばこ(－)

【家族構成】夫15年前死亡　長男67歳　無職　　二男65歳　会社員

【キーパーソン】二男の娘40歳

【家族歴】不明

【生活環境】84歳時，療養型医療機関に入院後，軽度腎機能低下を認めるものの，1500 kcal，たんぱく質50 g，塩分5 gの米飯食をほぼ全量摂取していた。1か月に1度程度二男家族が面会に来て，主治医の許可のもと和菓子の差し入れを摂取していた。食事中のむせ(－)，食物アレルギー(－)，喫煙歴(－)，飲酒歴：入院まで月に1度程度ビールを200 mL摂取していた。

入院後は物的支持を求めながらも，院内・病棟内を歩行していた。体重は概ね43±2 kgであった。

＜介入に至るまでの経過(栄養管理開始までの経過)＞

84歳までサービス付高齢者住宅で独り暮らしをしていたが，もともと患っていたアルツハイマー型認知症の症状が進行し，サービス付高齢者住宅での生活が困難になり，療養型医療機関に入院となった。

86歳時，院内を歩行中に転倒。左大腿部頸部骨折。近医整形外科にて骨接合術を施行される。臥床安静(約1か月間)が必要であった。1か月間の入院後，元の療養型医療機関に転院

転院(入院)時，栄養評価で身長153 cm，体重は38.5 kg (BMI 16.4)まで低下していた。近医では全粥食を約5割摂取していたとの情報から，ベッド上ヘッドアップ30度で1500 kcal，たんぱく質50 g，塩分5 gの全粥食で食事が開始された。入院1日目の夕食，2日目の朝食まで前回入院までは認めなかった食事中のむせを認め，患者が食べるとむせる，食べづらい，食べたくないと訴えたため，主治医が胸部単純X線撮影を行い左肺下葉に浸潤影を認め，誤嚥性肺炎の診断がなされた。同時に主治医より病棟担当管理栄養士への介入依頼があった。

【服　薬】　アリセプト　ブロプレス

＜栄養スクリーニングの状況(多職種からの紹介状況も含める)＞

入院時検査所見は診察所見の通り。MMSE (mini mental state examination)は13点(30点満点)，発語はあるが十分なコミュニケーションは出来ない状況である。言語聴覚療法士は不在であるが管理栄養士によるRSST (repetitive saliva swallowing test：反復唾液飲みテスト)は2回，嚥下聴診で泡立ち音が聴取された。

事例報告2　**嚥下障害患者の栄養管理**

栄養管理事例報告

提出者氏名＿＿＿＿＿＿＿＿＿＿＿＿＿＿＿＿

＜アセスメントと栄養診断＞

栄養診断	NC-1.1　嚥下障害 NI-1.2　エネルギー消費の亢進 NI-1.4　エネルギー摂取不足
S	食事を食べるとむせる，食べづらい，食べたくない。
O	**【身体計測】**身長153 cm，体重38.5 kg，血圧144/86 mmHg　体温37.6度 **【臨床検査】**Alb 2.9 g/dL Hb 9.6 g/dL CRP2.3 mg/dL　PG 113 mg/dL Cr 1.1 mg/dL BUN 32 mg/dL 左肺下葉に浸潤影 **【MMSE】**13点(30点満点) **【RSST】**2回 嚥下聴診で泡立ち音が聴取 **【目標栄養量】**1,500 kcal，たんぱく質50 g，塩分5 g
A	＃1　嚥下障害 食事中のむせ，RSST2回，嚥下聴診で泡立ち音が聴取されたことから(S)，長期の臥床状態による嚥下筋力の減弱が原因である(E)，NC-1.1　嚥下障害(P)と栄養診断する。 ＃2　エネルギー消費の亢進 CRP2.3 mg/dL，左肺下葉浸潤影，体重減少から(S)，誤嚥性肺炎が原因である(E)，NI-1.2　エネルギー消費の亢進と栄養診断する。 ＃3　エネルギー摂取不足
	栄養診断の根拠(PES) 体重減少から(S)，経口摂取量の不足が原因である(E)，NI-1.4　エネルギー摂取不足と栄養診断する。
P	＃1　嚥下障害 Mx)：毎食の食事摂取量調査，食事中のむせの状況確認 Rx)：エネルギー量1800 kcal，たんぱく質40 g，食塩相当量5 g 栄養補給法：経口栄養，食事形態は嚥下調整食分類2-1，水分補給は学会分類2013(とろみ)中間のとろみとする。 Ex)：食事摂取量が不足した場合，栄養補助食品を食事に追加することを患者本人，家族に説明。 ＃2　エネルギー消費の亢進 Mx)：毎日の体温測定，主治医への1週間後の血液検査依頼 Rx)：必要栄養量，栄養補給法は＃1Rx)に同じ ＃3　エネルギー摂取不足 Mx)：1回/週の体重測定，毎食の食事摂取量調査 Rx)：必要栄養量，栄養補給法は＃1Rx)に同じ 経口栄養(食事)による栄養補給が十分でない場合，経口栄養と経鼻胃管，または胃ろう造設による経腸栄養の併用を検討する必要がある。1か月後に検討することを主治医に上申

S：Subjective data(主観的データ)，O：Objective data(客観的データ)，A：Assessment(評価)，P：Plan(計画)
Mx：Monitoring plan(モニタリング計画)，Rx：therapeutic plan(栄養治療計画)，Ex：educational plan(栄養教育計画)

事例報告3　**嚥下障害患者の栄養管理**

作成日　平成　　年　　月　　日

栄養管理事例報告

提出者氏名＿＿＿＿＿＿＿＿＿＿＿＿＿＿

<栄養介入>

1. 目標栄養量
医師の指示は1500 kcal，たんぱく質50 g，塩分5 gの全粥食で食事であったが，管理栄養士の栄養評価からエネルギー量1800 kcal，たんぱく質40 g，食塩相当量5 g，食事形態は嚥下調整食分類2-1，水分補給は学会分類2013（とろみ）中間のとろみが妥当であると考えられ，主治医に上申し，指示栄養量の変更がなされた。

2. 栄養介入計画

優先順位
①誤嚥性肺炎重症化予防・再発防止
②低栄養改善・エネルギー充足

目　標
①誤嚥性肺炎重症化予防・再発防止
②低栄養改善・エネルギー充足

時間と頻度
①エネルギー量1800 kcal，たんぱく質40 g，塩分5 g，食事形態は嚥下調整食分類2-1，水分補給は学会分類2013（とろみ）中間のとろみの食事は変更後即時実施
②摂食状態（むせなど）の確認も変更直後の食事から即時実施
③栄養教育は指示栄養量の変更後，直ちに患者へ口頭にて実施，患者家族には同時に電話にて実施
④体温測定，体重測定，血液検査は計画の通り実施

3. 栄養介入の経過

- 初回介入時
とろみつきの水分摂取時の嚥下聴診を実施したところ，泡立ち音は聴き取れなかった。

指示栄養量・食事形態の変更後直後の摂食状態を確認したところ，看護師による食事の一部介助を受け約80%の食事を摂取。とろみ付きのお茶での水分補給，服薬で視診ではむせは確認できなかった。

- 介入5日まで経過
体温はおおむね37℃以下となり，食事は看護師による食事の一部介助を受け90～100%摂取できた。
- 介入7日目
体温は36℃，体重39.5 kg，食事は看護師による一部介助を受け90%摂取。血液検査結果はAlb 3.3 g/dL Hb 10.2 g/dL CRP 0.2 mg/dL　PG 114 mg/dL Cr 1.0 mg/dL BUN 23 mg/dL であった。

<栄養管理プロセスの総合的評価>

- 再入院時は低栄養状態であり，全身状態は不良であった。長期臥床による嚥下関連筋力の低下，全身の筋力低下に見合った食事が提供されていなかったことが原因と考えられた。
- 指示栄養量・食事形態の変更行い，看護師による一部介助を受けながらも，おおむね目標栄養量を摂取することができた。食事摂取時，服薬時のむせは確認できなかった。これは適切な食事形態への変更によるものと考えられる。
- 十分な栄養補給，安全な服薬が行えたことで，低栄養状態は改善傾向にあり，全身状態も安定していると考えられる。しかしながら患者は高齢であり，継続的な栄養評価・観察が必要であり，栄養摂取量，全身状態の変化に応じて指示栄養量の変更，栄養補助食品の追加，食事形態・栄養補給法の変更が必要になると考えられる。

第20章　乳幼児・小児疾患

1　消化不良症

■キーワード　＊　＊　＊　＊　＊　＊　＊

ロタウイルス，ノロウイルス，ロタウイルスワクチン，脱水症，経口輸液療法(ORS)，経静脈輸液

1．概　説

消化不良症(indigestion, dyspepsia)は，乳幼児が原因不明の下痢を発症して，しばしば重症な脱水症となる疾患である。ウイルス性胃腸炎は，冬季に多くみられる傾向があるが，特にロタウイルスは3～5月にかけて流行し，また0～1歳児で発症することが多く，約40人に1人の割合で重症化する。ノロウイルスは，集団食中毒の原因の1つとして頻度が高い。

2．原　因

今では，そのほとんどは**ウイルス感染**が原因のウイルス性胃腸炎である。この**原因ウイルス**には，ロタウイルス，カリシウイルス(ノロウイルス，サポウイルスを含む)，アデノウイルス，アストロウイルスがある。ロタウイルスは，最も頻度が高いだけでなく，最も重症化しやすい。

現在，わが国においては，ロタウイルス性胃腸炎の発症を低下させる**ロタウイルスワクチン**が任意ワクチンとして接種されているが，定期接種化も検討されている。

3．症状および病態

下痢，**嘔吐**，**発熱**が主要症状で，発熱と嘔吐で発症することが多い。嘔吐は1～2回から10回以上に及ぶこともある。嘔吐に引き続き水様下痢となるが，1日数回を超えることが多く，期間も1週間以上に及ぶこともまれではない。下痢が始まれば，嘔吐は治まることが多い。嘔吐，下痢が頻回の場合は，重症な脱水になることがある。脱水が起こると尿量減少，皮膚の乾燥や緊張低下，体重減少などが生じ，高度の脱水症では意識障害や痙攣がみられる。

4．診　断

健康な子どもが，急に嘔吐と発熱で発症し，その後下痢となれば，まず本症が疑われる。腹痛の強い例，血便の例，全身状態不良例などでは，細菌性の腸管感染が疑われる。

5．治　療

対症療法のみで，脱水に対する治療が中心となる。軽度脱水で嘔吐が激しくなければ電解質バランスが適切に処方された**経口輸液療法**(oral rehydration solution；ORS)を行い，中等度以上は**経静脈輸液**が必要である。嘔吐が激しいか，脱水の程度が中等度以上であれば，経静脈輸液を行う。脱水の程度と種類に従がい，適切な輸液製剤と輸液速度を選択する。下痢は改善しても，腸管粘膜の回復には数週間かかり，**二次性乳糖不耐症**を合併することがあり，この場合は哺乳時に乳糖酵素剤を同時に与えるとよい。

脱水症の治療を優先するが，長期間絶食は続けずに，嘔吐がなければ下痢の回復を待たずに経口摂取を開始する。ORSや果汁，茶などにより水分と糖分を十分に補給する。食事は**易消化**，**低脂肪**，**低残渣**，**高炭水化物**とし，**少量頻回**で与える。

2 周期性嘔吐症

■キーワード ＊ ＊ ＊ ＊ ＊ ＊ ＊

ストレス，ケトン体，ケトーシス，経静脈輸液，経口輸液療法(ORS)

1. 概 説

周期性嘔吐症(periodic vomting)は，精神的ストレスや感冒により突然嘔吐を繰り返し，血中のケトン体が上昇してケトーシスをきたして元気がなくなってしまう2～10歳頃の特にやせた男児に多くみられる病態である。アセトン血性嘔吐症，または自家中毒ともいう。最近では栄養状態の改善により軽症患者がほとんどで，患者数も激減している。近年，本症は片頭痛の一種として考えられている。

2. 原 因

10歳以降では発症しなくなり，年齢とともに本症は自然に改善，消失することから，中枢神経，自律神経を含む発達の未熟性に由来する。発症年齢の2～10歳頃の子どもは成長段階で大脳新皮質の形成が著しく発達し，大脳皮質から大脳辺縁系への抑制が十分でない(未発達)。そのために，精神的ストレスや肉体的ストレスの刺激によって，大脳辺縁系の興奮を引き起こし，視床下部-下垂体系，延髄(嘔吐中枢)，自律神経中枢(視床下部)などの広範な異常興奮を引き起こす。

3. 症状および病態

血中の**ケトン体**(アセトン，アセト酢酸，3-ヒドロキシ酪酸)や，**副腎皮質刺激ホルモン**，**コルチゾール**，**抗利尿ホルモン**，**血漿レニン活性**が増加し，悪心・嘔吐，脱力感，全身倦怠感，食欲不振，無表情，集中力減退，頻脈，顔面蒼白，歩行障害，嗜眠などの症状が突然起こる。頻回の嘔吐により脱水をきたすこともある。呼気はアセトン臭を呈し，腹痛，頭痛もみられるが，低血糖は発症しないのが特徴である。重症例では，意識混濁や痙攣もみられることがある。2～3日間，症状は持続する。本症は，10歳以降では発症しなくなる。

4. 診 断

尿中のケトン体が陽性になる。血中のケトン体も上昇する。脳炎，髄膜炎，腹膜炎，糖尿病性昏睡などの疾患を除外することも必要である。

5. 治 療

嘔吐が治まるまでは安静にし，絶飲・絶食とする。発症後数日間は，水，電解質，ブドウ糖を経静脈輸液により補給する。嘔吐が治まれば**経口輸液療法**(ORS)を行う。鎮吐薬も有効なことがある。

3 アレルギー疾患

■キーワード ＊ ＊ ＊ ＊ ＊ ＊ ＊
アレルゲン，IgE 抗体，食物アレルギー，アレルギーマーチ，アナフィラキシー，アナフィラキシーショック，エピペン®（アドレナリン自己注射薬）

アレルギー疾患の詳細については，第17章　免疫・アレルギー疾患・感染症を参照のこと。

1. 概　説

免疫応答（抗原抗体反応）によって生体に害をなす反応をアレルギー（allergy）とよび，その原因抗原をアレルゲンという。アレルゲンは，ほとんどが分子量10～70kDのタンパク質である。アレルギー疾患のうち，その発症や病態にIgE抗体が深く関与している疾患をアレルギー性疾患とよび，**食物アレルギー**，気管支喘息，アレルギー性鼻炎，アレルギー性結膜炎，アトピー性皮膚炎などがある。アレルギー性疾患の発症には遺伝的集積性がみられる。

2. 原　因

アレルギーの原因となる**抗原**（**アレルゲン**）は，**吸入抗原**（花粉，動物のフケ，ダニ，家塵など），**食物抗原**（鶏卵，牛乳，小麦，大豆，そば，ナッツ類，果物類，野菜類など），**接触抗原**（花粉，金属類など）といった日常生活によくあるものであることが多い。小児期では，アトピー性疾患発症に遺伝因子，環境因子が関与していることが特徴である。また，アトピー性皮膚炎の乳児では，アレルゲンが食物（鶏卵，牛乳，小麦など）であることが多いが，食物抗原に対する**特異的IgE抗体**の検出率は幼児期以降低下してくる。

3. 症状および病態

小児期のアレルギー性疾患症状の特徴として，同一の患者に複数のアレルギー性疾患が時期を変えて現れたり軽快したりすることがあり，これを**アレルギーマーチ**という。多くのアレルギー性疾患患者に認められる。乳児期にアトピー性皮膚炎を発症した後，幼児期では気管支喘息の症状がみられ，学童期ではアレルギー性鼻炎，その後アレルギー性結膜炎がみられるというように症状が年齢によって変化していくことがある。急性に発症し，複数臓器を冒し，生命に危機を与えうる重篤なアレルギー反応を**アナフィラキシー**（anaphylaxis）という。

4. 診　断

アレルギー疾患の診断に際しては，注意深い問診と症状の観察，各種検査によるアレルギー反応の型分類の診断，アレルゲンの同定が重要である。

5. 治　療

正しい診断に基づいたアレルゲンの除去が原則となる。アレルゲンの除去については，QOLを維持できるような心がけも必要で，直接的な原因ではなくても，症状を悪化させる要因もできる限り除去する。食物アレルギーでは，アレルゲン除去食（食物除去は必要最小限とする），気管支喘息では，発作の治療は薬物療法，長期管理ではさらに環境整備などが必要となる。アトピー性皮膚炎では，原因・悪化因子の対策，スキンケア，薬物療法が基本となる。

過去に重篤なアナフィラキシーを起こしたことがある場合やアナフィラキシーショックを起こす危険が高いと判断された場合には迅速な処置が必要であり，この処置の一つとしてエピペン®（アドレナリン自己注射薬）が使われる。これは自己注射が原則であるが，状況によっては，その場に居合わせた者が注射しなければならないこともある。

4　小児肥満

■キーワード　＊　＊　＊　＊　＊　＊　＊

原発性肥満，二次性肥満，幼児身体体重曲線，肥満度，小児肥満症，小児メタボリック症候群，身長・体重成長曲線，肥満度曲線

1. 概　説

肥満とは生体内に脂肪組織（体脂肪）が異常に蓄積した状態で，蓄積の分布の違いにより，皮下脂肪型肥満と内臓脂肪型肥満に分類される。過剰に蓄積した脂肪細胞により，種々の健康障害が合併あるいは予測される状態を肥満症という。小児肥満では単純性（原発性）肥満と二次性（症候性）肥満をできるだけ早期に鑑別する必要がある。

2. 原　因

原発性肥満の原因には，過食や運動不足，不規則な生活習慣，睡眠不足などの**生活習慣要因**，肥満しやすい**遺伝要因**があげられる。一方，二次性肥満は別の原因疾患の症状として続発的に生じる肥満であり，Langerhans 細胞性組織球症，脳炎，外傷による視床下部性肥満，Cushing 症候群などの内分泌性肥満，Prader - Willi 症候群，Bardet - Biedl 症候群，Alström 症候群，Cohen 症候群などの遺伝性肥満がある。著しい低身長に伴う肥満，身長の伸びが正常を下回る肥満は二次性肥満のことが多いので注意する。

3. 症状および病態

小児肥満の大多数は基礎疾患のない原発性肥満で，二次性肥満は非常に稀である。

肥満は進行すると日常活動性が低下し，**睡眠時無呼吸症候群**を引き起こすこともある。**高度肥満**（肥満度50％以上）では腋窩や鼠径部などの摩擦部の皮膚が黒く色素沈着（**黒色表皮腫**）し，胸腹部や大腿に皮膚線条が出現する。さらに，進行すると成人と同様に高血圧，2型糖尿病，脂質異常症，脂肪肝などの**健康障害**を合併する。小児期，特に学童期と思春期以降の肥満は放置すると8割以上が**成人肥満**に移行する。

4. 診　断

母子健康手帳に記載されている**幼児身体体重曲線**と学校保健統計調査（文部科学省）の方式に準じて**肥満度**により小児肥満を判定する。肥満度は，実測体重が**標準体重**に対して何パーセント増減しているかを示すものである。肥満度は，［（実測体重-標準体重）／標準体重 × 100（％）］の式で計算する。2歳以上6歳未満は身長別標準体重，6歳以上は性別・年齢別・身長別標準体重を用いる。

肥満度による肥満判定基準は，幼児期は＋15％以上＋20％未満をふとりぎみ，＋20％以上＋30％未満をややふとりすぎ，＋30％以上をふとりすぎとし，学齢期以降は＋20％以上＋30％未満を軽度肥満，＋30％以上＋50％未満を中等度肥満，＋50％以上を高度肥満としている。

体脂肪率は，18歳未満の男子は25％以上，11歳未満の女子は30％以上，11歳以上18歳未満の女子は35％以上なら過脂肪状態と判定する。ウエスト周囲長（腹囲）は，中学生80 cm以上，小学生75 cm以上の場合，ウエスト身長比は0.5以上の場合に内臓脂肪蓄積の疑いとし，CTで60 cm^2以上の場合に内臓脂肪蓄積と判定する。

小児肥満においても内臓脂肪型肥満は健康障害を起こす頻度が高いため，健康障害を伴う肥満かどうか診断する。小児肥満症の診断基準を表20-1に，小児メタボリック症候群の診断基準を表20-2に示す。

表20-1　小児肥満症診断基準

<table>
<tr><td>肥満の定義</td><td colspan="2">肥満度＋20％以上，かつ体脂肪率が有意に増加した状態
（有意な体脂肪率の増加とは，男児：年齢を問わず25％以上，女児：11歳未満は30％以上，11歳以上は35％以上）</td></tr>
<tr><td>肥満症の定義</td><td colspan="2">肥満に起因ないし関連する健康障害（医学的異常）を合併するか，その合併が予測される場合で，医学的に肥満を軽減する必要がある状態をいい，疾患単位として取り扱う</td></tr>
<tr><td>適用年齢</td><td colspan="2">6歳から18歳未満</td></tr>
<tr><td>肥満症診断</td><td colspan="2">A項目：肥満治療を必要とする医学的異常
B項目：肥満と関連が深い代謝異常
参考項目：身体的因子や生活面の問題
(1) A項目を1つ以上有するもの
(2)肥満度が＋50％以上でB項目の1つ以上を満たすもの
(3)肥満度が50％未満でB項目の2つ以上を満たすもの（参考項目は2つ以上あれば，B項目1つと同等）を小児肥満症と診断する</td></tr>
<tr><td rowspan="15">診断基準に含まれる肥満に伴う健康障害</td><td rowspan="5">A項目</td><td>1)高血圧</td></tr>
<tr><td>2)睡眠時無呼吸症候群などの換気障害</td></tr>
<tr><td>3) 2型糖尿病・耐糖能障害</td></tr>
<tr><td>4)内臓脂肪型肥満</td></tr>
<tr><td>5)早期動脈硬化</td></tr>
<tr><td rowspan="5">B項目</td><td>1)非アルコール性脂肪性肝疾患（NAFLD）</td></tr>
<tr><td>2)高インスリン血症かつ／または黒色表皮症</td></tr>
<tr><td>3)高TC血症かつ／または高non HDL-C血症</td></tr>
<tr><td>4)高TG血症かつ／または低HDL-C血症</td></tr>
<tr><td>5)高尿酸血症</td></tr>
<tr><td rowspan="5">参考項目</td><td>1)皮膚線条などの皮膚所見</td></tr>
<tr><td>2)肥満に起因する運動器機能障害</td></tr>
<tr><td>3)月経異常</td></tr>
<tr><td>4)肥満に起因する不登校・いじめなど</td></tr>
<tr><td>5)低出生体重児または高出生体重児</td></tr>
</table>

出典：日本肥満学会編：小児肥満症診療ガイドライン2017

表20-2　小児メタボリック症候群診断基準

(1)があり，(2)～(4)のうち2項目を満たす場合にメタボリックシンドロームと診断する。
(1) ウエスト周囲長≧80cm • ウエスト身長比（ウエスト周囲長（cm）/身長（cm））≧0.5であれば項目(1)に該当するとする。 • 小学生ではウエスト周囲長≧75cmで項目(1)に該当するとする。
(2) 血清脂質 TG（中性脂肪）≧120mg/dL かつ/または HDL-C＜40mg/dL ＊採血が食後2時間以降の場合：TG≧150mg/dL（ただし空腹時採血で確定）
(3) 血　圧 収縮期血圧≧125mmHg かつ/または 拡張期血圧≧70mmHg 高血圧治療ガイドライン2002：小学生，中学生女子の正常高値血圧
(4) 空腹時血糖≧100mg/dL ＊採血が食後2時間以降の場合：血糖≧100mg/dL

5. 治　療

① 乳児肥満（2歳まで）

正確に1か月ごとの**体重増加量**を測定し，1か月間の体重増加量が確実に減少してきていること，身長が正常に伸びていることを確認できれば，授乳や離乳食の制限はせずに正常乳児と同じ対応をして，経過を観察すればよい。

② 幼児期以降の肥満

身長・体重成長曲線と肥満度曲線を描いて経過観察する。食事療法，運動療法，行動療法などを取り入れた個別対応が必要となる。小児期は成長期であるため，極端な食事制限はせず，規則正しい食事，運動，生活を習慣化させるよう支援する。毎日，決めた時間に体重を測定し，記録して経過を確認する。

6. 症例で確認

症　例：男児，10歳（小学校4年生）

既往歴：特になし

身体所見：**身長**　149.0cm　**体重**　61.7kg　**肥満度**　48.4%（中等度肥満）　**腹囲**　87.5cm
血圧　116/76mmHg

現病歴：中等度肥満，高血圧，高コレステロール血症があり，学校健診で指摘され来院。症例の身長・体重成長曲線と肥満度曲線を図20-1に示す。

食習慣：牛乳を水代わりに飲んでいたが，肥満を指摘され，水やお茶にするようになった。野菜が苦手でほとんど食べない（給食では食べている）。魚よりも肉を好んで食べる。週1回スイミングスクールに通っている。

栄養診断：コード　NB-1.1　食物・栄養関連の知識不足

S：中等度肥満度，高血圧，高コレステロール血症，野菜摂取不足がみられることから

E：不適切な食習慣を原因とする

P：食物・栄養に関連した知識不足である。

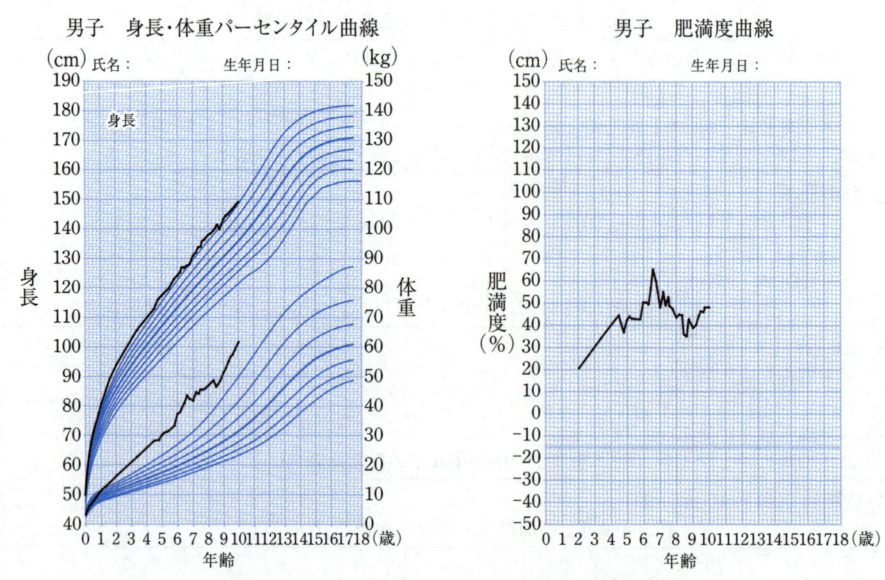

図20-1　症例の身長・体重成長曲線と肥満度曲線

栄養管理計画：体重を毎日測定し記録する。歩数計をつけて，運動量を増やしてみる。ゆっくりよく噛んで食べる。自宅でも野菜を食べるように，料理を工夫する。

その後の経過：初回栄養食事指導後から母親が食事療法を継続し，家族は常に協力。徐々に本人も食事に関心をもち，意欲が向上し，肥満度は軽度肥満まで改善され経過良好

5　先天性代謝異常

■キーワード　＊　＊　＊　＊　＊　＊　＊

先天性代謝異常症，新生児マス・スクリーニング，アミノ酸代謝異常，糖質代謝異常，特殊ミルク

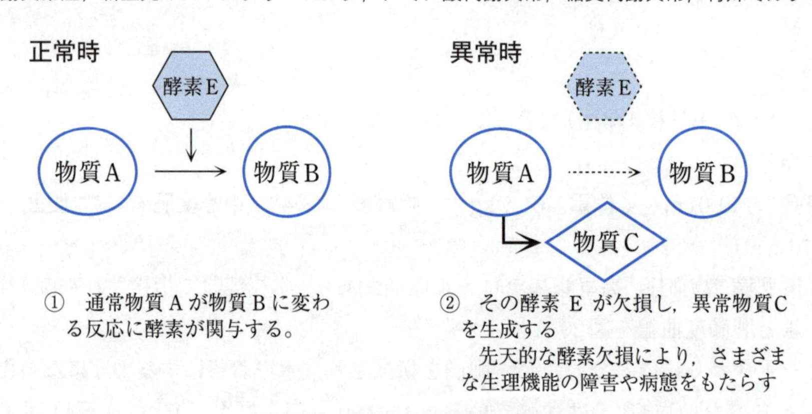

図20-2　先天性代謝異常の発症例

1．概　説

先天性代謝異常症とは，常染色体劣性遺伝により，生まれつき特定の酵素が正常にはたらかないことにより，代謝過程が障害され，それが原因でさまざまな症状を呈するものをいう。障害酵素以降の正常な代謝産物の欠乏と，障害酵素以前の代謝産物の蓄積をみとめる(図20-2)。

新生児マス・スクリーニングは，生後早期に先天性代謝異常症などを見つけて治療を始めることで，疾患による障害発生を予防する国の事業である。わが国では1977年に開始され，先天代謝異常症4疾患(高フェニルアラニン血症，メープルシロップ尿症，ホモシスチン尿症1型，ガラクトース血症)と内分泌2疾患(先天性甲状腺機能低下症，先天性副腎皮質過形成症)を対象に続けられてきたが，タンデム質量分析法(タンデムマス法)という検査技術の導入により，2014年からは対象疾患を増やして20種類程度の疾患を鑑別している。生後数日の新生児の足裏から採取した血液を分析するこの検査の受検率は100%である。

2. アミノ酸の代謝異常

(1) フェニルケトン尿症

フェニルケトン尿症(phenilketonuria；PKU)は，フェニルアラニンをチロシンへ転換するフェニルアラニン水酸化酵素(PAH)の先天的な障害のために血中および体内にフェニルアラニンが蓄積され，尿中に多量のフェニルピルビン酸が排泄される疾患である。PAH欠損症は食事療法が必要であり，わが国での古典的PKUの発生頻度は，約9万人に1人とされる。

血中フェニルアラニンの上昇が脳に障害をもたらし，精神運動発達遅延や神経症状をきたす。

治療開始が遅れる，あるいは治療中フェニルアラニン値のコントロールがわるい場合，知能指数が低下する。

治療の原則は，体内にフェニルアラニンが蓄積しないよう，フェニルアラニンの摂取を制限する食事療法であるが，フェニルアラニンは必須アミノ酸であるため，最小必要量を摂取する。エネルギーとたんぱく質：脂質：炭水化物の比率は同年齢の健常児と同等とする。

食事中に含まれるたんぱく質には，2～6%のフェニルアラニンが含まれているため，フェニルアラニンを制限しようとすると，通常の食品だけでは必要なたんぱく質を充足できない。そのため，フェニルアラニンを除去して，その他必要なアミノ酸を混合し，それに糖質，脂質，ミネラル，ビタミンを加えて調製したフェニルアラニン除去ミルクを用いて，年齢相当の健常児と等しいたんぱく質摂取量を確保する。たんぱく質のうち80%をフェニルアラニン除去ミルクから，20%を自然たんぱく質から摂取するのが目安である。また，低たんぱくの治療用特殊食品(米，パスタ，うどんなど)を用いて，献立を作成する。

生涯にわたって食事療法を継続することが望ましく，特にPKU女性が妊娠を計画する際には，血中フェニルアラニン値を厳格にコントロールする必要がある。

(2) メープルシロップ尿症

分枝アミノ酸(BCAA)であるバリン，ロイシン，イソロイシンはアミノ基転移反応を受けて，分枝ケト酸に変換され，さらに，分枝ケト酸脱水素酵素によってアシルCoAへと変換される。メープルシロップ尿症(maple syrup urine disease)では，分枝ケト酸脱水素酵素の異常により，分枝アミノ酸由来の分枝ケト酸の代謝が障害される結果，分枝ケト酸と分枝アミノ酸が体内に蓄積する。

分枝ケト酸が体内に蓄積してアシドーシスとなり，嘔吐，痙攣，意識障害などの症状が現れる。分枝アミノ酸および分枝ケト酸の血中濃度が上昇すると精神運動発達の遅れを認める。尿のメープルシロップ様の甘い臭いが特徴的である。わが国での発生頻度は，約50万人に1人とされる。

血中ロイシン値を2～5 mg/dLに維持することを目標として食事療法を行う。バリン，ロイシン，イソロイシンの摂取を制限するが，必須アミノ酸であるため最小必要量を摂取する。乳児期はBCAA除去ミルクに普通ミルクを混合して使用する。離乳食以降はBCAA除去ミルクに自然たんぱく質を加えて，BCAA摂取量を調整する。ビタミンB_1反応型の場合は，ビタミンB_1の経口投与により症状を予防することができる。

(3) ホモシスチン尿症

ホモシスチン尿症(homocystinuria)は，メチオニンの代謝産物であるホモシステインを変換するシスタチオニンβ合成酵素の欠損により，ホモシステインや再メチル化したメチオニンが蓄積する。また，尿中にホモシスチンが排泄される。無治療の場合，水晶体脱臼や知的障害，骨格異常，血栓症をきたす。シスタチオニンβ合成酵素の補酵素であるビタミンB_6(ピリドキシン)の大量投与により治療できる病型を除いて食事療法が必要である。わが国での発生頻度は，約80万人に1人とされる。

食事療法により血中メチオニン値を1mg/dL以下に保つようにする。メチオニンの摂取量を制限し，シスチンを多く摂取させる。シスチンは本来メチオニンから生成されるため非必須アミノ酸であるが，本症では体内で合成できないため必須アミノ酸となる。メチオニン除去ミルクと自然食品由来のたんぱく質を組み合わせて，メチオニン摂取量を調整する。

3. 糖質代謝異常

(1) ガラクトース血症

乳糖は小腸上皮の刷子縁にある乳糖分解酵素によってガラクトースとグルコースに分解・吸収され門脈を経由して肝臓へ取り込まれ代謝される。ガラクトース血症(galactosemia)は，ガラクトース代謝に関与する酵素の先天的異常で，血中ガラクトース(Gal)，ガラクトース-1-リン酸(Gal-1-P)が上昇する。欠損する酵素が異なる1型，2型，3型があり，わが国での発生頻度は，1型，2型は，約100万人に1人，3型は5～7万人に1人とされる。

食事療法が行わないと，Gal，Gal-1-Pの蓄積により白内障と肝障害を生じ，知能障害を合併する。

乳児期は特殊ミルクである乳糖除去ミルクを摂取し，離乳食開始以降は，乳製品と乳糖を含む食品の摂取を禁止する。これらは，加工食品に広く使用されているので，原材料を確認する。乳糖以外にもガラクトースを多く含む食品があるため注意する。

(2) 糖原病1型

糖原病はグリコーゲン代謝の障害により発症する疾患である。グルコース-6-ホスファターゼの活性低下によりグルコース-6-リン酸からグルコースの産生ができず低血糖をきたし，肝臓，腎臓，腸管に多量のグルコースが蓄積する。わが国での発生頻度は，約10万人に1人とされる。

乳児期より肝腫大と低血糖を呈し，低身長と人形様顔貌が特徴である。腎機能障害，高乳酸血症，脂質異常症，高尿酸血症も合併する。

治療の中心は食事療法であり，頻回に糖質を摂取することで低血糖を防ぐ。エネルギーは同年齢児と同等とし，たんぱく質：脂質：炭水化物の比率(%)は，10～13：15～17：70～75とする。夜間胃内持続注入，中心静脈栄養，未調理コーンスターチ療法なども用いられる。糖原病用特殊ミルクは，高乳酸血症を増悪させる乳糖やショ糖を含まず，高炭水化物かつ低脂質の組成になっている。

生涯にわたり治療を継続することが予後を決定する。

4. 特殊ミルク

先天性異常症，アレルギー，電解質代謝，腎，内分泌，消化器，神経等の疾患の治療に用いられる，栄養成分を調整した治療用ミルクである。特殊ミルク共同安全開発事業で扱っている登録特殊ミルクは，先天性代謝異常症の治療に用いられ，公費とメーカー負担により無料で供給される。医師が特殊ミルク事務局に依頼し，承認を受けた後発送される。各疾患に合わせて，制限すべき栄養素を除去または低減し，不足する栄養素を補える組成に設計されており，食事療法に不可欠である。食事制限により不足する栄養素を補う栄養補助食品として，乳児期以降にも使用される。

6 小児糖尿病

■キーワード ＊ ＊ ＊ ＊ ＊ ＊ ＊

糖尿病ケトアシドーシス，インスリン抵抗性，持続皮下インスリン注入療法

1. 概 説

小児糖尿病(diabetes in children)患者のうち，1型糖尿病は80%，2型糖尿病が20%である。発症年齢は，1型で幼児期と10～13歳，2型で13～14歳に多い。小児糖尿病の治療目標は，合併症を予防しながら健常児と同等の発育とQOLを確保することである。小児は成人と比較し，疾患罹患後の生涯が長いため，糖尿病合併症を予防するための療養指導が非常に重要である。

2. 栄養療法に必要な生化学・解剖生理学

小児糖尿病患者では，糖尿病ケトアシドーシスを起こす。インスリンが不足した状態では，グルコース(ブドウ糖)の代わりに脂肪の代謝が亢進し，ケトン体(アセトン，アセト酢酸，β-ヒドロキシ酪酸)がつくられる。ケトン体の蓄積により体液のpHが酸性に傾いた状態となる。感染症や消化器疾患などによりストレス応答ホルモンによる高血糖が起こるとき(シックデイ)や，インスリンを十分に補わないと，血糖値が上がり続け，ケトン体が血液中に蓄積し，ケトアシドーシスをきたす。この状態では細胞が損傷を受け，さらに脱水が加わると意識障害(ケトアシドーシス昏睡)を起こす。

3. 症状および病態

1型糖尿病は，内因性インスリン不足により発症し，絶対的なインスリン欠乏に陥る。そのほとんどが，膵β細胞に対する自己免疫反応によりインスリン産生細胞が破壊されることにより発症する。

小児2型糖尿病の約70～80%は，診断時に肥満を伴っており，内臓脂肪の蓄積とそれに伴うインスリン抵抗性の増大を中心とした代謝異常を基礎に進行した糖尿病である。残りの20～30%は非肥満であり，インスリン分泌不全がある。

4. 治療（食事・栄養療法，運動療法，薬物療法）

① 小児1型糖尿病

インスリン治療は，食事に合わせた追加インスリン(超速効型)と1日1～2回の持効型インスリンの組み合わせがよく用いられる。最近では，持続皮下インスリン注入療法(CSII)が増えてい

る。食事療法ではエネルギー制限は必要なく，年齢と性に合致した必要エネルギー量，かつ各栄養素の過不足がない規則正しい食生活を送る。カーボカウントは，インスリン量の調節のため食事中の糖質を見積もる手法であるが，その前提としてエネルギーや食品構成を適正にする必要があり食品交換表の理解は不可欠である。目標 HbA1c は7.5％と，低血糖による中枢神経系への影響を考慮して，成人より高く設定されている。

② 小児2型糖尿病

治療の基本は，食事・運動療法である。総エネルギー量は年齢と性に合致した必要エネルギー量を参考とし，肥満を伴う場合はこの90～95％に調整する。砂糖を含む飲料や菓子を避けるようにする。部活動や日常生活の中で身体活動量を増やすよう指導する。

血糖コントロールは，HbA1c 6.0％未満を理想とし，少なくとも7.5％未満を目標とする。目的とした血糖コントロールが得られない場合，経口薬やインスリン療法を行う。

2型糖尿病の家族歴が半数以上にみられるため，家族そろって生活習慣を見直し，治療の継続を支援し合う。

5. 栄養ケア

乳幼児期は食事摂取量や運動量の変動が大きいため血糖変動も大きい。低血糖の頻度が比較的多くなる一方で，低血糖を把握しにくく，家族の心身両面での負担が大きい。

学童期は，学校，部活動など家庭外の活動が増え，自己管理がはじまる。低血糖や高血糖が起こりやすいため，インスリン注射の調整を行う。給食や学校行事などについて，学校関係者との連携も必要となる。

思春期には，療養の主体が本人となる。外食や間食など生活習慣の変化，スポーツ活動，成長・性ホルモンによるインスリン抵抗性の増大などの問題が関連し，血糖コントロールが悪化する。患者の自立を促すような心理的サポートを含めた多職種による支援が重要である。

6. 症例で確認

性　別　女性　　**年齢**　11歳　　**身長** 145 cm　　**体重**　46 kg（肥満度21％）

既往症　3年前に発症し，インスリン治療中（超速効型3回，持効型1回）である。

主　訴　血糖値は食後2時間で300 mg/dL を超えることがしばしばあり，HbA1c は8.2％である。インスリン注射を嫌がったり，おやつが決められた量より多くなったりすることがある。食事療法は，2,100 kcal の食事をとるよう「糖尿病食事療法のための食品交換表」を用いて指導されている。

管理栄養士は，食事記録から摂取エネルギー量を評価したところ指示量をほぼ遵守できていたことを踏まえて，血糖コントロールの改善のためにカーボカウントの導入を主治医に相談したところ，持続皮下インスリン注入療法の導入もあわせて検討することになった。

患者には，休日の身体活動量を増やすよう指導したところ，家族と早歩きの散歩をすることに決めて実行するようになった。

7　小児腎疾患

■キーワード　＊　＊　＊　＊　＊　＊　＊

急性糸球体腎炎，小児ネフローゼ症候群，小児慢性腎臓病，食塩，たんぱく質

1. 概　説

急性糸球体腎炎は小児期に最も多い腎炎であり，小児ネフローゼ症候群の約90％ は原因不明な特発性ネフローゼ症候群である。小児 CKD は，糖尿病が原因となることの多い成人と異なり，原因の半数は先天性腎尿路奇形である。

2. 栄養療法に必要な生化学・解剖生理学

ネフローゼで生じる浮腫は，ナトリウム再吸収により体内にナトリウムが貯留することと，低アルブミン血症により間質へ水分が移動することにより生じる。水分制限は血管内脱水を助長するため，行わない。

小児 CKD の原因となる先天性腎尿路奇形では，ナトリウム再吸収や尿濃縮力が障害される。ナトリウムと水が失われやすいため，脱水や電解質管理が重要となる。

3. 症状および病態

糸球体腎炎は，溶連菌(A 群β溶血性連鎖球菌)感染による咽頭炎や扁桃炎の後に，血尿，浮腫，タンパク尿がみられる。症状は，1～2か月で回復し，腎機能の予後は良好である。

小児ネフローゼ症候群は，高度タンパク尿と低タンパク(アルブミン)血症を特徴とする症候群である。脂質異常症や浮腫も呈する。

小児慢性腎臓病(chromic kidney disease；CKD)は，腎臓の障害もしくは糸球体ろ過量 GFR 60 mL/分/1.73 m^2 未満の腎機能低下が3か月以上持続する疾患である。

小児 CKD では，栄養摂取不良，たんぱく質・アミノ酸代謝異常，骨ミネラル代謝異常，貧血，酸塩基異常，内分泌系の異常が複合的に関与して成長障害を引き起こす。

4. 治療（食事・栄養療法，運動療法，薬物療法）

①　小児ネフローゼ症候群

薬物療法：経口ステロイド薬による治療により約80％が寛解に至るが，再発することも多い。副作用の一つに成長障害がある。

食事療法：

①　食　塩：浮腫の改善に対して食塩制限を行う。ただし，過度の制限は食欲を減退させ，必要な栄養摂取の妨げとなることもあるので注意する。

②　エネルギー・たんぱく質：同年齢の健常児と同等のエネルギー，たんぱく質を摂取する。ステロイド療法によって空腹感が強まり，肥満傾向となることもあるため，過剰なエネルギー摂取とならないような食事内容の工夫を家族に教育する。

② 小児慢性腎臓病

食事療法：

① エネルギー，たんぱく質：同年齢の健常児と同等のエネルギーを摂取する。たんぱく質制限の小児 CKD の進行抑制効果には十分なエビデンスがなく，また成長障害のリスクになり得るため，行わない。ただし，電解質異常や酸塩基平衡異常と関連するたんぱく質の過剰摂取は避ける。たんぱく質摂取量と，尿素窒素，血清リン値，成長速度などの臨床検査データを参考に適切な摂取量を患者ごとに判断する。

② 食塩，水分：CKD ステージや原疾患により食塩と水の補充も制限も必要となる。小児 CKD は成人と同様心血管疾患のリスク因子であるため高血圧や溢水をみとめる場合は，食塩と水分を制限する。

③ カリウム，リン：高カリウム血症，高リン血症を認めるときは，カリウム，リンを制限する。高リン血症を認めるときには，たんぱく質の過剰摂取を控える。ミネラル量を調整した治療用特殊ミルクも用いられる。

腎代替療法：腎代替療法の第一選択として腎移植が，また腎移植までの待機期間中は腹膜透析が推奨されている。

5. 栄養ケア

必要な栄養を摂取し，健常児と遜色のない成長を得るのを目標とする。食塩制限やリン制限を行うときは，その制限により食事が進まず，必要十分なエネルギー摂取が困難になっていないか注意する。摂取量が不十分で体重増加をみとめない小児では，一時的な経管栄養や胃瘻を施行する場合もある。

章末問題

以下の記述について，正しいものに○，誤っているものに × を(　　)内に記入しなさい。

1．(　　　) 乳児下痢症の重症例では，水分補給を制限する。
2．(　　　) 周期性嘔吐症は，乳児期に好発する。
3．(　　　) 周期性嘔吐症は，タンパク尿を伴う。
4．(　　　) アレルギー疾患で最も多い症状は，下痢である。
5．(　　　) 食物アレルギーの診断には，特異的 IgA 抗体を測定する。
6．(　　　) アナフィラキシーショック時には，エピペン®を用いる。
7．(　　　) 小児肥満では，原発性肥満の方が，二次性肥満より多い。
8．(　　　) 学齢期の高度肥満は，肥満度が＋30%以上である。
9．(　　　) フェニルケトン尿症では，メチオニンを制限する。
10．(　　　) メープルシロップ尿症では，分枝鎖アミノ酸を制限する。
11．(　　　) ホモシスチン尿症では，チロシンを制限する。
12．(　　　) ガラクトース血症では，乳糖を制限する。
13．(　　　) 糖原病Ⅰ型では，ショ糖を制限する。
14．(　　　) 小児１型糖尿病では，糖尿病ケトアシドーシスをきたす。
15．(　　　) 小児１型糖尿病では，血糖コントロールの目標は HbA１c 6.0%未満とする。
16．(　　　) 小児１型糖尿病では，炭水化物のエネルギー比率を30%とする。
17．(　　　) 小児１型糖尿病では，カーボカウントを用いることができる。
18．(　　　) 急性糸球体腎炎は，溶連菌(A 群 β 溶血性連鎖球菌)感染後に発症する。
19．(　　　) 小児ネフローゼ症候群では，健常児の 1.5倍のたんぱく質を摂取する。
20．(　　　) 小児ネフローゼ症候群における浮腫の改善に対して食塩制限を行う。
21．(　　　) 小児慢性腎臓病の原因疾患で最も多いのは，糖尿病性腎症である。
22．(　　　) 小児慢性腎臓病において，たんぱく質摂取量は0.6～0.8 g/kg とする。

〈参考文献〉　＊　＊　＊　＊

大関武彦：厚生労働科学研究費補助金循環器疾患等生活習慣病対策総合研究事業「小児期のメタボリックシンドロームに対する効果的な介入方法に関する研究」総括・分担研究報告書，(2011)
内山聖監修：「標準小児科学第8版」，医学書院(2013)
日本肥満学会編集：「小児肥満症診療ガイドライン 2017」，ライフサイエンス出版(2017)
特殊ミルクの適応症と食事療法ガイドライン(恩賜財団母子愛育会特殊ミルク事務局)
日本糖尿病学会：「糖尿病治療の手びき 2017 改訂第57版」南江堂(2017)
日本糖尿病学会：「糖尿病診療ガイドライン 2019」南江堂(2019)
日本小児腎臓病学会：「小児特発性ネフローゼ症候群診療ガイドライン 2013」診断と治療社(2013)
日本腎臓学会：「慢性腎臓病に対する食事療法基準　2014年版」東京医学社(2014)
日本腎臓学会：「エビデンスに基づく CKD 診療ガイドライン 2018」東京医学社(2018)
恩賜財団母子愛育会特殊ミルク事務局：「特殊ミルクの適応症と食事療法ガイドライン～先天性代謝異常症から内分泌，腎，消化器，神経疾患まで～」http://www.boshiaiikukai.jp/img/milk/guideline201306.pdf (2013)
日本先天代謝異常学会：「新生児マススクリーニング対象疾患等診療ガイドライン 2019」診断と治療社(2019)

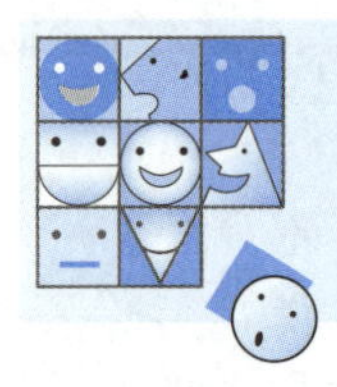

第21章　妊産婦疾患

1　妊娠糖尿病

■キーワード　＊　＊　＊　＊　＊　＊　＊

糖代謝異常，巨大児，インスリン療法

1．概　説

妊娠糖尿病(gestational diabetes mellitus；GDM)は，妊娠中に初めて発見，または発症した糖尿病に至っていない糖代謝異常で，妊娠中の明らかな糖尿病および糖尿病合併妊娠は含めない。羊水過多症，巨大児，難産，胎児死亡のリスクが高くなる。

危険因子には，糖尿病家族歴，肥満，過度の体重増加などがある。

表21-1　診断基準

妊娠糖尿病	75gOGTTにおいて次の基準の1点以上を満たした場合に診断する ①空腹時血糖値≧92mg/dL ②1時間値≧180mg/dL ③2時間値≧153mg/dL
妊娠中の明らかな糖尿病	以下のいずれかを満たした場合に診断する。 ①空腹時血糖値≧126mg/dL ② HbA1c値≧6.5% ＊随時血糖値≧200mg/dLあるいは75gOGTTで2時間値≧200mg/dLの場合は，妊娠中の明らかな糖尿病の存在を念頭に置き，①または②の基準を満たすかどうか確認する。
糖尿病合併妊娠	①妊娠前にすでに診断されている糖尿病 ②確実な糖尿病網膜症があるもの

2．栄養療法に必要な生化学・解剖生理学

母体の高グルコースは胎盤を通過して胎児に移行し，胎児の膵臓が過剰なインスリンを分泌した結果，脂肪やタンパク質の合成が促進されて巨大児となる。

妊娠は「accelerated starvation」といわれるように，母体は飢餓状態である。特に妊娠後期は，胎児にグルコースが移行するため，母体は脂肪分解が亢進しケトーシスに傾きやすい。極端な糖質制限食は飢餓の促進をまねき，妊婦と胎児を高ケトン体にさらすことになる。

3．症状および病態

健常妊婦でも妊娠後半に，食後高血糖および高インスリン血症を生じる(生理的インスリン抵抗性)ことで同化を促進し，妊娠中の母体脂肪貯蔵と胎児へのグルコース供給を行う。肥満妊婦やインスリン分泌能力が十分でない女性が妊娠した場合に，耐糖能異常が顕在化したのが妊娠糖尿病である。

軽い糖代謝異常でも，胎児の過剰発育が起こりやすく周産期のリスクが高くなるため，初診時およびインスリン抵抗性の高まる妊娠中期に随時血糖値検査を行い，随時血糖値が100 mg/dL 以上の陽性者や糖代謝異常の危険因子をもつ場合に75 gOGTT を施行して診断する。

4. 治療（食事・栄養療法，運動療法，薬物療法）

妊娠中は，空腹時血糖値95 mg/dL 未満，食後1時間値140 mg/dL 未満または食後2時間値120 mg/dL 未満，HbA1c 6.0～6.5%未満を目標とし，厳格に血糖をコントロールする。

① 食事・栄養療法

非肥満妊婦の摂取エネルギーは標準体重×30 kcal とし，妊娠に伴うエネルギー需要量を付加する。肥満妊婦の場合は，標準体重×30 kcal を基本とし，エネルギー付加をおこなわない。

たんぱく質・脂質・炭水化物のエネルギー比率は15～20：25～30：50～60とし，糖質を極端に制限しない。

食事を4～6回に分ける分割食や低グリセミック・インデックス(GI)食を用いる。

② インスリン療法

経口血糖降下薬(スルホニル尿素薬，メトホルミン)は催奇形性に関して胎児の安全性が確認されておらず，胎盤通過性もあるため妊婦への投与は禁忌である。妊娠中の使用の安全性が確立されているインスリンアナログ製剤を用いる。

③ 運動療法

糖代謝異常妊婦に対して，どの程度の運動が適切であるかは定かではない。

5. 栄養ケア

母体の糖代謝異常が出産後一旦改善しても，一定期間後に糖尿病を発症するリスクが高いため，長期にわたる追跡管理が重要である。

また，生まれた乳児は将来的に，肥満，糖尿病，脂質異常症，高血圧をきたすリスクが正常児よりも高くなる。

2 妊娠高血圧症候群

■キーワード ＊ ＊ ＊ ＊ ＊ ＊ ＊

高血圧，血管内皮障害，胎盤形成不全，食塩

1. 概 説

妊娠高血圧症候群(hypertensive disorders of pregnancy；HDP)は，妊娠時に高血圧を認めた場合をいい，妊娠高血圧腎症，妊娠高血圧，加重型妊娠高血圧腎症，高血圧合併妊娠に分類される。血管内皮細胞障害と胎盤形成不全により，母体側には肺水腫や腎機能障害などの合併症が，胎児には発育不全，胎児死亡などが生じる。危険因子として母体高年齢や糖尿病家族歴，肥満などがある。

2. 栄養療法に必要な生化学・解剖生理学

本態性高血圧は，発症段階において循環血漿量が増加するため，この病態に対して食塩制限を行う

と血圧の低下がみとめられる。一方，妊娠高血圧症候群では，**血管透過性が亢進**し循環血漿量が減少しているため，極端な食塩制限を行うと血管内脱水傾向を助長させ循環血漿量のさらなる減少をきたして，腎血流量や子宮胎盤循環への血流供給が低下する可能性がある。

3. 症状および病態

胎盤血流障害を契機として生じる複数の因子によって血管内皮細胞が障害され，そこで産生される物質により血圧を上昇させる。血管透過性の亢進により**浮腫**が生じ，肺水腫や脳浮腫を起こす。循環血漿量の減少は，腎機能障害などの各種臓器障害を引き起こす。

4. 治療（食事・栄養療法，運動療法，薬物療法）

① 安　静

② 食事療法

食　塩：極端な制限は行わないが，過剰な食塩摂取は避ける（7～8g/日）。

エネルギー：極端なエネルギー制限は行わない。妊娠中毒症（旧）の栄養指導としてエネルギー制限が行われていたが，エネルギー制限の有効性を明らかにしたエビデンスは存在しない。一方，多すぎる体重増加量は妊娠高血圧と関連する可能性があるため，体重増加量のモニタリングは不可欠である。

水　分：口渇を感じない程度の摂取とし，制限しない。ただし，1日尿量500mL以下となった症例や肺水腫症例では，前日尿量に500mLを加える程度に制限を考慮する。

③ その他

薬物療法として降圧薬が用いられる。また，母体，胎児に危険が及ぶ可能性のある兆候が出現すれば，妊娠の終結が求められる。

④ 栄養ケア

妊娠高血圧症候群を発症した女性は中高年となったときに高血圧，脳・心血管障害やメタボリックシンドロームや腎疾患などを発症しやすいため，生活習慣への介入が有効である。

高齢妊娠の増加に伴い，軽い本態性高血圧を合併して妊娠する女性が増加している。妊娠前から食事療法を行うことが望ましい。

章末問題

以下の記述について，正しいものに○，誤っているものに×を（　　）内に記入しなさい。

1.（　　）早朝空腹時血糖値の管理目標は，95 mg/dL とする。
2.（　　）炭水化物は，100 g/日とする。
3.（　　）薬物療法には，スルホニル尿素薬を用いる。
4.（　　）妊娠高血圧症候群では，循環血漿量が減少する。
5.（　　）妊娠高血圧症候群の栄養管理では，3～6 g/日の食塩制限を行う。
6.（　　）妊娠高血圧症候群の栄養管理では，極端なエネルギー制限は行わない。

〈参考文献〉　＊　＊　＊　＊

日本糖尿病学会：「糖尿病診療ガイドライン 2019」南江堂（2019）
荒田尚子：「妊娠糖尿病と女性の肥満」肥満研究 23, 27-35（2017）
日本妊娠高血圧学会：「妊娠高血圧症候群の診療指針 2015」メジカルビュー社（2015）
日本産科婦人科学会，日本産婦人科医会：「産婦人科診療ガイドライン－産科編 2017」日本産科婦人科学会（2017）
伊東宏晃：「我が国における妊娠高血圧症候群と栄養管理について」栄養学雑誌 69, 3-9（2011）

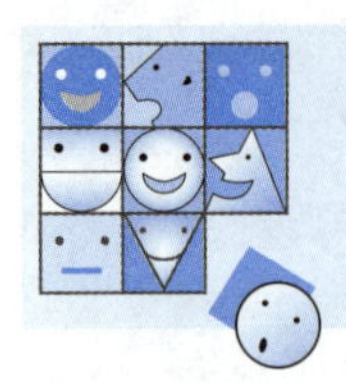

第22章　高齢者・要介護者と疾患

1　誤　嚥

■キーワード　＊　＊　＊　＊　＊　＊　＊

誤嚥性肺炎，顕性誤嚥，不顕性誤嚥

1．概　説

摂食嚥下障害により口腔内や咽頭の内容物が食道でなく気管へ入り込むことを誤嚥(aspiration)という。また，胃食道逆流症などで胃内容物が食道へ逆流して誤嚥する場合もある。誤嚥はその後の**誤嚥性肺炎**の発症に繋がり，低栄養状態では免疫能の低下から重症化しやすい。むせや咳嗽(がいそう)を認める**顕性誤嚥**とこれらを認めない不顕性誤嚥がある。不顕性誤嚥は咳嗽反射の低下や，睡眠時などで本人が意識しないうちに唾液や分泌物が気管に流れ込むことで起こるもので，高齢者に多く，見落とされ気づきにくい誤嚥である。

2．栄養ケア

誤嚥を防ぐためには，対象者の摂食嚥下機能障害の状態に応じた適切な食形態の食事を適切な食事姿勢で摂取させることが重要である。必要に応じて嚥下造影検査や嚥下内視鏡検査などを行い，これらの評価を行う。

2　転　倒

■キーワード　＊　＊　＊　＊　＊　＊　＊

サルコペニア，転倒骨折

1．概　説

高齢者の転倒(fall)の原因には，床に障害物がある，室内の照明が暗いなどの生活環境に関連した外的要因と，バランスや歩行障害，視力低下，低栄養，サルコペニアなどの身体状況に関連した内的要因がある。高齢者の転倒は骨折につながりやすく，さらには寝たきりの原因となる。

2．栄養ケア

低栄養はサルコペニア(加齢性筋肉減少)につながり転倒の原因となる。低栄養の栄養スクリーニング・アセスメントには**主観的包括的栄養評価**(subjective global assessment；SGA)や65歳以上の高齢者に対しては**簡易栄養状態評価表**(mini nutrition assessment‐short form；MNA‐SF)などの栄養スクリーニングツールを用いる。

ビタミンDの欠乏は，骨密度の低下による転倒骨折や筋力低下の原因となる。高齢者に対するビタミンDの投与は，転倒および転倒による骨折のリスクを低減させる。さらに，加齢により血中のビタミンD濃度が低下することから，ビタミンDの十分な補給を行う必要がある。また適度な日光浴も勧められる。骨密度の低下を防止するためにビタミンK，カルシウムなどの十分な摂取も行う。低栄養によるサルコペニアを防止するために，エネルギーと良質なタンパク質を十分量確保する。牛乳たんぱく質や分岐アミノ酸は運動後の筋タンパク質合成を促進することが報告されており，腎機能に問題がなければ摂取が勧められる。

3 失　禁

■キーワード ＊ ＊ ＊ ＊ ＊ ＊ ＊

尿失禁，便失禁

1. 概　説

失禁(incontinence)とは，自分の意志に関わらず尿や便を排泄してしまう事象である。**尿失禁**には，腹圧性尿失禁，切迫性尿失禁，機能性尿失禁，溢流性尿失禁の4種類があり，高齢者では切迫性尿失禁が多い。切迫性尿失禁とは，急に尿意が起こり我慢ができずに尿が漏れる状態である。高齢者の**便失禁**の原因には，脳血管疾患・内肛門括約筋の機能低下，便秘に対する下剤の乱用などがある。

2. 栄養ケア

便秘は高齢者の尿失禁を悪化させるため，十分な水分と食物繊維の摂取が望ましい。さらに適正な水分を夕食前より以前に摂取し，夕食以降は摂取を控えることで夜間の尿失禁のリスクを下げることができる。単なる水分制限は，尿量の減少につながっても尿失禁の改善には効果がなく，逆に脱水や便秘のリスクを高める危険性がある。カフェインには利尿効果があり，膀胱が急速に充満し尿失禁を生じることがあるため，カフェイン含有飲料の過剰な摂取は控える。便失禁では，便の固形化が便失禁の改善に効果があるとされており，食物繊維の摂取やアルコール制限を行う。カフェインは腸管の蠕動運動を亢進させ便失禁の原因となるので，カフェイン含有飲料の摂取制限を行う。

4 褥　瘡

褥瘡患者の栄養管理・栄養診断の事例(p.295～297)

■キーワード ＊ ＊ ＊ ＊ ＊ ＊ ＊

NPUAP分類，DESIGN-R®，コラーゲン，肉芽組織，体圧分散，体位交換，スキンケア

1. 概　説

褥瘡(pressure ulcer)は，長期臥床など持続的な圧迫により血流がわるくなり，皮膚または皮下組織が虚血壊死を起こした状態である。褥瘡の発生の原因は外的因子と内的因子に大別される(表22-1，図22-1)。低栄養は重要な内的因子の一つである。褥瘡は強い圧のかかりやすい骨の突出部に発生しやすく，体位によって異なる。仰

表22-1　褥瘡発生の内的因子と外的因子

内的因子		外的因子
•加齢 •低血圧 •低酸素分圧 •低栄養 •浮　腫 •脱　水	•知覚麻痺 •糖尿病 •動脈硬化 •ステロイド •その他	•圧迫 •過度の湿潤 •摩擦とずれ

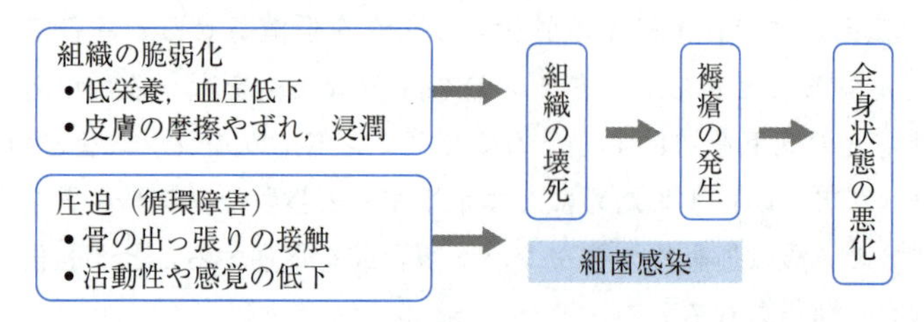

図22-1　褥瘡の発生

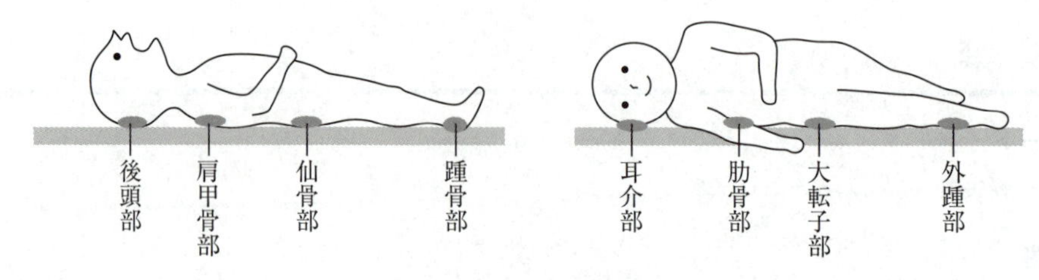

図22-2　褥瘡の発生部位

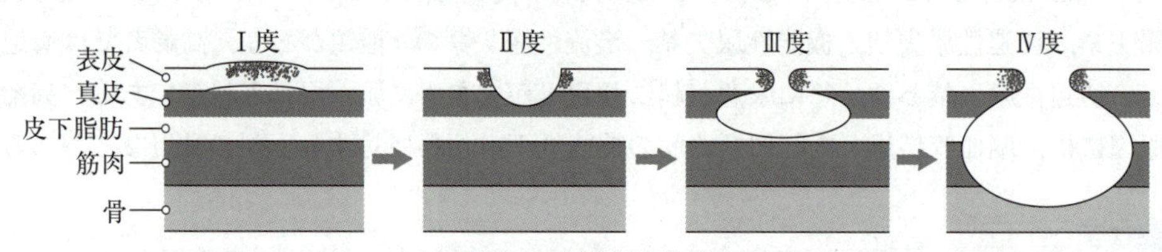

図22-3　NPUAP 分類

臥位であれば仙骨部，肩甲骨部，踵骨部が，側臥位であれば大転子部や足関節外果部などが，坐位であれば坐骨部や尾骨部などが好発部位である(図22-2)。褥瘡の深達度の分類に(national pressure ulcer advisory panel；NPUAP)分類がある(図22-3)。

また，褥瘡の総合的な重症度の評価にはDESIGN-R® 2020が広く用いられる(表22-2)。DESIGN-R® 2020ではDepth(深さ)，Exudate(滲出液)，Size(大きさ)，Inflammation/Infection(炎症/感染)，Granulation tissue(壊死組織)，Pocket(ポケット)についてスコア化し，深さを除く6項目のスコアを合計(0～66点)し，その重症度を評価できる。また各項目を重度と軽度に区分し，重度を大文字で軽度を小文字で表記する(表記例：D3-e3s9i1G4N3p0:20点)。

2. 栄養療法に必要な生化学・解剖生理学

褥瘡に代表される創傷の治癒過程は，(1)出血凝固期　(2)炎症期　(3)増殖期　(4)成熟期で構成され，栄養素が欠乏すると創傷治癒が遅延する。

① 出血凝固期

傷ができると血小板や血液凝固因子の作用により止血するとともに血小板から血小板由来増殖因子やサイトカインが放出される。

② 炎症期

前述の因子により好中球やマクロファージなどの炎症細胞の浸潤が起こり，壊死組織が貪食され創が清浄化されて創傷治癒のための好環境が整えられる。

表22-2 DESIGN-R®

Depth（深さ） 創内の一番深い部分で評価し，改善に伴い創底が浅くなった場合，これと相応の深さとして評価する*1					
d	0	皮膚損傷・発赤なし	D	3	皮下組織までの損傷
	1	持続する発赤		4	皮下組織を超える損傷
	2	真皮までの損傷		5	関節腔，体腔に至る損傷
				DTI	深部損傷褥瘡（DTI）疑い*2
				U	深さ判定が不能な場合
Exudate（浸出液）					
e	0	なし	E	6	多量：1日2回以上のドレッシング交換を要する
	1	少量：毎日のドレッシング交換を要しない			
	3	中等量：1日1個のドレッシング交換を要する			
Size（大きさ） 皮膚損傷範囲を測定：［長径（cm）× 短径*3（cm）］*4					
s	0	皮膚損傷なし	S	15	100以上
	3	4未満			
	6	4以上16未満			
	8	16以上36未満			
	9	36以上64未満			
	12	64以上100未満			
Inflammation/Infection（炎症/感染）					
i	0	局所の炎症兆候なし	I	3C*5	臨界的定着疑い（創面にぬめりがあり，滲出液が多い。肉芽があれば，浮腫性で脆弱など）
	1	局所の炎症兆候あり（創周囲の発赤，腫脹，熱感，疼痛）		3*5	局所の明らかな感染兆候あり（炎症兆候，膿，悪臭など）
				9	全身的影響あり（発熱など）
Granulation（肉芽組織）					
g	0	治癒あるいは創が浅いため肉芽形成の評価ができない	G	4	良性肉芽が創面の10%以上50%未満を占める
	1	良性肉芽が創面の90%以上を占める		5	良性肉芽が創面の10%未満を占める
	3	良性肉芽が創面の50%以上90%未満を占める		6	良性肉芽が全く形成されていない
Necrotic tissue（壊死組織） 混在している場合は全体的に多い病態をもって評価する					
n	0	壊死組織なし	N	3	やわらかい壊死組織あり
				6	硬く厚い密着した壊死組織あり
Pocket（ポケット） 毎回同じ体位で，ポケット全周（潰瘍面も含め）［長径（cm）× 短径*3（cm）］から潰瘍の大きさを差し引いたもの					
p	0	ポケットなし	P	6	4未満
				9	4以上16未満
				12	16以上36未満
				24	36以上

＊1 深さの得点は合計には加えない
＊2 深部損傷褥瘡（DTI）疑いは，視診・触診，補助データ（発生経緯、血液検査、画像診断等）から判断する
＊3 短径とは長径と直交する最大径である
＊4 持続する発赤の場合も皮膚損傷に準じて評価する
＊5 「3C」あるいは「3」のいずれかを記載する。いずれの場合も点数は3点とする

③ 増殖期

血小板やマクロファージなどの活動で放出された増殖因子やサイトカインが刺激となり，線維芽細胞が創部に遊走され，修復の主な材料である膠原繊維(コラーゲン)が生みだすとともに，血管内皮細胞に対して血管を新生する指令が出される。線維芽細胞の産生した**コラーゲン**に支えられて毛細血管が発達し，そこへ流れ込む新鮮な血液が線維芽細胞に栄養や酸素を供給し，さらにコラーゲンの産出を促すという自己増殖のサイクルが構成され，欠損した組織を埋めていく。この欠損した組織を埋めていく組織を**肉芽組織**という。肉芽組織は，良性肉芽と不良肉芽に分類される。良性肉芽は新鮮な牛肉のような鮮赤色で適度に湿潤した状態のものであり，不良肉芽は浮腫状，暗赤色，または豚肉のような白っぽくピンク色の肉芽組織であり，疼痛，発赤，悪臭が出現する。肉芽組織が形成された後，表皮細胞が遊離，増殖して再生上皮が形成され創傷面が覆われる(上皮化)。

④ 成熟期

肉芽組織がコラーゲン以外のいろいろな物質やコラーゲン間の架橋などで結合補強し合い，だんだんと真皮に近い丈夫な瘢痕組織となる。

3. 治療（食事・栄養療法，薬物療法，運動療法）

褥瘡の治療は，全身管理と局所療法で行われる。全身管理では基礎疾患の治療，栄養療法，全身性の感染がある場合は抗菌薬による治療が行われ，局所療法では外用薬とドレッシング剤(被覆材)を用いたスキンケア，外科療法，物理療法が行われる(表22-3)。スキンケアでは，創面を乾燥させると治癒が遅延するので，湿潤環境を保つようにする。低栄養は褥瘡の発症や褥瘡の治癒遅延の一因に過ぎず，**体圧分散**，**体位変換**，**スキンケア**，基礎疾患の管理なども褥瘡の予防と治療においてきわめて重要である。

そのため，褥瘡の予防と治療は，医師，看護師，管理栄養士，理学療法士など多職種連携で行っていく必要がある。

表22-3　褥瘡の局所治療の種類と概要

治療の種類	概　要
外用薬	壊死組織の除去作用，抗菌作用，肉芽形成および上皮化促進作用をもつ薬剤があり，褥瘡の状態によって使い分けを行う
ドレッシング剤	創傷治療環境の整備を目的として用いられる創部の被覆材である。創面を閉鎖し湿潤環境を保つ，乾燥した創を湿潤させる，滲出液を吸収するなど種類によって異なる役割をする
外科療法	感染防止ならびに正常肉芽の形成の促進を目的に壊死組織の除去(デブリードマン)などを行う
物理療法	水，電気，光，超音波，圧などを利用して創傷治癒を促進する

4. 栄養ケア

たんぱく質・エネルギー栄養障害(PEM)は褥瘡発生の危険因子となるため，血清アルブミン値，体重減少率，摂取栄養量などを用いてアセスメントを行う。血清アルブミン値を用いる場合には炎症や脱水の存在を確認しておく必要がある。血清アルブミン値と炎症間には負の相関を認め，炎症が沈静化することで血清アルブミン値は改善する。脱水時には血液濃縮により血清アルブミン値が偽高値を示す。体重減少率を用いる場合には，脱水や浮腫が存在すると真の体重の評価が困難となるため確認しておく必要がある。このような場合には体重を用いたアセスメントを行うのは適さない。さらに，SGAやMNA-SFなどの栄養スクリーニングツールも広く活用されている。また，基礎疾患に対する栄養アセスメントも行う必要がある。

褥瘡の治療において，高エネルギー・高たんぱく質の栄養補給が推奨されている。また，創傷治癒因子としてビタミンとミネラルの十分な補給を行う。必要栄養量は，年齢，性別，身体活動量，基礎疾患，創部からの感染の有無などから総合的に決定する。褥瘡の状態にもよるが，投与エネルギー量は基礎エネルギー代謝量の1.5倍以上，たんぱく質量は1.25～1.5g/kg体重が目安となる。また，褥瘡治療に有効とされている栄養素として亜鉛，アスコルビン酸，アルギニン，L-カルノシン，n-3系多価不飽和脂肪酸，コラーゲン加水分解物などがある(表22-4)。

表22-4　褥瘡治癒に関わる栄養素

栄養素	作　用
アルギニン	たんぱく質，コラーゲンの合成 血管拡張作用，免疫細胞の賦活化
n-3系多価不飽和脂肪酸	コラーゲン合成，線維芽細胞増殖
コラーゲン加水分解物	コラーゲン合成
カルシウム	コラーゲンの架橋化
亜　鉛	タンパク質合成
銅	コラーゲンの架橋化
鉄	ヘモグロビンによる組織への酸素運搬
ビタミンA, C	コラーゲン合成

5　フレイル(虚弱)

■キーワード　＊　＊　＊　＊　＊　＊　＊

認知機能の低下，高齢者総合機能評価(CGA)

1. 概　説

フレイルとは，高齢期に生理的予備能が低下することでストレスに対する脆弱性が亢進し，生活機能障害，要介護状態，死亡などの転帰に陥りやすい状態で，筋力の低下により動作の俊敏性が失われて転倒しやすくなるような身体的問題だけでなく，認知機能障害やうつなどの精神的・心理的問題，経済的困窮などの社会的問題を含む概念である(表22-5)。フレイルには，適切な介入を行うことにより生活機能の維持・向上が期待され，再び健常な状態にもどる可能性がある。また，フレイルを予防することにより，介護に関わる費用の減少が期待できる。

表22-5　フレイルの原因

- 加齢に伴う活動量の減少
- 社会的交流機会の減少
- 筋力の低下
- 認知機能の低下
- 易疲労性や活力の低下
- 慢性疾患(呼吸器疾患，心臓，脳血管疾患，抑うつ症状，貧血)
- 体重減少
- 低栄養
- 収入，教育歴，家族構成

2. 治　療

フレイルは多面的な要因が絡み合っているため，表面化している一つの要因だけで判断すると全体的に起こっている問題を見過ごす可能性がある。そのため，**高齢者総合機能評価**(CGA)などを用いて対象者の状態を総合的に把握した上で現状の判断と今後の方針を立案する。必要に応じて医師の診察，栄養指導，服薬指導，リハビリテーション，訪問看護，訪問介護など多職種連携による包括的なケアを行う。

3. 栄養ケア

低栄養はサルコペニアの発生をもたらし，筋肉量の減少，筋力の低下から活力の低下，身体活動量の低下，身体機能の低下によりフレイルに陥る。さらには，これらが食事摂取量の低下につながり低栄養，サルコペニア，フレイルがより進行するという負のスパイラルに陥る。そのため，低栄養を回避することがフレイルの予防・改善のために重要である。栄養スクリーニング・アセスメントには，摂取栄養量，身体計測値，血清アルブミンを用いたり，SGAやMNA-SFなどのスクリーニングツールを用いる。たんぱく質，ビタミンC，D，Eおよび葉酸の摂取が少ないことはフレイルのリスクになると報告されており，これらの栄養素を不足しないようにすることが重要である。

章末問題

以下の記述について，正しいものに○，誤っているものに×を(　　)内に記入しなさい。

1. (　　) ビタミンDは，転倒による骨折のリスクを低減させる。
2. (　　) 尿失禁を予防するために，水分制限を行う。
3. (　　) 低栄養は，褥瘡発生の外的因子である。
4. (　　) 褥瘡創部の乾燥は，治癒を促進する。
5. (　　) 褥瘡の治療は，多職種連携で行う必要がある。
6. (　　) 褥瘡患者に対するたんぱく質投与量は，0.8g/kg標準体重/日を目安とする。
7. (　　) 認知機能の低下は，フレイルの原因となる。

〈参考文献〉　＊　＊　＊　＊

竹谷豊：「新・臨床栄養学」講談社(2015)
日本褥瘡学会：「褥瘡予防・管理ガイドライン第4版」(2015)
日本褥瘡学会：「褥瘡ガイドブック第2版」照林社(2015)

<栄養管理プロセスに基づいた栄養管理・栄養診断の事例>

事例報告1　**褥瘡患者の栄養管理**

作成日　平成○○年○○月○○日

栄養管理事例報告

所属栄養士会　○○○○　　都・道・府・県　　　会員番号　　△△－△△△△

施設名　□○△□○△□○△　　　　　　　　　　提出者氏名　　○○○○○○

<対象者(患者)情報>

87歳，男性

【診断名】＃1　褥瘡(右後腸骨稜部)　＃2　肺炎　＃3　脱水　＃4　廃用症候群　＃5　急性腎障害

【既往歴】脳梗塞，高血圧　白内障　椎間板ヘルニア　胃瘻造設後

【生活歴】アルコール(－)　たばこ(－)

【家族歴】なし

【生活環境】特別養護老人ホーム入所中，2年前に脳梗塞後の嚥下障害のため胃ろうを造設したが，食事(ペースト食)で十分な栄養補給ができるところまで嚥下機能が回復したため，胃ろうからの経腸栄養剤の注入は中止していた。

<介入に至るまでの経過(栄養管理開始までの経過)>

1週間前にトイレで一時的な意識消失を起こし，それ以降徐々にベッド上生活，食事(ペースト食)もほとんどとれず，発語もなくなり衰弱してきた。昨日より38℃の発熱を認め，救急車で来院。脱水に急性腎障害を合併しており入院となった。脱水補正のために末梢輸液を3日間行った結果，脱水および腎機能は改善した。入院時のADLはベッド上寝たきりで，食事は全介助を要する。

【入院時身体所見】身長140.6 cm, 体重34.2 kg, BMI 17.3kg/m^2，IBW 43.5 kg, 血圧 92/52 mmHg
AC 16 cm, TSF 5 mm (%TSF 53%)，AMC 14.4 cm (%AMC 68.8%)

【入院時検査所見】WBC 10500，RBC 330 × 10^4，Hb 10.3 g/dL, TP 8.1 g/dL, Alb 2.9 g/dL, BUN 194.0 mg/dL, クレアチニン 8.1 mg/dL, Na 160 mEq/L, K 7.3 mEq/L, Cl 124 mEq/L, CRP 16.29 mg/dL, eGFR 5.4 mL/分/1.73 m^2

【合併症】急性腎障害

【入院時褥瘡評価】右後腸骨稜部：大きさ3.5 × 5 cm, ポケット5 × 5.5 cm, DESIGN-R® D5-e3s8i1G6 N3p9 30点

【服　薬】ケイキサレートドライシロップ

<栄養スクリーニングの状況(多職種からの紹介状況も含める)>

食事が全くとれず，BMI 17.3，%TSF 53%，%AMC 68.8%のため，栄養スクリーニングでは「高度の栄養不良(栄養量の不足)」と判定

事例報告2　**褥瘡患者の栄養管理**

栄養管理事例報告

提出者氏名＿＿＿＿＿＿＿＿＿＿＿＿

<アセスメントと栄養診断>

栄養診断	NI-1.4 エネルギー摂取量不足
S	トイレで意識をなくしてからは，からだがだるくて，食欲がわかない。食べ物の味もよくわからない。
O	**【身体計測】**身長140.6 cm, 体重34.2 kg, BMI 17.3 kg/m^2，IBW 43.5 kg, AC 16 cm TSF 5 mm（% TSF 53%），AMC 14.4 cm（% AMC 68.8%） **【臨床検査】**WBC 10500，RBC 330 × 10^4，Hb 10.3 g/dL, TP 3.8 g/dL, Alb 2.9 g/dL, BUN 194.0 mg/dL, クレアチニン 8.1 mg/dL，Na 160 mEq/L，K 7.3 mEq/L，Cl 124 mEq/L, CRP 16.29 mg/dL，eGFR 5.4 mL/分/1.73 m^2 **【褥瘡評価】**右後腸骨稜部：大きさ 3.5 × 5 cm, ポケット 5 × 5.5 cm DESIGN-R® D5-e3s8i1G6N3p9 30点 **【生活背景】**2年前に脳梗塞後の嚥下障害のため胃瘻を造設したが，全介助が必要ではあるものの食事（ペースト食）で栄養補給ができるところまで嚥下機能が回復したため，胃瘻からの経腸栄養剤の注入は行っていなかったが，1週間前にトイレで倒れてからは食事がほとんどとれていない。 **【入院前栄養素摂取量】**エネルギー 120 kcal/日，たんぱく質 5 g/日，水分 100 mL/日 **【目標栄養量】**エネルギー 866 kcal/日，たんぱく質 52 g/日，水分 855 mL/日
A	• BMI 17.3 kg/m^{2}でるい痩である。 • 摂取栄養量が目標栄養量を充足できていない。
	栄養診断の根拠（PES） BMI 17.3 kg/m^{2}とるい痩を認め，食事摂取量も減少していることから，摂取栄養量が目標栄養量を充足していないことによるエネルギー摂取量不足
P	Mx）：体重，消化器症状（悪心，嘔吐，下痢，腹部症状），DESIGN-R® Rx）：目標栄養量の充足 Ex）：栄養教育が困難な症例のため記入なし

S：Subjective data（主観的データ），O：Objective data（客観的データ），A：Assessment（評価），P：Plan（計画）
Mx：Monitoring plan（モニタリング計画），Rx：therapeutic plan（栄養治療計画），Ex：educational plan（栄養教育計画）

作成日　平成　　年　　月　　日

栄養管理事例報告

提出者氏名＿＿＿＿＿＿＿＿＿＿＿＿＿

＜栄養介入＞

1. 目標栄養量

必要エネルギー＝656（基礎代謝量）× 1.1（活動係数）× 1.2（ストレス係数）＝866 kcal/日

必要たんぱく質：43.5 × 1.2 g/kgIBW/日＝52.2 g/日

必要水分量：34.2 × 25 mL/kgBW/日＝855 mL/日

2. 栄養介入計画

目　標：①経腸栄養による目標栄養量の充足，②栄養状態の改善，③褥瘡の治癒

計画内容

入院3日目より経腸栄養による栄養管理を開始した。約1週間絶食に近い状態であったため，胃ろうからの経腸栄養剤の投与を低速から開始し悪心，嘔吐，下痢などの消化器症状を確認しながら，下記の計画で投与速度を上げた。経腸栄養の開始に伴い末梢輸液は中止とした。消化器症状は認めなかったため経腸栄養剤は半消化態栄養剤A（エネルギー：100 kcal/100 mL，たんぱく質：5.0 g/100 mL）を使用した。

ステップ1：栄養剤A 900 mL（50 mL/hr）の持続投与
エネルギー：900 kcal　たんぱく質：54 g　水分：756 mL

ステップ2：栄養剤A 300 mL（100 mL/hr）と水50 mLの3回の間欠投与
エネルギー：900 kcal　たんぱく質：54 g　水分：906 mL

ステップ3：栄養剤A 300 mL（200 mL/hr）と水50 mLの3回の間欠投与
エネルギー：900 kcal　たんぱく質：54 g　水分：906 mL

3. 栄養介入の経過

入院3日目に脱水が補正され腎機能の改善を認めたため，末梢輸液を中止し経消化管栄養管理へ移行することとなったが，主治医との相談の結果，食欲低下と意識レベルの低下が大きく経口摂取による目標栄養量の充足は困難と判断し，ステップ1の経腸栄養管理を開始した。開始後1週間経過（入院10日目）しても消化器症状は出現しなかったため，ステップ2の間欠投与に移行した。その後1週間経過（入院17日目）しても消化器症状は出現しなかったため，ステップ3に移行した。その後も消化器症状はなく目標栄養量は安定して充足できており，体重，AMC，TSFは増加し，褥瘡は治癒傾向にあった（入院後25日目の褥瘡評価：大きさ2.5 × 3 cm，ポケット なし，DESIGN-R®d3-E6s6i0G4N3p0 19点）

＜栄養管理プロセスの総合的評価＞

入院当初は高度の栄養不良および脱水とその影響による急性腎障害を認めたが，輸液により脱水と腎障害が改善を認めた後に，経口摂取による目標栄養量の充足が困難経腸栄養による栄養管理を行った結果，消化器症状の出現はなく順調に目標栄養量は摂取できるようになった。さらには褥瘡も治癒に向かっており，栄養ケアが功を奏したものと考えられる。

索　引

著者紹介

編著者

多賀　昌樹（たが　まさき）

和洋女子大学家政学部健康栄養学科　和洋女子大学大学院総合生活研究科准教授　博士(医学)

主要図書

・スタディ応用栄養学(共著)建帛社
・ステップアップ栄養・健康科学シリーズ応用栄養学(共著)化学同人
・サクセス管理栄養士講座　応用栄養学―ライフステージ別―(共著)第一出版
・栄養科学シリーズ NEXT 臨床栄養学実習(共著)講談社サイエンス
・栄養科学シリーズ NEXT 新・臨床栄養学(共著)講談社サイエンス

分担執筆者

新井　英一　静岡県立大学食品栄養科学部教授　博士(栄養学)
伊藤　美紀子　兵庫県立大学環境人間学部教授　博士(栄養学)
岩本　直樹　東京家政学院大学現代生活学部准教授　博士(医学)
遠藤　隆之　関西電力病院疾患栄養治療センター主任，管理栄養士　博士(生活科学)
岡田　有司　名古屋文理大学健康生活学部　准教授　修士(保健学)
川上　由香　静岡県立大学食品栄養科学部助教　博士(栄養学)
河野　公子　淑徳大学看護栄養学部教授　修士(家政学)
近藤　茂忠　大阪府立大学大学院総合リハビリテーション学研究科教授　博士(栄養学)
杉浦　令子　和洋女子大学家政学部教授　博士(医学)
竹井　悠一郎　高知県立大学健康栄養学部准教授　博士(栄養学)
田中　更沙　兵庫県立大学環境人間学部助教　博士(栄養学)
橋本　賢　神戸医療未来大学人間社会学部教授　博士(栄養学)
深津　章子　聖徳大学人間栄養学部准教授　博士(栄養学)
山田　康輔　鎌倉女子大学家政学部准教授　博士(食品栄養科学)
芳野　憲司　東海学園大学健康栄養学部准教授　博士(栄養学)
吉原　喬　新潟大学医歯学総合病院管理栄養士　修士(健康科学)

(五十音順)

＊2章1，20章1～4執筆協力

生魚　薫　千葉県立保健医療大学健康科学部助教　修士(家政学)

臨床栄養学――基礎から学べる

初版発行　2019年９月30日
２版発行　2021年10月30日
３版発行　2023年９月30日

編著者©　多賀　昌樹

発行者　森田　富子
発行所　株式会社 アイ・ケイ コーポレーション
東京都葛飾区西新小岩４-37-16
メゾンドール I&K ／〒124-0025
Tel 03-5654-3722（営業）
Fax 03-5654-3720

表紙デザイン　㈱エナグ　渡部晶子
組版　㈲ぷりんてぃあ第二／印刷所　（株）エーヴィスシステムズ

ISBN978-4-87492-364-1 C3077